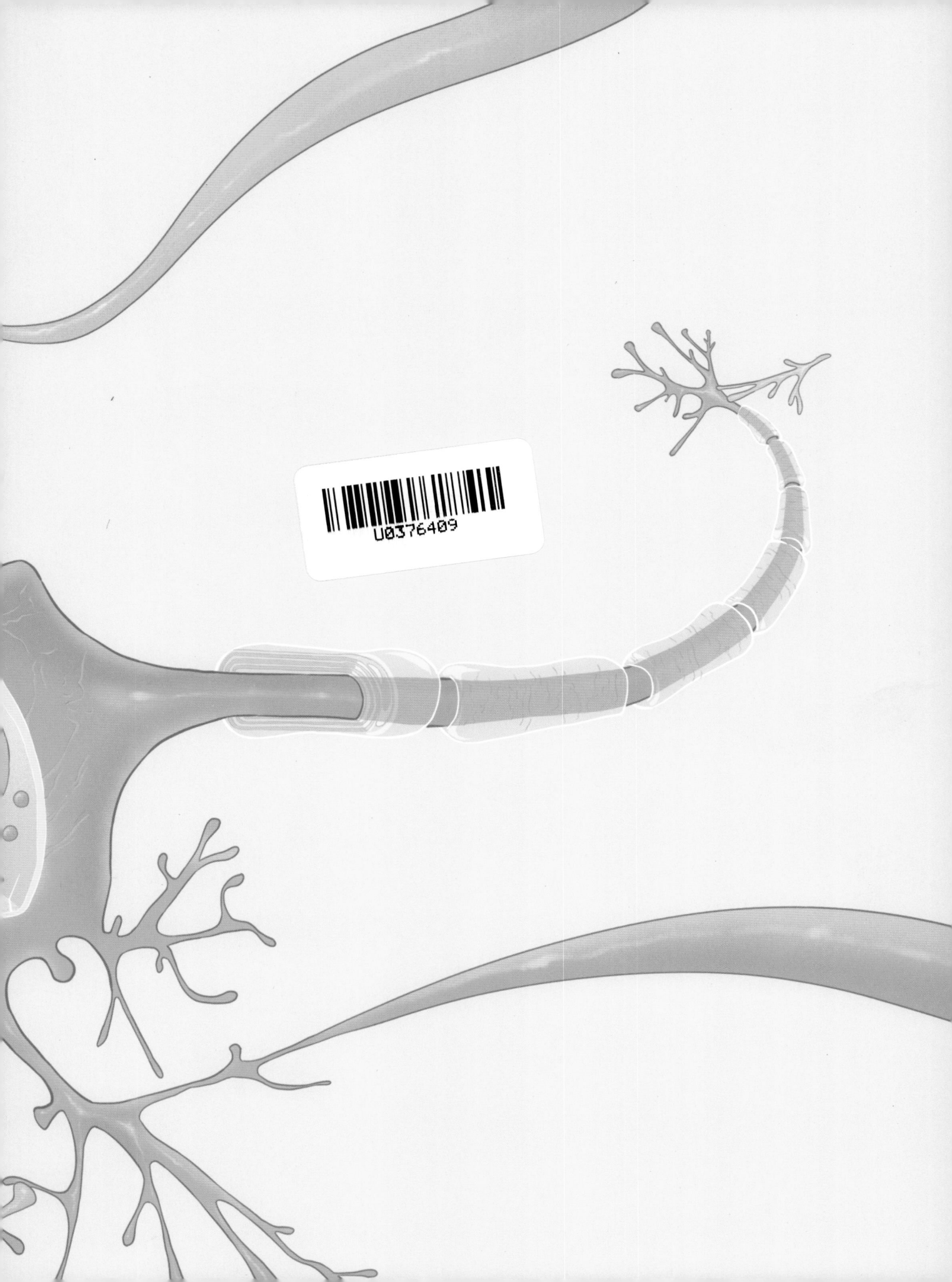

U0376409

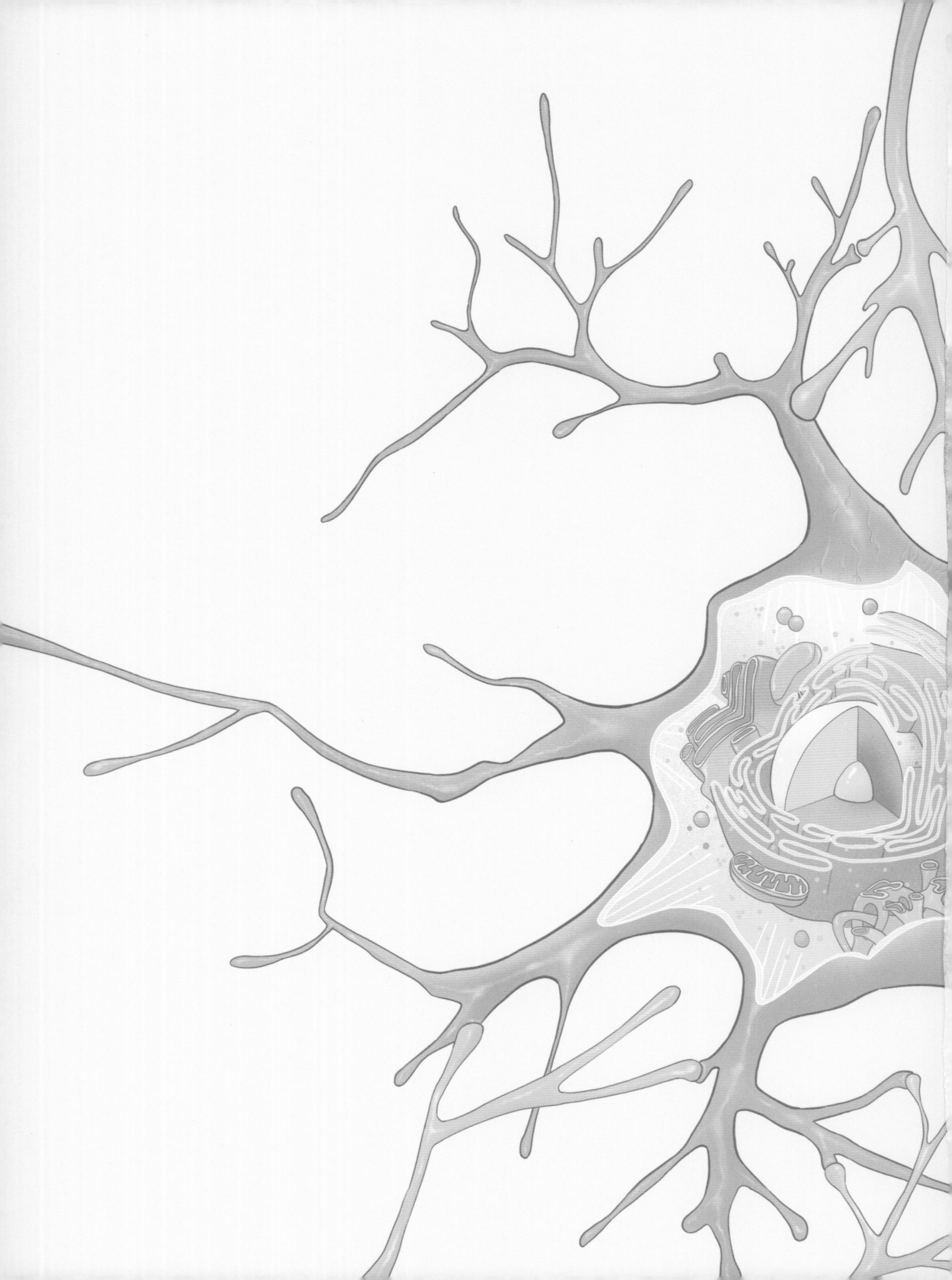

The Mysteries of the Human Body's Functioning

人体运转的奥秘

郭全义 韩雨江 / 主编

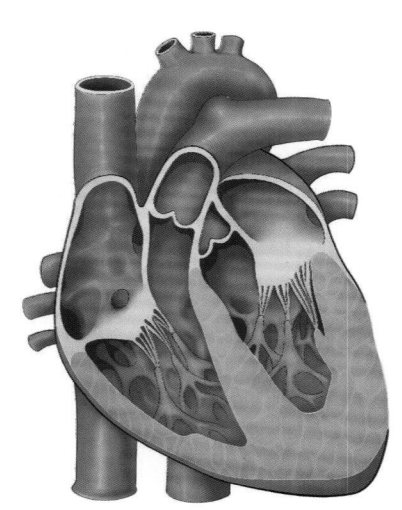

吉林科学技术出版社

人物介绍

小·水滴

我叫水萌萌，是来自大海经过净化的一滴水，勇敢且乐于助人。我跟着一个四口之家游历了人体王国，对未知充满好奇的我遇到了形形色色的人，帮助人类完成了很多非常棘手的事情。我从来没有想过，自己竟然有这么大的能量。

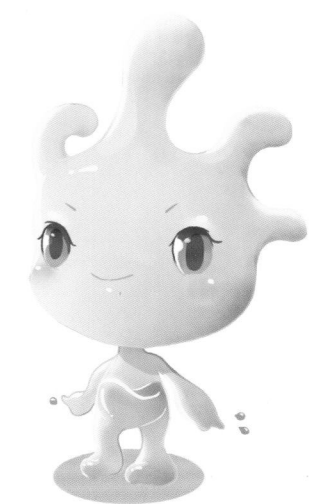

妈妈

我是一个幸福的妈妈，有一双可爱的儿女。我专注于养生，每一天我都元气满满。

爸爸

我是一个上班族，每天为生活奔忙。由于长时间坐在办公室，下班后我经常腰酸背痛，家人们都劝我多锻炼身体。我敲开了健身中心的大门，不过似乎很难坚持呢！

哥哥

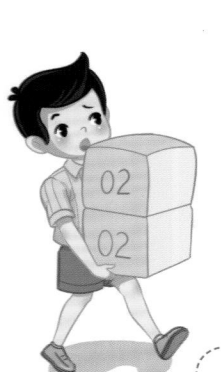

我是一个刚进入青春期的大男孩，我热爱运动，篮球、足球是我喜欢的体育项目。

妹妹

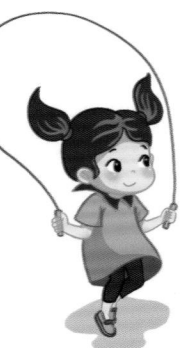

我是一个上幼儿园大班的小女孩。我经常会问老师、爸爸、妈妈、哥哥各种问题。我喜欢吃甜品，穿漂亮的小裙子。

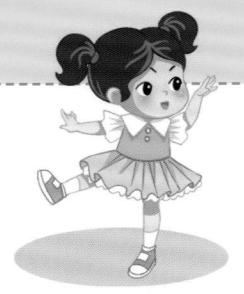

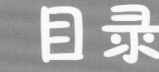
目录

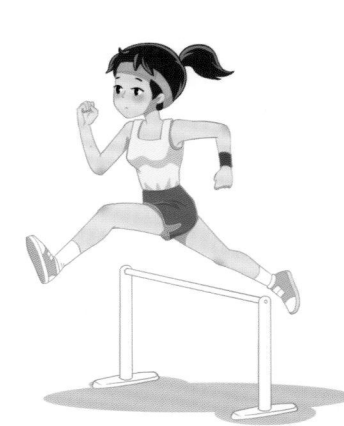

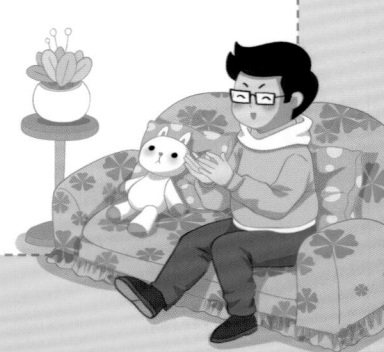

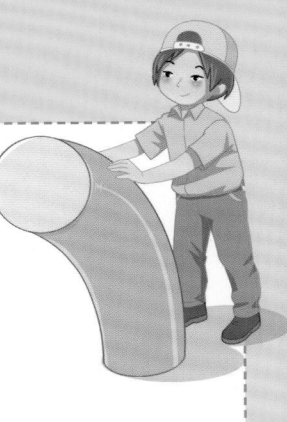

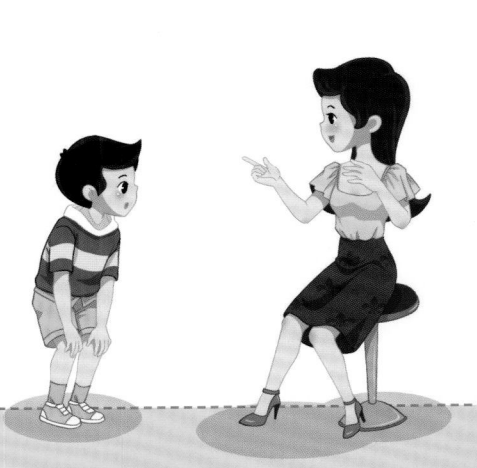

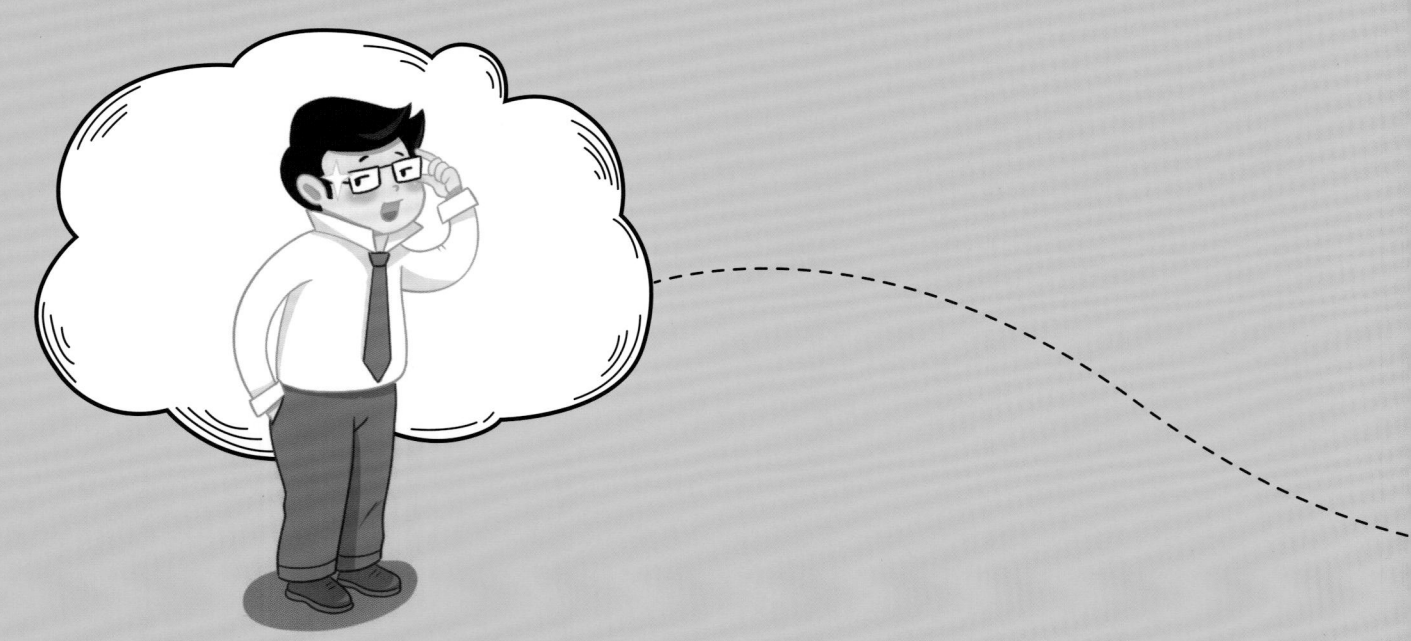

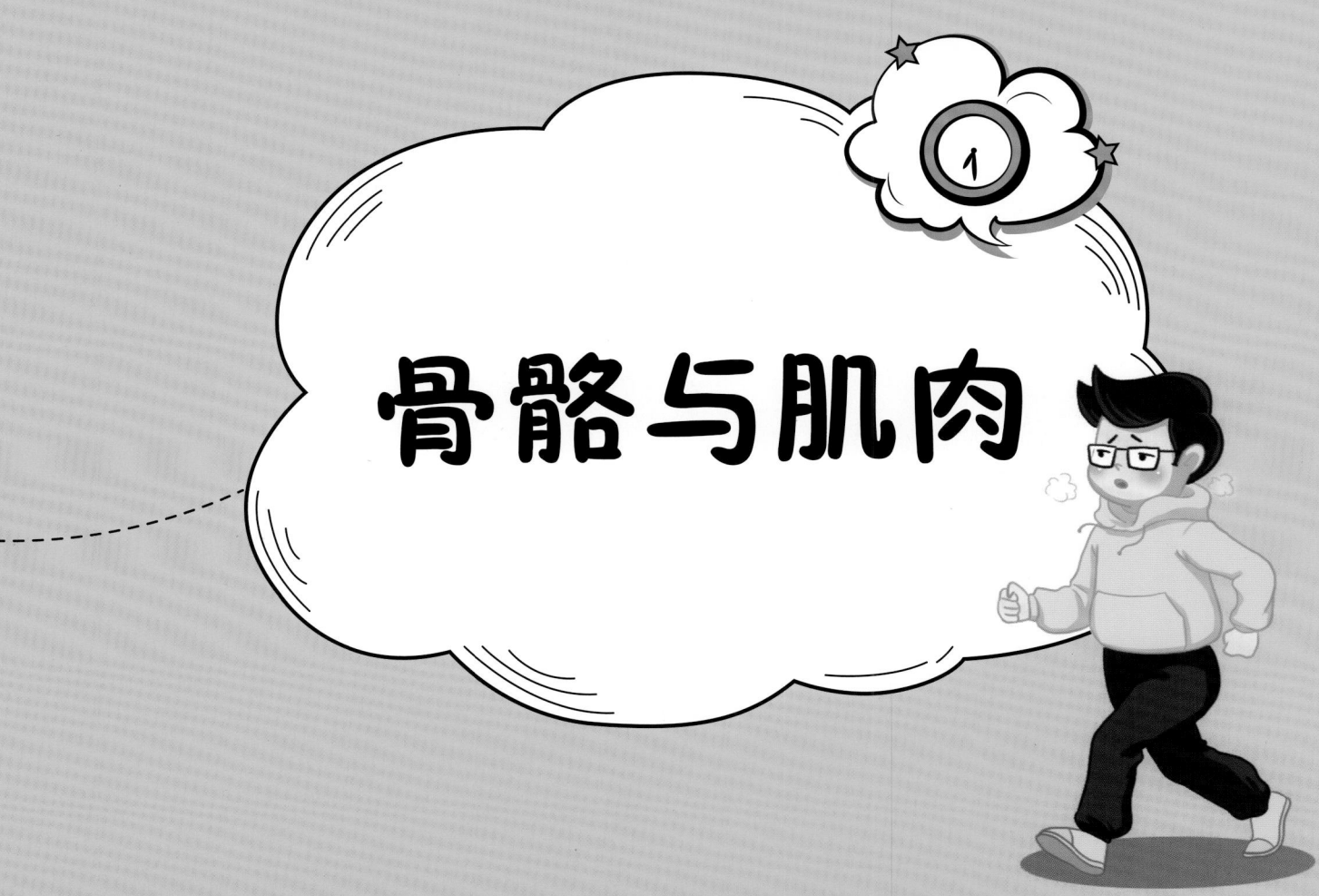

骨头的发育

爸爸早上起来做操，骨头发出咯吱咯吱的声音。哥哥很好奇地问爸爸："为什么新生儿的骨头比成人多呢？骨头对人体有哪些作用呢？"怀着这样的疑惑，我们和小水滴来到了爸爸的骨骼，想要了解骨头生长发育的奥秘！

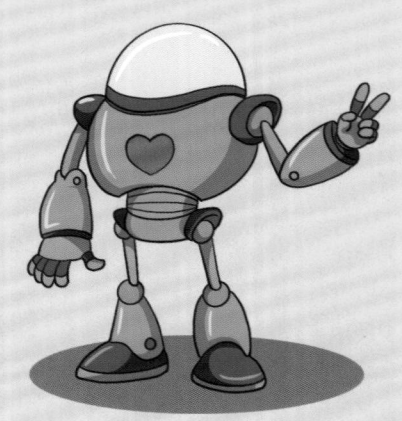

骨头是以骨组织为主体构成的器官，在结缔组织或软骨基础上发育（骨化）形成。

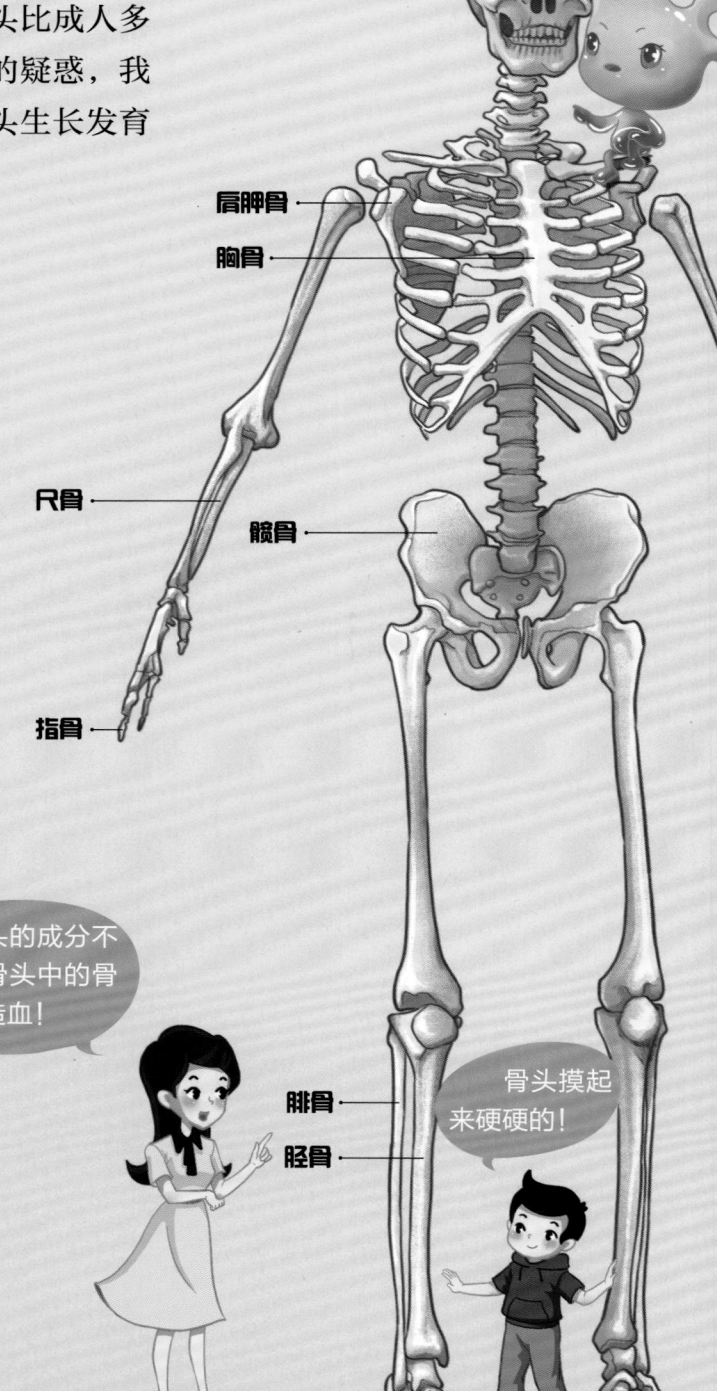

颅

肩胛骨

胸骨

尺骨

髋骨

指骨

骨头的成分不含水，骨头中的骨髓能够造血！

腓骨

胫骨

骨头摸起来硬硬的！

趾骨

为什么成年人只有206块骨头

成人骨头共有206块，骨头按部位可分为颅骨、躯干骨和四肢骨。但儿童的骨头却比大人多，因为儿童的骶椎有5块，长大成人后合为1块骶骨了。儿童的尾椎有3~4块，长大后也合成了1块尾骨。儿童有2块髂骨、2块坐骨和2块耻骨，到成人后就合并成2块髋骨了。这样加起来，儿童的骨头要比大人多许多，初生婴儿一般拥有305块骨头。

人在不同的年龄阶段，骨头的有机物与无机物的比例也不同。

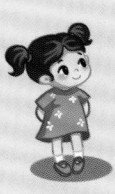

儿童及少年的骨头比成年人的骨头的柔韧度及可塑性高。

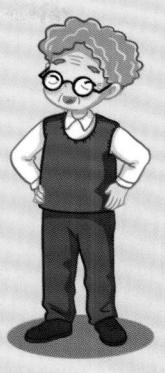

老年时期骨头会变松脆。

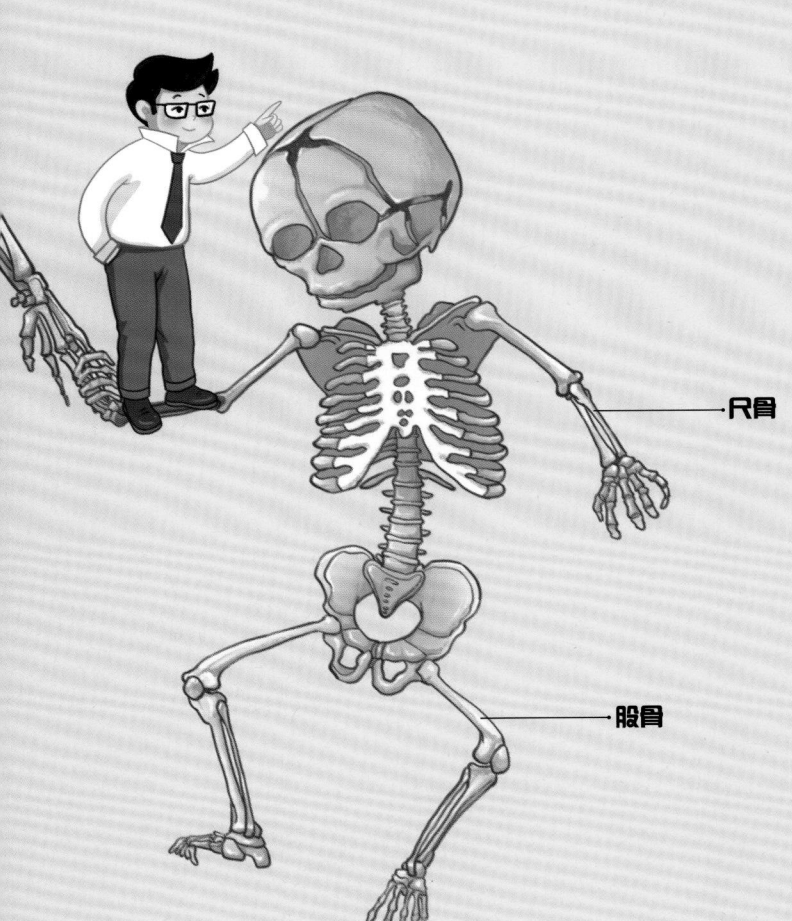

R骨

股骨

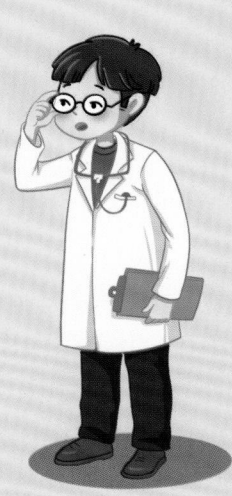

人的骨头，早在胎龄二月时就开始形成。此后不断生长，女子到十六岁左右骨头才会停止生长，男子则长到十八岁左右。

经常锻炼可促进骨头的良好发育，否则易出现骨质疏松。

脑颅

妹妹去书架取书时，不小心被开着的柜子门磕到了额头。妈妈看到后赶紧上前查看，妹妹正捂着自己的额头说："好痛，我是不是把脑门磕破了，都鼓起大包了。"妈妈查看后，说："不要紧，妈妈一会儿给你冷敷就好了，你的脑颅是很坚硬的，不会碰一下就会破的。"妹妹很是好奇，于是妈妈给妹妹科普了关于脑颅的科学知识。

我们的头骨大部分都是成对出现的，所以我们的头部两侧是对称的。

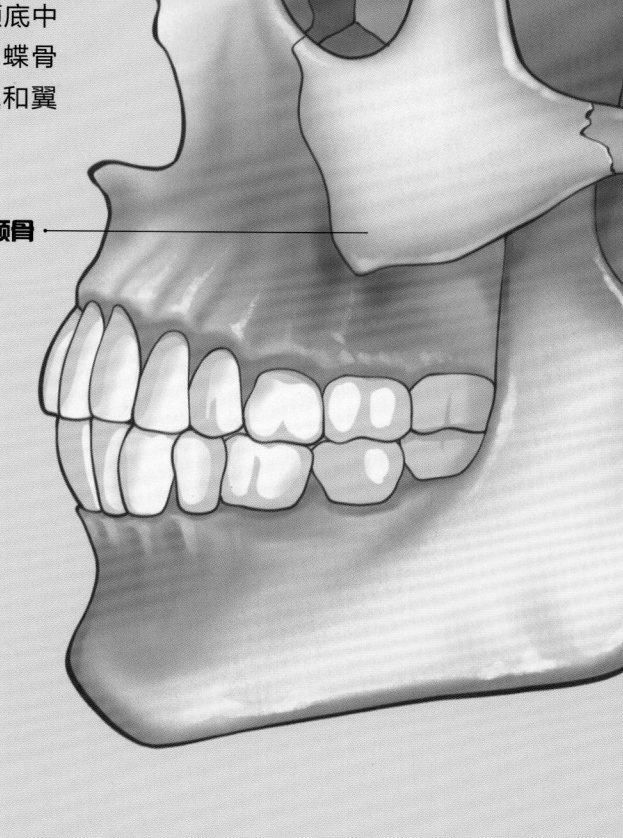

额骨 —— 额骨位于颅的前上方。

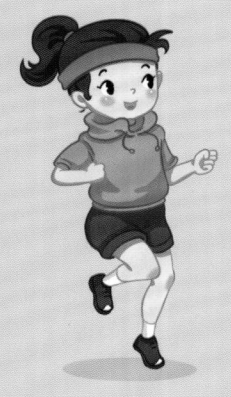

脑颅由 8 块十分坚硬的骨头组成，其中包括成对的顶骨和颞骨，不成对的额骨、蝶骨、枕骨和筛骨。

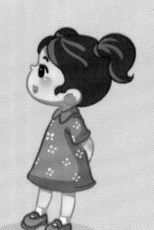

筛骨 ——

蝶骨 ——

蝶骨位于颅底中央，分蝶骨体、蝶骨大翼、蝶骨小翼和翼突四部分。

颧骨 ——

相互连接的颅骨

当我们还是婴儿的时候，脑颅骨主要由软组织连接在一起，这样有助于婴儿的脑组织生长，等到婴儿长到18个月的时候，脑颅骨骨缝间的软组织被骨性关节代替，这些脑颅骨就会相互锁起来，变得十分坚硬。

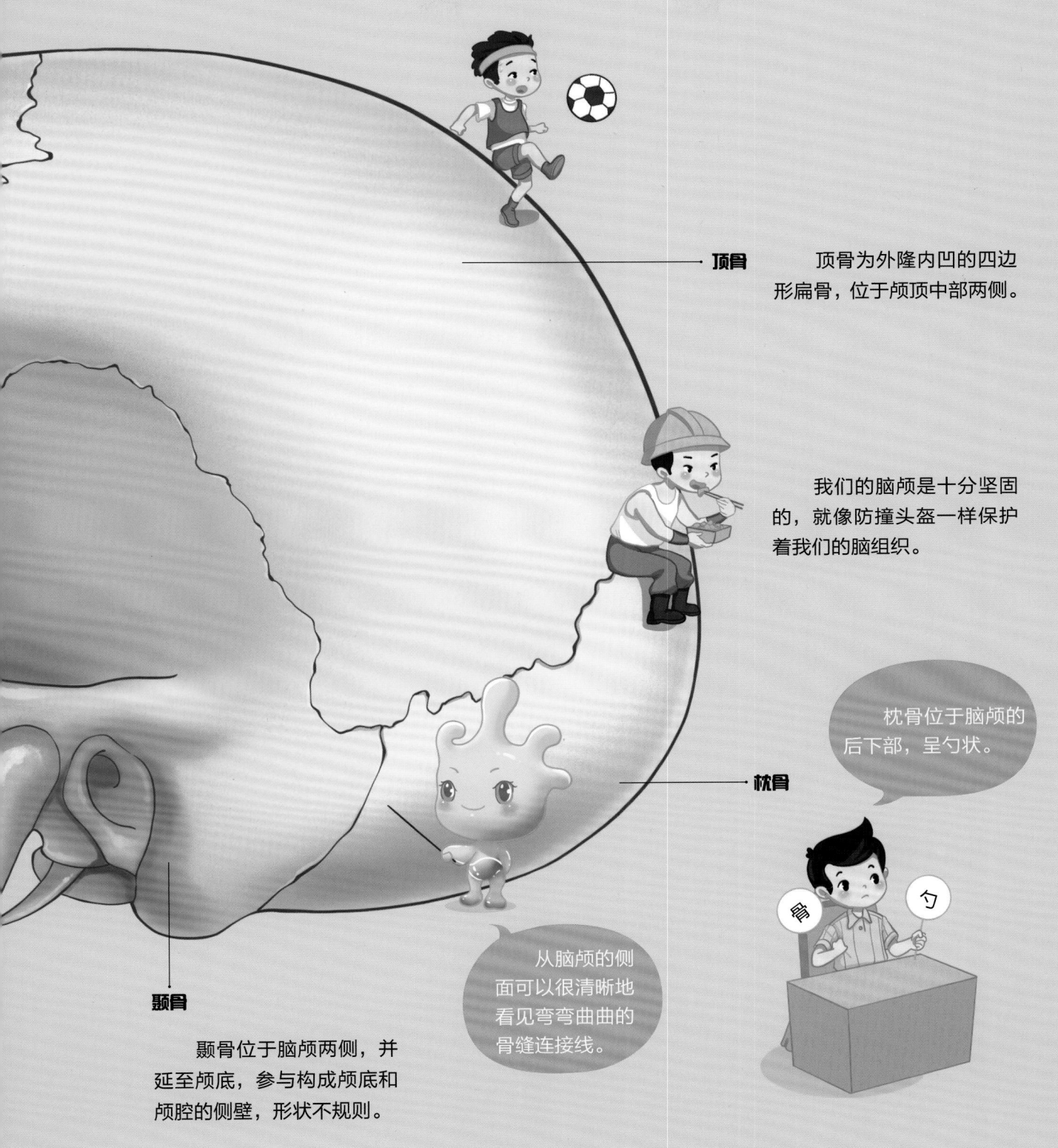

顶骨 —————— 顶骨为外隆内凹的四边形扁骨，位于颅顶中部两侧。

我们的脑颅是十分坚固的，就像防撞头盔一样保护着我们的脑组织。

枕骨位于脑颅的后下部，呈勺状。

枕骨

从脑颅的侧面可以很清晰地看见弯弯曲曲的骨缝连接线。

颞骨

颞骨位于脑颅两侧，并延至颅底，参与构成颅底和颅腔的侧壁，形状不规则。

剑突

爸爸带全家人去射箭俱乐部玩，正式射箭前，工作人员让哥哥带上护胸。哥哥看到护胸，想起了古代的护心镜。在冷兵器战场，护心镜可以避免暗箭射中心脏。人体内部，也有一个心脏护卫，它就是"剑突"。

肋骨

剑突能起到保护心脏的作用。

剑突扁而薄，形状变化较大，下端游离。

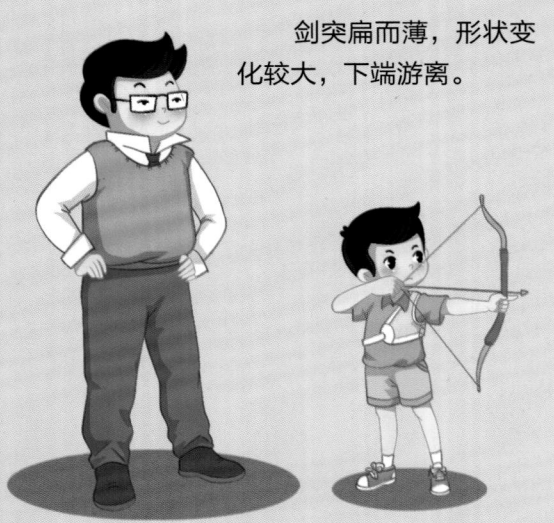

胸骨从上而下可分为胸骨柄、胸骨体和剑突三部分。

胸骨体

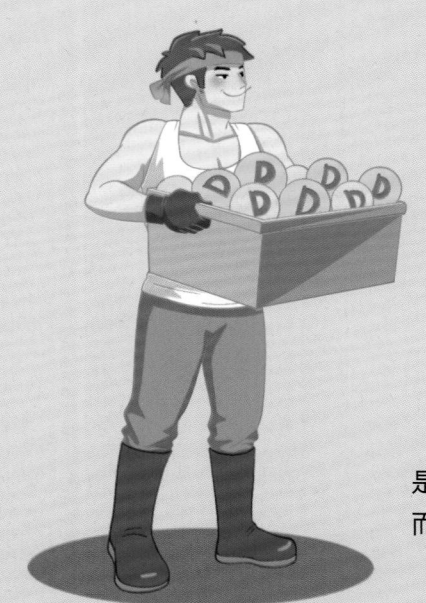

剑突发育不好一般都是由于缺乏维生素 D 和钙而引起的。

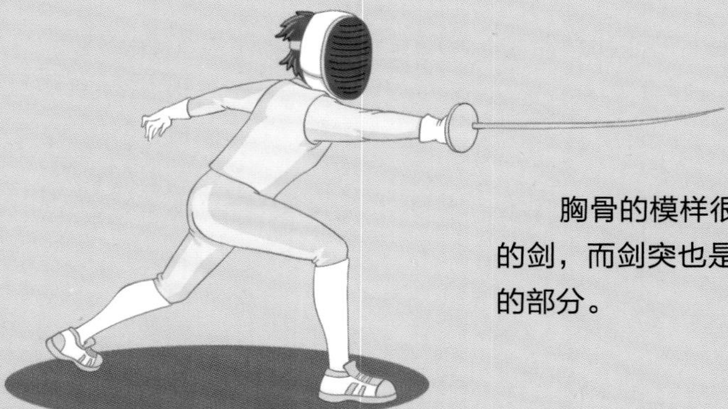

胸骨的模样很像一把向下的剑，而剑突也是胸骨最下面的部分。

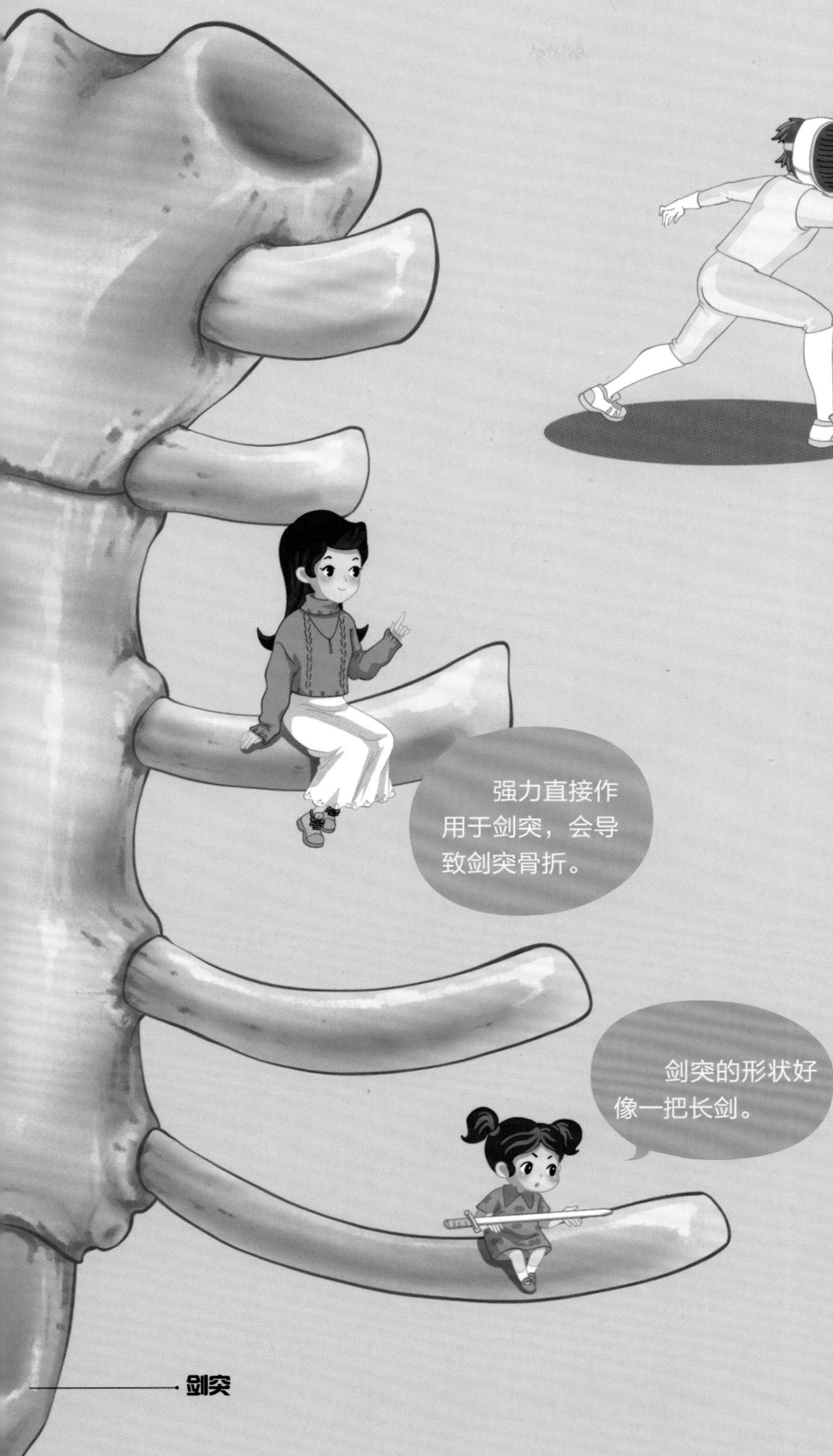

强力直接作用于剑突，会导致剑突骨折。

剑突的形状好像一把长剑。

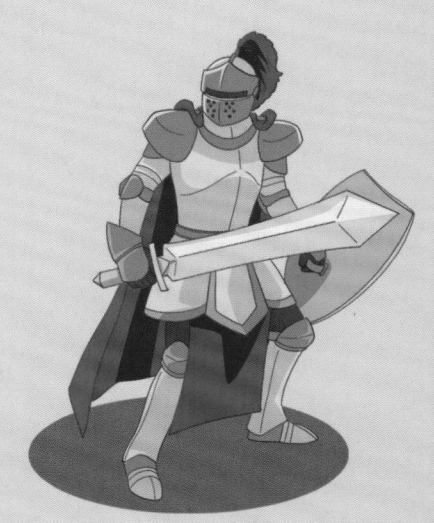

—— 剑突

剑突

胸骨是一块长方形扁骨，它位于胸前壁正中，起到保护胸腹内脏器的作用。胸骨的下端有一块形状变化较大的薄骨片，称为剑突。剑突的位置在胸骨体的下端，起到保护心脏的作用。

腰椎

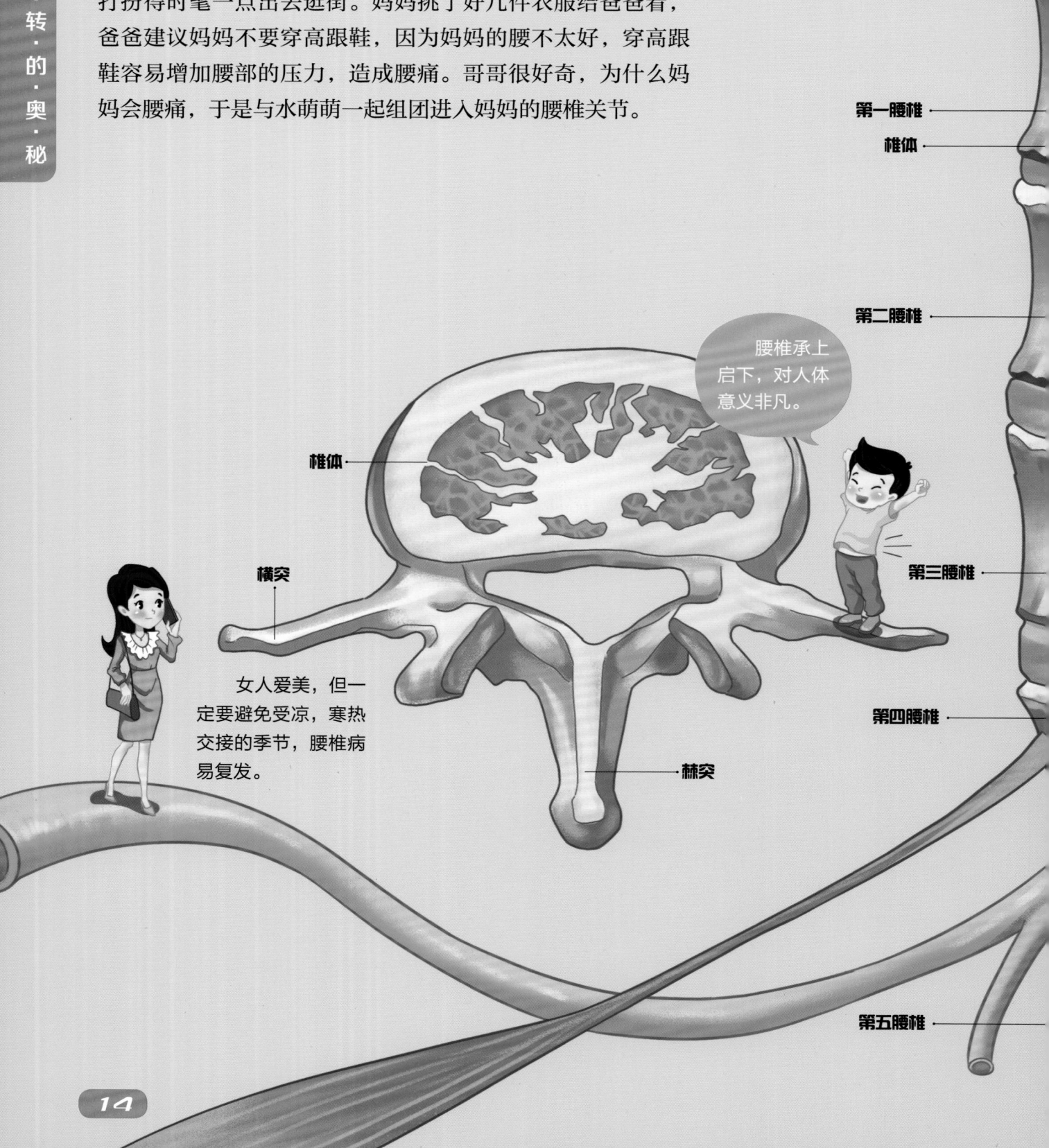

　　时间一晃快到中午了，妈妈与闺密有个约会，于是决定打扮得时髦一点出去逛街。妈妈挑了好几件衣服给爸爸看，爸爸建议妈妈不要穿高跟鞋，因为妈妈的腰不太好，穿高跟鞋容易增加腰部的压力，造成腰痛。哥哥很好奇，为什么妈妈会腰痛，于是与水萌萌一起组团进入妈妈的腰椎关节。

第一腰椎

椎体

第二腰椎

腰椎承上启下，对人体意义非凡。

椎体

第三腰椎

横突

女人爱美，但一定要避免受凉，寒热交接的季节，腰椎病易复发。

棘突

第四腰椎

第五腰椎

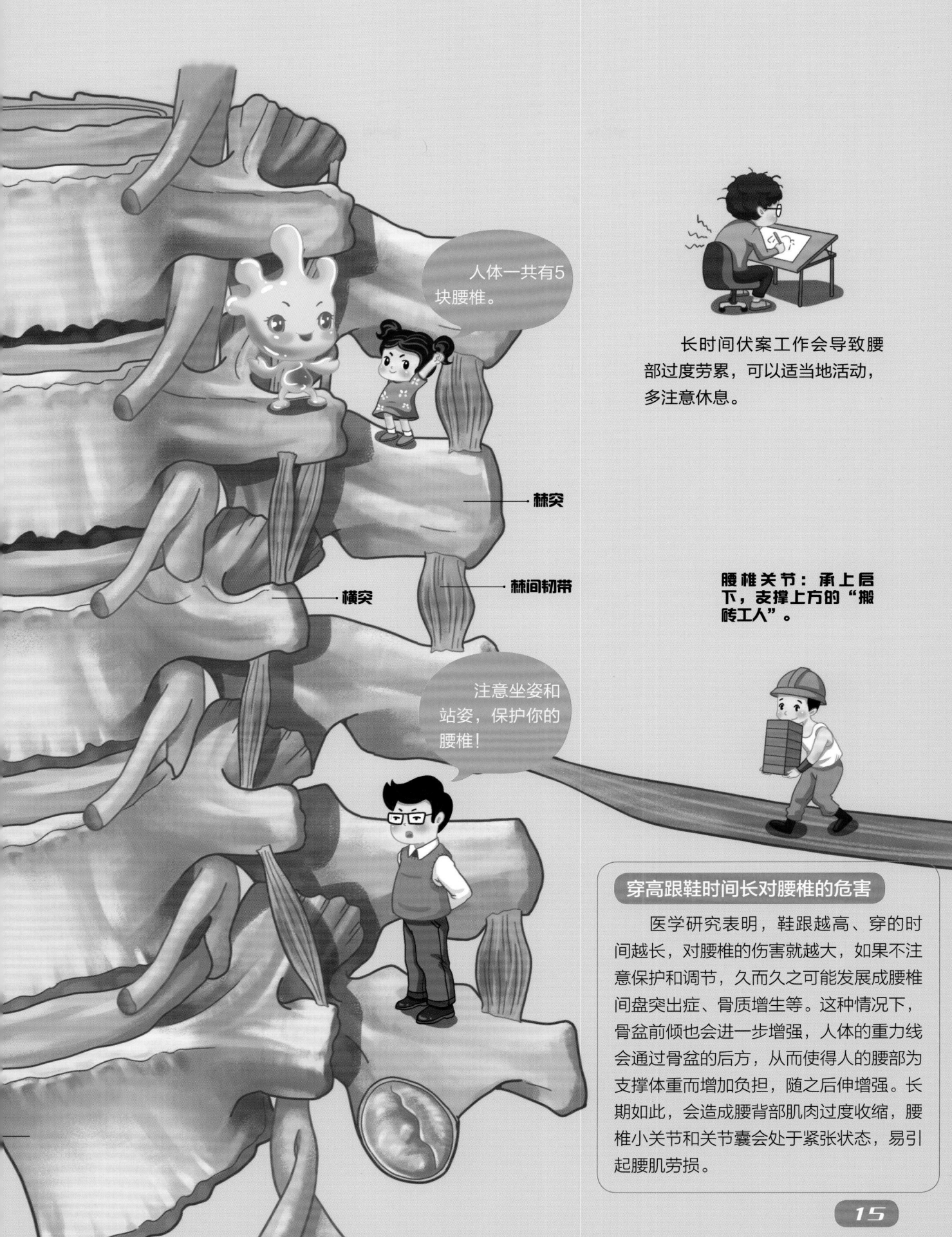

人体一共有5块腰椎。

横突

棘突

棘间韧带

注意坐姿和站姿，保护你的腰椎！

长时间伏案工作会导致腰部过度劳累，可以适当地活动，多注意休息。

腰椎关节：承上启下，支撑上方的"搬砖工人"。

穿高跟鞋时间长对腰椎的危害

医学研究表明，鞋跟越高、穿的时间越长，对腰椎的伤害就越大，如果不注意保护和调节，久而久之可能发展成腰椎间盘突出症、骨质增生等。这种情况下，骨盆前倾也会进一步增强，人体的重力线会通过骨盆的后方，从而使得人的腰部为支撑体重而增加负担，随之后伸增强。长期如此，会造成腰背部肌肉过度收缩，腰椎小关节和关节囊会处于紧张状态，易引起腰肌劳损。

手骨

手是人体重要的组成部分，我们依赖手拿筷子吃饭、拿笔写字、游戏娱乐等。手能够为我们做很多事情，但是脚却很难做到。哥哥不懂，为什么手比脚灵活？据说，这是进化的结果，人类的进化过程中四肢有了不同的分工，手越用越灵活，脚却只起到支撑身体的作用……

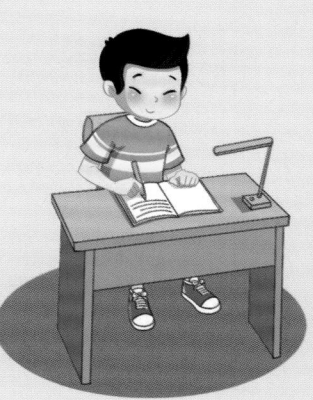

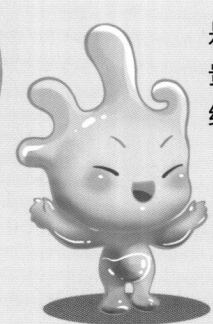

> 手是使人能够具有高度智慧的三大重要器官之一。

人体的器官中，最精巧的部分是手部的关节和肌肉，也是手最宝贵的部分。因此手才可以做非常精细、灵巧的活儿。

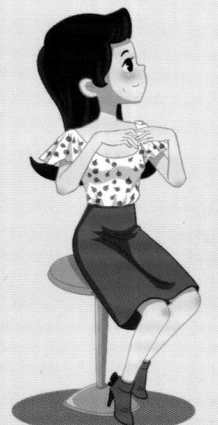

> 可以经常活动手指关节，避免手指劳累。

> 越勤快地用手，手就会越灵活。

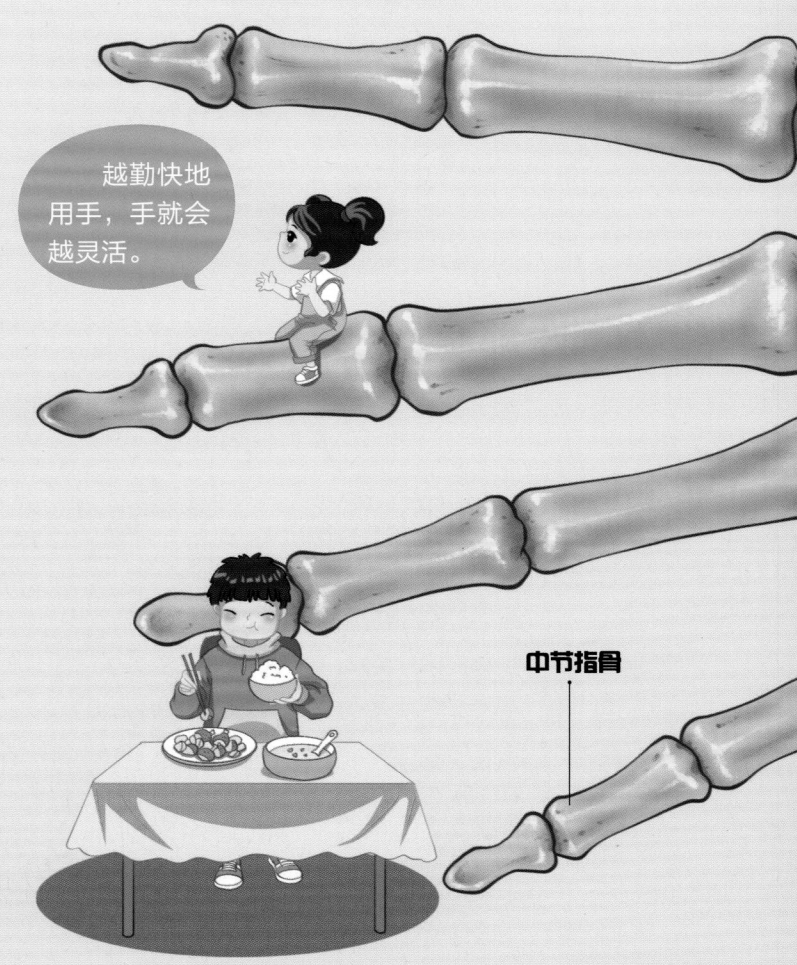

中节指骨

什么是对掌运动

对掌运动是指拇指尖的掌面和其他各指的掌面相接触的运动，对掌运动是人手所特有的运动，是人手作为劳动器官所特有的功能。对掌运动使手的运动更灵活，而脚不能做这种运动，因此脚没有手灵活。

因为人类的手具有对掌和对指功能，所以可以很灵巧地拿住、握紧物体。

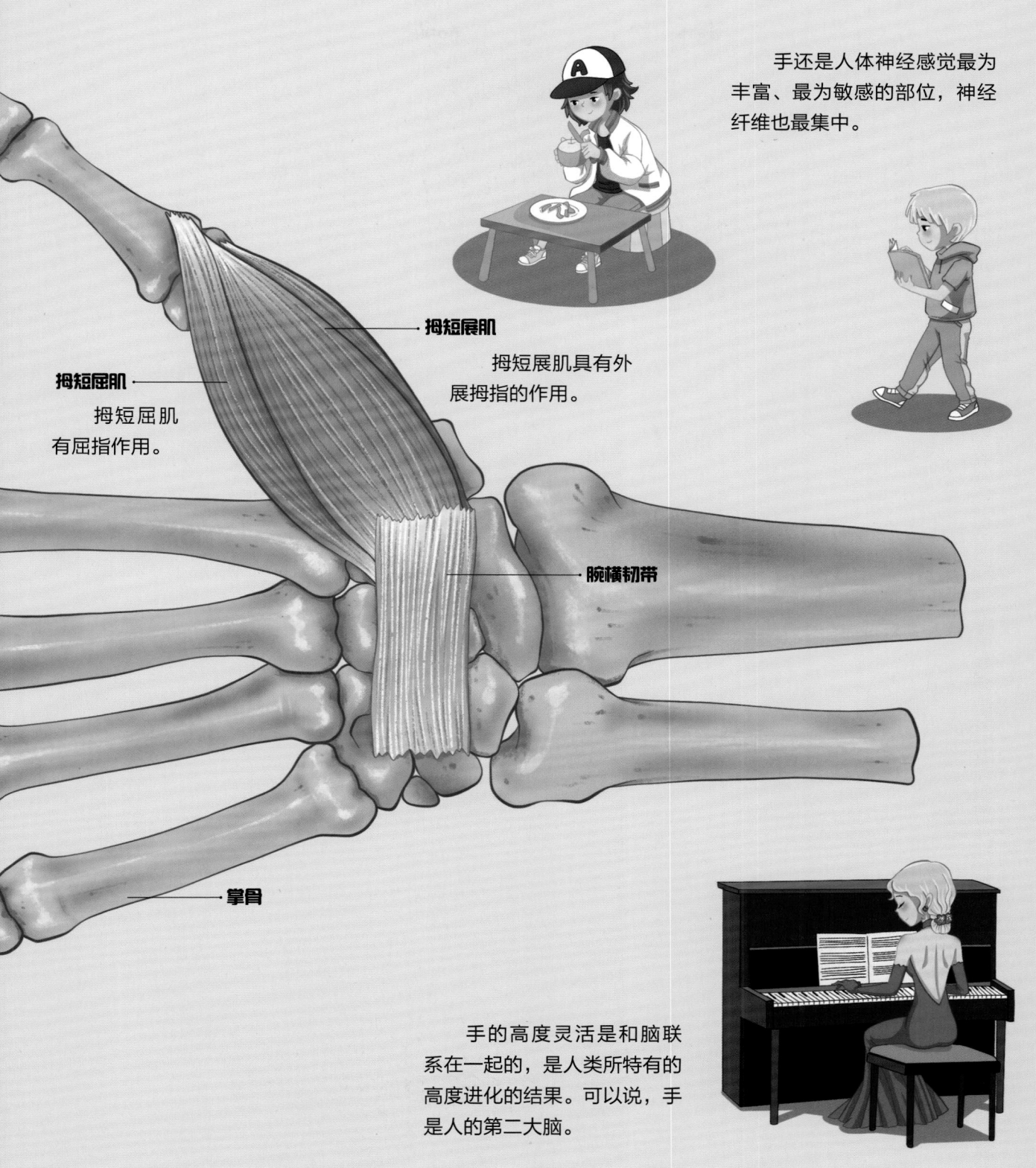

手还是人体神经感觉最为丰富、最为敏感的部位，神经纤维也最集中。

拇短展肌

拇短展肌具有外展拇指的作用。

拇短屈肌

拇短屈肌有屈指作用。

腕横韧带

掌骨

手的高度灵活是和脑联系在一起的，是人类所特有的高度进化的结果。可以说，手是人的第二大脑。

灵活的手腕

晚饭过后，哥哥和妹妹坐在桌子前，准备掰手腕来比拼腕力。妹妹完全比不过哥哥，但还是倔强不服输。哥哥和妹妹比赛很久后，妹妹终于在哥哥的"放水"下获胜了！妹妹很开心，但是感觉手腕酸酸胀胀的。

手腕发力是乒乓球爱好者应掌握的一项基本功，用好了能迅速提高乒乓球技术水平。

打羽毛球会用腕力很重要，正确地"甩腕子"可以将臂力有效地传到球拍上。

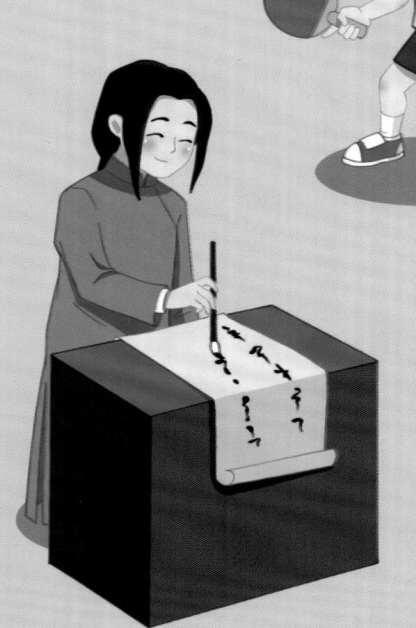

手腕的主要结构包含腕桡侧管、腕尺侧管、腕管等。

在打球、俯卧撑等一些常见的运动中，常常需要手腕的灵活配合。

手掌腱膜

手腕的力量

手腕让我们的手能灵活转动，手腕力量的大小也影响到生活中的方方面面。如打篮球时，腕力越大，投掷的效果也会越好。又比如练习书法、图画创作、烹饪佳肴时，手腕力量的耐久性都很重要。

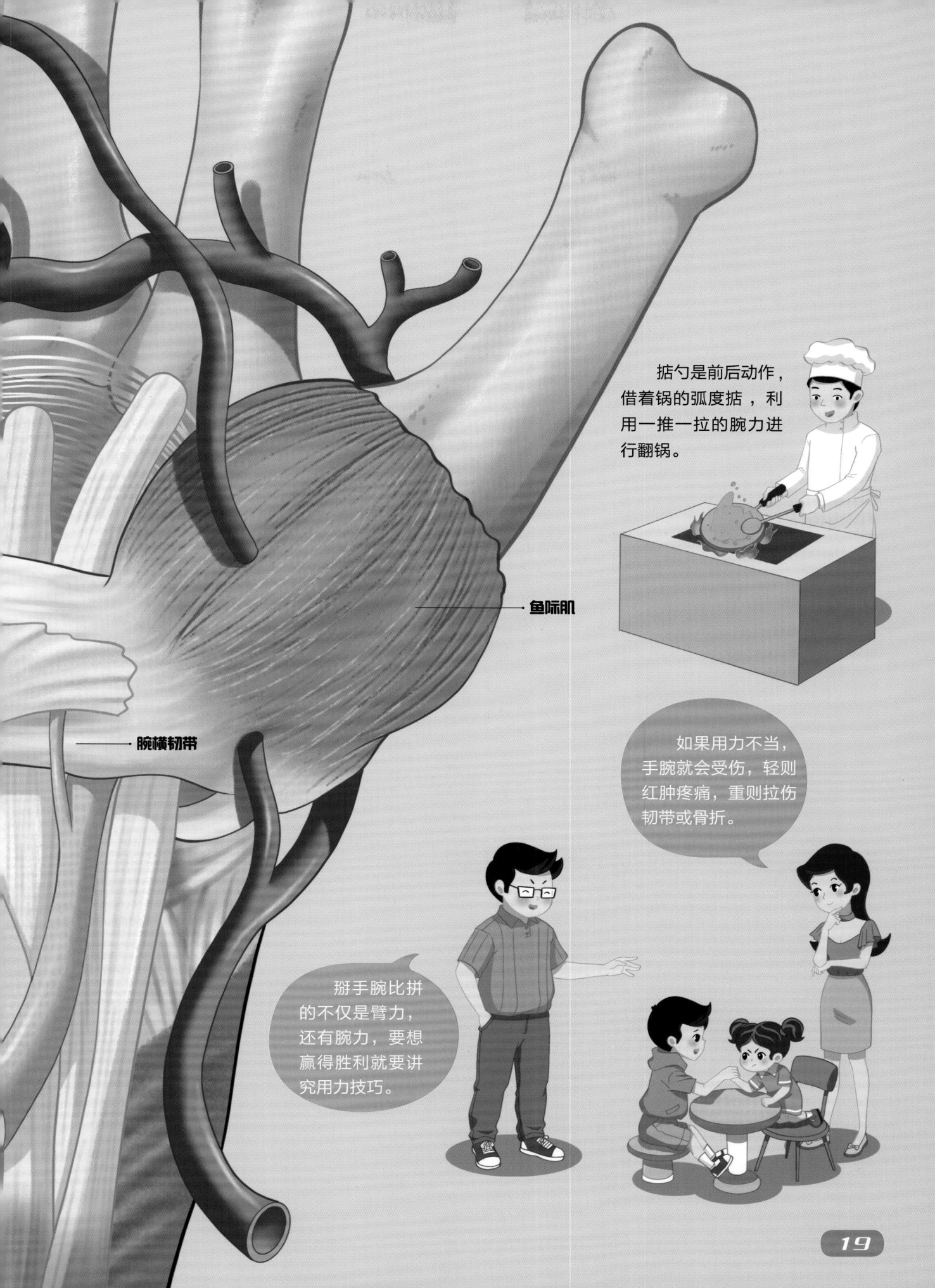

鱼际肌

腕横韧带

掂勺是前后动作，借着锅的弧度掂，利用一推一拉的腕力进行翻锅。

如果用力不当，手腕就会受伤，轻则红肿疼痛，重则拉伤韧带或骨折。

掰手腕比拼的不仅是臂力，还有腕力，要想赢得胜利就要讲究用力技巧。

骨盆

爸爸喜欢跷着二郎腿看电视，妹妹也喜欢模仿爸爸。妈妈看到后，阻止了两个人的行为。跷二郎腿有很多危害，其中最大的危害是造成骨盆前倾。骨盆是连结上半身和下半身的"枢纽"，骨盆倾斜的危害颇大，它会造成周边的肌肉酸痛和骨骼变形。

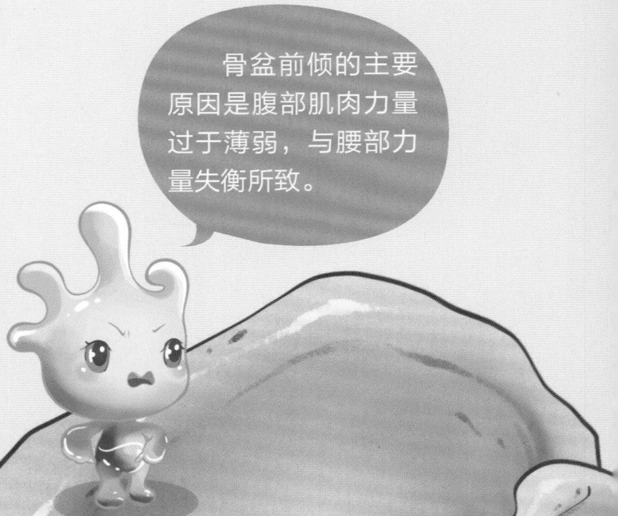

骨盆前倾的主要原因是腹部肌肉力量过于薄弱，与腰部力量失衡所致。

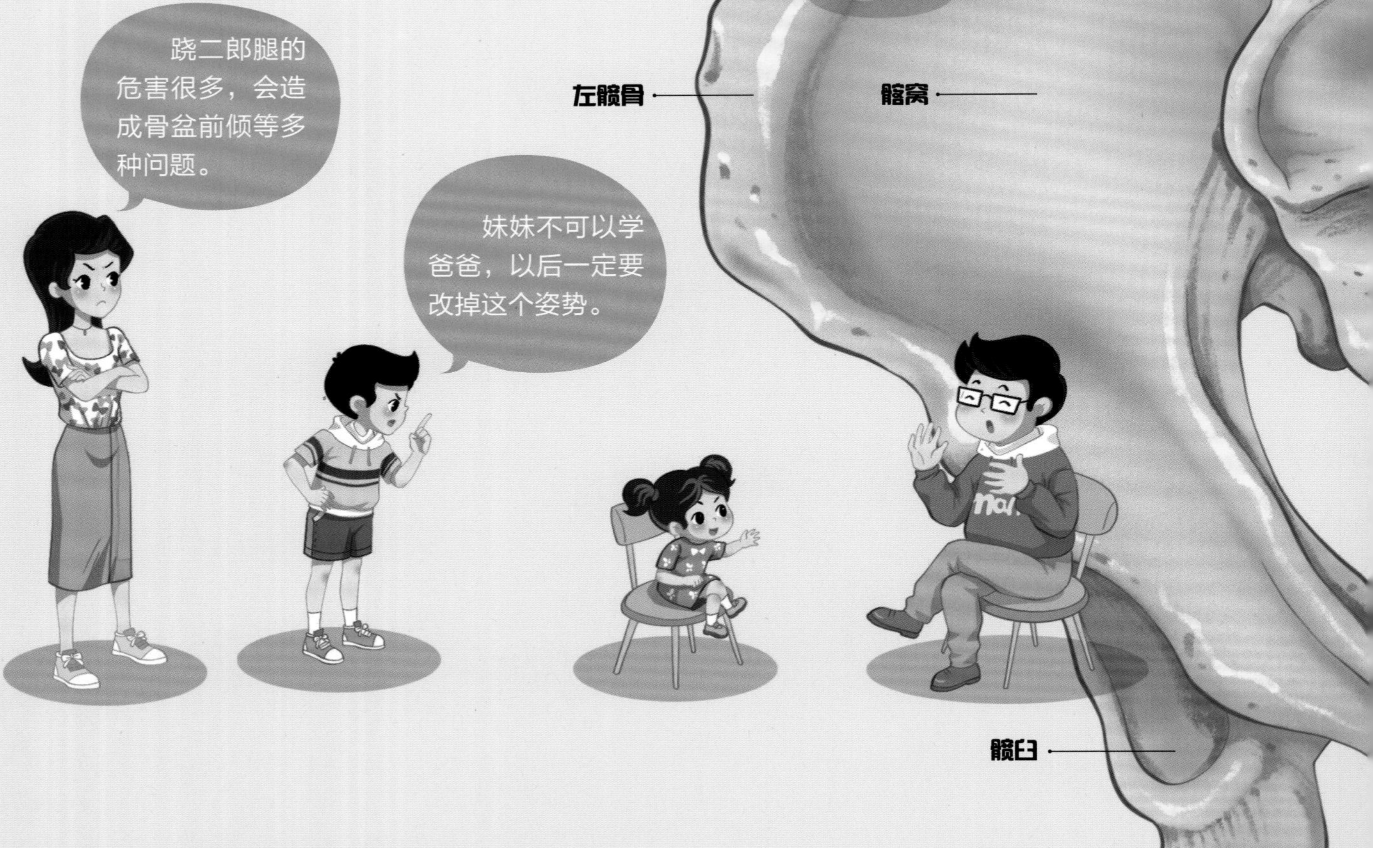

跷二郎腿的危害很多，会造成骨盆前倾等多种问题。

妹妹不可以学爸爸，以后一定要改掉这个姿势。

左髋骨

髂窝

髋臼

骨盆前倾

骨盆前倾是骨盆位置偏移的病态现象。骨盆前倾会引起内脏下垂，小腹凸起，臀部横向发展、下垂等，还可能造成便秘、经期不适、肩颈酸胀、腰背痛等不良症状。

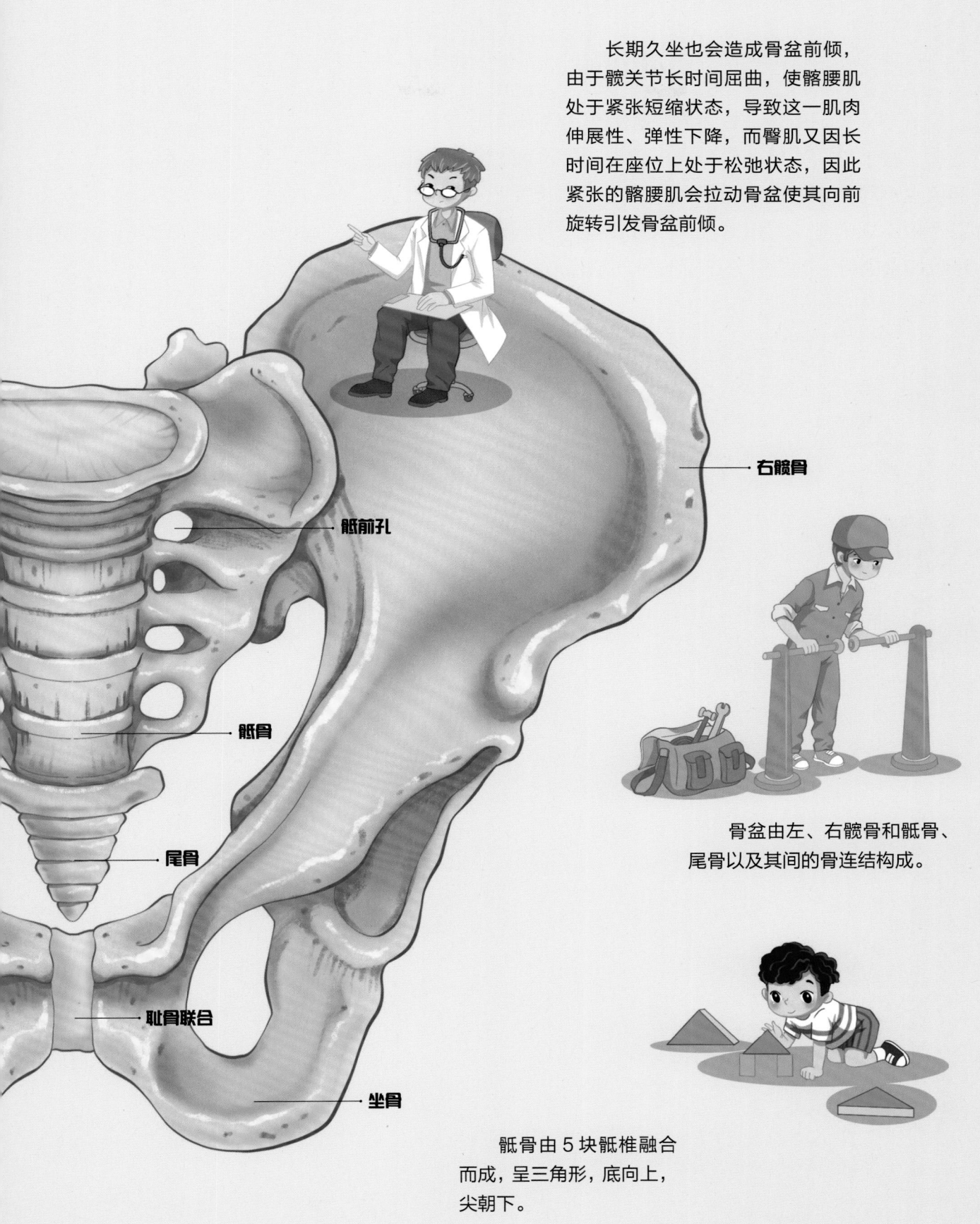

长期久坐也会造成骨盆前倾，由于髋关节长时间屈曲，使髂腰肌处于紧张短缩状态，导致这一肌肉伸展性、弹性下降，而臀肌又因长时间在座位上处于松弛状态，因此紧张的髂腰肌会拉动骨盆使其向前旋转引发骨盆前倾。

右髋骨

骶前孔

骶骨

尾骨

耻骨联合

坐骨

骨盆由左、右髋骨和骶骨、尾骨以及其间的骨连结构成。

骶骨由 5 块骶椎融合而成，呈三角形，底向上，尖朝下。

股骨

骨是人体的支架，人体的生长、发育都离不开骨的支撑。由于骨在人体各部分的位置、功能不同，它们的形状也不同。医学上，骨按照形态可分为长骨、短骨、扁骨和不规则骨。哥哥对股骨很好奇，一直问妈妈，于是我们来到哥哥的股骨，了解股骨的结构与作用。

股骨有什么作用呢？

股骨的主要作用是承重。

股骨是人体最重要的骨骼，股骨在骨盆下段以及膝盖上段，就是我们大腿的位置。

股骨也叫大腿骨，是骨骼系统中最大的骨，支撑着人体整个上半身的重量。

股骨也是全身最长、最结实的长骨。

负重第二大的关节

股骨的股骨头与对侧的髋臼一起构成髋关节，而且髋关节是人体负重第二大的关节，仅次于踝关节。股骨头的病变会影响髋关节的活动，导致髋部疼痛，严重时会导致行走不便。

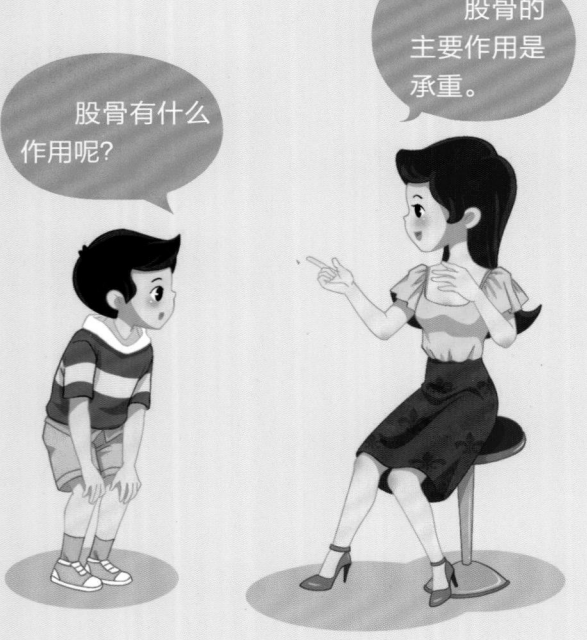

髋骨

股骨头

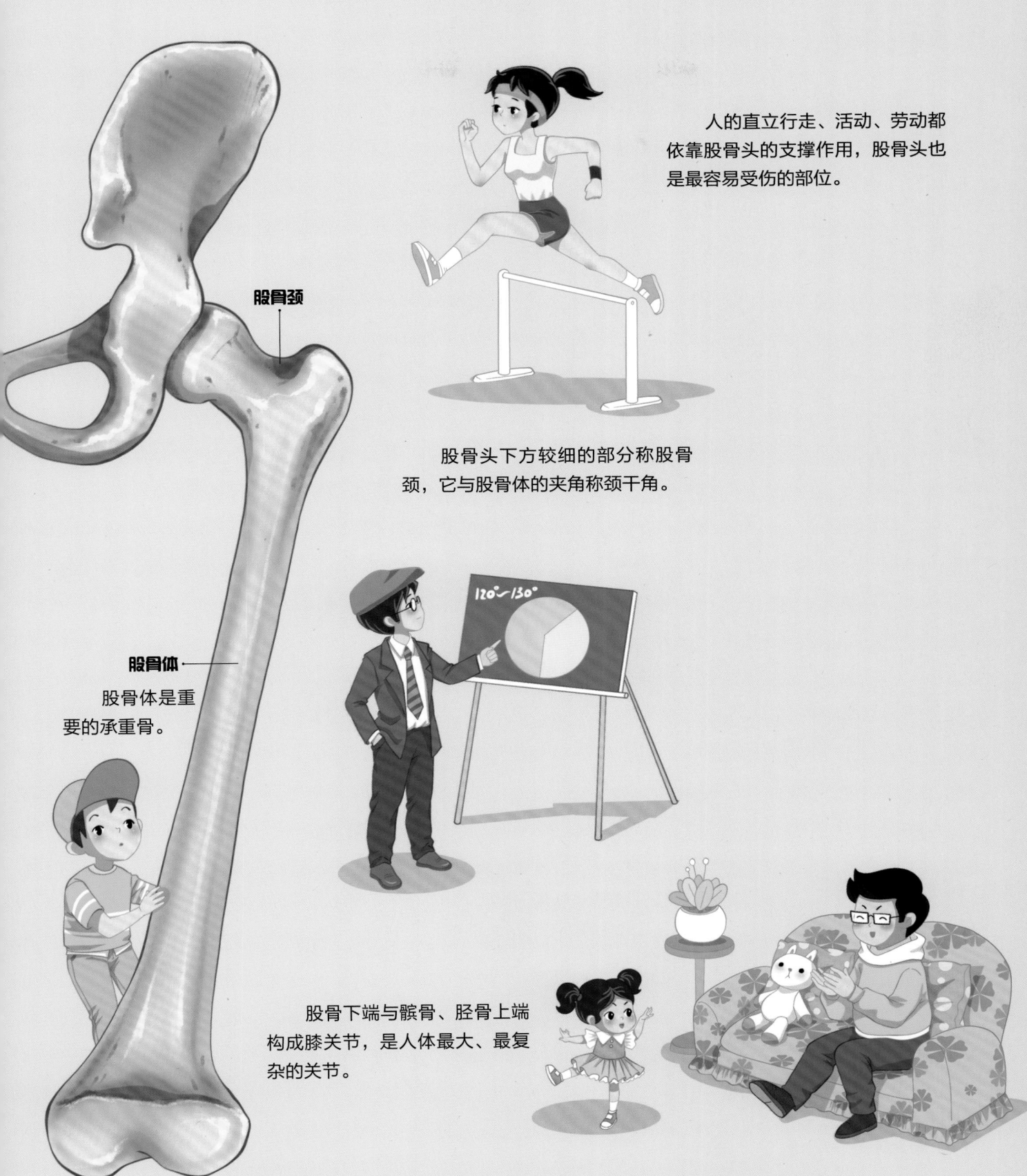

股骨颈

人的直立行走、活动、劳动都依靠股骨头的支撑作用，股骨头也是最容易受伤的部位。

股骨头下方较细的部分称股骨颈，它与股骨体的夹角称颈干角。

120°~130°

股骨体

股骨体是重要的承重骨。

股骨下端与髌骨、胫骨上端构成膝关节，是人体最大、最复杂的关节。

尾骨

　　科学证明，人类是由古猿进化而来的。但是，人类为什么没有尾巴呢？为了解答妹妹的疑惑，我们来到尾骨。在达尔文进化论中，人类在直立行走后就已经不需要尾巴来保持平衡了，因此尾巴被淘汰了。有说法称，人类的尾骨正是退化后的尾巴……

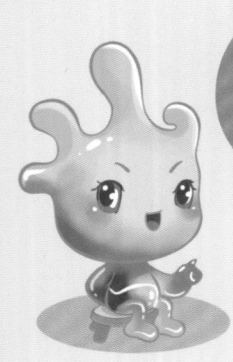

尾骨在人体脊柱的最尾端，我们坐下来时，尾骨会经常与板凳接触。

尾骨与盲肠一样都是退化的器官。

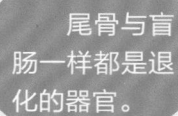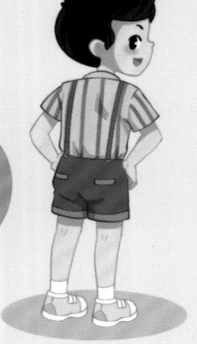

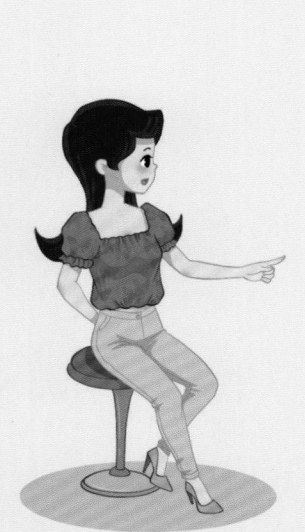

尾骨 ·————

尾骨对支撑人体内脏的盆底肌起着固定作用，因而对盆腔器官起到保护作用。

达尔文进化论

　　"物竞天择，适者生存"是达尔文进化论的核心思想，它指的是自然界生物优胜劣汰的自然规律，后也用于人类社会的发展。为了生存，物种必须不断进化，才能适应生存环境的变化，不被淘汰。

如果没有尾骨，当人们摔跤且臀部先着地时，很容易将震动传导至大脑，对脑组织造成伤害，于是尾骨的作用就显示出来。

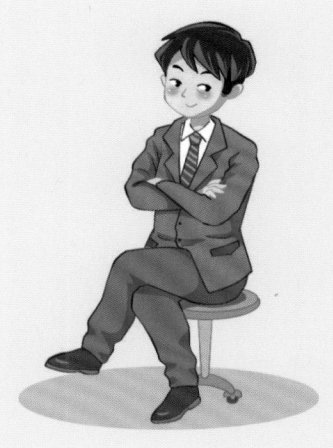

尾骨是保护脊柱的不可或缺的部分。

尾骨与脊柱底部的骶椎有一段距离，这段空隙就是缓冲带，保护脊柱不会直接碰触地面。

尾骨呈三角形，一般在30～40岁才融合完成。

尾骨位于骶骨下方，由3～4块退化的尾椎融合而成。

我们平时应保持良好的坐姿，减轻对脊椎的压迫。同时多运动，减少尾骨受伤的机会。

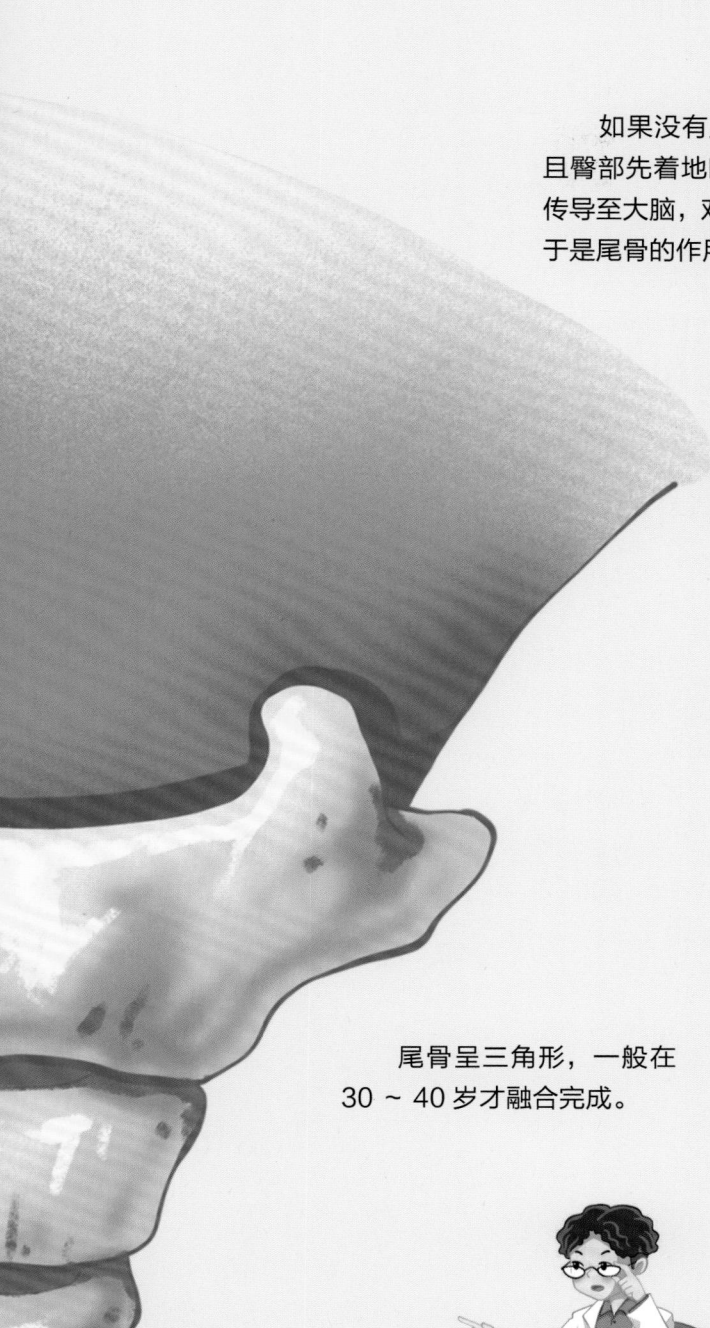

足骨

体育课上，老师让学生自由活动。哥哥决定和小伙伴比赛蹦跳，他们想试试只靠蹦跳，一分钟能跳多远。每个人的蹦跳成绩都很差，老师说蹦跳会消耗腿部过多的力量，而一前一后的走路则不会。脚步的前后交错能让人快捷、稳定地移动。

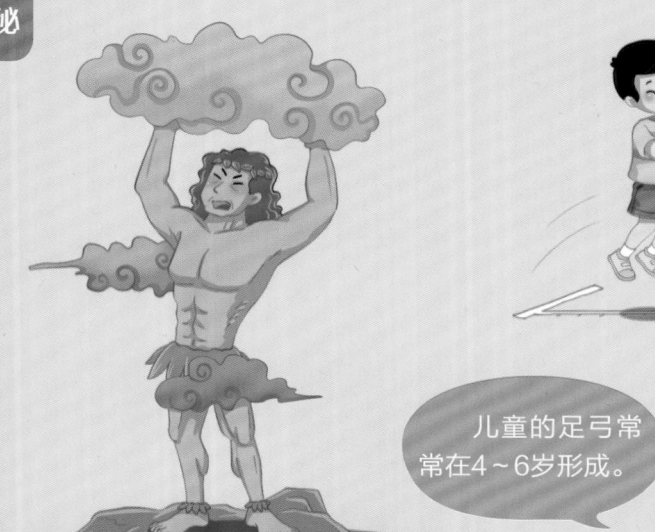

儿童的足弓常常在4～6岁形成。

足：重要的负重器官——承担体重的大力士。

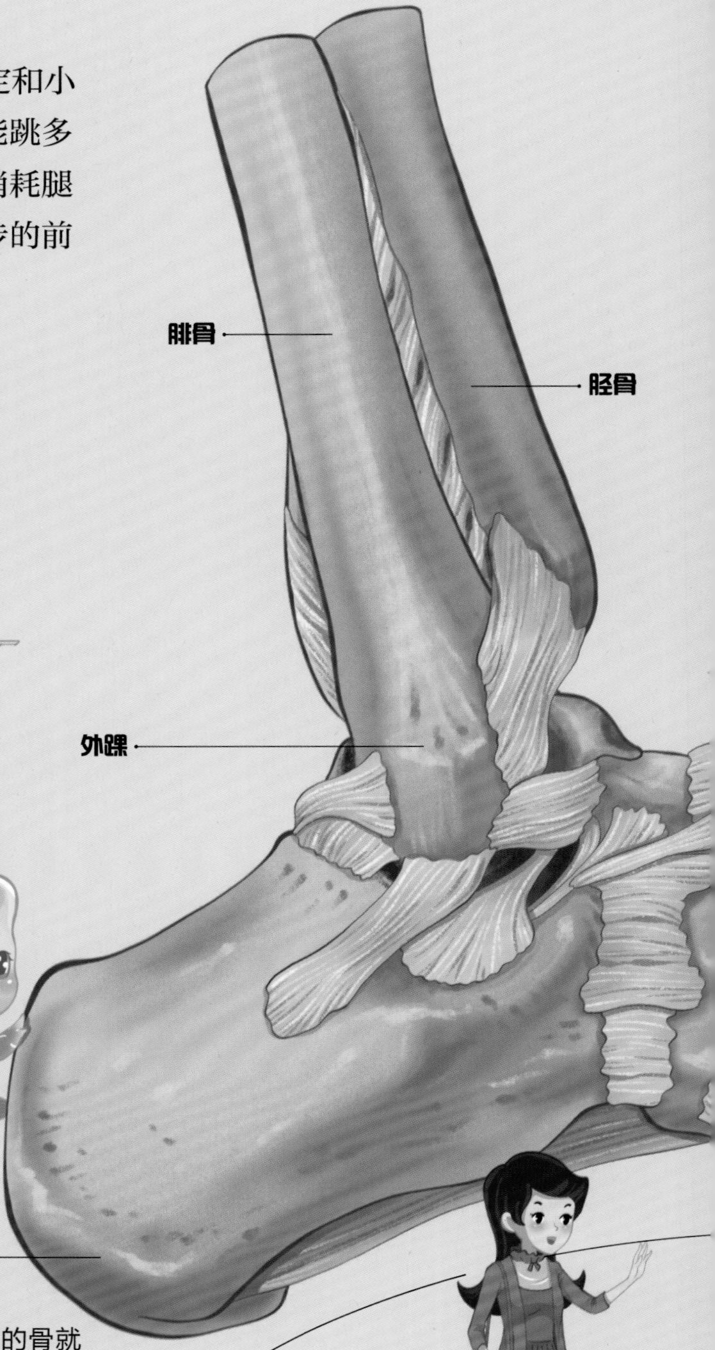

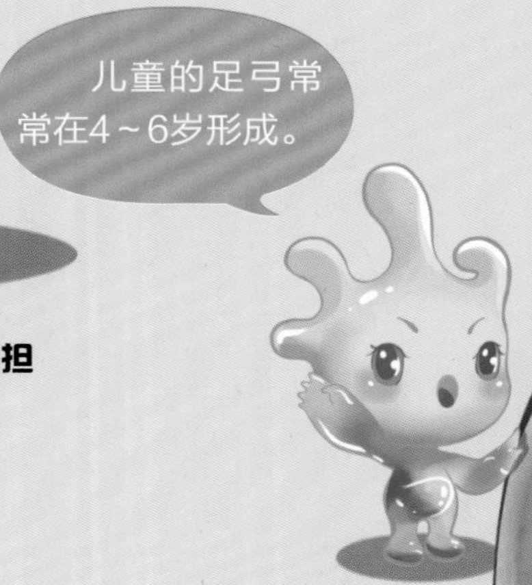

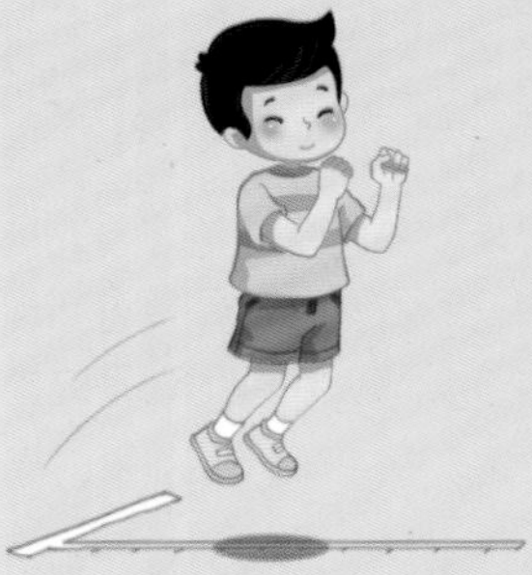

腓骨

胫骨

外踝

跟骨

脚部最大的骨就是跟骨，它突出于足的后部。

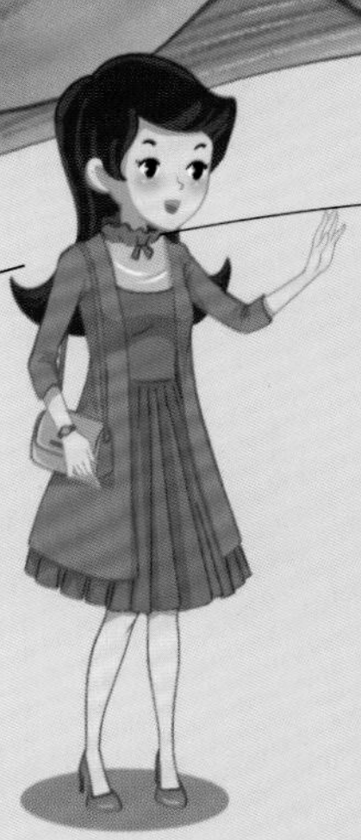

脚是人的第二心脏

脚是人体最重要的负重器官和运动器官。脚支撑着我们每天走路，它也被称为第二心脏。脚的构造非常神奇，人的每只脚上具有26块骨头、33个关节、20条大小不同的肌肉，还有114条韧带。

足弓是人体直立、步行及负重时重要的"装置"。

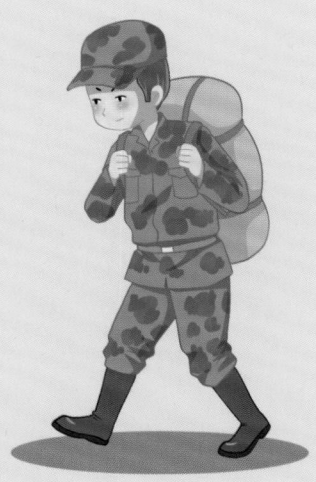

扁平足指足底平阔、足弓塌陷变小甚至消失的足部畸形。

跖骨共 5 块，由内侧向外侧分别为第 1~5 跖骨。

姆趾由 2 块趾骨构成，其他脚趾都由 3 块趾骨构成。

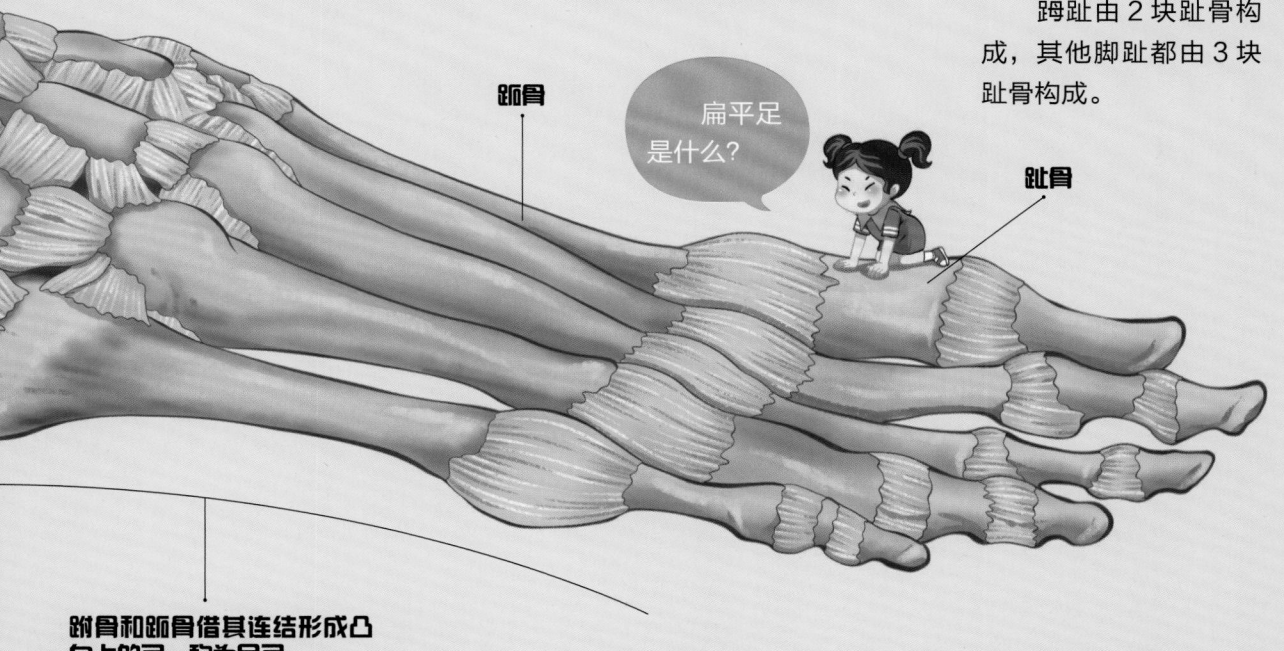

跗骨

趾骨

扁平足是什么？

跗骨和跖骨借其连结形成凸向上的弓，称为足弓。

足关节包括距小腿（踝）关节、跗骨间关节、跗跖关节、跖骨间关节、跖趾关节和趾骨间关节。

骨髓

上学路上，哥哥常能看到地铁外的爱心献血车。哥哥很想献血帮助别人，因此哥哥准备在他18周岁生日那天去献血。妹妹很好奇，献血对身体有坏处吗？我们献出的血液，身体还会重新生成吗？为了解开妹妹的好奇心，水萌萌带着妹妹来到哥哥的人体造血厂——骨髓。

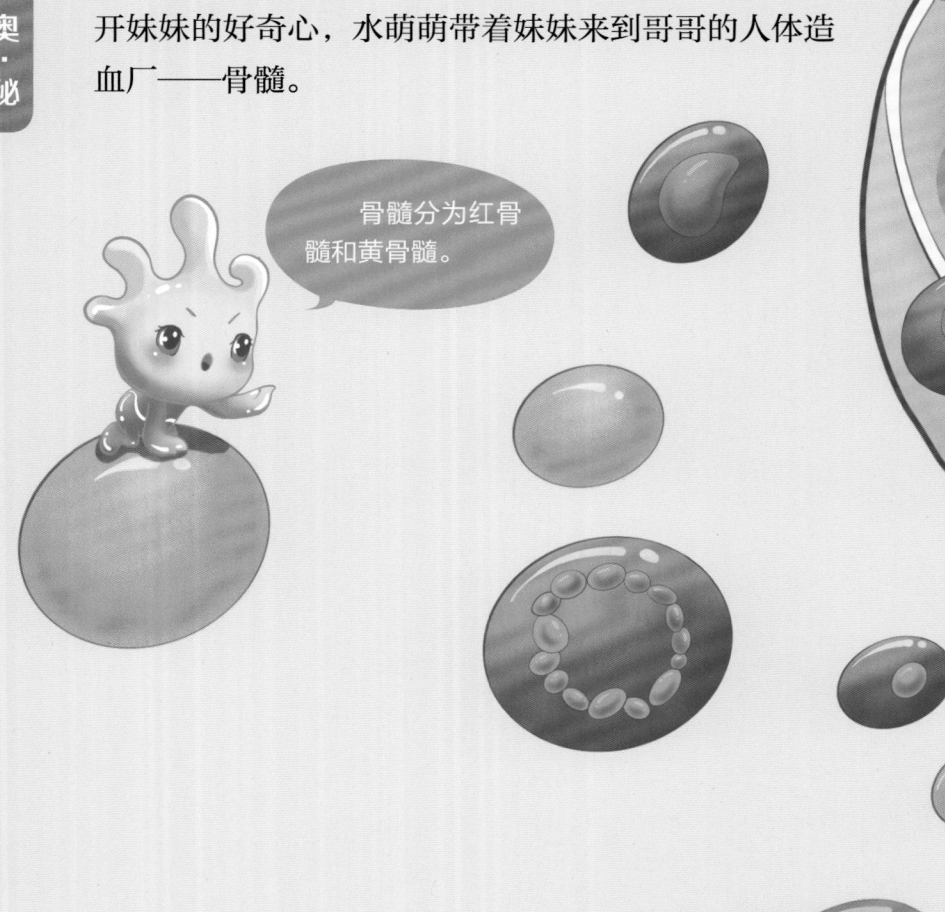

骨密质

骨髓分为红骨髓和黄骨髓。

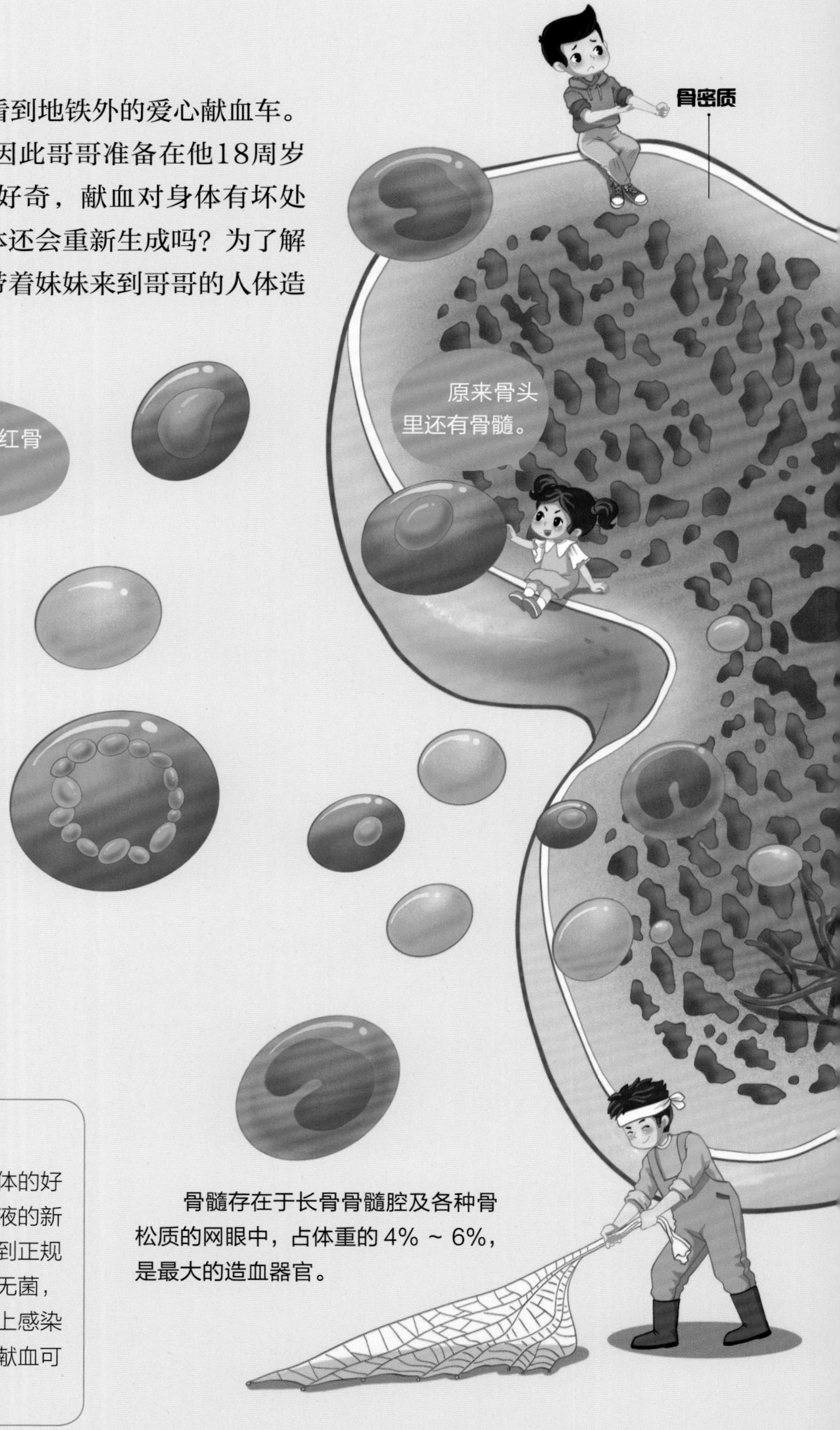

原来骨头里还有骨髓。

献血对身体有害吗

合理、有规律的献血对人体的好处很多，因为献血可以促进血液的新陈代谢。但是，献血时需要找到正规渠道，献血工具需要保证清洁无菌，否则可能从不干净的献血工具上感染疾病。献血不宜太频繁，频繁献血可能导致造血系统衰竭。

骨髓存在于长骨骨髓腔及各种骨松质的网眼中，占体重的 4% ~ 6%，是最大的造血器官。

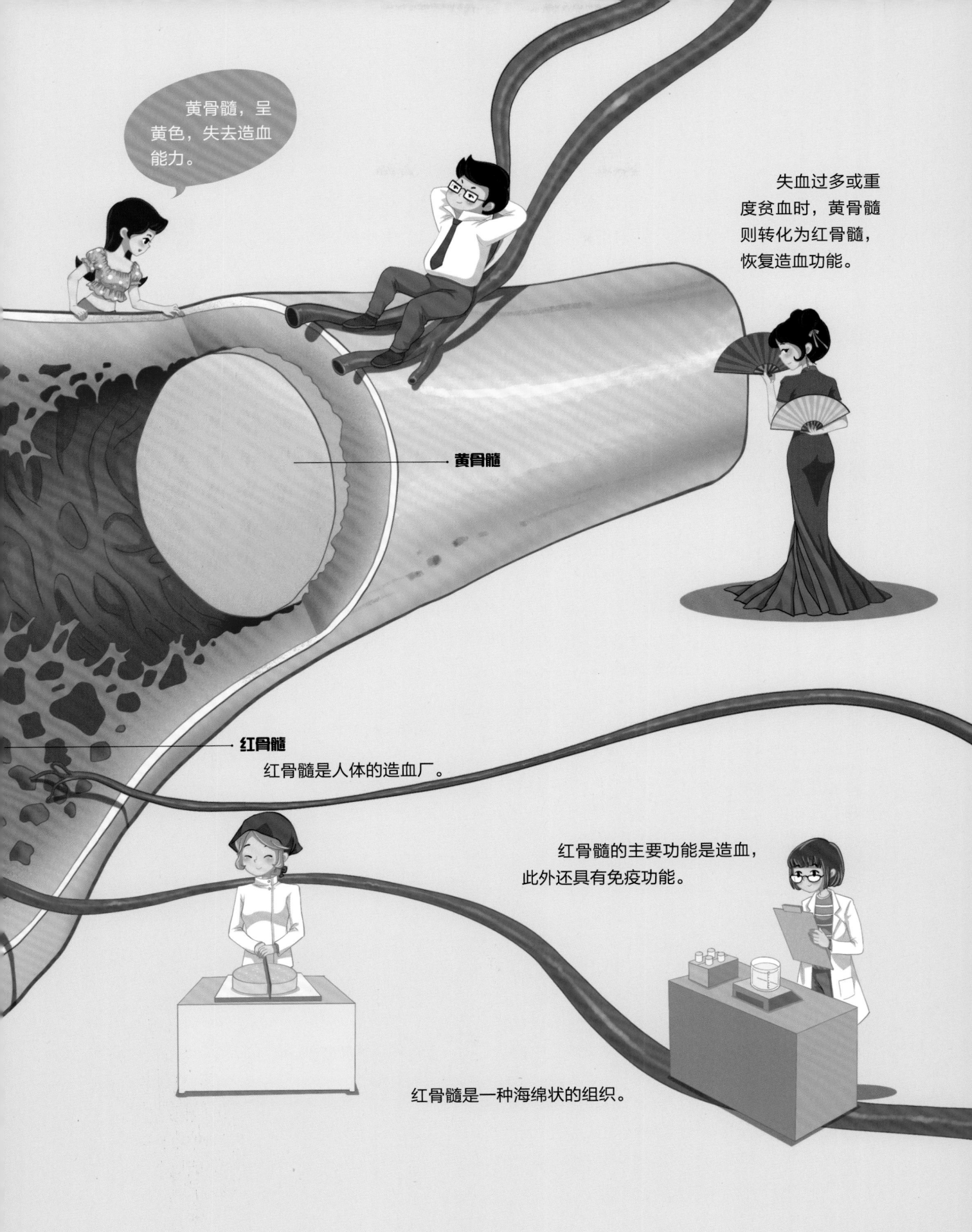

黄骨髓，呈黄色，失去造血能力。

失血过多或重度贫血时，黄骨髓则转化为红骨髓，恢复造血功能。

黄骨髓

红骨髓
红骨髓是人体的造血厂。

红骨髓的主要功能是造血，此外还具有免疫功能。

红骨髓是一种海绵状的组织。

骨质

妈妈买了几盒钙片，准备送给爷爷和奶奶。妹妹看到很好奇："妈妈，为什么要送爷爷奶奶钙片呢？"妈妈笑着说："这样可以预防骨质疏松。"妹妹感到更加不解了："什么是骨质疏松呢？骨头还有什么我不知道的秘密吗？"水萌萌拉着妹妹的手，进入了妈妈的骨质，她们首先看到的是一片像"蜂巢"一样的结构……

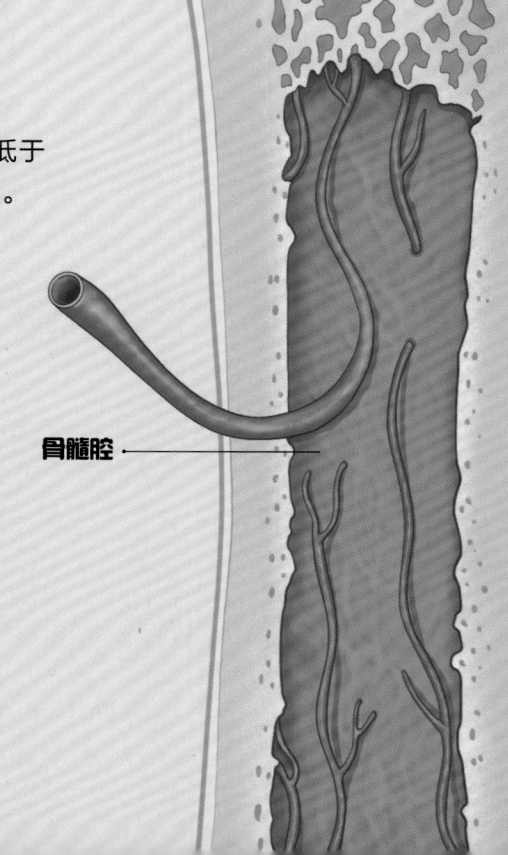

松质骨

骨质

密质骨

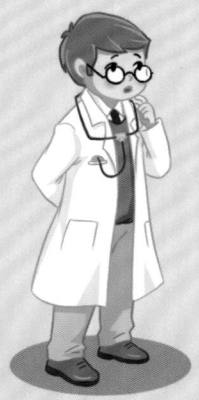

骨在结构上主要分为密质骨和松质骨。

疏松的骨组织被称为骨松质或松质骨；致密的骨组织被称为骨密质或密质骨。

密质骨致密坚实，耐压性强，布于骨的表面。

密质骨和松质骨都属于骨组织，一同又构成了骨质。

骨膜

松质骨有维持骨骼形态的作用，还有一定的造血功能。

松质骨的骨密度低于皮质骨，而且富有弹性。

骨髓腔

骨质疏松

骨质疏松症是最常见的骨骼疾病，是一种以骨量低、骨组织微结构损坏导致骨脆性增加，易发生骨折为特征的全身性骨病。常说的骨质疏松主要是指原发的骨质疏松，比较多见的是两类：一类是女性绝经后由于雌激素水平减少而造成的骨钙大量流失发生的骨质疏松；另一类是退行性的，人到老年以后骨头的结构代谢变化发生的骨质疏松，这一类骨质疏松发生在70岁以上的老年人。

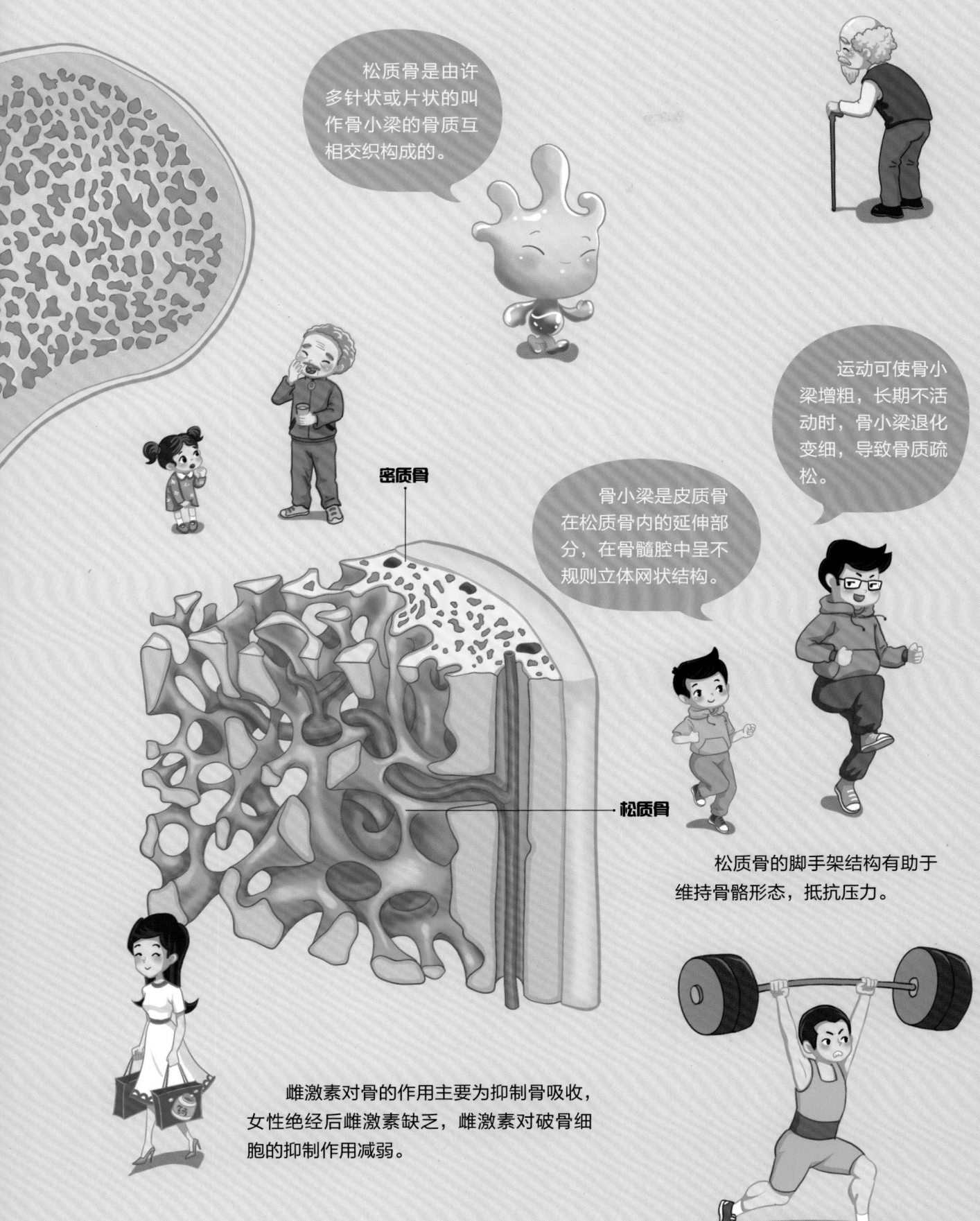

松质骨是由许多针状或片状的叫作骨小梁的骨质互相交织构成的。

运动可使骨小梁增粗，长期不活动时，骨小梁退化变细，导致骨质疏松。

密质骨

骨小梁是皮质骨在松质骨内的延伸部分，在骨髓腔中呈不规则立体网状结构。

松质骨

松质骨的脚手架结构有助于维持骨骼形态，抵抗压力。

雌激素对骨的作用主要为抑制骨吸收，女性绝经后雌激素缺乏，雌激素对破骨细胞的抑制作用减弱。

滑膜关节

妈妈今天没有去健身房锻炼，妹妹问妈妈为什么今天不去呢？妈妈说今天要让关节休息一下。"关节是什么？为什么要休息呢？"妹妹好奇地继续问道。爸爸正好走过来，说："不如让水萌萌带我们去看一看关节，这样正好解答你的疑问。"

关节就像齿轮的轴承，人们的一举一动都离不开关节。

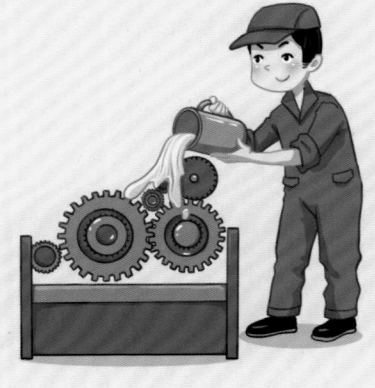

滑膜关节是骨连结的主要形式之一，它具有很大的活动性。

滑膜关节由两块或两块以上的骨头构成，并且骨头与骨头之间有含滑液的腔隙，借其周围的结缔组织相连结。

关节囊的内层是滑膜，由薄而柔润的疏松结缔组织膜构成。

韧带

滑膜

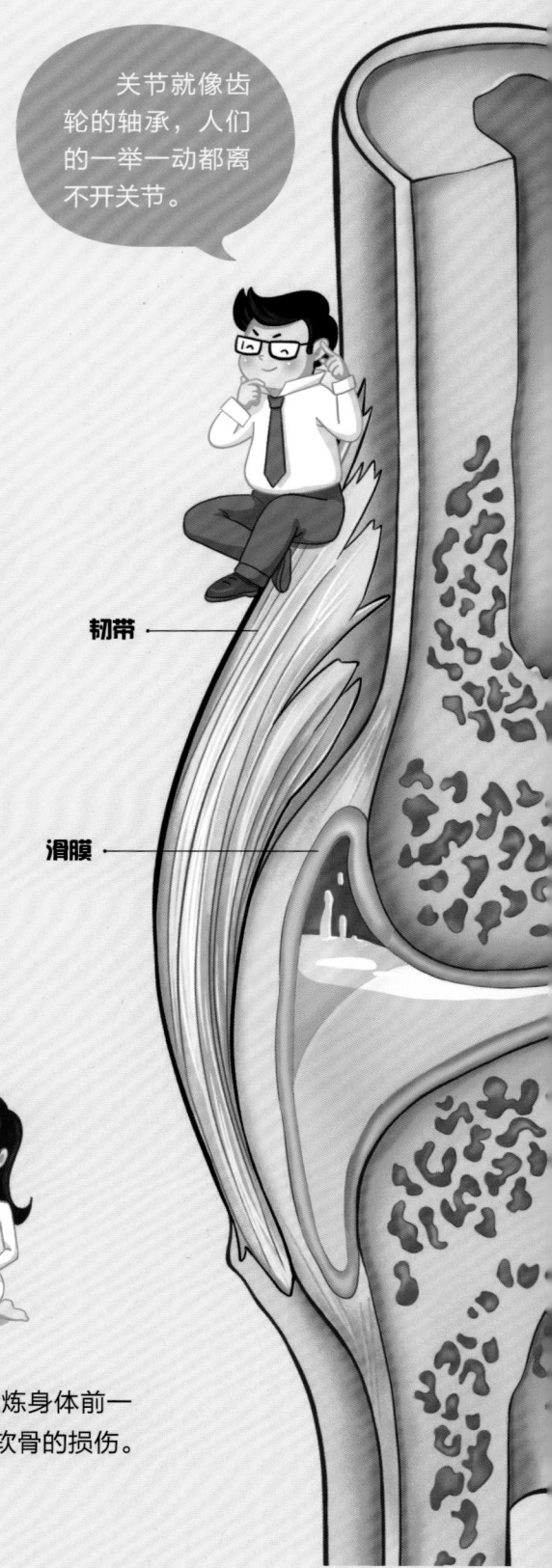

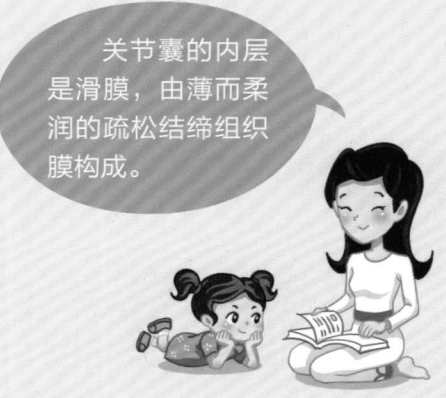

关节的主要功能是协助肢体活动，所以锻炼身体前一定要做好热身活动，避免出现突然的运动，引起软骨的损伤。

关节囊是由纤维结缔组织膜构成的囊，附着于关节的周围，并与骨膜融合续连，它包围关节，封闭关节腔。关节囊分内外两层，内层为滑膜，外层为纤维膜。

纤维膜

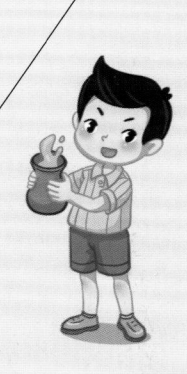

滑液

骨骼运动的"润滑液"。

关节软骨可以减少关节间的摩擦。关节软骨朝向关节腔的面较为光滑，便于骨与骨之间的运动。

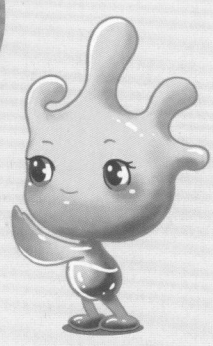

什么是滑膜关节

间接连结又称为滑膜关节或关节，为相对骨面间互相分离，充以滑液的腔隙，仅借其周围的结缔组织相连结。滑膜关节是骨连结的最高形式，具有很大的活动性。

肩关节

  每次奔跑，哥哥都很注意摆动自己的双臂。摆臂在跑步中不仅发挥着平衡重心和协调肢体的功能，在冲刺时还能起到助力加速的作用。摆臂需要身体的多块肌肉参与运动，但让肌肉动起来的关键在于关节。今天我们来到哥哥的肩关节，了解它在运动时的作用。

三角肌

肩关节是什么呢？

肩关节是指上肢与躯干骨连结的部分。

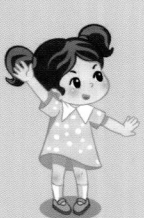

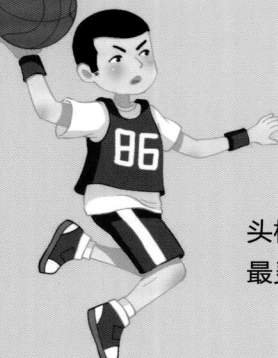

  肩关节由肩胛骨关节盂和肱骨头构成，属球窝关节，是上肢最大、最灵活的关节。

最灵活的关节

  肩关节是人体中运动范围最大、最灵活的关节。肩关节前下方肌肉较少，同时关节的球窝结构也比较浅，使肩关节得以最大限度地运动。但正因为如此，肩关节的结构稳定性相对较差，当人跌倒而手部着地的时候往往会导致肩关节脱位。

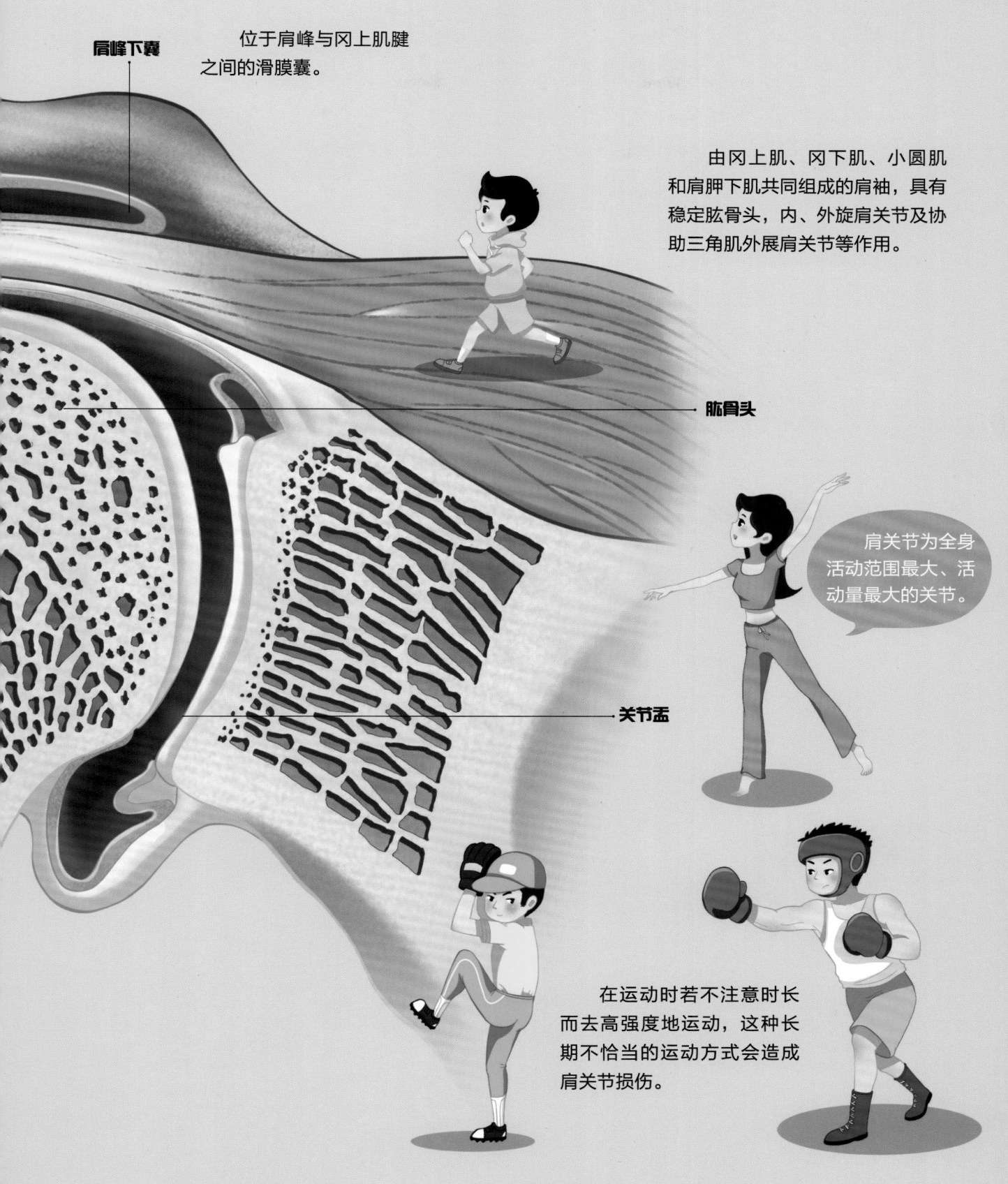

肩峰下囊 位于肩峰与冈上肌腱之间的滑膜囊。

由冈上肌、冈下肌、小圆肌和肩胛下肌共同组成的肩袖，具有稳定肱骨头，内、外旋肩关节及协助三角肌外展肩关节等作用。

肱骨头

肩关节为全身活动范围最大、活动量最大的关节。

关节盂

在运动时若不注意时长而去高强度地运动，这种长期不恰当的运动方式会造成肩关节损伤。

肌肉

　　妈妈非常爱运动，家中有哑铃与瑜伽垫等运动器械。这天，妹妹看着妈妈做运动，好奇地戳了戳妈妈身上的肉，并问道："这块肉为什么硬硬的？"妹妹很奇怪，因为妈妈身上的肉和自己身上软软的肉完全不一样，爸爸说这是肌肉。妹妹完全不懂肌肉是什么，水萌萌刚好过来，带着妹妹进入了妈妈的肌肉组织，满足妹妹的好奇心。

人体的肌肉是由一道道钢缆一样的肌纤维捆扎起来的，每根肌纤维则由缠在一起的两种丝状蛋白质组成。

　　肌腹是肌肉器官的主要组成部分，由骨骼肌纤维借助结缔组织结合而成，具有收缩能力。

骨骼肌：人体骨骼运动的"发动机""举重选手"。

肌腱由致密组织构成，位于肌腹的两端，其纤维伸入骨膜和骨质中，能使肌肉牢固附着于骨头上。

肌腱

　　骨骼肌附着在骨骼上且成对出现：一块肌肉朝一个方向移动骨头，另外一块朝相反方向移动骨头。

包裹整个肌肉外表面的结缔组织称为肌外膜。

肌外膜

骨骼肌

肌束膜

无数的肌纤维由肌束膜捆绑在一起，使肌肉承受住更大的力量。

肌组织

肌肉组织由特殊分化的肌细胞组成，许多肌细胞聚集在一起，被结缔组织包围成肌束，其间有丰富的毛细血管和纤维分布，具有收缩功能。机体的各种动作和体内各脏器的活动都由它完成。

最长的肌纤维达60cm，最短的仅有1mm左右。

肌纤维根据外观的颜色不同又分为红肌纤维和白肌纤维两种，而且各占一半分布于人体肌肉中。

肌纤维也叫作肌细胞，由于肌细胞的形状长长的，所以称为肌纤维。

红肌纤维又称为慢肌纤维，而白肌纤维称为快肌纤维，它们在我们的运动中扮演不同的角色。

肌外膜向内延伸将肌纤维分为大小不同的肌束，并包围着肌纤维。

肌纤维

肌原纤维

单根肌纤维

微原纤维

慢肌纤维具有很好的耐力，而快肌纤维具有很好的爆发力和力量。

肌纤维：肌肉工作的"牵引机""打包专家"。

无氧运动可以提高机体的肌肉力量、爆发力，增加肌肉体积，提高运动速度。但也会让体内产生过多的乳酸，导致肌肉疲劳不能持久，且肌肉酸痛。

竖脊肌

　　妹妹今天在广场上散步，看到很多宠物，它们都是毛茸茸的。妹妹看到一只小狗，还会站起来作揖，感谢别人给它食物。妹妹觉得小狗十分可爱，也很好奇，为什么大多数动物无法直立行走呢？爸爸说，这与竖脊肌有关。

听说，竖脊肌会因为沉重的负担而损伤。

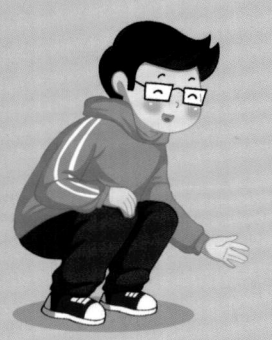

竖脊肌

竖脊肌

　　竖脊肌是人体重要的肌肉之一，它不是一块肌肉，而是位于脊柱两侧的一组肌肉群。竖脊肌位于整个背部，它是人区别于动物能直立行走的重要原因。强壮有力的竖脊肌能把整个脊柱竖起，让上身直立，支撑身体的重量。

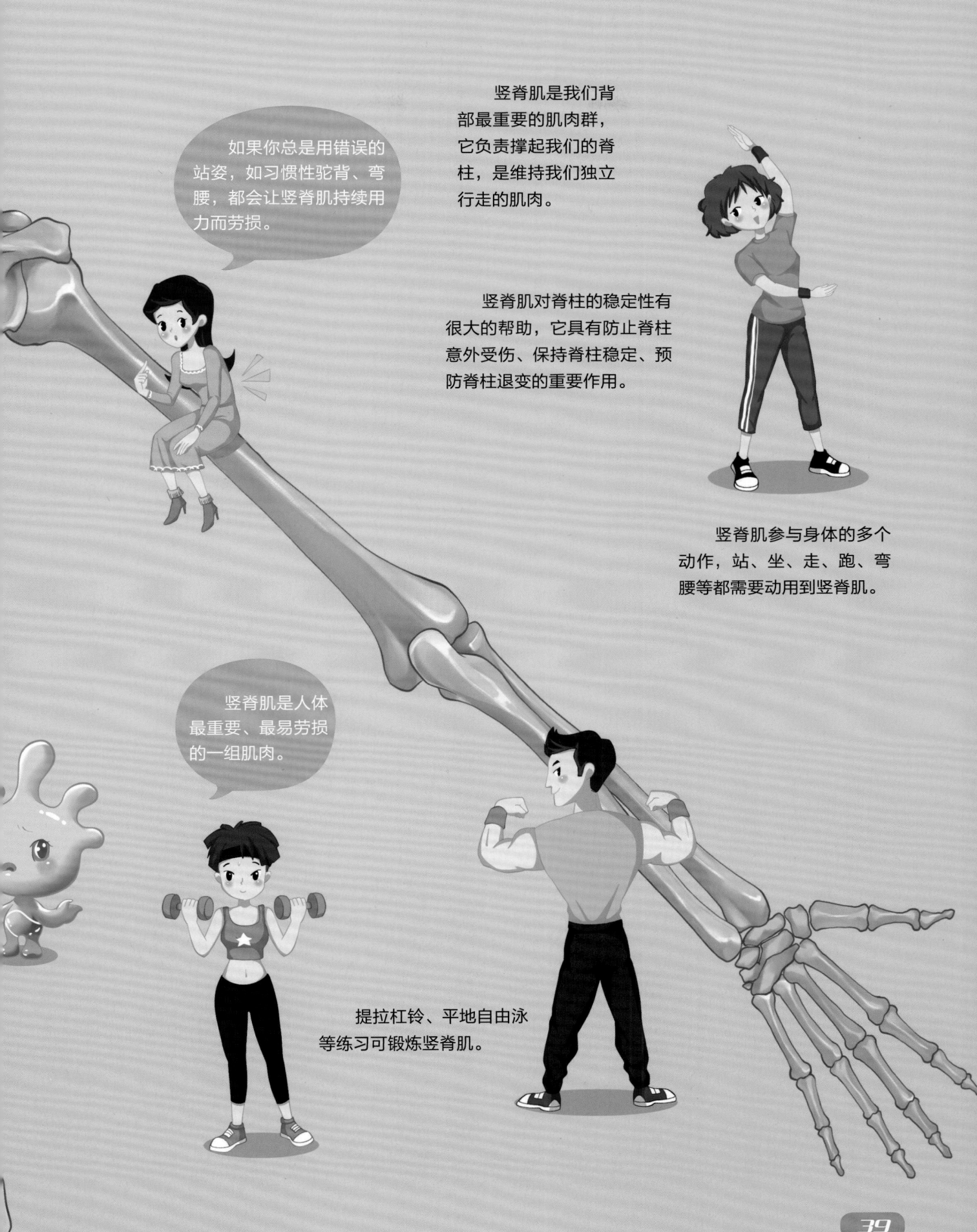

竖脊肌是我们背部最重要的肌肉群，它负责撑起我们的脊柱，是维持我们独立行走的肌肉。

如果你总是用错误的站姿，如习惯性驼背、弯腰，都会让竖脊肌持续用力而劳损。

竖脊肌对脊柱的稳定性有很大的帮助，它具有防止脊柱意外受伤、保持脊柱稳定、预防脊柱退变的重要作用。

竖脊肌参与身体的多个动作，站、坐、走、跑、弯腰等都需要动用到竖脊肌。

竖脊肌是人体最重要、最易劳损的一组肌肉。

提拉杠铃、平地自由泳等练习可锻炼竖脊肌。

上肢肌

大家吃完早餐后，妈妈开始着手收拾餐桌。细心的妹妹发现妈妈灵巧的手臂总是能快速地收拾好餐桌上的锅碗瓢盆。"是什么让我们的手臂能灵活地工作呢？"带着这样的疑问，妹妹拉上水萌萌和爸爸，一起探索了妈妈手臂里的小世界。

肱二、三头肌：手臂活动"跷跷板上的人"。

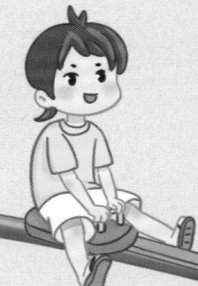

手臂是人体的上肢，即肩膀以下、手部往上的部位，上肢主要包括肩部、上臂、前臂、腕部和手部。

我们手臂上的肌肉称为上肢肌，按所在部位可分为上肢带肌、臂肌、前臂肌和手肌。

前臂肌主要的作用是控制我们的手腕和手指伸直。

肌腱

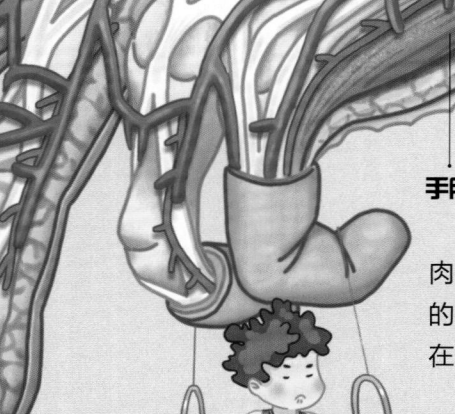

手肌

手部肌肉能将我们的手指连接在一起。

腕关节

腕关节能把我们的手腕转向不同的角度。

指屈肌的主要功能是控制手指的抓握动作。

臂肌均为长肌，可分为前、后两群。前群为屈肌，包括肱二头肌、肱肌和喙肱肌；后群为伸肌，包括肱三头肌。

上肢带肌分布于肩关节周围，起于上肢带骨，止于肱骨。包括三角肌、冈上肌、冈下肌、小圆肌、大圆肌、肩胛下肌。

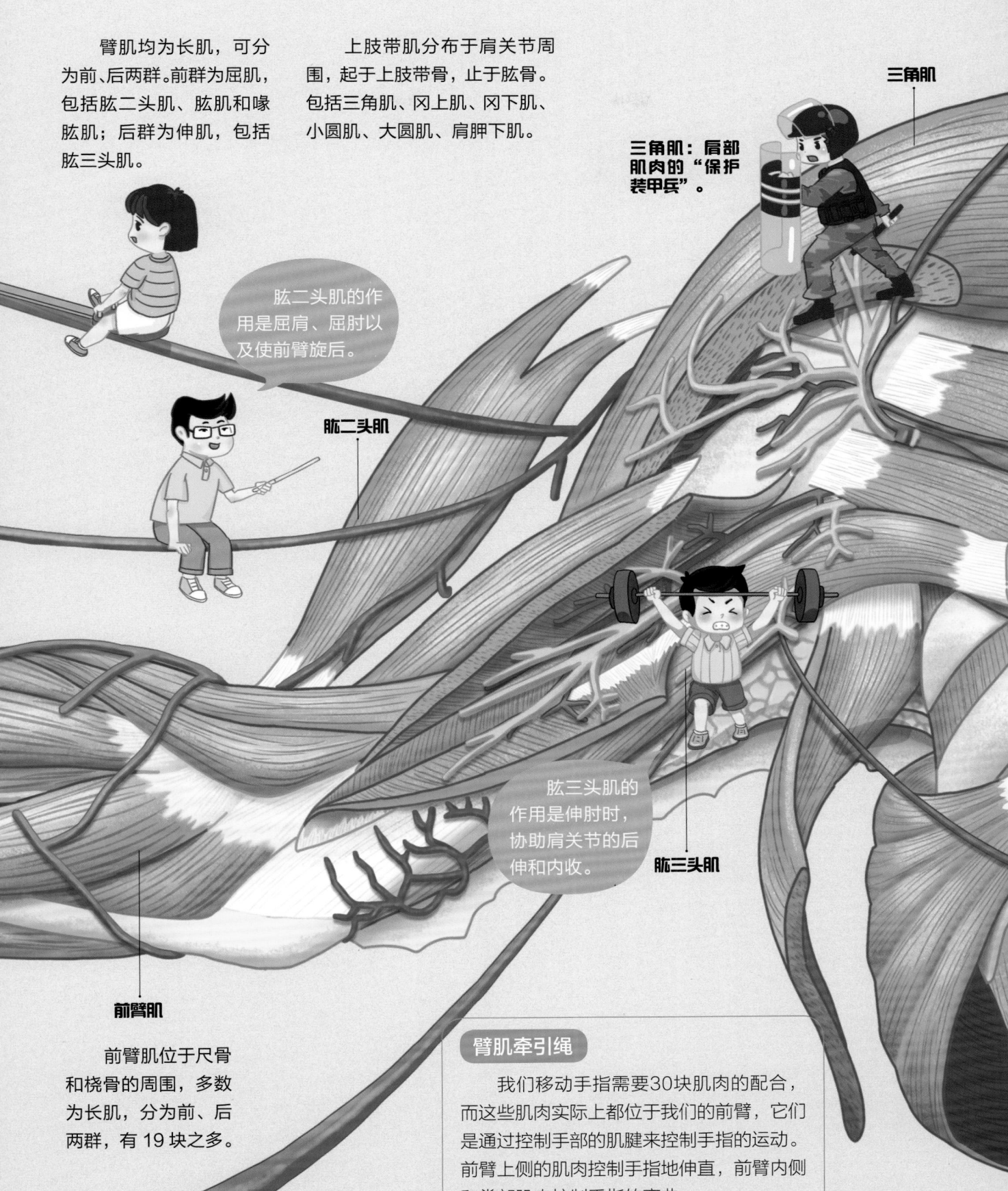

前臂肌

前臂肌位于尺骨和桡骨的周围，多数为长肌，分为前、后两群，有 19 块之多。

臂肌牵引绳

我们移动手指需要30块肌肉的配合，而这些肌肉实际上都位于我们的前臂，它们是通过控制手部的肌腱来控制手指的运动。前臂上侧的肌肉控制手指地伸直，前臂内侧和掌部肌肉控制手指的弯曲。

臂肌

　　爸爸伸出手臂帮妈妈搬东西，我们注意到爸爸手臂上的肌肉非常结实和发达。哥哥好奇地捏了捏，笑着说爸爸手臂上的肌肉非常硬，哥哥又捏了捏自己手臂上的肌肉作为对比，发现自己的肌肉软趴趴的。为什么爸爸手臂上的肌肉如此坚硬，哥哥手臂上的肌肉却软趴趴呢？我们来到了爸爸的手臂寻找原因。

四柱支撑动作，可以很好地去锻炼肱二头肌。

我也希望自己和爸爸一样强壮！

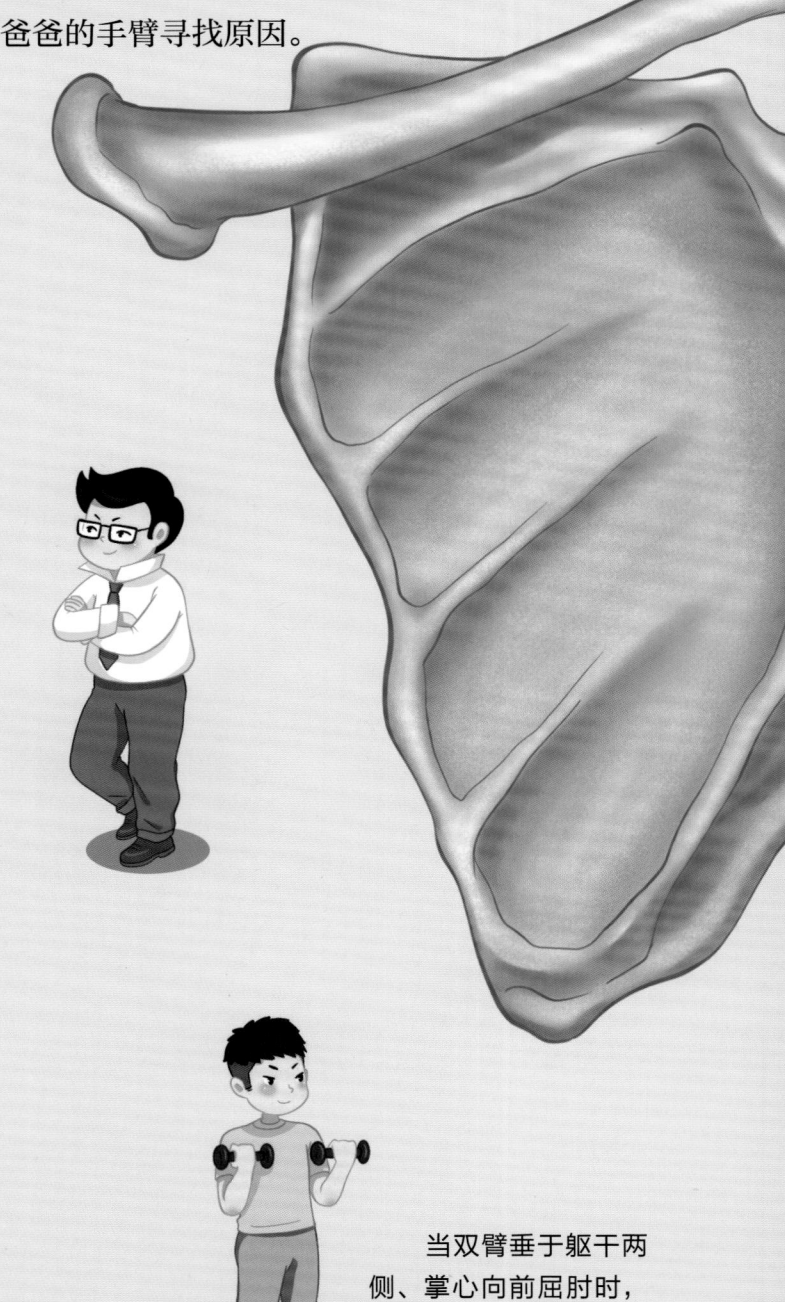

结实的肌肉

　　肌肉是一种有弹性的人体组织，有的人的肌肉因为长期不锻炼而变得很松软，有的人的肌肉摸起来却"硬硬的"，其实摸起来硬硬的是因为肌肉很结实，而不是肌肉硬化了。肌肉结实证明肌肉质量高，收缩有力。肌肉收缩用力绷紧的时候会给人一种像石头一样硬邦邦的感觉，但这并不是肌肉硬化。

当双臂垂于躯干两侧、掌心向前屈肘时，肱二头肌的作用最大。

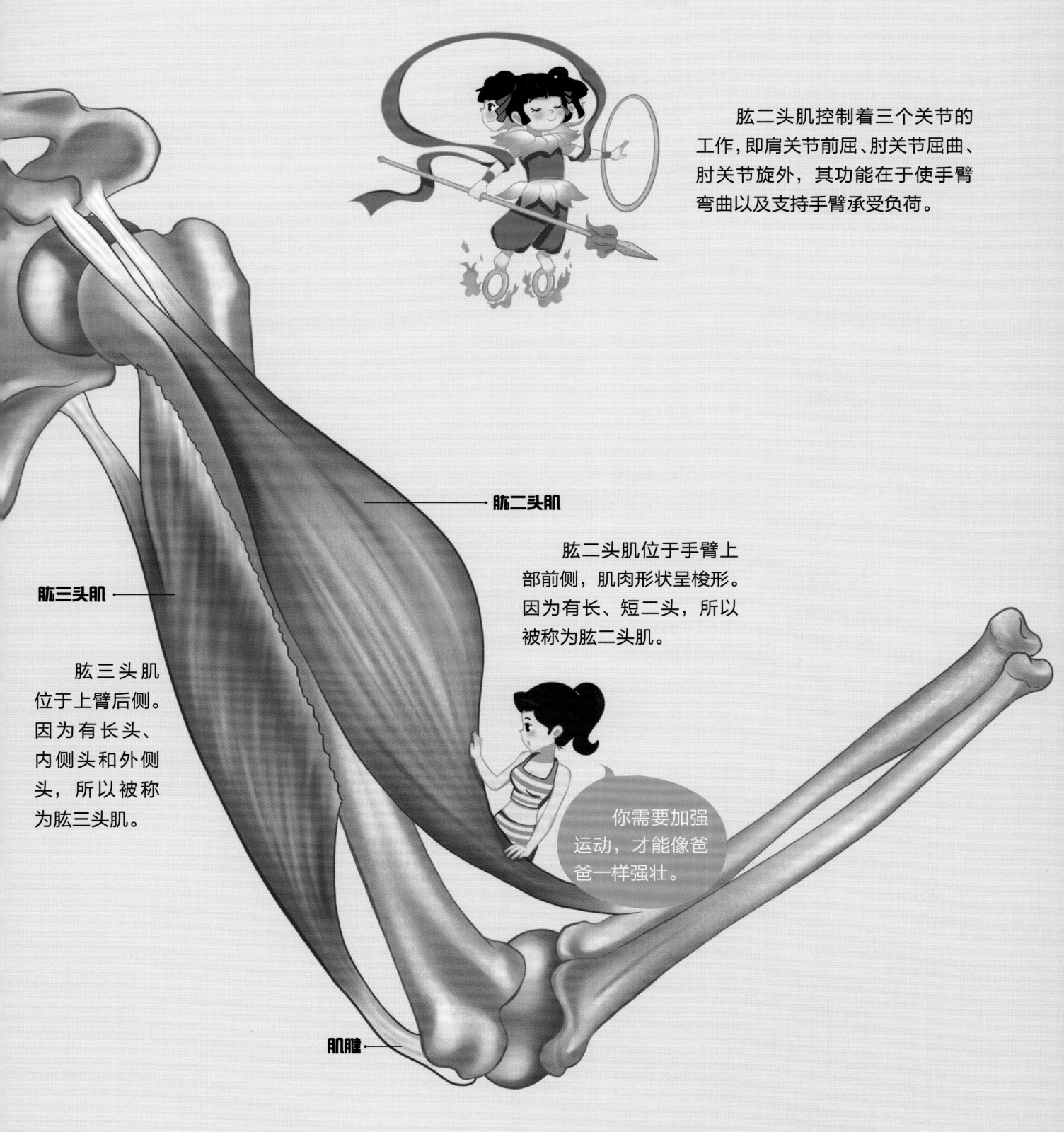

肱二头肌控制着三个关节的工作，即肩关节前屈、肘关节屈曲、肘关节旋外，其功能在于使手臂弯曲以及支持手臂承受负荷。

肱二头肌

肱二头肌位于手臂上部前侧，肌肉形状呈梭形。因为有长、短二头，所以被称为肱二头肌。

肱三头肌

肱三头肌位于上臂后侧。因为有长头、内侧头和外侧头，所以被称为肱三头肌。

你需要加强运动，才能像爸爸一样强壮。

肌腱

三角肌

进入青春期后，哥哥的声音逐渐变得深沉，肩膀也变得宽厚。妹妹很好奇，哥哥的肩膀为什么会变厚，于是我们来到了哥哥的三角肌……

锻炼三角肌会让肩膀变得更宽厚。

哥哥上肢变得宽厚，逐渐成长为一个男子汉了。

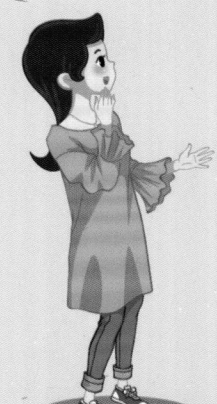

哥哥的肩膀变得好宽！

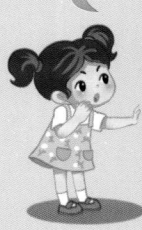

我们肩部的肌肉主要是由三角肌这部分肌肉组成的。

男女的体型差异

青春期，男生上体的围度、宽度增长得快些，女生则是下肢的围度、宽度增长得快些。这造成了男生上体宽粗、下肢细长，女生上体窄细、下肢粗短的体型差异。

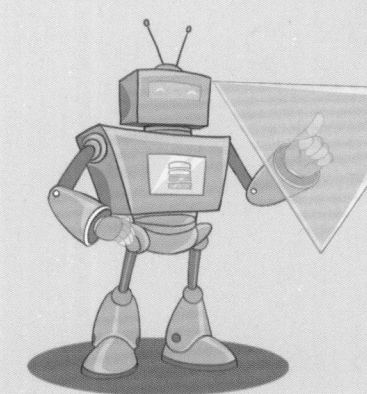

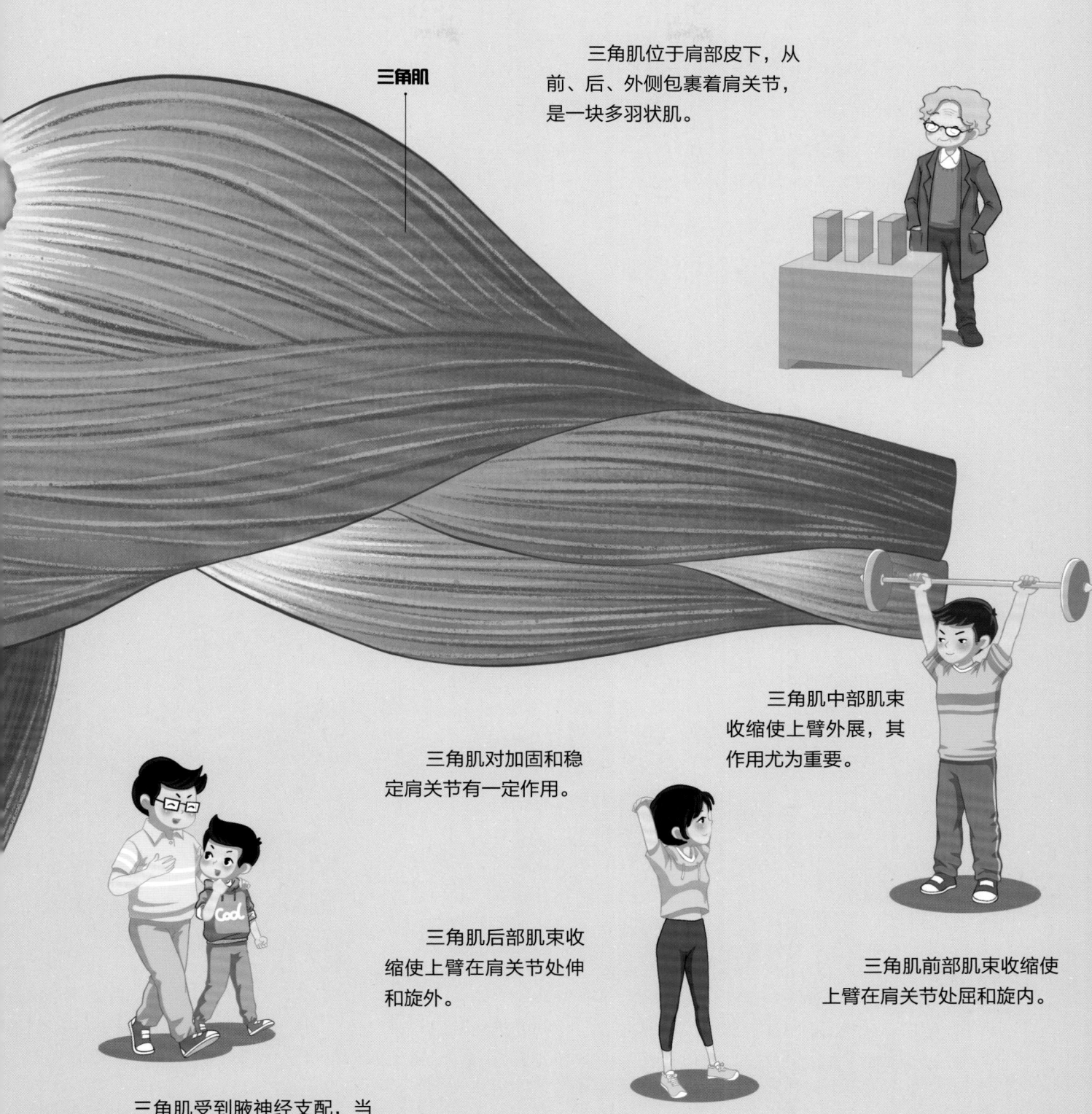

三角肌

三角肌位于肩部皮下，从前、后、外侧包裹着肩关节，是一块多羽状肌。

三角肌中部肌束收缩使上臂外展，其作用尤为重要。

三角肌对加固和稳定肩关节有一定作用。

三角肌后部肌束收缩使上臂在肩关节处伸和旋外。

三角肌前部肌束收缩使上臂在肩关节处屈和旋内。

三角肌受到腋神经支配，当它整体收缩时，可使上臂抬起。

腹肌

哥哥很爱和小伙伴比赛仰卧起坐，他每天都要锻炼自己。我们发现，哥哥的腹肌越来越明显。仰卧起坐是衡量男性体质的重要参考指标和项目之一，它的运动需要腹部肌肉、背部肌肉的共同参与，它能锻炼腹肌以及背部肌肉。

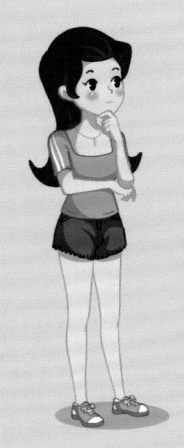

腹肌的锻炼很重要，软弱的腹肌会增加腰背痛的概率。

人类的腹部由于没有骨头，所以这个部位靠排列成带状的坚韧腹肌来加强保护。

哥哥的肌肉很有力量！

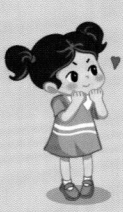

腹肌对于腰椎的活动和稳定性很重要，它还能控制骨盆与脊柱的活动。

八块腹肌怎么锻炼

很多人都渴望拥有八块腹肌，这样看上去会很帅。但是，八块腹肌不是每个人都能拥有的，这与体质有关。腱划是让腹肌看起来一块一块的原因，它决定了腹肌的块数。腱划是天生的，无法通过后天增多，因此有些人始终无法练出八块腹肌。

人体的肌肉可分为心肌、平滑肌和骨骼肌三种类型。常说的肌肉一般指骨骼肌，它是一种与骨骼相连、控制身体运动的肌肉，而腹肌就是骨骼肌的一种。

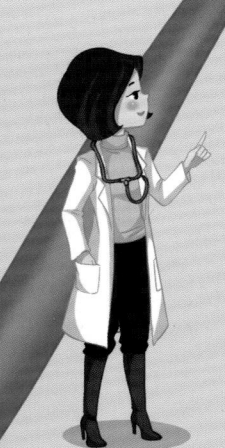

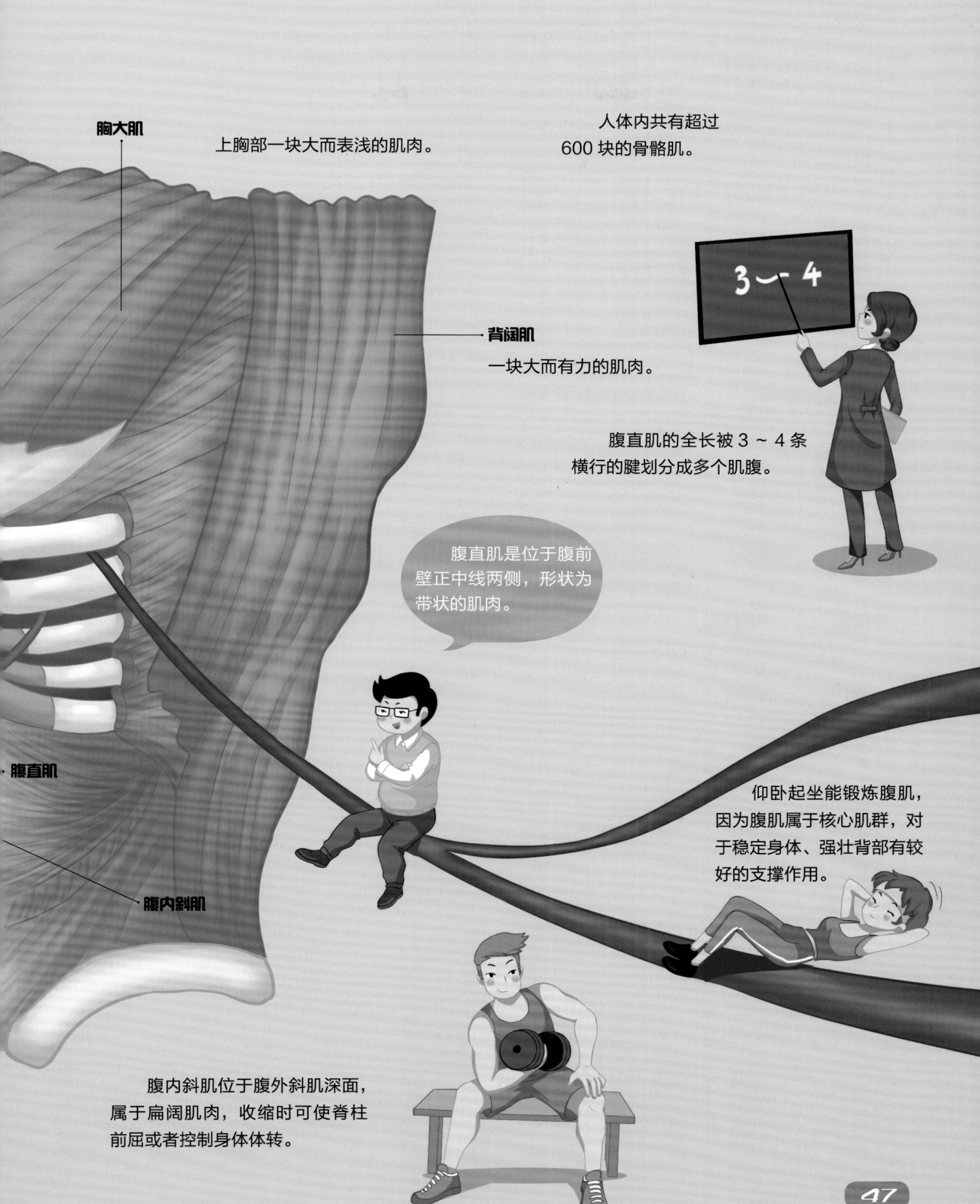

胸大肌
上胸部一块大而表浅的肌肉。

人体内共有超过
600 块的骨骼肌。

3 ~ 4

背阔肌
一块大而有力的肌肉。

腹直肌的全长被 3 ~ 4 条
横行的腱划分成多个肌腹。

腹直肌是位于腹前
壁正中线两侧，形状为
带状的肌肉。

腹直肌

仰卧起坐能锻炼腹肌，
因为腹肌属于核心肌群，对
于稳定身体、强壮背部有较
好的支撑作用。

腹内斜肌

腹内斜肌位于腹外斜肌深面，
属于扁阔肌肉，收缩时可使脊柱
前屈或者控制身体体转。

背阔肌

天鹅颈、水蛇腰……人们常会用动物的特点来比喻人的体态。哥哥最近一直说要修炼李小龙的"蝙蝠肌"，妹妹对此很不理解，因为她的印象中蝙蝠长得很可怕。爸爸为妹妹解释，蝙蝠肌是指背部肌肉的形状，这与背阔肌有关……

背阔肌是最大的扁肌，位于背的下半部及胸的后外侧。

背阔肌可使肱骨内收、旋内和后伸，当上肢上举固定时可做引体向上动作。

上肢的大部分运动都涉及背阔肌，锻炼背阔肌能预防驼背。

背阔肌的外形呈三角形，它是全身最大的阔肌。

李小龙的"蝙蝠肌"

李小龙被誉为"功夫之王"，他让世界看到了中国武术的魅力。李小龙的身材虽然不魁梧，但是却拥有优美的肌肉线条，他背上的蝙蝠肌更让健身爱好者梦寐以求。蝙蝠肌是指又宽又阔的背阔肌，它让人看起来非常有力量。

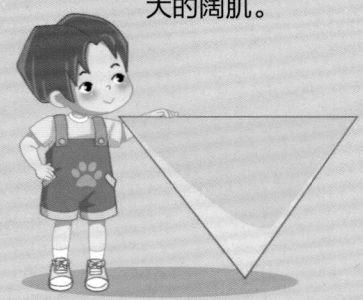

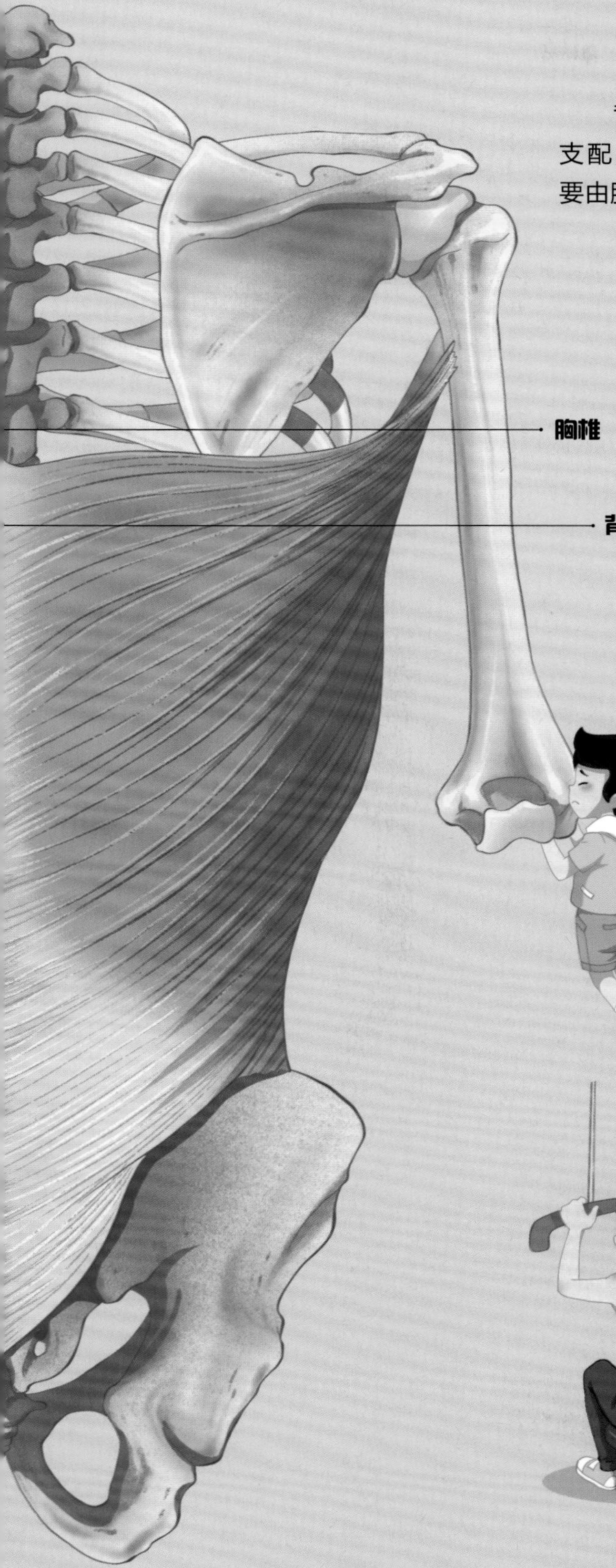

背阔肌受胸背神经支配，它的血液供应主要由胸背动脉提供。

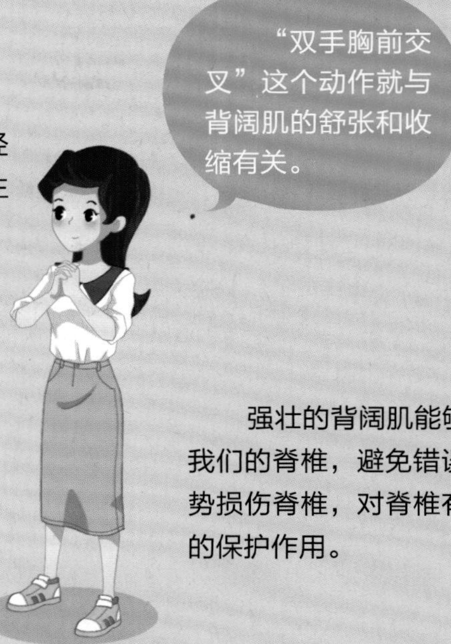

"双手胸前交叉"这个动作就与背阔肌的舒张和收缩有关。

胸椎

背阔肌

强壮的背阔肌能够拉动我们的脊椎，避免错误的姿势损伤脊椎，对脊椎有很好的保护作用。

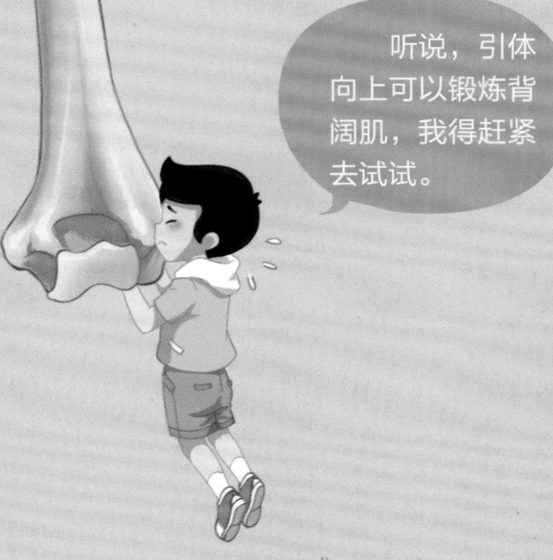

听说，引体向上可以锻炼背阔肌，我得赶紧去试试。

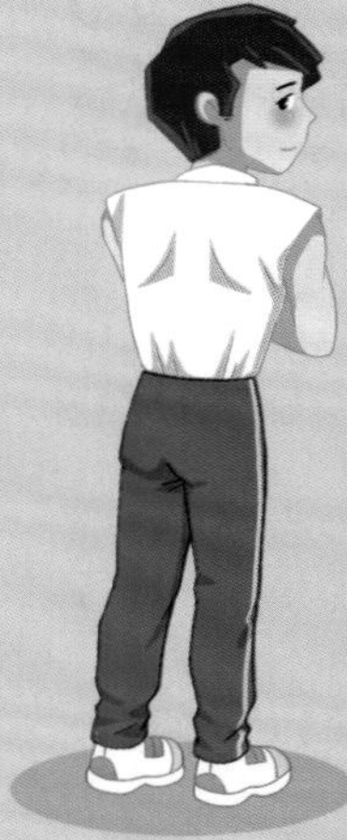

倒三角形的身材主要是指宽肩、宽背、细腰的身材。

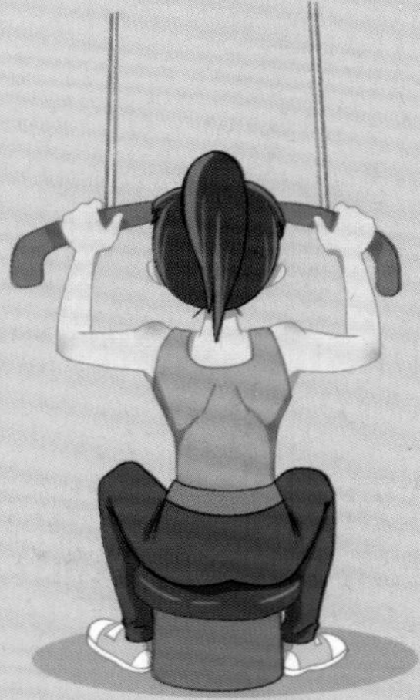

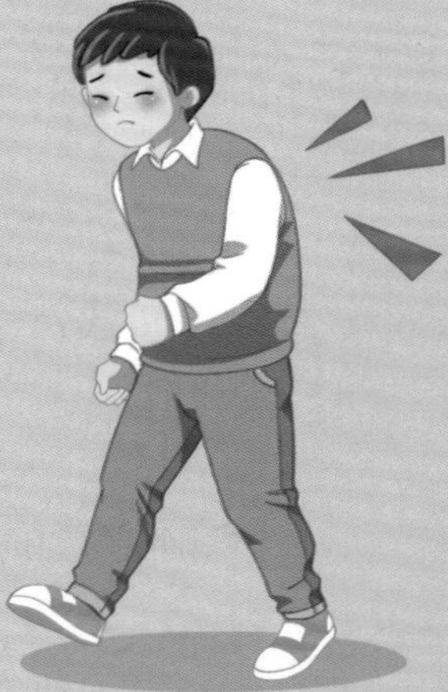

背阔肌以及其他背部肌肉无力，可能造成含胸驼背的体态。

引体向上、坐姿下拉都可以锻炼背阔肌。

臀肌

　　哥哥在运动会上获得了短跑组第一名，还刷新了学校的短跑纪录。哥哥非常高兴，停止跑步后想直接坐下，却被同学阻止了。同学说，跑步后立刻坐下会变成大屁股。同学说的正确吗？我们一起来看看！

臀中肌

臀中肌是走路站立保持良好姿势的重要肌肉。

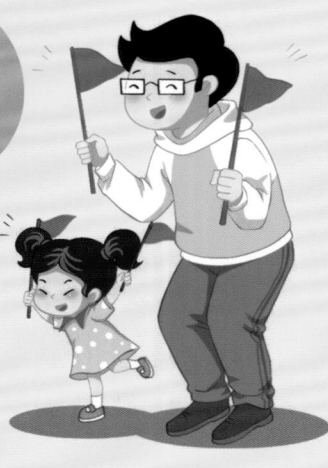

跑步时臀肌对保持骨盆、下肢动作稳定非常重要。

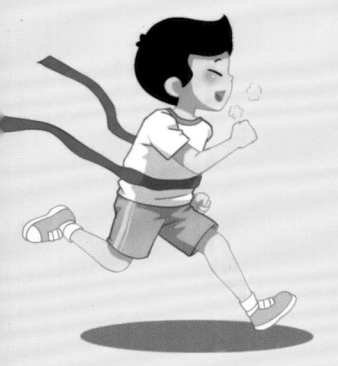

臀大肌

人体体积最大的肌肉是臀大肌。

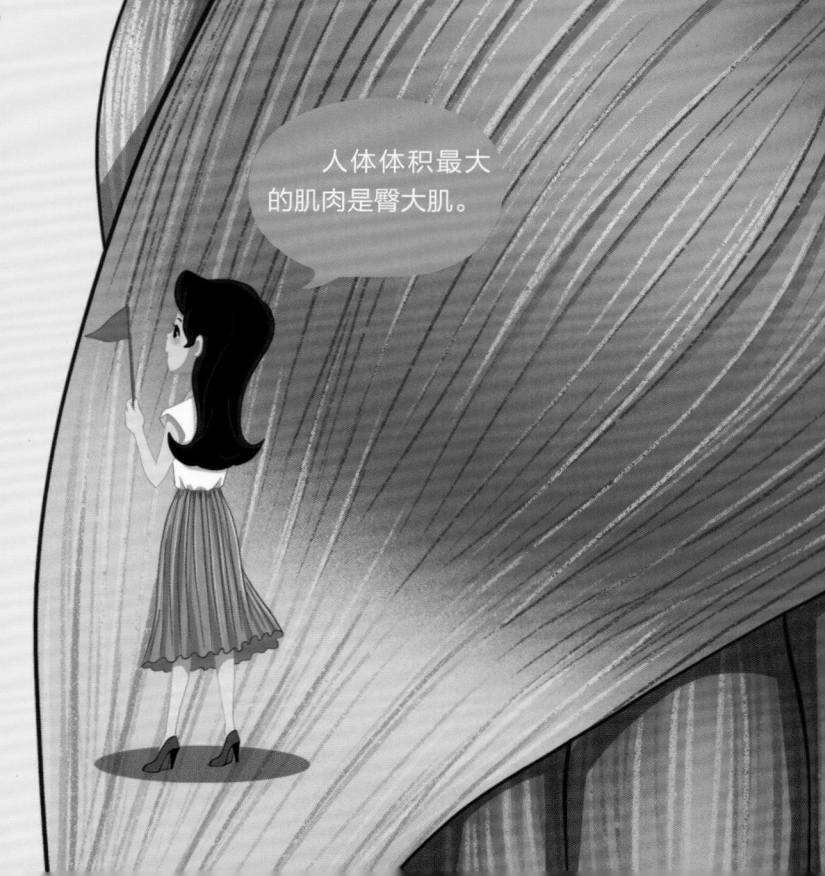

跑步后的"大屁股"

　　很多人都听过这样的说法，如果跑步或者剧烈运动后立刻坐下，屁股就会变大。这是真的吗？这当然是假的。跑步后，屁股的酸胀感一般是源于剧烈运动时，肌肉无氧呼吸产生的乳酸，与"变大"没有关系。

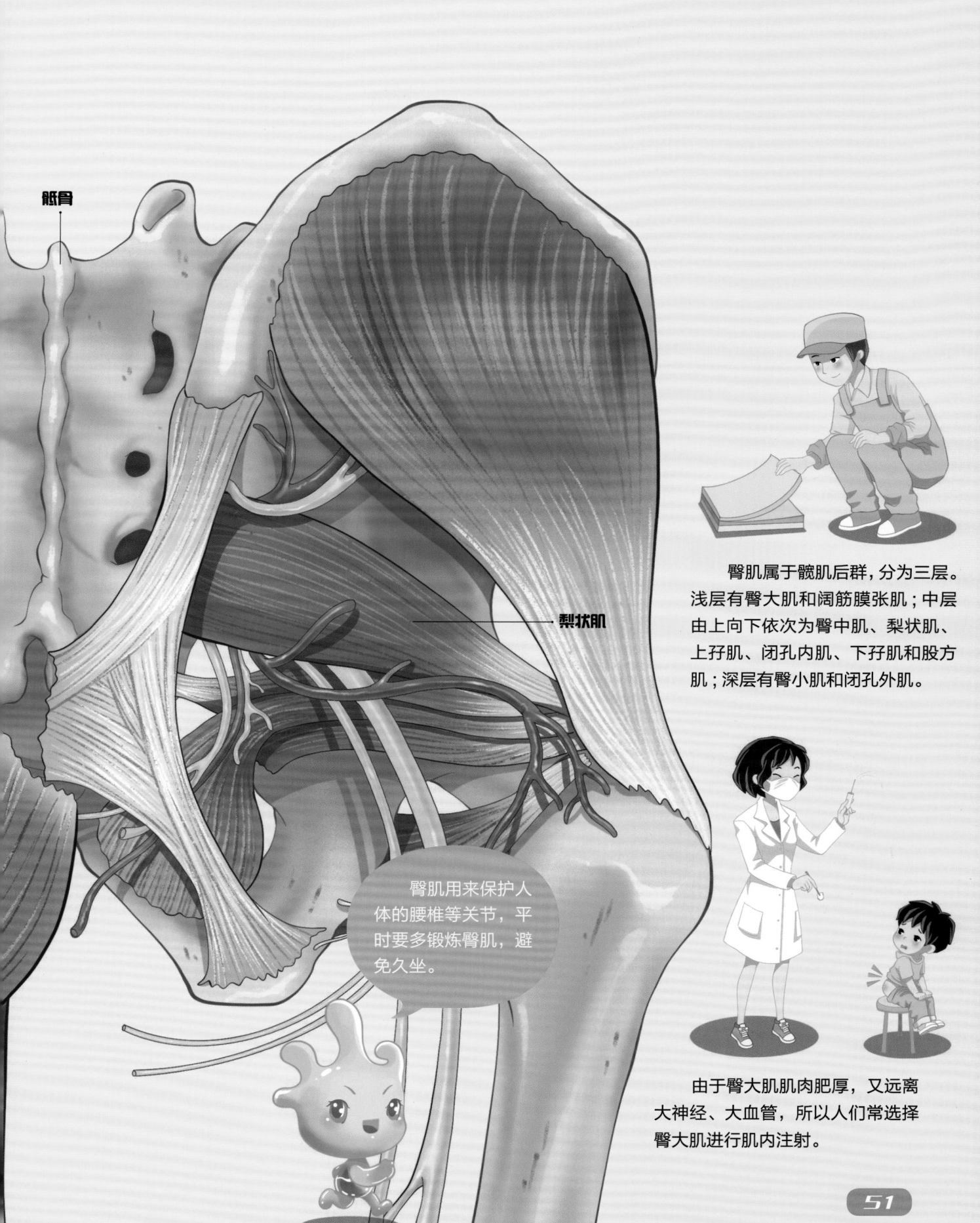

骶骨

梨状肌

臀肌属于髋肌后群，分为三层。浅层有臀大肌和阔筋膜张肌；中层由上向下依次为臀中肌、梨状肌、上孖肌、闭孔内肌、下孖肌和股方肌；深层有臀小肌和闭孔外肌。

臀肌用来保护人体的腰椎等关节，平时要多锻炼臀肌，避免久坐。

由于臀大肌肌肉肥厚，又远离大神经、大血管，所以人们常选择臀大肌进行肌内注射。

大腿肌

最近，妹妹一直在看古装剧，她对古装剧中飞来飞去的功夫很感兴趣，于是她开始练习扎马步。马步是练习武术的基本功，常蹲马步可以调节精气神。蹲马步能很好地锻炼大腿肌，大腿肌是下半身重要的肌肉群之一，它在站立、行走、跑步时都起着重要作用。

大腿的肌肉可粗略分为大腿肌前群、大腿肌后群和大腿肌内侧群三个肌群。

站立时，小腿肌肉群处于收缩状态，会挤压肌肉周围的血管，造成血液循环不畅，引起氧气供应不足，肌肉进行无氧呼吸产生乳酸，刺激神经产生酸胀感。

腓肠肌

走、跑、跳……下肢的大部分运动都与大腿肌有关。

股二头肌位于大腿后面外侧皮下，呈梭形，它有长短二头。

股二头肌

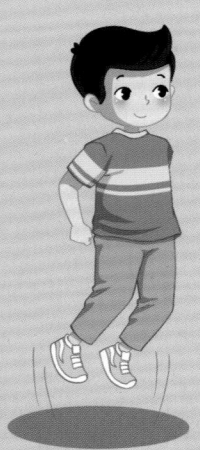

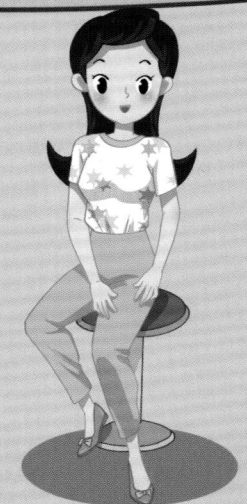

强壮的下肢肌

下肢肌是下肢肌肉的统称，它包含髋肌、大腿肌、小腿肌和足肌。下肢肌比上肢肌强大粗壮，这是因为下肢肌要承担支持身体和移动身体的重要功能。下肢肌具有肌肉强大、筋膜强厚、附着骨面较大等特点。

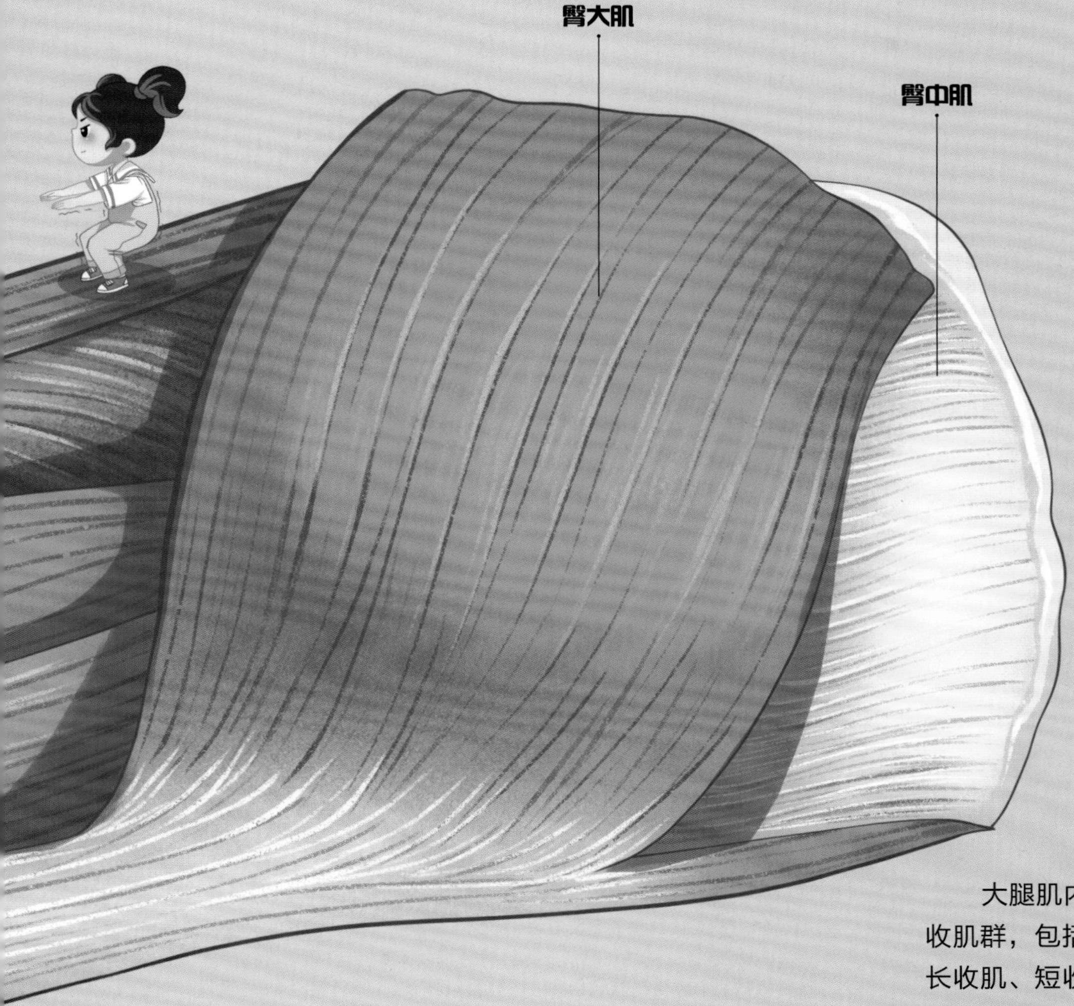

臀大肌

臀中肌

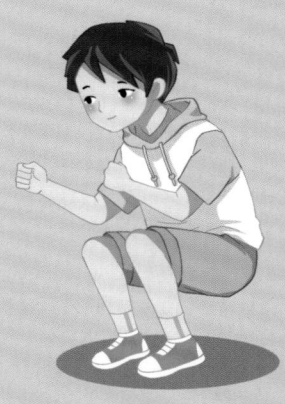

股二头肌受坐骨神经支配，它可以屈小腿、伸大腿，屈膝时外旋小腿。

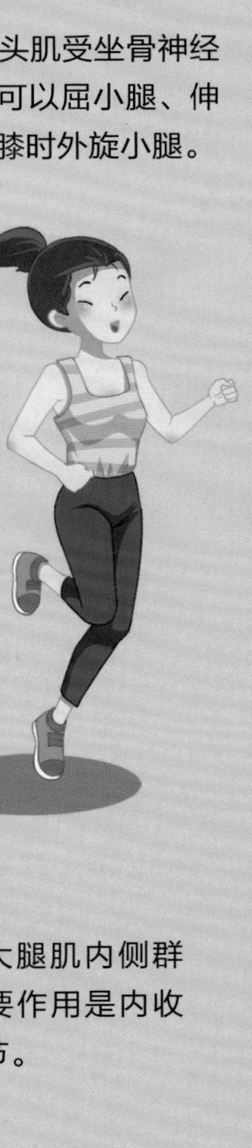

大腿肌前群又叫伸肌群，包括股四头肌和缝匠肌。

大腿肌后群又叫屈肌群，包括股二头肌、半腱肌和半膜肌。

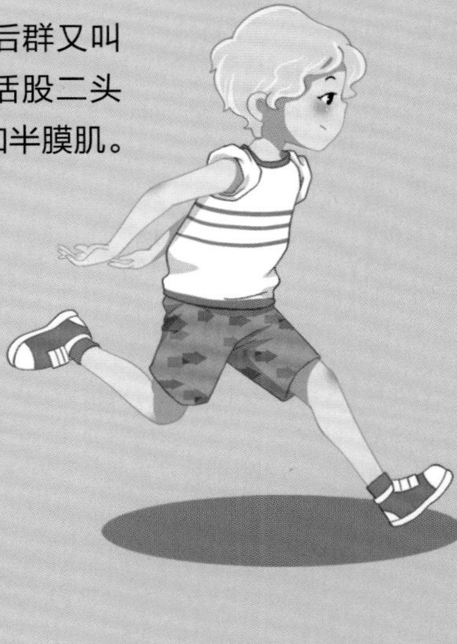

大腿肌内侧群又叫收肌群，包括趾骨肌、长收肌、短收肌、大收肌和股薄肌5块肌肉。

大腿肌内侧群的主要作用是内收髋关节。

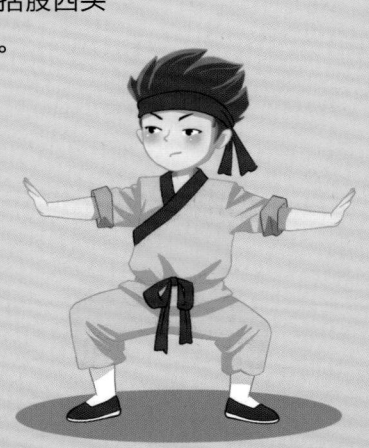

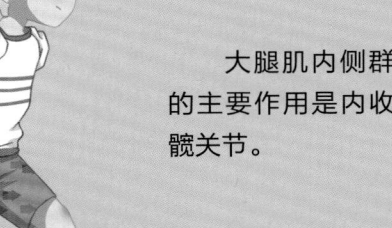

缝匠肌

　　哥哥盘腿而坐，玩手机时，他的手自然地放在大腿上。在大腿内侧，有一块全身最长的肌肉，被称为"缝匠肌"。这个名字有何意义？相传，这与裁缝的工作有关。以前的裁缝工作时，习惯盘腿而坐，在这个体位下，缝匠肌平行排列，并位于双腿最上层，也就是最容易触碰到的地方，因此将这个部位的肌肉命名为"缝匠肌"。

椎骨

盆骨

骶骨

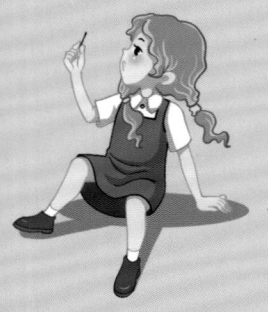

缝匠肌竖跨髋关节和膝关节两个关节，可使腿部做弯曲动作。

趣活人体肌肉

　　缝匠肌是人体内最长的肌肉，人体中还有哪些肌肉获得了"最"的称呼呢？心肌是最不知疲惫的肌肉，因为它终身都在做一件事，那就是不停跳动。眼外肌是人体内动态力量最多的肌肉，眼外肌可以在看1小时书的过程中至少牵拉眼球运动10 000次。咀嚼肌是人体内咬合力最大的肌肉，它释放的最大咬合力可达442kg。

缝匠肌是使腿部弯曲的细长的大腿肌肉，负责将膝盖举起、放下与盘腿的动作。

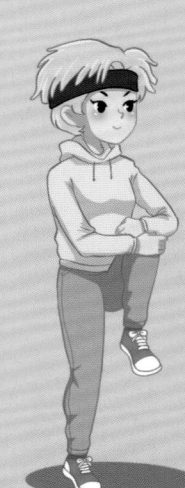

胫骨

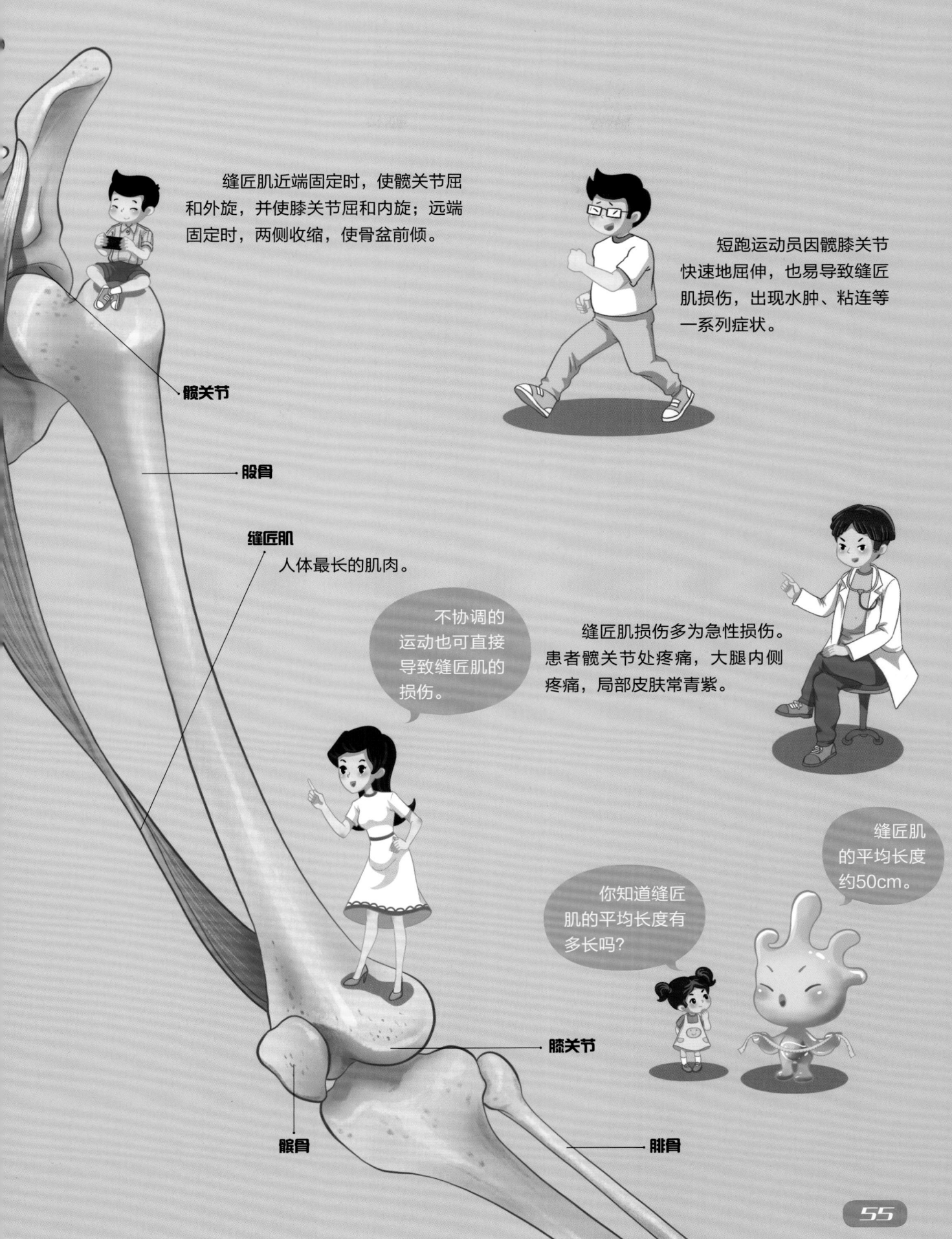

缝匠肌近端固定时，使髋关节屈和外旋，并使膝关节屈和内旋；远端固定时，两侧收缩，使骨盆前倾。

髋关节

股骨

缝匠肌
人体最长的肌肉。

短跑运动员因髋膝关节快速地屈伸，也易导致缝匠肌损伤，出现水肿、粘连等一系列症状。

不协调的运动也可直接导致缝匠肌的损伤。

缝匠肌损伤多为急性损伤。患者髋关节处疼痛，大腿内侧疼痛，局部皮肤常青紫。

缝匠肌的平均长度约50cm。

你知道缝匠肌的平均长度有多长吗？

膝关节

髌骨

腓骨

肌腱

爸爸最近买了一台跳舞机，妹妹每天都会在跳舞机上扭动很久。哥哥看到妹妹运动的样子，想考考妹妹对运动系统的了解。哥哥问："运动时是肌肉带动骨头，还是骨头带动肌肉？"妹妹思考了很久也得不出答案，我们决定前往妹妹的肌腱，让妹妹更了解运动系统。

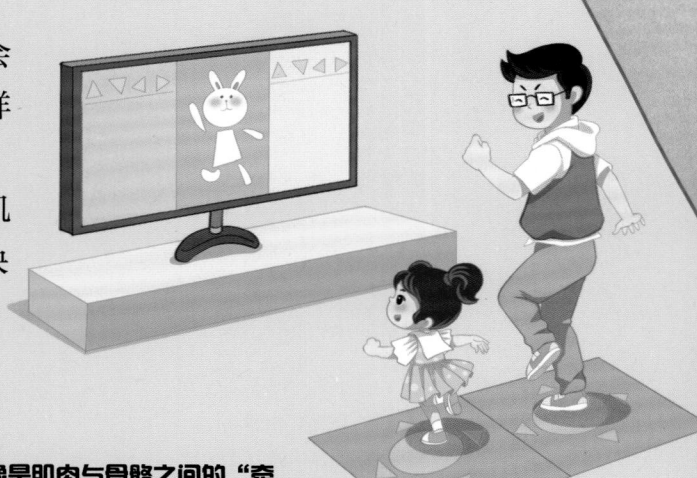

肌腱是肌肉与骨头附着点之间的一种组织，它致密、韧性强。

肌腱：就像是肌肉与骨骼之间的"牵引带"，对人体运动非常重要。

每一块骨骼肌都分成肌腹和肌腱两部分。

肌腹由肌纤维构成，色红质软，有收缩能力。

肌腱主要由胶原纤维束构成，胶原纤维束彼此平行，也互相交织，所以肌纤维的拉力能均匀传播到整个肌腱。

运动中的肌肉与骨骼

人体的运动系统由骨、关节和骨骼肌组成。在骨骼与肌肉之间，有一种名叫"肌腱"的结缔组织将两者联合在一起。当肌肉收缩变短的时候，就会牵引到肌腱，肌腱则会带动骨骼，从而实现整个机体的共同运动。

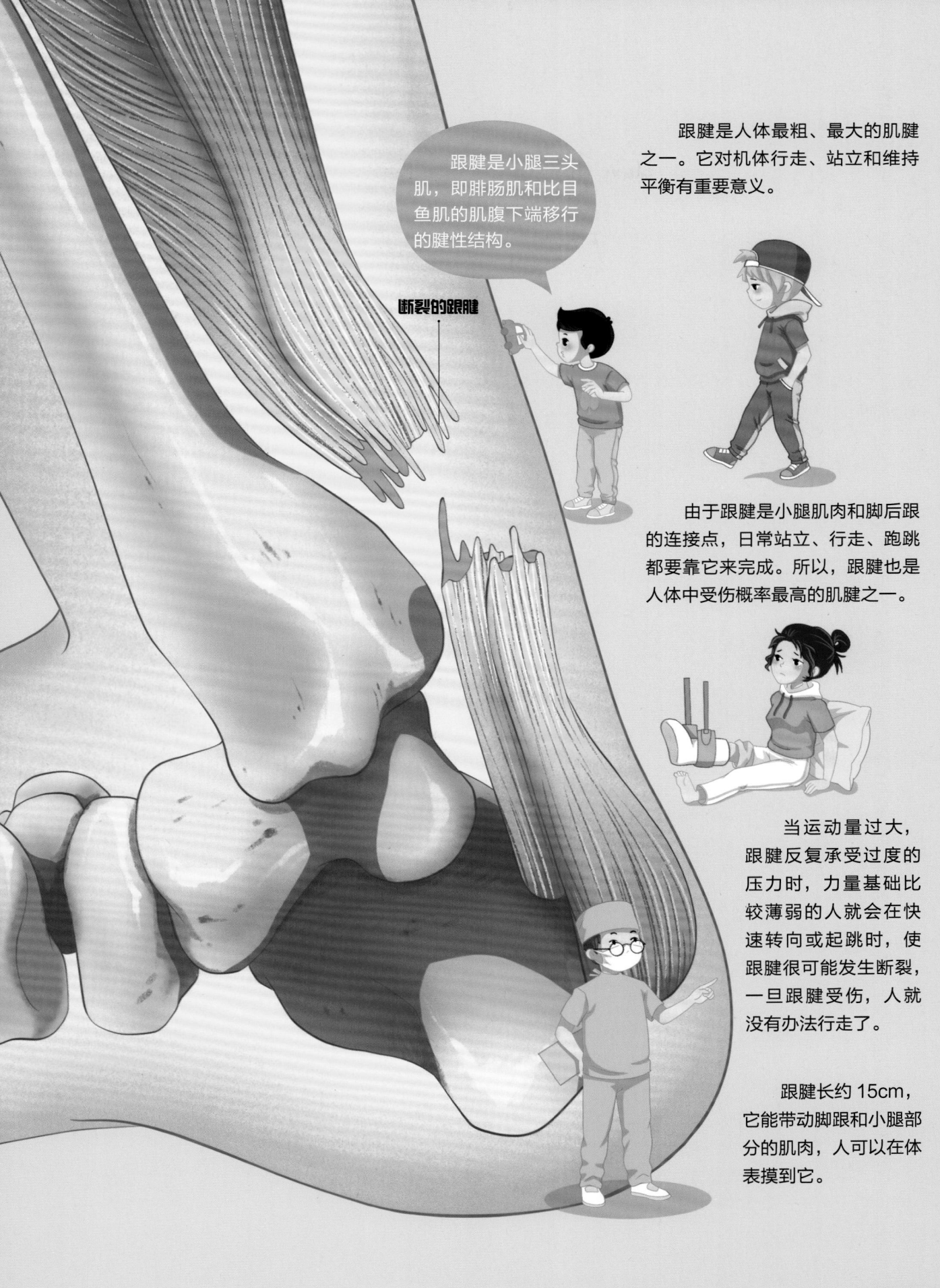

断裂的跟腱

跟腱是小腿三头肌，即腓肠肌和比目鱼肌的肌腹下端移行的腱性结构。

跟腱是人体最粗、最大的肌腱之一。它对机体行走、站立和维持平衡有重要意义。

由于跟腱是小腿肌肉和脚后跟的连接点，日常站立、行走、跑跳都要靠它来完成。所以，跟腱也是人体中受伤概率最高的肌腱之一。

当运动量过大，跟腱反复承受过度的压力时，力量基础比较薄弱的人就会在快速转向或起跳时，使跟腱很可能发生断裂，一旦跟腱受伤，人就没有办法行走了。

跟腱长约 15cm，它能带动脚跟和小腿部分的肌肉，人可以在体表摸到它。

膈肌

　　"嗝！""嗝！""嗝！"一大早开始，爸爸就开始不停打嗝，妈妈急忙拿来一杯水，让爸爸含一口水分7次咽下去，才制止了爸爸的打嗝。哥哥很好奇，为什么分7次咽水能够制止打嗝，妈妈说这只是民间土方，没有科学依据。哥哥决定带着水萌萌进入爸爸的身体，探索打嗝的根本原因！

对于歌手而言，膈肌的力量对气息的保持和声音的力度都很重要。

看来以后吃饭不能太快，否则会引起打嗝的！

没想到，小小膈肌也有大学问！

肋骨

腔静脉孔

膈肌

打嗝的原因

　　打嗝其实是由膈肌痉挛所引起的生理现象。通常是由于胸腔和腹腔之间的横膈膜受刺激后收缩引起的。健康人出现打嗝现象多与饮食有关，特别是饮食过快、过饱，摄入过热或过冷的食物、饮料，饮酒等，打嗝有助于将人体肺部的气体排出，有助于缓解胃部的胀气。

膈肌除在呼吸运动时有作用外，还可以在排便、呕吐时增加腹压。

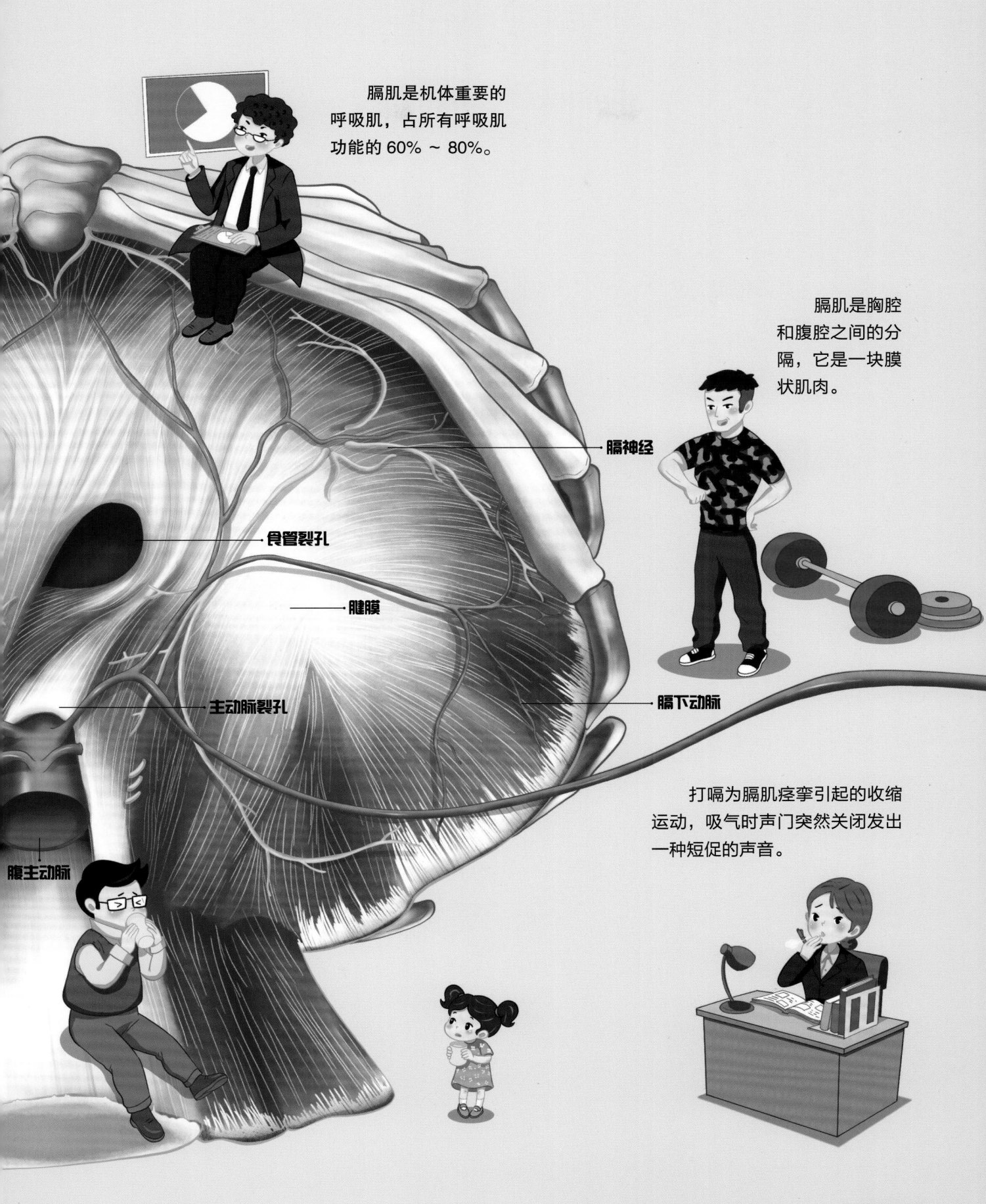

膈肌是机体重要的
呼吸肌，占所有呼吸肌
功能的 60% ～ 80%。

膈肌是胸腔
和腹腔之间的分
隔，它是一块膜
状肌肉。

膈神经

食管裂孔

腱膜

主动脉裂孔

膈下动脉

腹主动脉

打嗝为膈肌痉挛引起的收缩
运动，吸气时声门突然关闭发出
一种短促的声音。

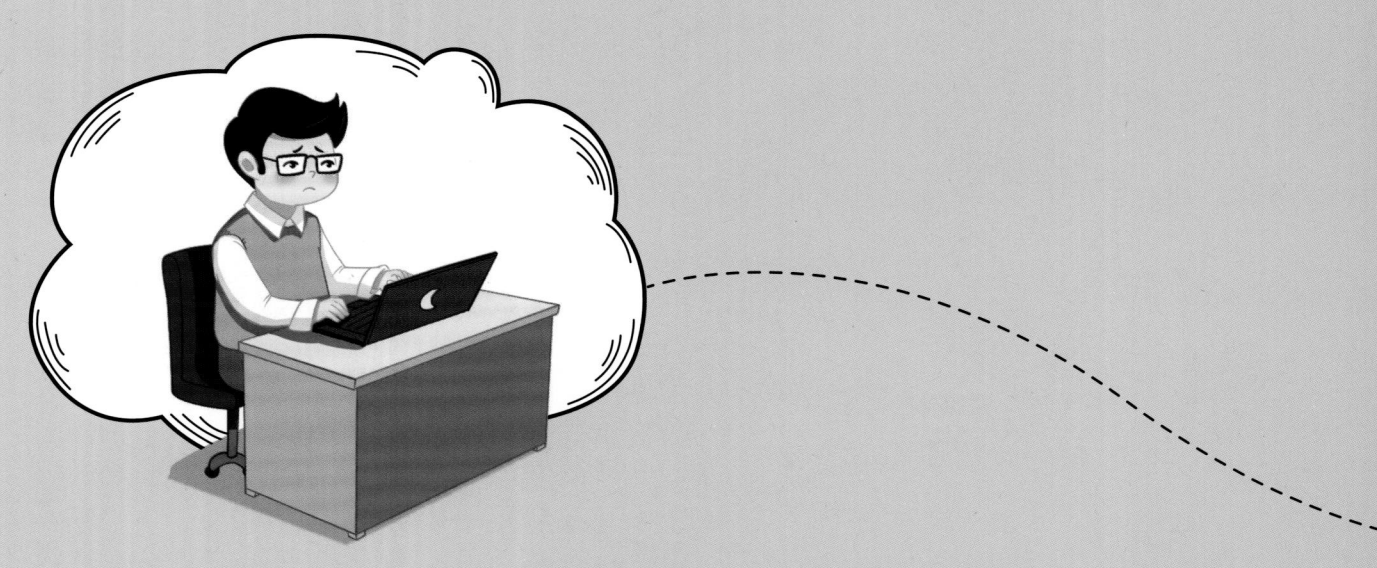

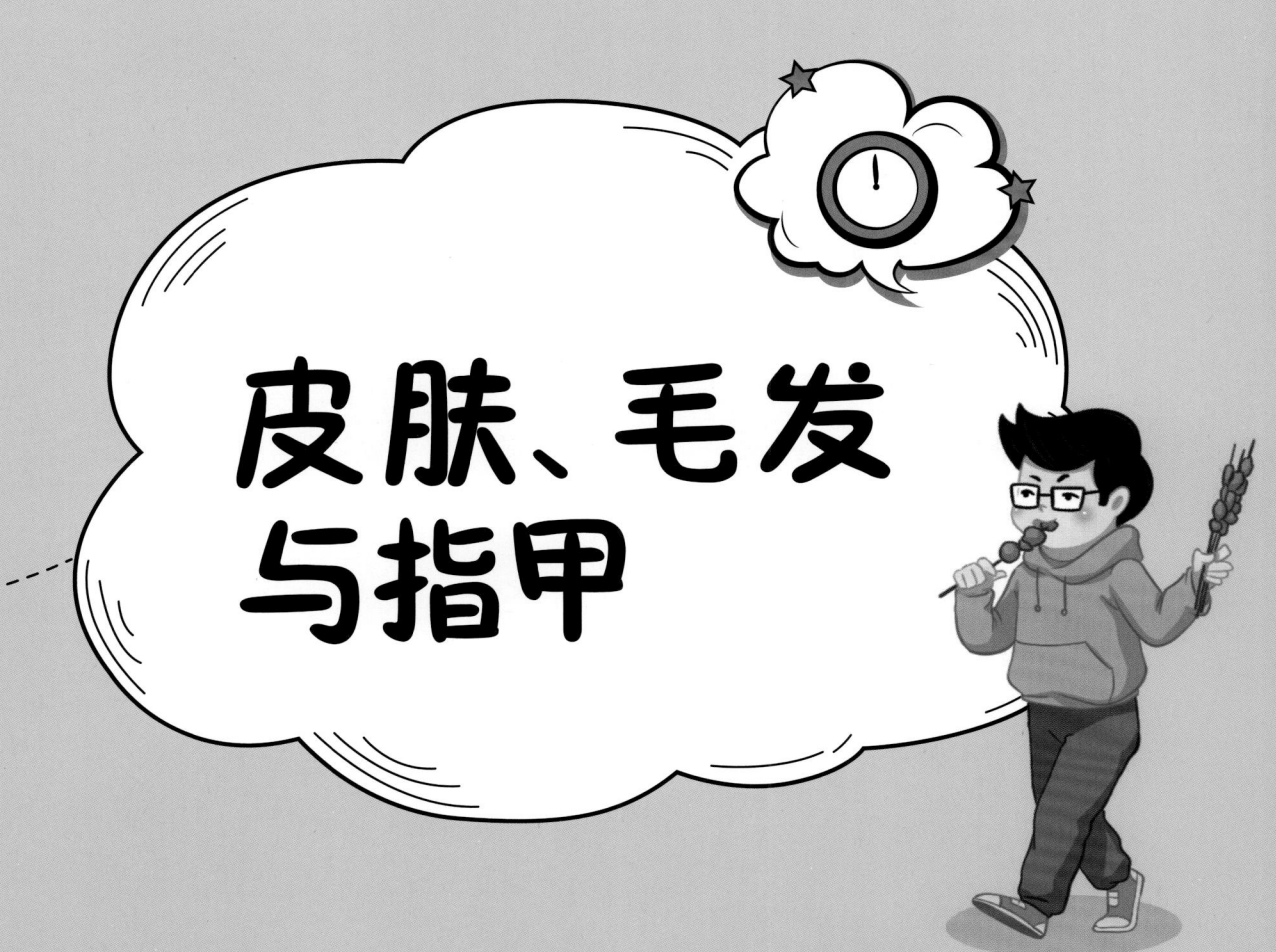

皮肤

　　妈妈跟她的朋友们去郊外玩了几天，脸被紫外线灼伤了，所以去看医生。医生解释到，皮肤的角质层可防止皮肤水分过度蒸发，还可阻止外界水分渗入皮肤；表皮中的黑色素对紫外线也有较好的屏障作用。你可以定期给皮肤进行修复管理，为皮肤提供足够的水分、营养以及增强其防御功能。

　　皮肤覆盖全身具有两个方面的屏障作用：一是防止体内水分、电解质等物质的丢失；二是阻止外界有害物质的侵入。

幕后功臣

　　皮肤的功能很多，皮肤表皮最外层的部分是角质层，由角质细胞组成，一般没有生物活性，但它们组成的保护层保护皮下组织，能够防止皮肤遭受感染、脱水、紫外线、强风、严寒等的侵害；也能防止皮肤在正常摩擦时受到外伤。当角质层由于这些外界因素施与的压力过大而变薄时，肌肤的防御能力就会大大下降，很容易受到伤害。这时候，就要为皮肤补水，补水会促进水和脂类合成，有利于修复角质层，因此，水可以说是皮肤的"幕后功臣"。

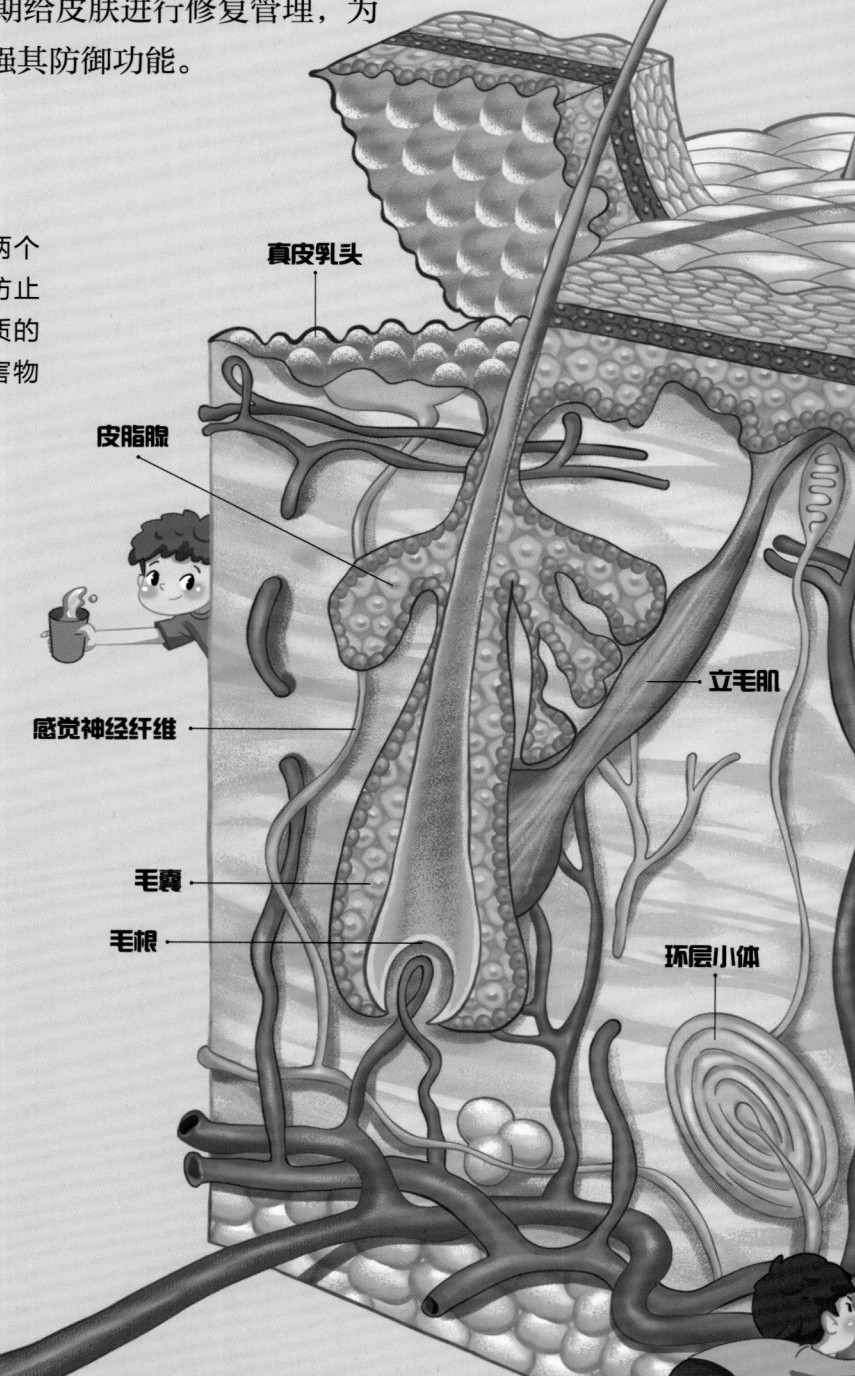

真皮乳头

皮脂腺

感觉神经纤维

毛囊

毛根

立毛肌

环层小体

　　皮肤内还有许多毛发、皮脂腺、小汗腺、大汗腺、血管、肌肉及神经。

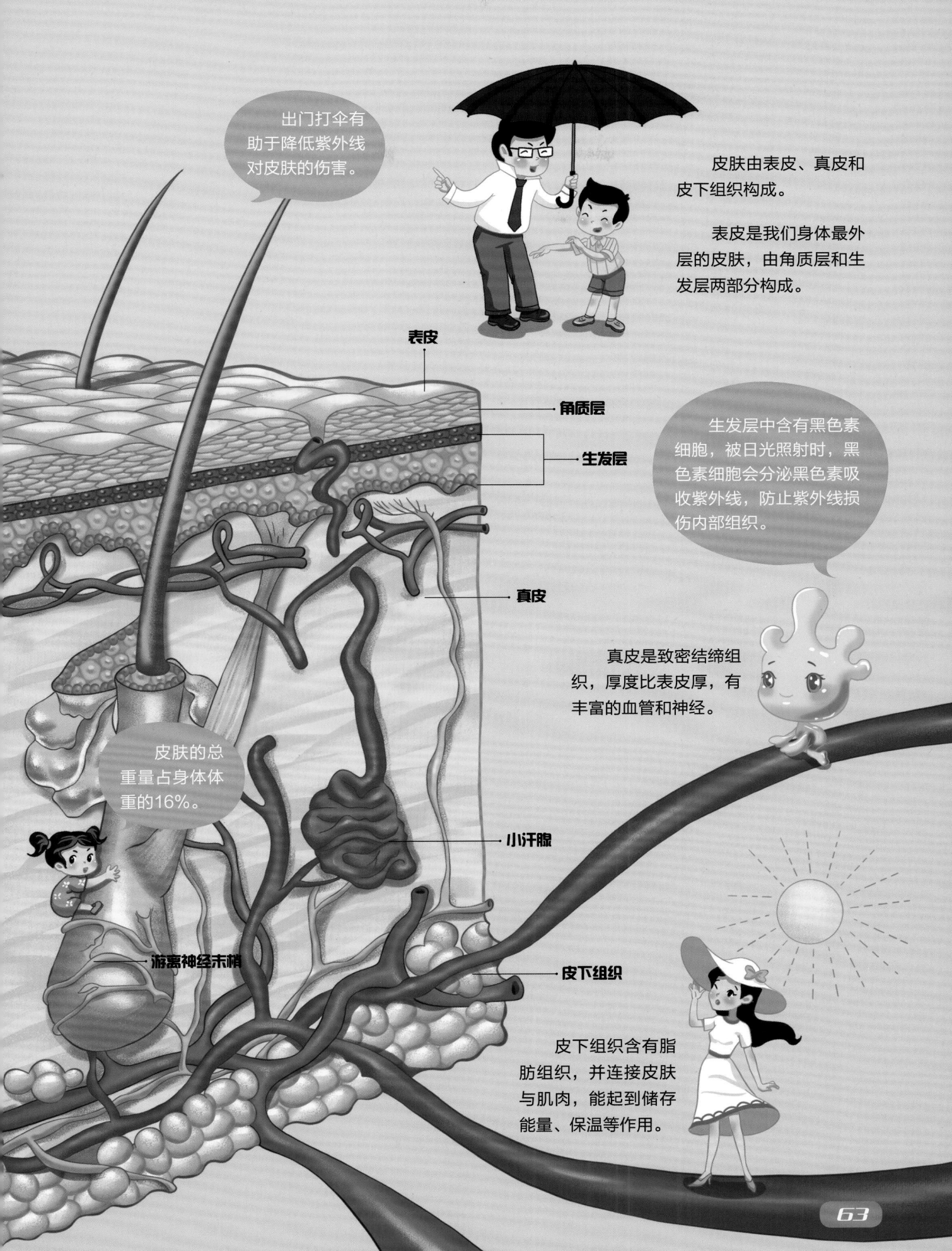

出门打伞有助于降低紫外线对皮肤的伤害。

皮肤由表皮、真皮和皮下组织构成。

表皮是我们身体最外层的皮肤，由角质层和生发层两部分构成。

生发层中含有黑色素细胞，被日光照射时，黑色素细胞会分泌黑色素吸收紫外线，防止紫外线损伤内部组织。

真皮是致密结缔组织，厚度比表皮厚，有丰富的血管和神经。

皮肤的总重量占身体体重的16%。

皮下组织含有脂肪组织，并连接皮肤与肌肉，能起到储存能量、保温等作用。

表皮
角质层
生发层
真皮
小汗腺
游离神经末梢
皮下组织

指纹

哥哥想用爸爸的手机玩游戏，却发现手机应用了指纹解锁功能。哥哥试着用自己的指纹解锁手机，却无法成功，这是为什么呢？指纹是手指上突起的纹路。每个人都有指纹，但每个指纹都不相同。指纹识别是生物体特征识别技术之一，广泛应用在人类的生产与生活中。指纹打卡、指纹支付、指纹解锁……指纹技术就是这么神奇，今天我们将前往爸爸的身体，进一步了解指纹的奥秘。

指纹是人类手指末端指腹上由凹凸的皮肤所形成的纹路。它是人类进化过程式中自然形成的。

指纹能使手在接触物件时增加摩擦力，从而更容易发力及抓紧物件。

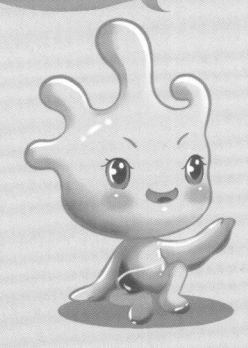

古人讲究签字画押按手印，他们靠什么识别指纹呢？

纹线的基本形态有弓形线、箕形线、环形线、螺形线、曲形线、直形线等。

古人将指纹分为螺和箕，他们通过观察来识别。

涡状纹

螺是旋涡形指纹，呈螺旋状，箕是流状指纹。

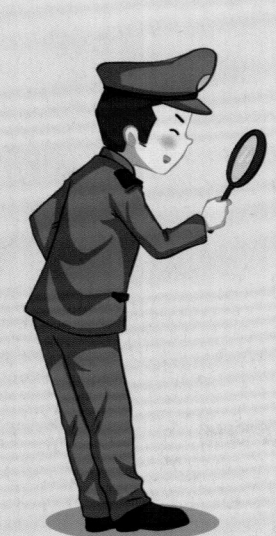

众所周知，指纹具有"各不相同、终生不变"的特性。所以，指纹已被广泛用于入境检查、搜查罪犯等领域。

指纹重复率极低，大约150亿分之一，因此被称为"人体身份证"。指纹在胎儿发育到4个月时，就已经初步形成。成长过程中，指纹只会放大增粗，纹样终身不会发生改变。

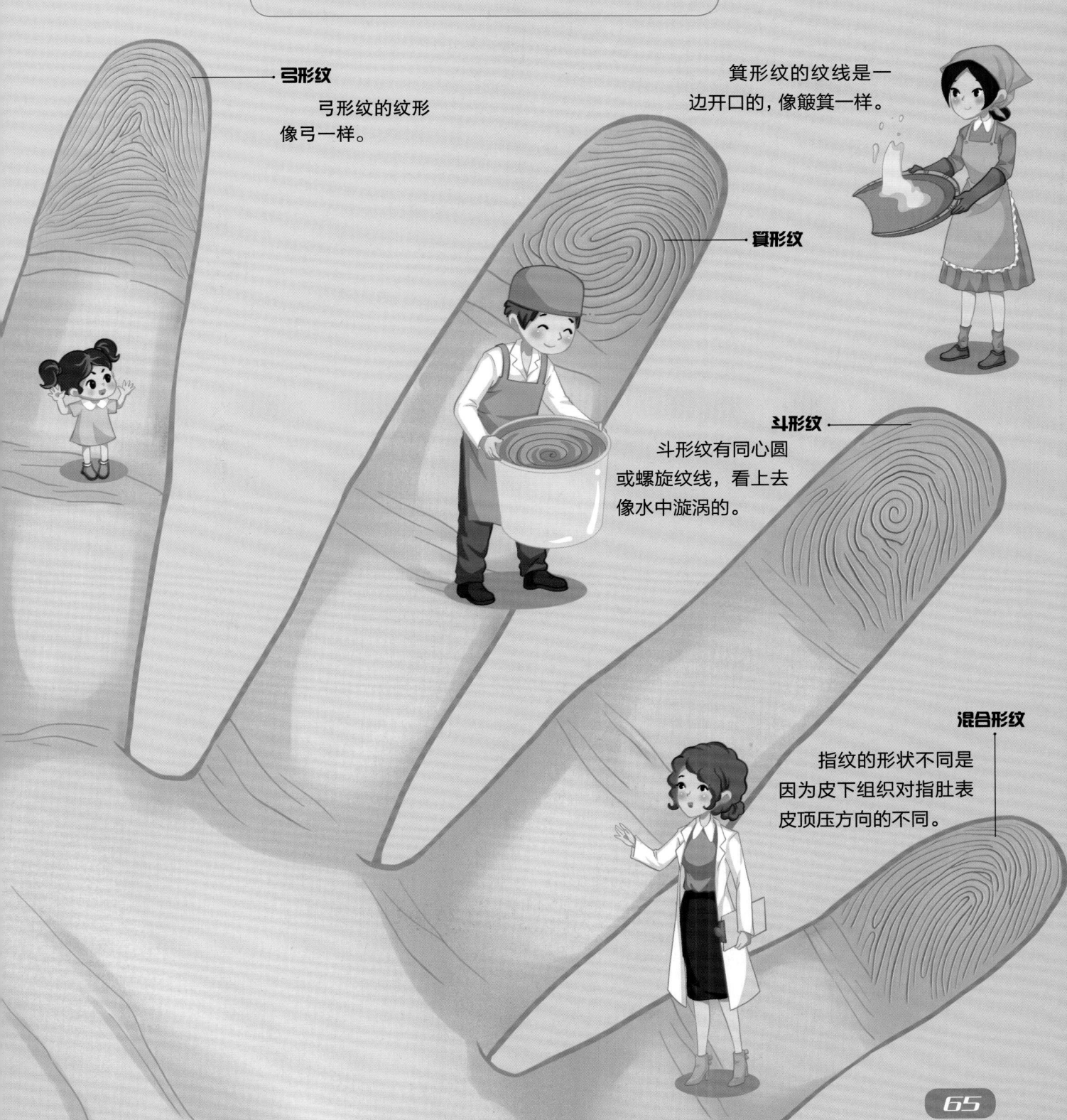

弓形纹
弓形纹的纹形像弓一样。

箕形纹的纹线是一边开口的，像簸箕一样。

箕形纹

斗形纹
斗形纹有同心圆或螺旋纹线，看上去像水中漩涡的。

混合形纹
指纹的形状不同是因为皮下组织对指肚表皮顶压方向的不同。

汗毛

一天晚上，哥哥观察到爸爸腿上的汗毛长长的，而妈妈腿上的汗毛却短短的。而爸爸的头发脱得厉害，而妈妈就没有脱发。哥哥很好奇，汗毛的作用是什么？为什么男性的汗毛比女性更多、更长？头发和汗毛又有什么区别呢？人为什么会脱发？

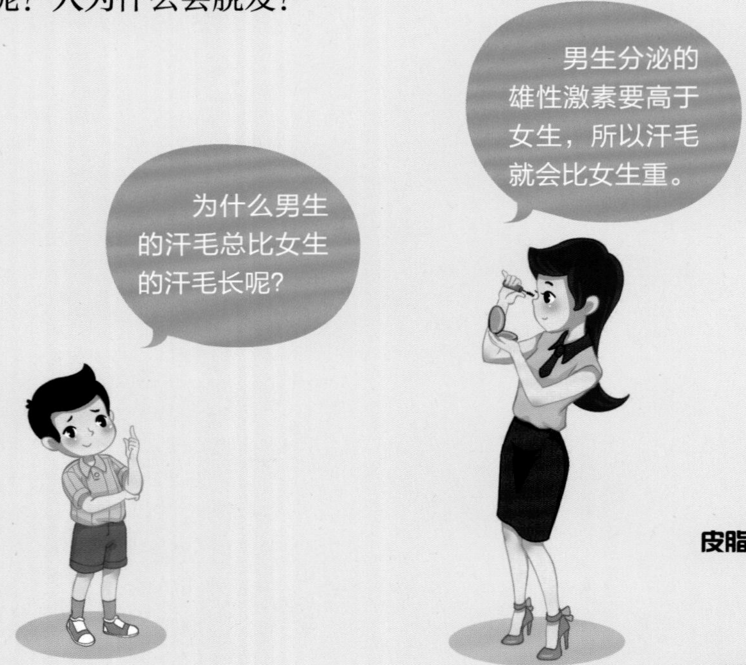

男生分泌的雄性激素要高于女生，所以汗毛就会比女生重。

为什么男生的汗毛总比女生的汗毛长呢？

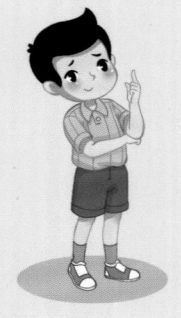

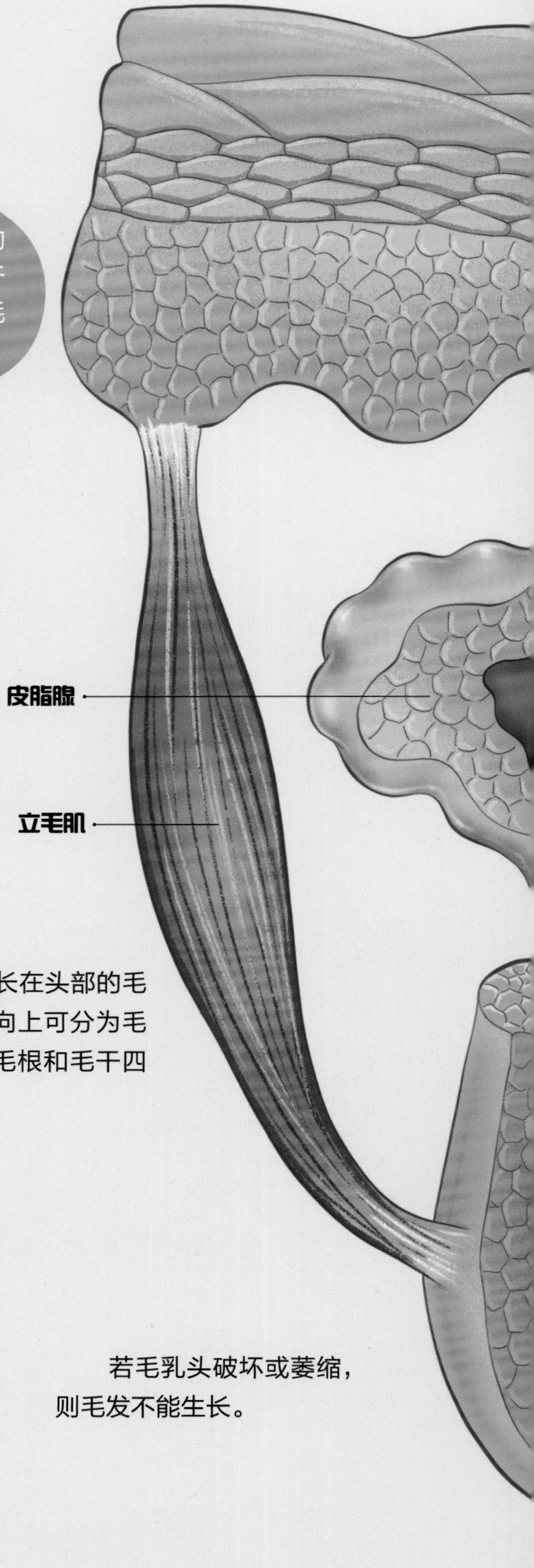

汗毛是皮肤上的小小温度调控器，它可以在寒冷的时候保温，燥热的时候排出汗液，帮助降温。

皮脂腺

立毛肌

头发是生长在头部的毛发，头发从下向上可分为毛乳头、毛囊、毛根和毛干四个部分。

为什么会"毛骨悚然"

人在恐惧和寒冷的情况下，可能会出现"汗毛立起来"的现象。这是因为当皮肤受到冷刺激或惊吓时，皮肤下面的感觉细胞会立即通知大脑，使人感觉冷，同时也使汗毛下的立毛肌收缩。立毛肌收缩的时候，会拉动毛根，于是汗毛就直立起来。

若毛乳头破坏或萎缩，则毛发不能生长。

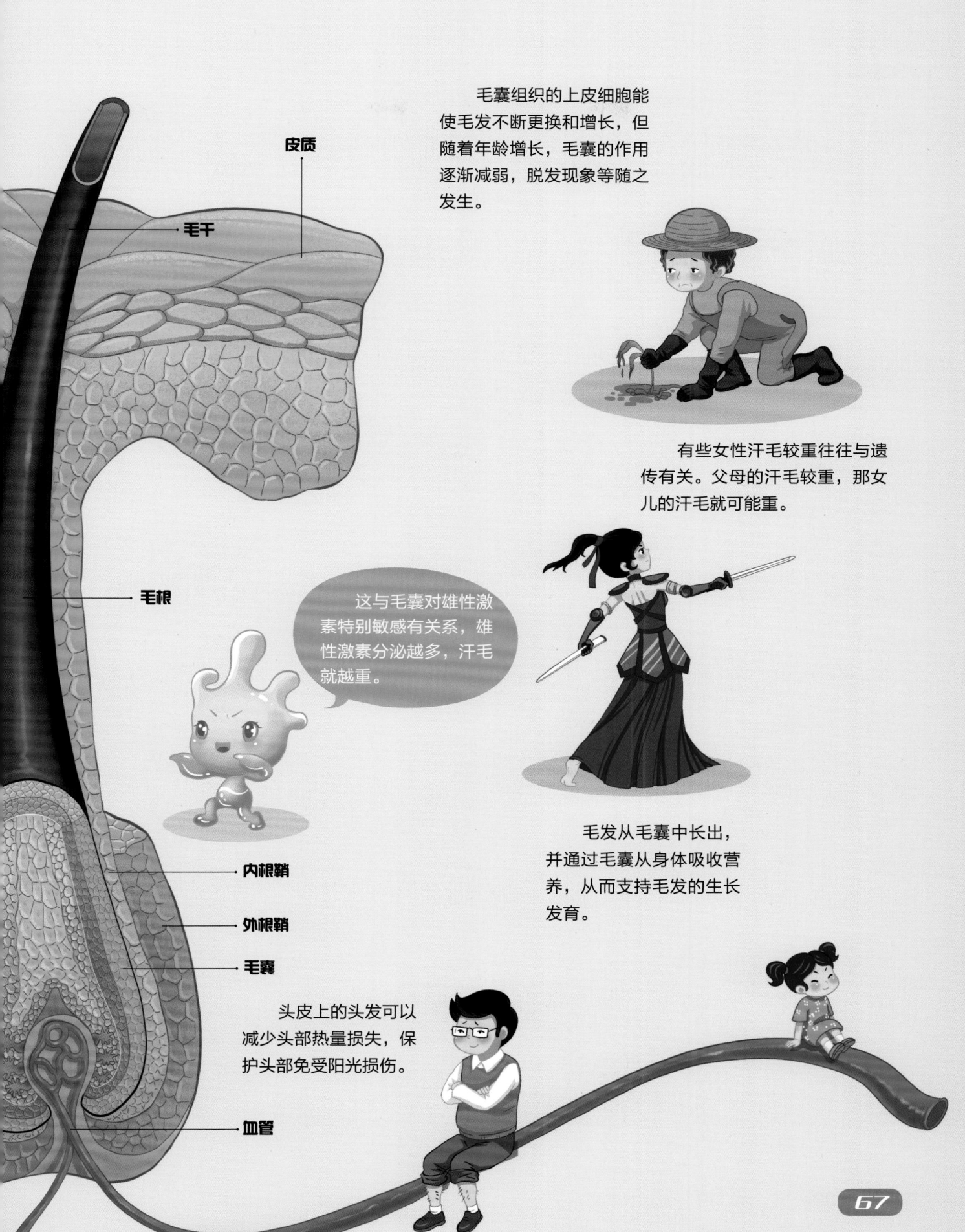

皮质

毛干

毛囊组织的上皮细胞能使毛发不断更换和增长，但随着年龄增长，毛囊的作用逐渐减弱，脱发现象等随之发生。

有些女性汗毛较重往往与遗传有关。父母的汗毛较重，那女儿的汗毛就可能重。

毛根

这与毛囊对雄性激素特别敏感有关系，雄性激素分泌越多，汗毛就越重。

毛发从毛囊中长出，并通过毛囊从身体吸收营养，从而支持毛发的生长发育。

内根鞘

外根鞘

毛囊

头皮上的头发可以减少头部热量损失，保护头部免受阳光损伤。

血管

眉毛

这天，妈妈坐在梳妆台前化妆，妈妈用眉笔仔细地涂抹着自己的眉毛，哥哥看见了充满好奇心："爸爸，眉毛到底有什么作用呢？"妹妹抢答道："眉毛的作用就是为了让人变得更漂亮。"爸爸笑了笑回答："眉毛当然也有自己的作用啦！"于是水萌萌带着他们去了解眉毛的作用！

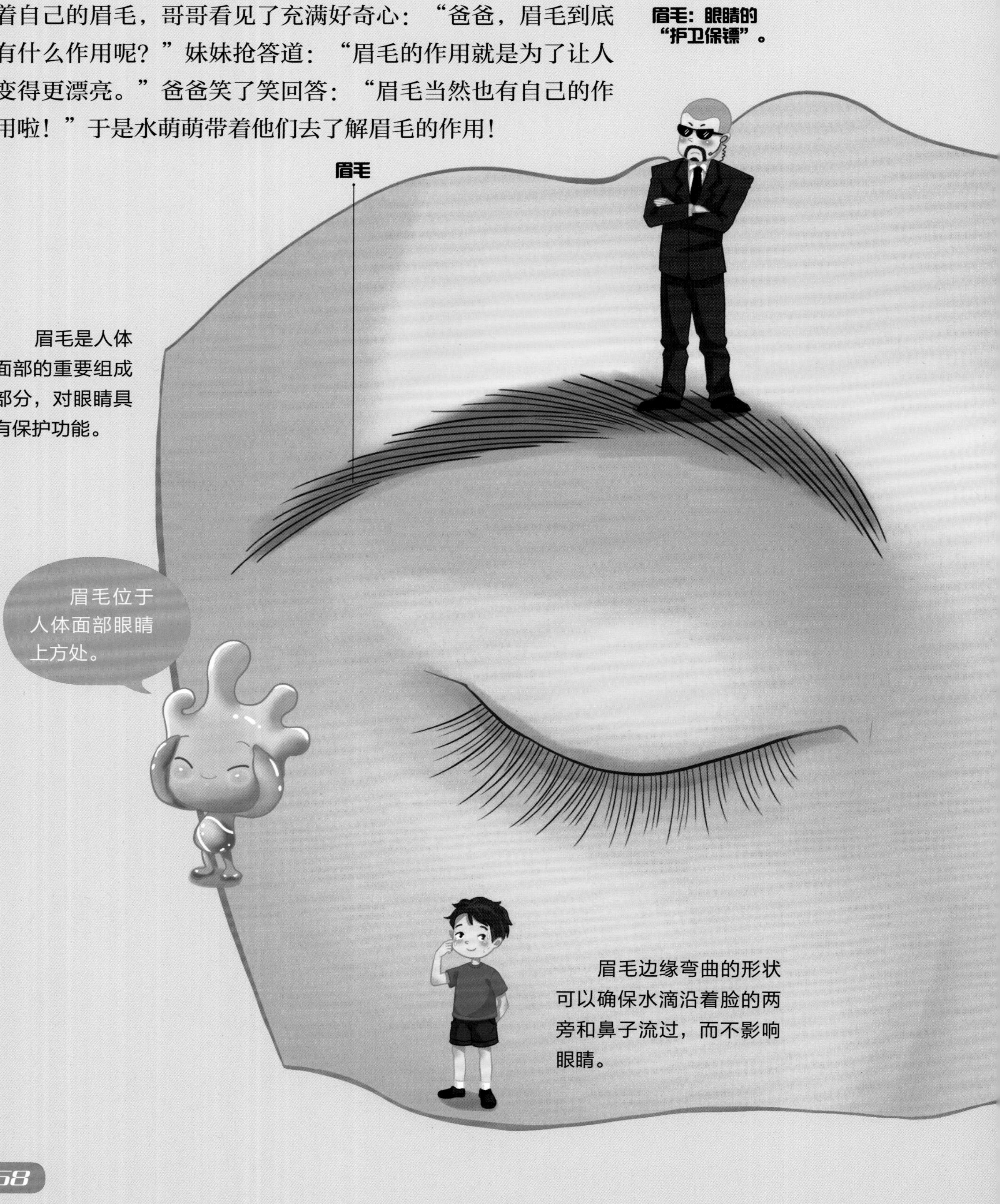

眉毛：眼睛的"护卫保镖"。

眉毛

眉毛是人体面部的重要组成部分，对眼睛具有保护功能。

眉毛位于人体面部眼睛上方处。

眉毛边缘弯曲的形状可以确保水滴沿着脸的两旁和鼻子流过，而不影响眼睛。

眉毛的作用

眉毛有保护眼睛的功能。眉位于双眼眶部位如同屋檐，借助其较高位置，隆起的特有弯曲度和密生的眉毛，可以防止额部汗水或下落的灰尘进入眼内，对眼睛具有保护功能。

眉毛也提供了一个更加敏感的感官来感觉在眼睛周围的一些东西，如小昆虫等。

眉毛也有自己的生长周期，会自动脱落和生成。

眉毛的生成和脱落分为生长期、休止期和脱落期三个周期过程。

眉毛在情绪表达上也有重要的辅助作用，可加强微笑、惊讶和生气等情绪的表达。

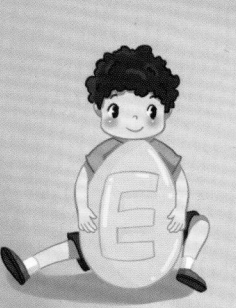

用维生素 E 擦眉毛会让眉毛变长。

眉毛还可以修饰脸型。

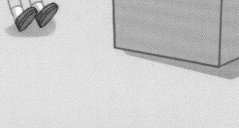

睫毛

妈妈感觉眼睛里进了异物，有酸涩不适感，但她没有用手揉眼睛，因为手上有太多细菌，揉眼睛会导致眼睛更加不适。妹妹担忧地看着妈妈，并想帮助妈妈吹掉眼睛里的异物，哥哥却连忙阻止了妹妹，爸爸决定带着他们和水萌萌一起进入妈妈的眼睛，清除异物。

眼睫毛也叫睫毛，它是生长于眼睑上的整齐排列、呈半弧形的毛发，她可以防止异物进入眼睛，有保护眼球的作用。

如果眼睛掉进了异物，千万不要用手揉，因为这样会伤害到眼角膜！

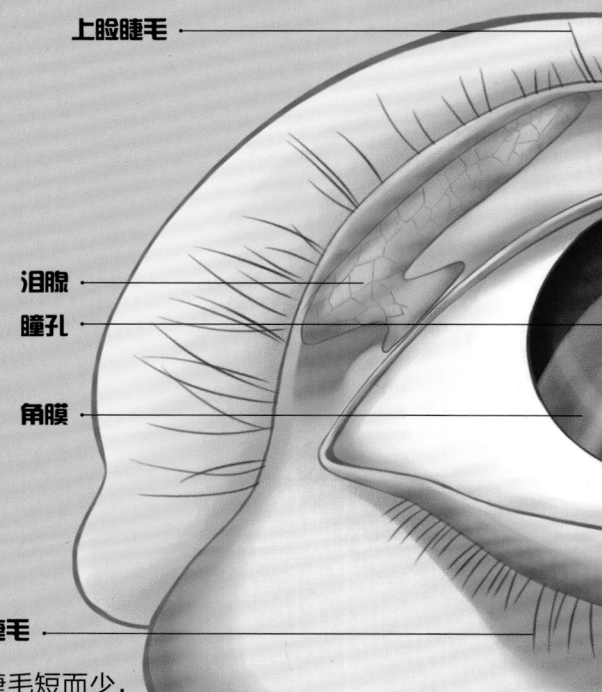

上睑睫毛多而长，通常有 100 ~ 150 根，长度为 8 ~ 12mm。

上睑睫毛

泪腺

瞳孔

角膜

下睑睫毛

下睑睫毛短而少，通常有 50 ~ 75 根，长度为 6 ~ 8mm。

睫毛毛囊神经

倒睫是指睫毛向后生长，以致触及眼球的不正常状况。

眼睫毛的作用

如果说眼睛是心灵的窗户，那么眼睫毛就是心灵的"窗帘"。眼睫毛生长于睑缘前唇，排列成2~3层，短而弯曲。眼睫毛对眼睛起到保护作用，它能有效地隔绝灰尘、异物、汗水，还能防止紫外线对眼球的伤害。对于女性而言，浓密的眼睫毛能让眼睛看上去更大、更迷人，因此女性都爱妆饰眼睫毛。

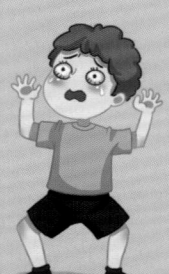

如果睫毛经常掉进眼睛里，要警惕这是"倒睫"在作怪！

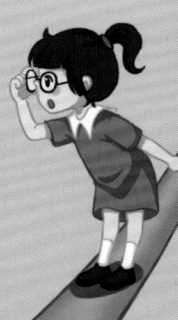

倒睫会引发多种眼部疾病，病情严重时会影响视力。

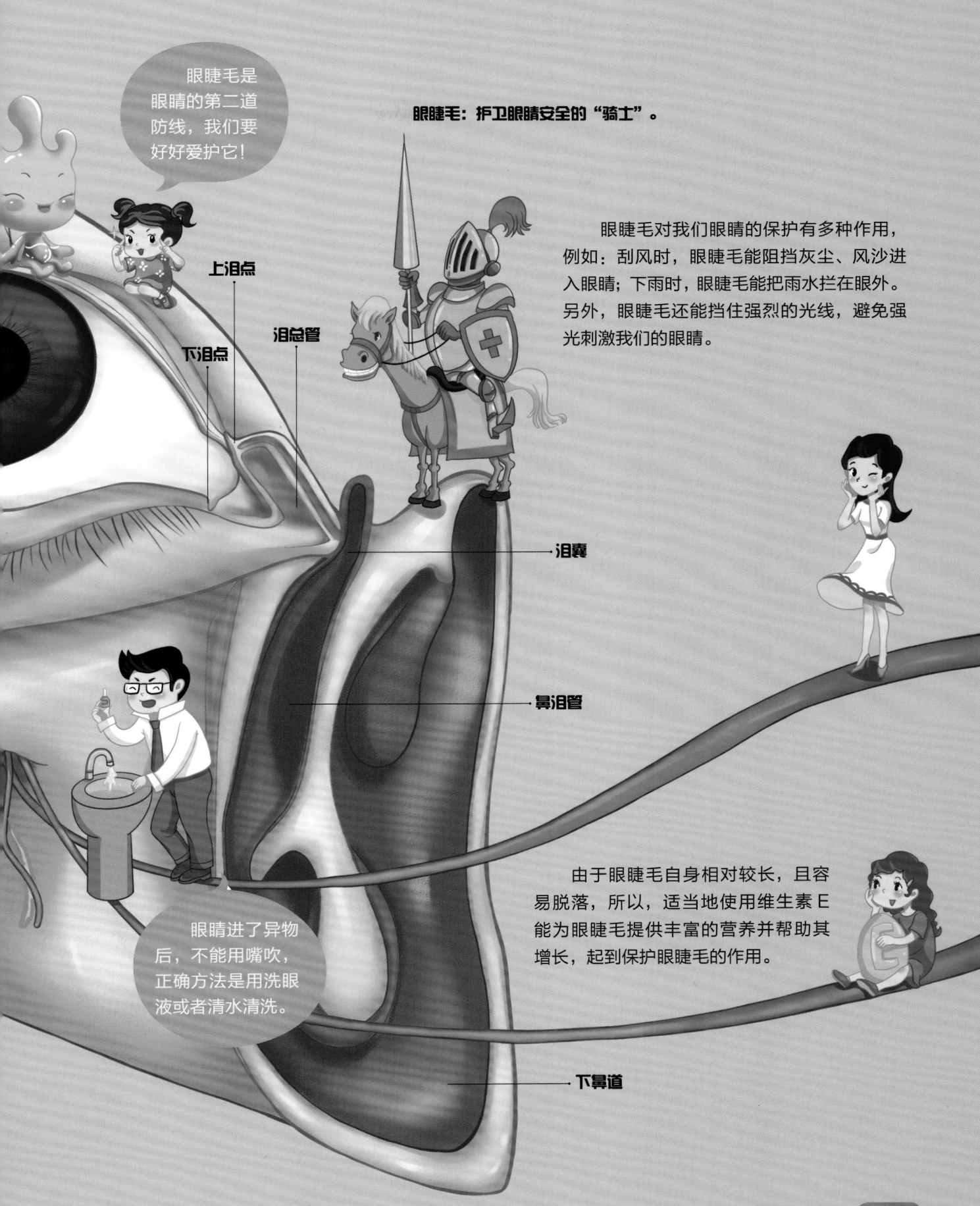

眼睫毛：护卫眼睛安全的"骑士"。

眼睫毛是眼睛的第二道防线，我们要好好爱护它！

上泪点

下泪点

泪总管

泪囊

鼻泪管

下鼻道

眼睫毛对我们眼睛的保护有多种作用，例如：刮风时，眼睫毛能阻挡灰尘、风沙进入眼睛；下雨时，眼睫毛能把雨水拦在眼外。另外，眼睫毛还能挡住强烈的光线，避免强光刺激我们的眼睛。

眼睛进了异物后，不能用嘴吹，正确方法是用洗眼液或者清水清洗。

由于眼睫毛自身相对较长，且容易脱落，所以，适当地使用维生素E能为眼睫毛提供丰富的营养并帮助其增长，起到保护眼睫毛的作用。

鼻毛

　　每时每刻，人们都在通过鼻子来完成呼气、吸气，鼻子是人体重要的嗅觉器官，它的嗅觉细胞接触到空气中的气味分子后，会传导刺激，从而让我们识别出香味、臭味。空气中不只有气味分子，也会存在微小的脏东西，要如何避免将这些脏东西吸入体内呢？今天我们来到爸爸的鼻子里一探究竟吧！

鼻毛可维护嗅神经不受损害，使鼻子能闻出各种气味。

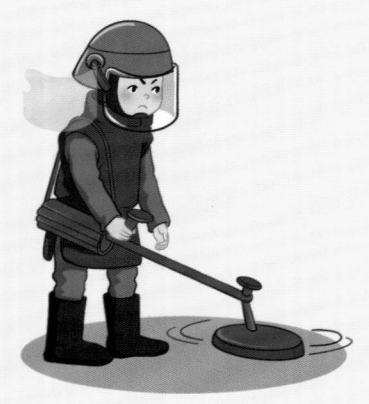

鼻毛是一种特殊的毛发，也是一种触觉的辅助感受器。

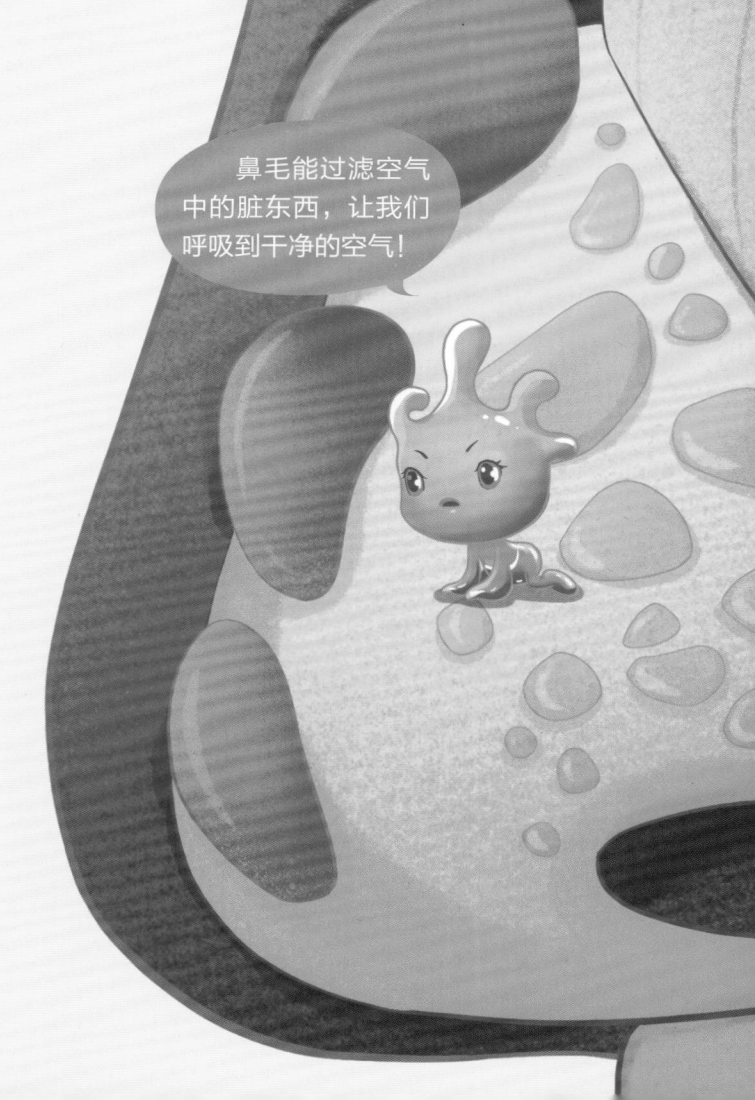

鼻毛能过滤空气中的脏东西，让我们呼吸到干净的空气！

不能挖鼻孔是什么原因

　　医生常说，不要用手挖鼻孔，因为手上有很多致病细菌，可能会造成呼吸道感染。而且挖鼻孔会损伤鼻黏膜，甚至造成鼻前庭炎！鼻前庭指的是鼻腔前下部较为阔大的部分，主要位于鼻翼和鼻尖的内面。过度清洁鼻孔、摩擦、用力擤鼻涕等都可能让鼻前庭的皮肤受伤，导致原本就存在于皮肤上的细菌突破表皮的屏障，进入鼻子深处引发感染。

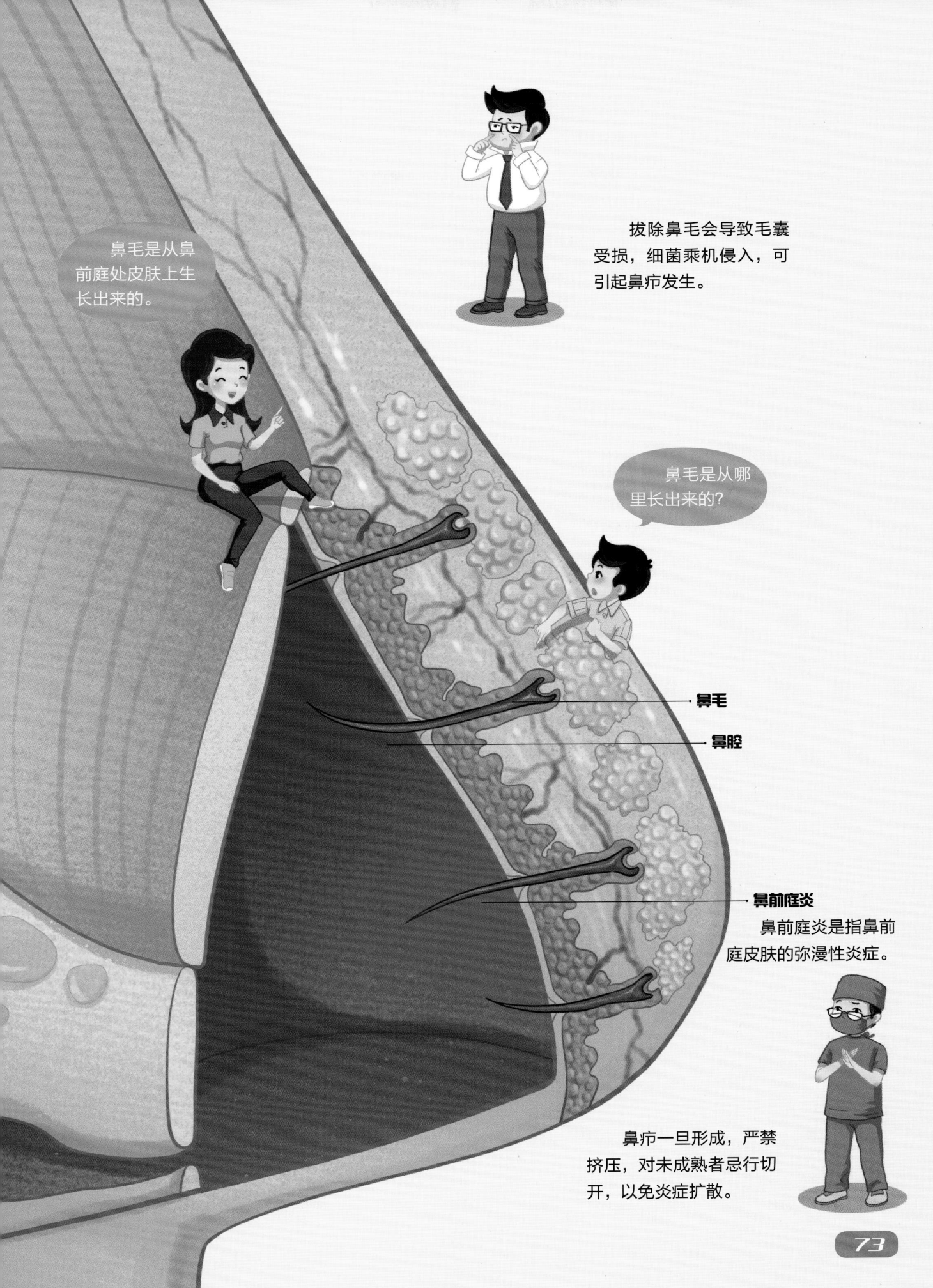

拔除鼻毛会导致毛囊
受损，细菌乘机侵入，可
引起鼻疖发生。

鼻毛是从鼻
前庭处皮肤上生
长出来的。

鼻毛是从哪
里长出来的?

鼻毛

鼻腔

鼻前庭炎
　　鼻前庭炎是指鼻前
庭皮肤的弥漫性炎症。

鼻疖一旦形成，严禁
挤压，对未成熟者忌行切
开，以免炎症扩散。

指甲

午间，妈妈坐在电视机旁，她拿出自己的美甲工具箱准备自己修甲，妈妈的手指纤细，指甲既整齐又美丽。妹妹看到指甲刀之后以为妈妈要给自己剪指甲，害怕地走开了。爸爸叫住妹妹，带着妹妹前往指甲区，让妹妹深入了解指甲的功能以及修剪指甲的重要性。

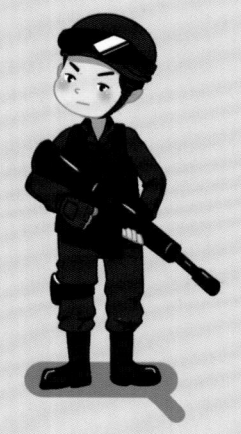

指甲：守护手指健康的"卫兵"。

指甲是手指的保护层，位于手指末端的伸面，它使富含神经的指尖免于受伤害，能够保护下面的甲床免受伤害，从而顺利地完成手部动作。

微量元素缺乏会导致指甲凹凸不平，容易断裂。

健康的指甲呈现漂亮的粉红色，当指甲颜色变得黯淡，失去光泽时，就要警惕灰指甲的发生。

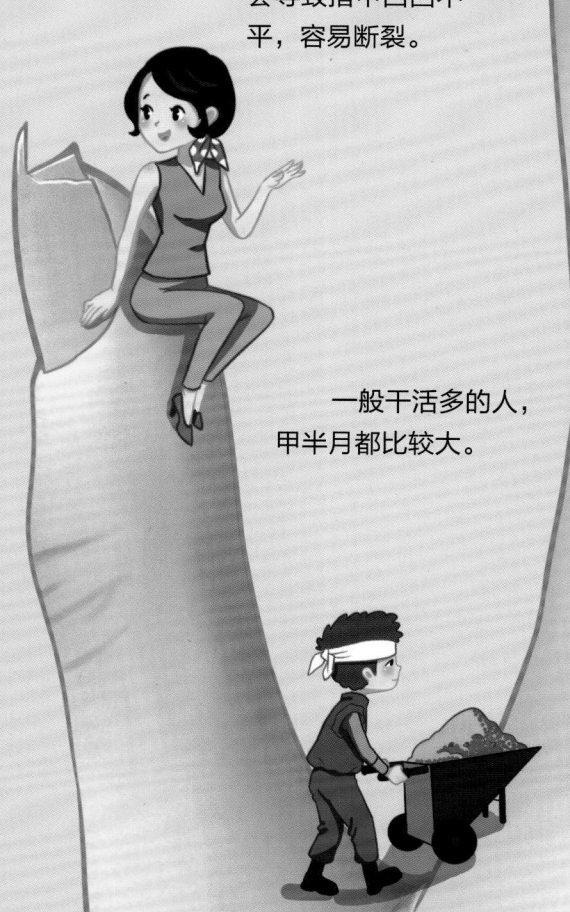

指甲的功能

指甲保护手指以及附近的软组织，帮助我们进行精确、复杂的运动。同时，指甲有时候可作为拾起、牵拉物体的工具。指甲的生长需要多种维生素和微量元素，正常的指甲表面光滑、软硬适度、均匀、呈淡粉红色，当指甲营养不良时会出现指甲表面有很多小坑的症状，只要加强营养、合理膳食，营养物质得到补充后指甲就可以恢复正常。

过度美甲会有损指甲保护层，可能导致指甲颜色发黄或发黑，容易折断。

一般干活多的人，甲半月都比较大。

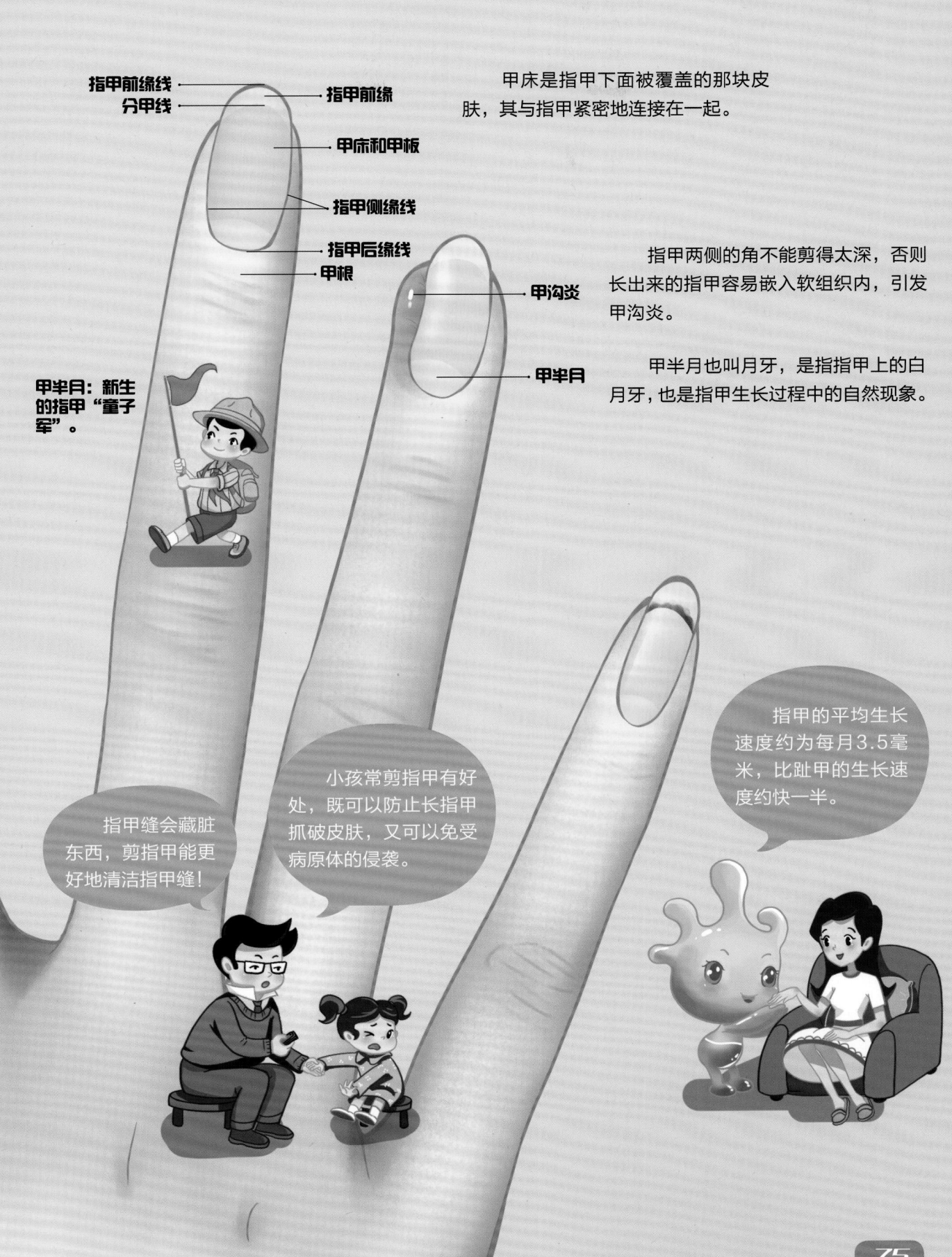

指甲前缘线
分甲线
指甲前缘
甲床和甲板
指甲侧缘线
指甲后缘线
甲根

甲沟炎
甲半月

甲半月：新生的指甲"童子军"。

甲床是指指甲下面被覆盖的那块皮肤，其与指甲紧密地连接在一起。

指甲两侧的角不能剪得太深，否则长出来的指甲容易嵌入软组织内，引发甲沟炎。

甲半月也叫月牙，是指指甲上的白月牙，也是指甲生长过程中的自然现象。

指甲缝会藏脏东西，剪指甲能更好地清洁指甲缝！

小孩常剪指甲有好处，既可以防止长指甲抓破皮肤，又可以免受病原体的侵袭。

指甲的平均生长速度约为每月3.5毫米，比趾甲的生长速度约快一半。

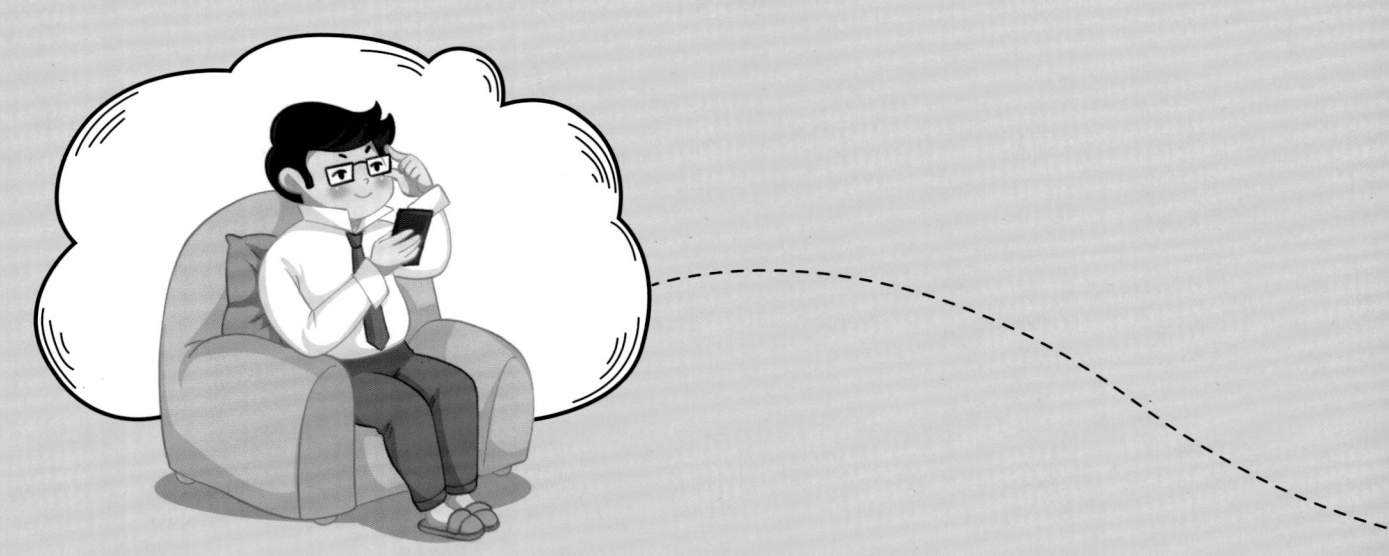

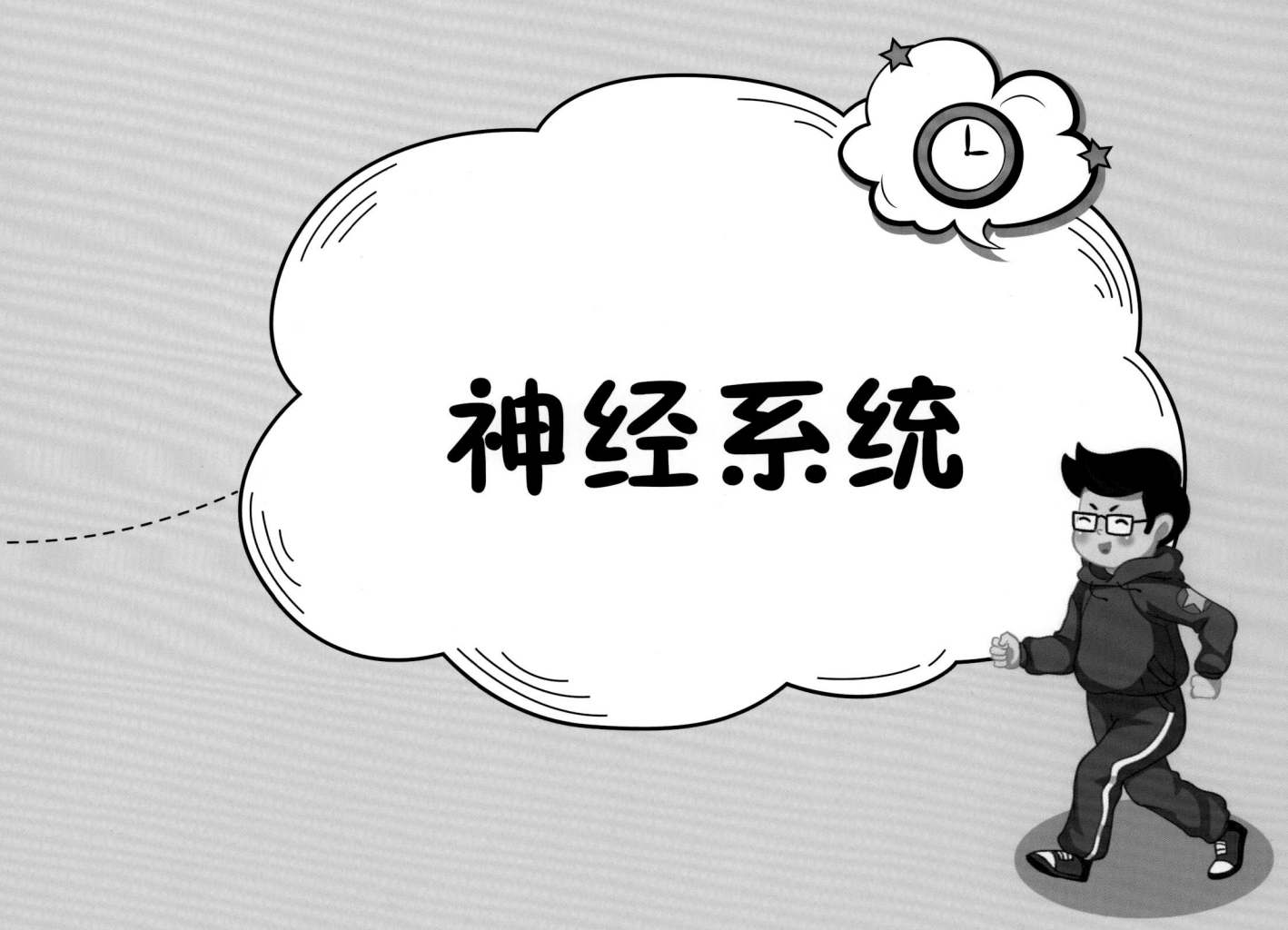

神经系统

下丘脑

爸爸常说秋冬是进补季节，每到冬天，爸爸的食欲都会非常旺盛。妈妈却说冬天吃太多，体重会上升。为了降低爸爸的食欲，我们来到了爸爸的下丘脑，听说这里有两个相互作用的下丘脑调节中枢：一个是兴奋性的摄食中枢；另一个是抑制性的饱中枢。

下丘脑是调节摄食的主要神经装置。

下丘脑有两个与摄食调节有关的中枢：一个是饱中枢，位于下丘脑腹内侧核区；另一个是摄食中枢，位于下丘脑的腹外侧区。

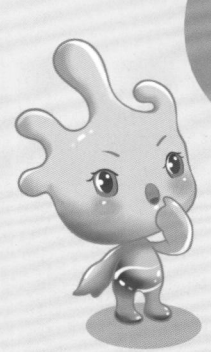

摄食中枢可以发射饥饿的信号促使我们进食。

下丘脑是大脑皮层下调节内脏活动的高级中枢。

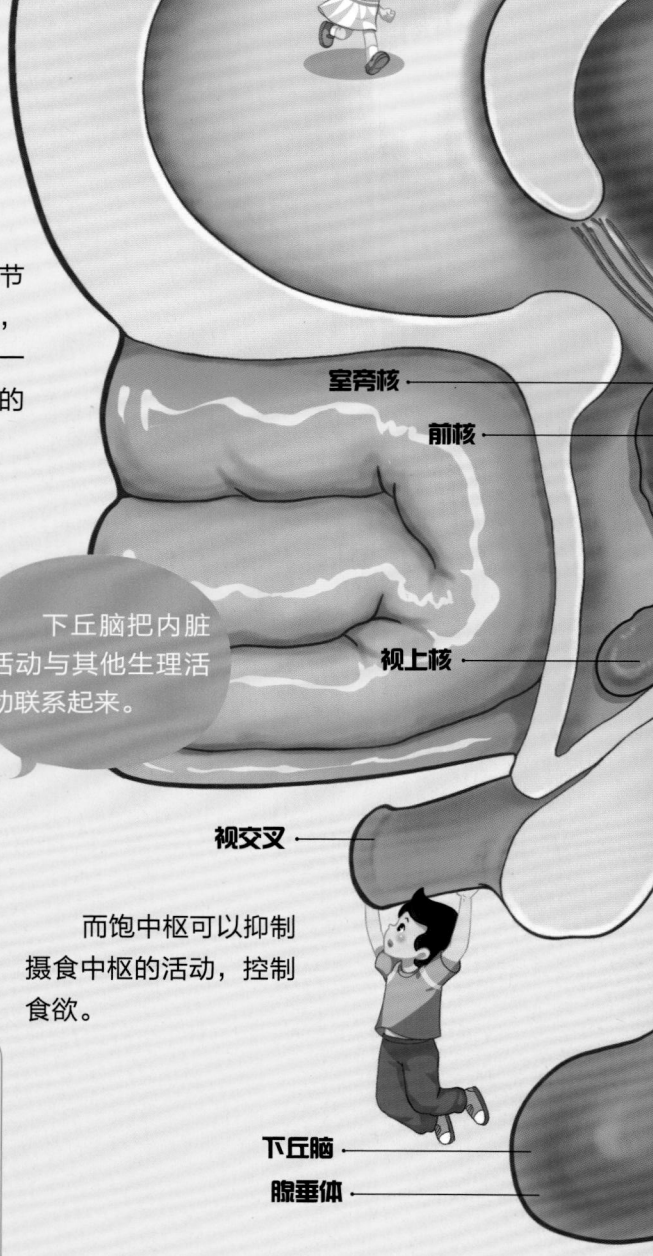

室旁核

前核

视上核

下丘脑把内脏活动与其他生理活动联系起来。

视交叉

而饱中枢可以抑制摄食中枢的活动，控制食欲。

下丘脑

腺垂体

冬天易发胖的原因

冬天是一年四季中最冷的季节，户外运动相应减少，人们的饮食结构也发生了改变。为了保持恒定的体温，体表血管收缩减少体内热量的散发，人们会选择高脂肪、高蛋白的食物，这样摄入的热量就明显超过了消耗的热量，冬天吃太多，体内热量相对过盛，多余的热量就会转化成脂肪贮存起来，从而导致人体发胖。

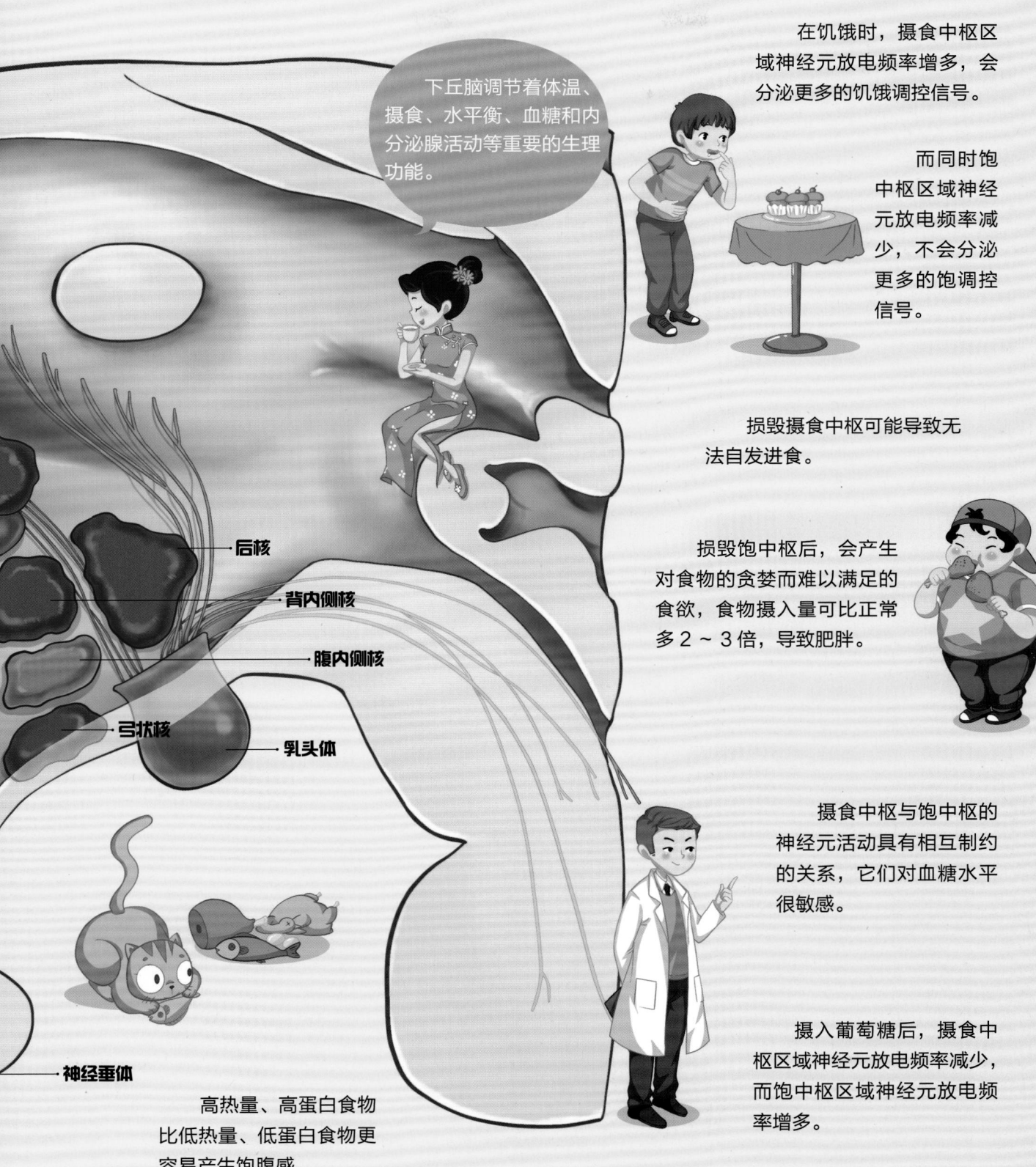

下丘脑调节着体温、摄食、水平衡、血糖和内分泌腺活动等重要的生理功能。

在饥饿时，摄食中枢区域神经元放电频率增多，会分泌更多的饥饿调控信号。

而同时饱中枢区域神经元放电频率减少，不会分泌更多的饱调控信号。

损毁摄食中枢可能导致无法自发进食。

损毁饱中枢后，会产生对食物的贪婪而难以满足的食欲，食物摄入量可比正常多 2～3 倍，导致肥胖。

摄食中枢与饱中枢的神经元活动具有相互制约的关系，它们对血糖水平很敏感。

摄入葡萄糖后，摄食中枢区域神经元放电频率减少，而饱中枢区域神经元放电频率增多。

后核

背内侧核

腹内侧核

弓状核

乳头体

神经垂体

高热量、高蛋白食物比低热量、低蛋白食物更容易产生饱腹感。

79

神奇的人体生物钟

清晨六点，大家还沉浸在梦乡时，妈妈就已经醒了，她起床开始做早餐。妈妈一向很自律，即使不定闹钟，也能早早起床。妹妹很好奇这是什么原因，爸爸说这是人体生物钟起的作用。妹妹便带着水萌萌，和爸爸一起来到妈妈的下丘脑，探索人体生物钟背后的秘密！

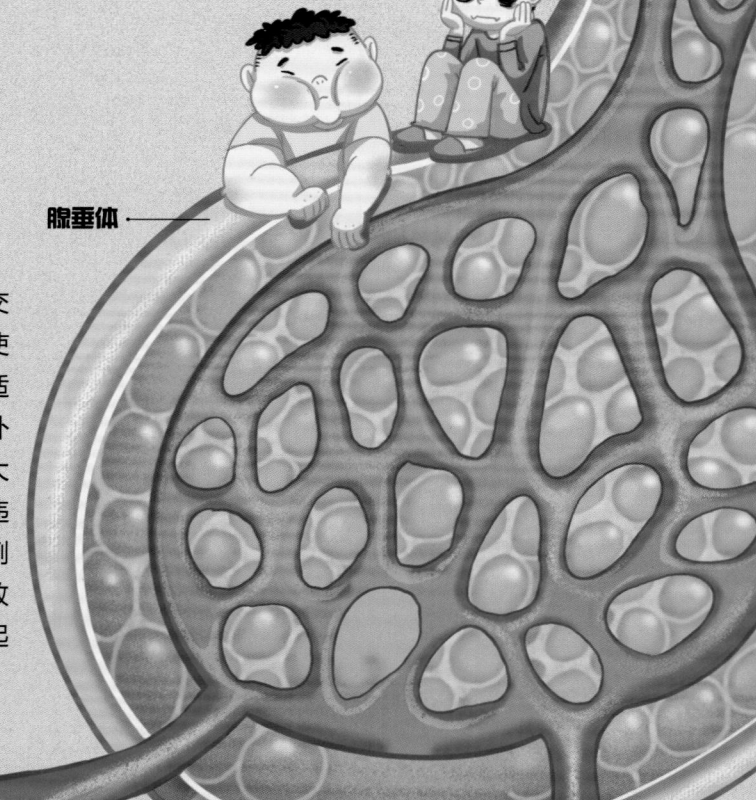

下丘脑的重量只占大脑的0.3%，只有4g，和一支粉笔的重量差不多。

视上核的下丘脑神经元

下丘脑视交叉上核：控制生物钟的中枢结构。

下丘脑调节内脏活动和内分泌活动，能控制体温、摄水、摄食、情绪等一系列生命活动。

视交叉

下丘脑中的"视交叉上核"是人体脑内主要控制昼夜节律调节系统的中枢结构。

腺垂体

下丘脑视交叉上核的调节使体内环境以合适的时间顺序对外部环境作出最大的适应。如果违背作息规律，例如熬夜就会导致生物钟紊乱引起失眠、肥胖。

生物钟

"生物钟"又称生理钟，它是生物体内一种无形的时钟，是生物体生命活动的内在节律性。地球上所有动物都受生物钟的影响，从白天到夜晚的一天24小时睡眠、清醒和饮食都在生物钟的作用下有规律地进行。

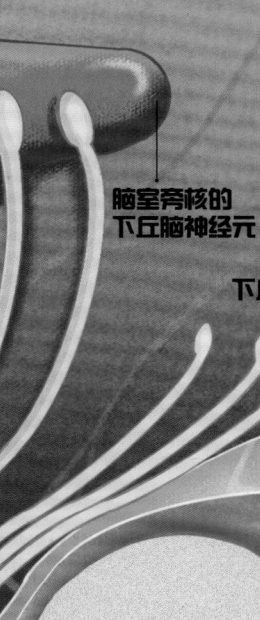

脑室旁核的
下丘脑神经元

下丘脑腹侧神经元

下丘脑

根据生物钟，
23：00～次日2：00
是黄金睡眠时间。

从人的出生到
死亡，生物钟的节
律现象贯穿始终。

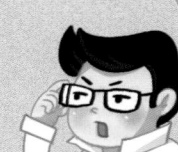

视交叉上核是
下丘脑中大脑的一
个微小区域，位于
视交叉的正上方。

神经垂体

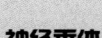

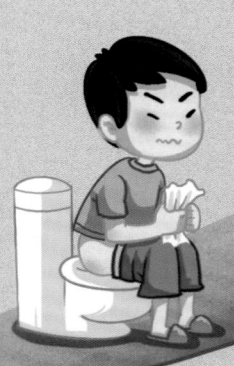

视交叉上核产生的神经元
和激素活动在24小时内调节
许多不同的身体功能。

一日三餐、睡眠、生
理排便，这些都受下丘脑
视交叉上核的控制。

视觉

　　睁开眼，看见世界。闭上眼，一片漆黑。我们对视觉的产生很感兴趣，眼睛是心灵的窗户，它是重要的视觉器官。眼睛也是我们"看到"东西的第一站。今天我们将进入妈妈的眼睛，来到视觉"传达室"，了解"看"的秘密。

眼睛是对光进行检测、定位和分析的特殊器官。

人类的视觉感知过程始于眼睛。

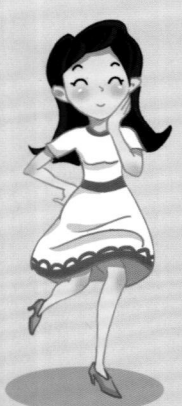

晶状体

瞳孔

角膜

虹膜

角膜是眼球最前面的凸形高度透明物质，为圆盘状结构。

悬韧带

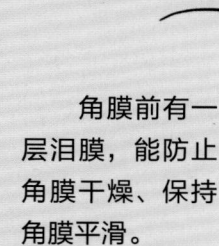

视觉器官

　　视觉器官是人和动物利用光的作用感知外界事物的器官。光作用于视觉器官，使其感受细胞兴奋，其信息经视觉神经系统加工后便产生视觉。通过视觉，人和动物感知外界物体的大小、明暗、颜色、动静，获得对机体生存具有重要意义的各种信息。

角膜前有一层泪膜，能防止角膜干燥、保持角膜平滑。

泪囊

眼睛具有两个基本功能：其一是经眼睛的光学系统在眼底形成外部世界的物像；其二是视网膜又将物像反射的光能转换并加工成神经信号，由视神经将信号传入视觉中枢进行进一步的处理并形成视觉认知。

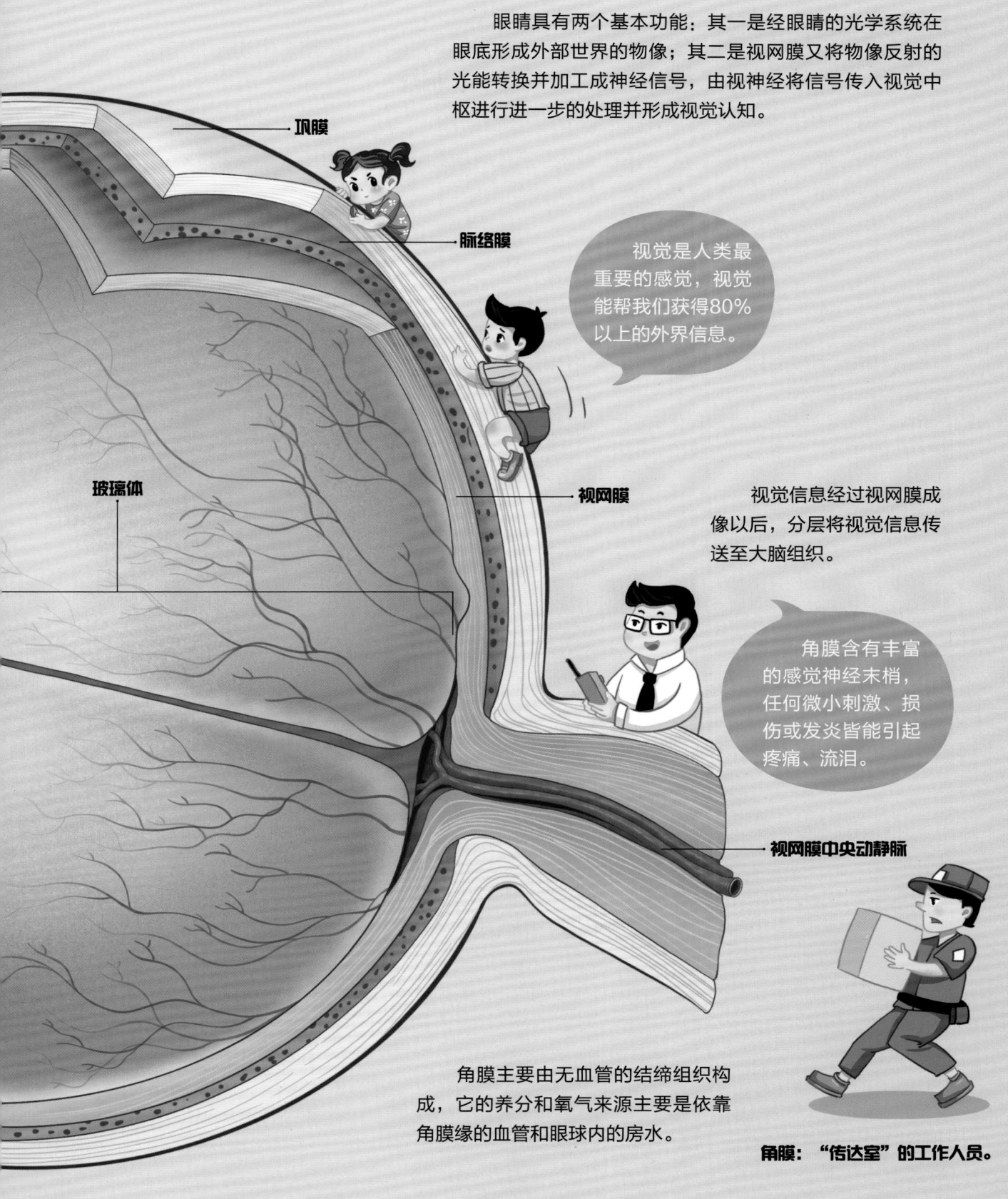

巩膜

脉络膜

玻璃体

视网膜

视网膜中央动静脉

视觉是人类最重要的感觉，视觉能帮我们获得80%以上的外界信息。

视觉信息经过视网膜成像以后，分层将视觉信息传送至大脑组织。

角膜含有丰富的感觉神经末梢，任何微小刺激、损伤或发炎皆能引起疼痛、流泪。

角膜主要由无血管的结缔组织构成，它的养分和氧气来源主要是依靠角膜缘的血管和眼球内的房水。

角膜："传达室"的工作人员。

绚烂多彩的眼睛

爸爸的眼睛总是明亮又有神，我从他的眼睛里读懂爸爸想要表达的情绪。今天我们来到了爸爸的眼睛，爸爸的眼睛黑白分明，这也是黄种人的身体特征之一。为什么爸爸的眼睛是黑色的，外国人的眼睛是蓝色的呢？眼睛的颜色由什么决定呢？

人的眼球有大约 1/6 的部位裸露在空气中，通常我们俗称眼白和眼珠，眼白的学名为巩膜，是白色的，所以眼睛的不同颜色主要表现在眼珠上，眼珠位于眼球的中前部位，由角膜、虹膜和瞳孔组成。

头发中也存在黑色素哦！

角膜

由于角膜是无色透明的，所以眼珠的颜色主要来源于虹膜，虹膜为一圆盘状膜，自睫状肌伸展到晶状体前面。

巩膜

虹膜的主要功能是根据外界光线强弱，使瞳孔放大和缩小，调节射入眼内的光线，以保证视网膜成像清晰。

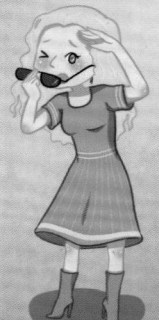

睫状体

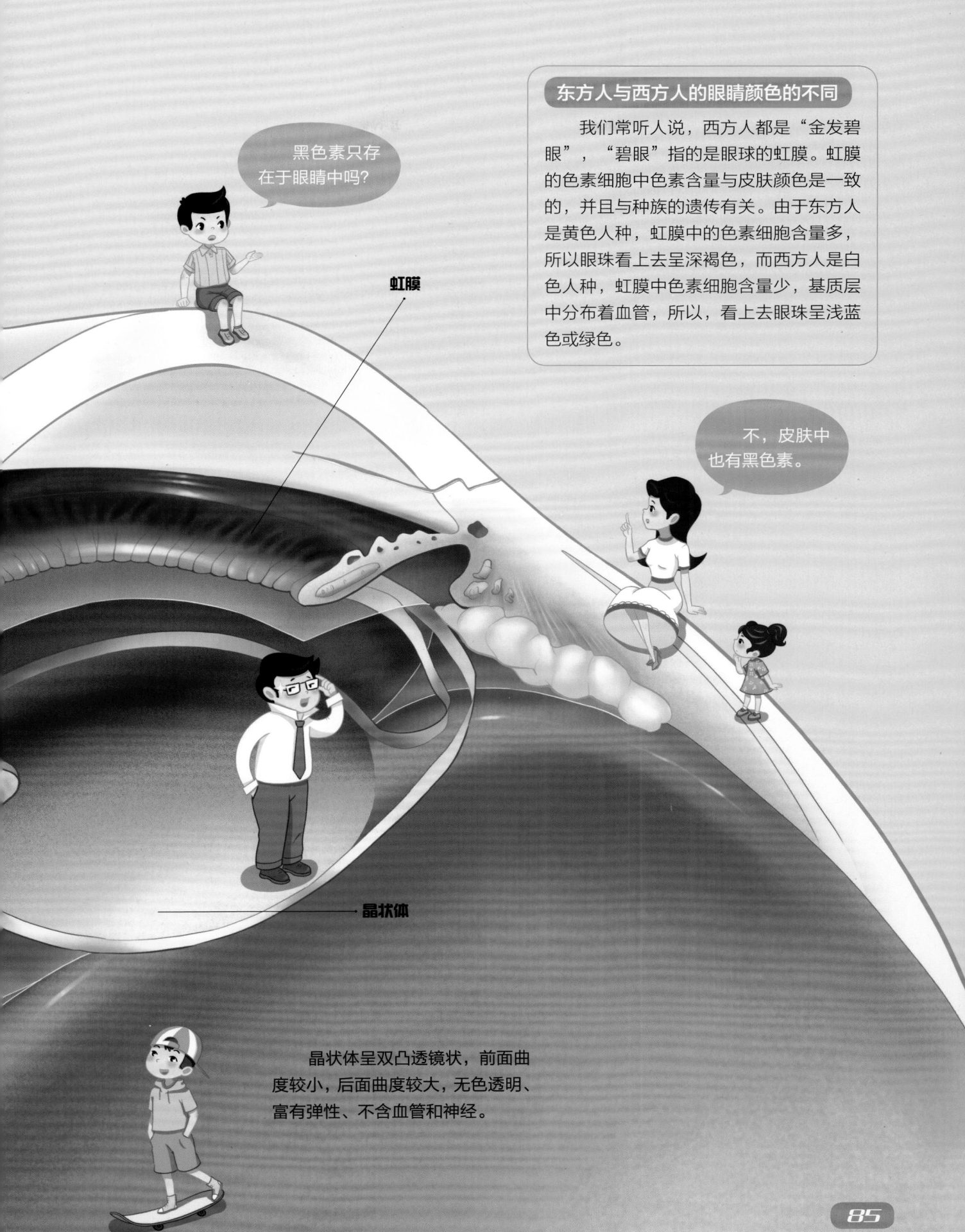

不由分说的错觉

这天，爸爸准备向哥哥科普错觉的概念。爸爸播放了一组静止的图片，哥哥看到这些图片后，竟然认为这些图片都在动。然后爸爸又为哥哥播放了一张火车行驶中的动图，让哥哥判断火车是在前进还是后退，哥哥盯着动图看了很久，不能轻易下定论。哥哥很好奇，错觉是怎么产生的。

视错觉可以应用在室内设计中，室内摆放镜子能让空间在视觉上变大。

视神经

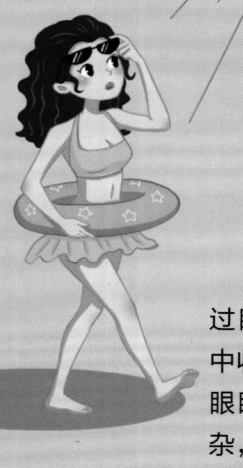

我们的大脑通过眼睛从周围环境中收集大量的讯息。眼睛的结构比较复杂，主要是通过接收光线来看到物体。

光线又通过角膜、晶状体的折射汇聚到视网膜上，当视网膜上的感光细胞探测到光线后，它就会沿着视神经将光信号转换为神经电流向大脑发送讯息。

眼见为实

眼睛是我们信赖的感知器官之一，但是眼睛有时也会欺骗我们，亲眼见到的东西不一定真实。比如我们常认为，早上起床看到的太阳比中午的太阳更大一些。实际上，这两者是一样大的，只因为早上起来的太阳离我们更近，这种距离让我们产生了错觉，错觉是一种视觉误差。

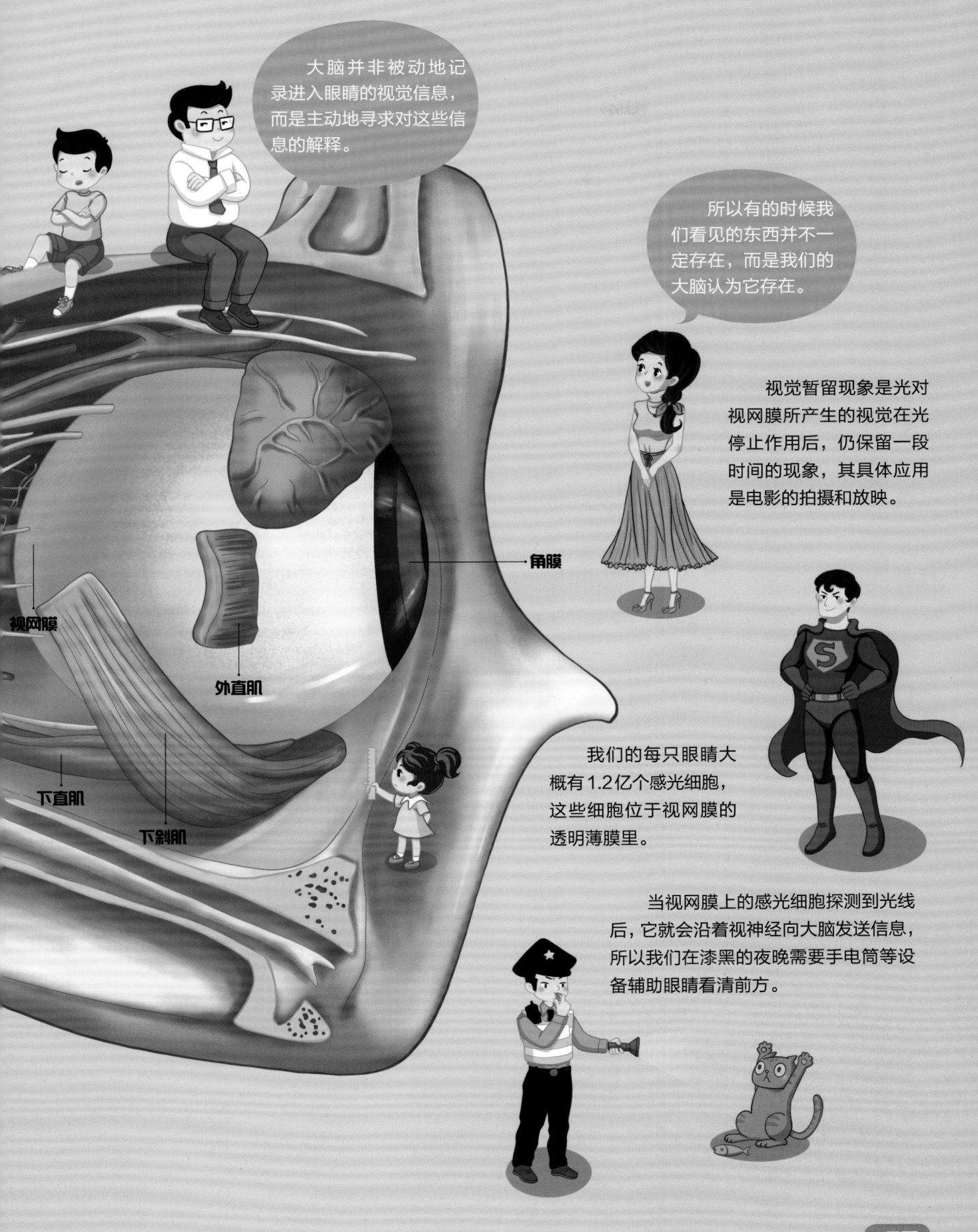

视网膜

外直肌

下直肌

下斜肌

角膜

听觉

　　妈妈坐在沙发上看电视，电视中的歌手正在深情地唱歌。妈妈听得如痴如醉，时不时地跟着唱两句。爸爸拉着妹妹来到了妈妈的耳朵里，想要了解听觉的秘密。

听觉是由耳、听神经和听觉中枢的共同活动来完成的。

　　耳是听觉的外周感受器官，由外耳、中耳和内耳耳蜗组成；外耳和中耳是传音系统，内耳是感音系统。

定期清理外耳道的耳垢，以免堵塞影响听力。

外耳 ——— **耳郭** ———

——— **外耳道** ———

　　我们的外耳包括耳郭和外耳道。耳郭可以收集声音的振动，而外耳道就是声音的传递通道。

我们靠什么来"听"的

　　耳位于眼睛后面，它具有辨别振动的功能。声波是一种振动波，它在空气中传播被耳接收到后，听神经将声音转换为神经信号，然后传给大脑。在大脑中，这些信号又被翻译成我们可以理解的词语、音乐和其他声音。

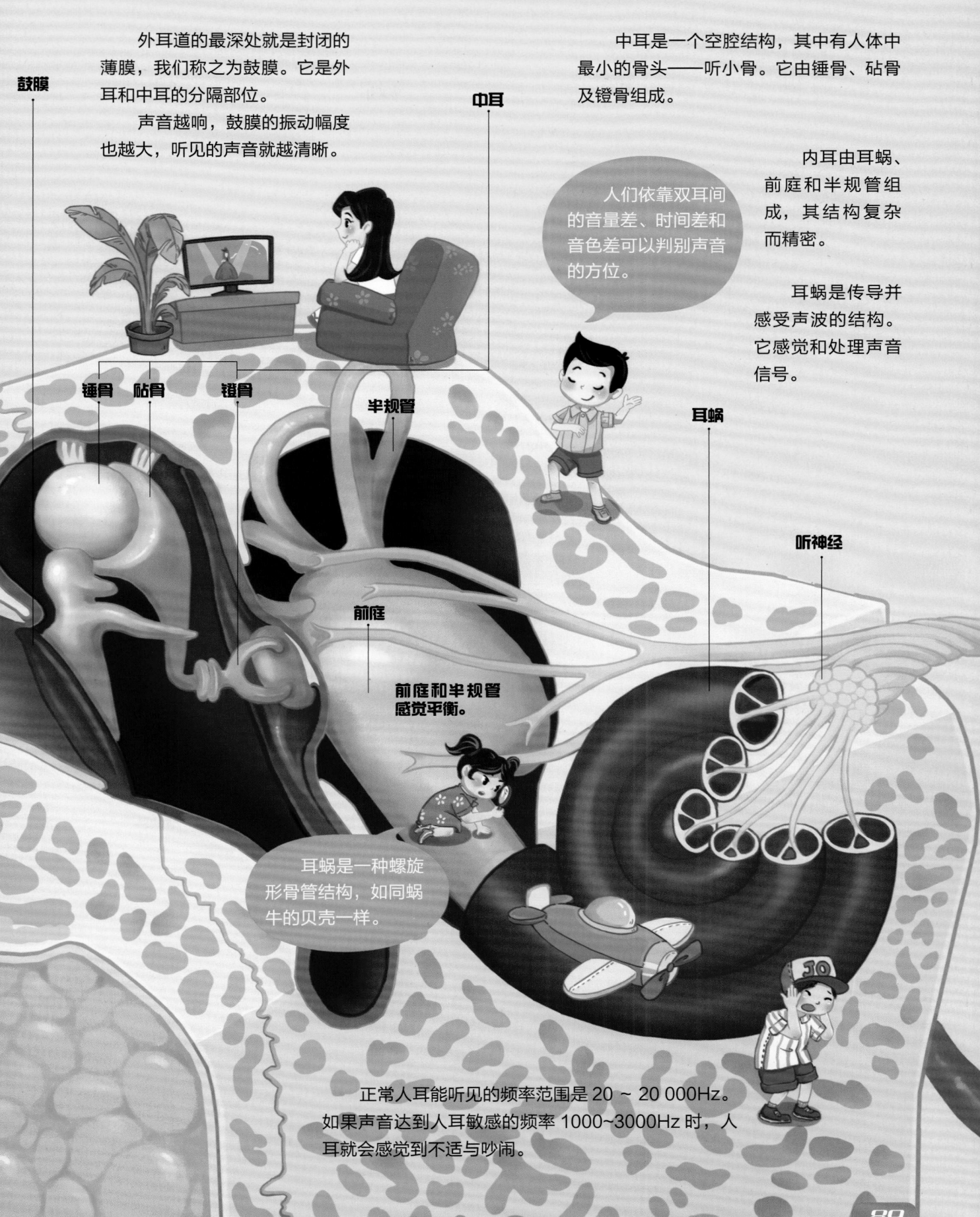

外耳道的最深处就是封闭的薄膜，我们称之为鼓膜。它是外耳和中耳的分隔部位。

声音越响，鼓膜的振动幅度也越大，听见的声音就越清晰。

中耳是一个空腔结构，其中有人体中最小的骨头——听小骨。它由锤骨、砧骨及镫骨组成。

内耳由耳蜗、前庭和半规管组成，其结构复杂而精密。

耳蜗是传导并感受声波的结构。它感觉和处理声音信号。

人们依靠双耳间的音量差、时间差和音色差可以判别声音的方位。

鼓膜

中耳

锤骨 砧骨 镫骨

半规管

前庭

前庭和半规管感觉平衡。

耳蜗

听神经

耳蜗是一种螺旋形骨管结构，如同蜗牛的贝壳一样。

正常人耳能听见的频率范围是 20 ～ 20 000Hz。如果声音达到人耳敏感的频率 1000~3000Hz 时，人耳就会感觉到不适与吵闹。

半规管

"啪叽！"妹妹平地摔了个大跟头。哥哥听到妹妹的哭声，连忙跑出来扶起妹妹。妹妹起身后在地上四处检查，没找到绊倒自己的"凶手"。哥哥说，可能是因为你失去平衡才会摔跟头的……于是我们决定前往妹妹的耳看一看。

耳不仅是重要的听觉器官，同时也含有位置感受器，能帮助我们保持身体平衡。

除耳蜗外，三个半规管、椭圆囊和球囊合称前庭器官。

半规管是维持平衡和控制姿势的内耳感受装置。

半规管是维持姿势和平衡有关的内耳感受装置。

前半规管

半规管：身体平衡器。

后半规管

外侧半规管

半规管由前半规管、后半规管和外侧半规管组成，并连结内耳与前庭。

为什么会晕车

晕车也称"晕动病"，它与前庭不适应有很大关系。当我们处于运动状态时，前庭会发出运动信号提醒大脑保持平衡，眼睛、肌肉也会向大脑传输信号。我们乘车时，前庭会传递信号给大脑，告知我们正在前进，但眼睛等部位却没有传输信号。大脑因此矛盾，继而混乱，产生晕眩感。

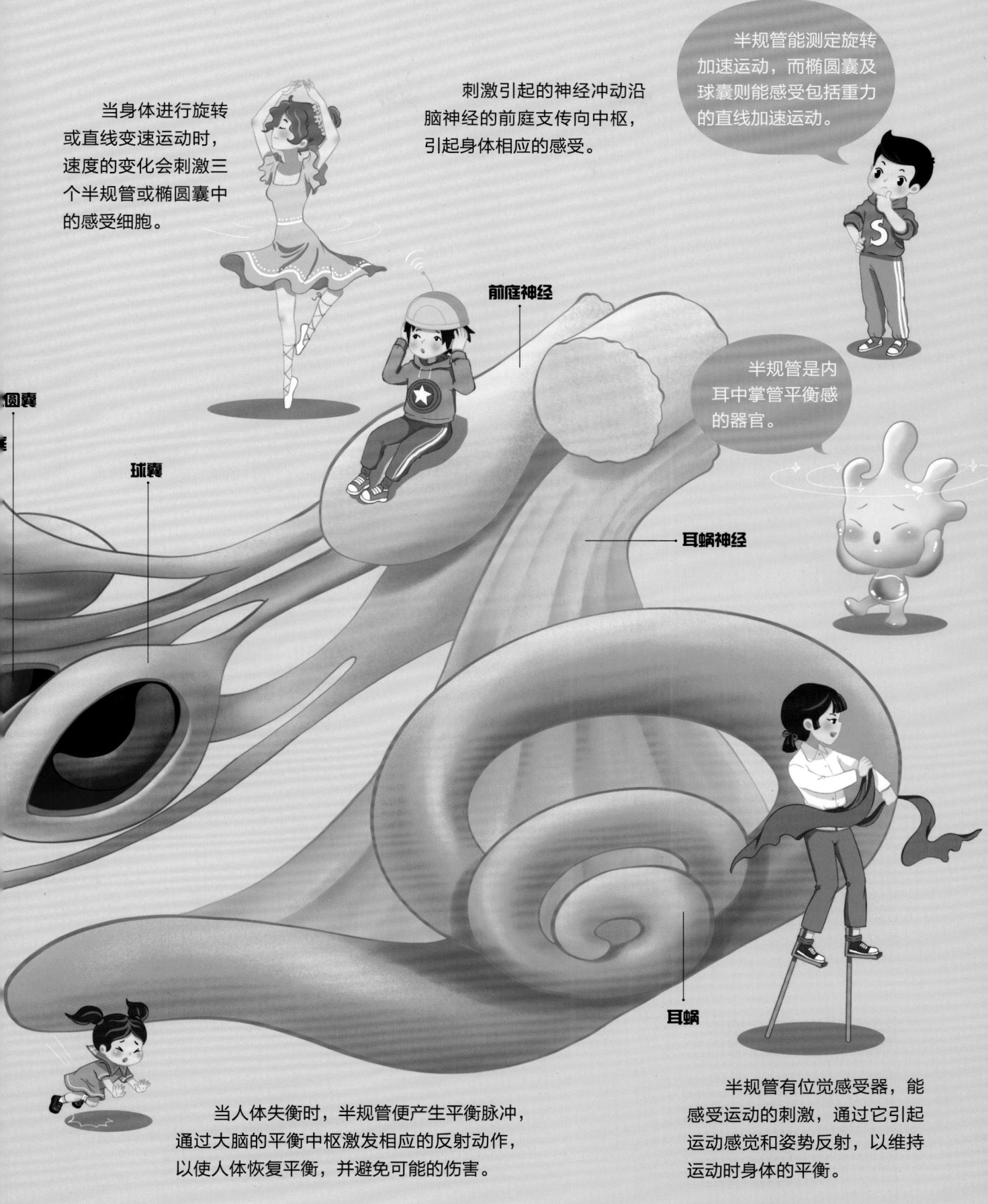

当身体进行旋转或直线变速运动时，速度的变化会刺激三个半规管或椭圆囊中的感受细胞。

刺激引起的神经冲动沿脑神经的前庭支传向中枢，引起身体相应的感受。

半规管能测定旋转加速运动，而椭圆囊及球囊则能感受包括重力的直线加速运动。

半规管是内耳中掌管平衡感的器官。

前庭神经

圆囊

球囊

耳蜗神经

耳蜗

当人体失衡时，半规管便产生平衡脉冲，通过大脑的平衡中枢激发相应的反射动作，以使人体恢复平衡，并避免可能的伤害。

半规管有位觉感受器，能感受运动的刺激，通过它引起运动感觉和姿势反射，以维持运动时身体的平衡。

嗅觉

爸爸打包饭菜回来，妈妈抽动着鼻子闻了闻，肯定地说："这一定是西红柿蛋汤。"打开包装发现，妈妈的猜测很正确。妈妈是依靠西红柿的酸味分辨出来的。为什么妈妈的嗅觉如此灵敏？人能识别多少种气味呢？我们将进入妈妈的嗅觉系统一探究竟。

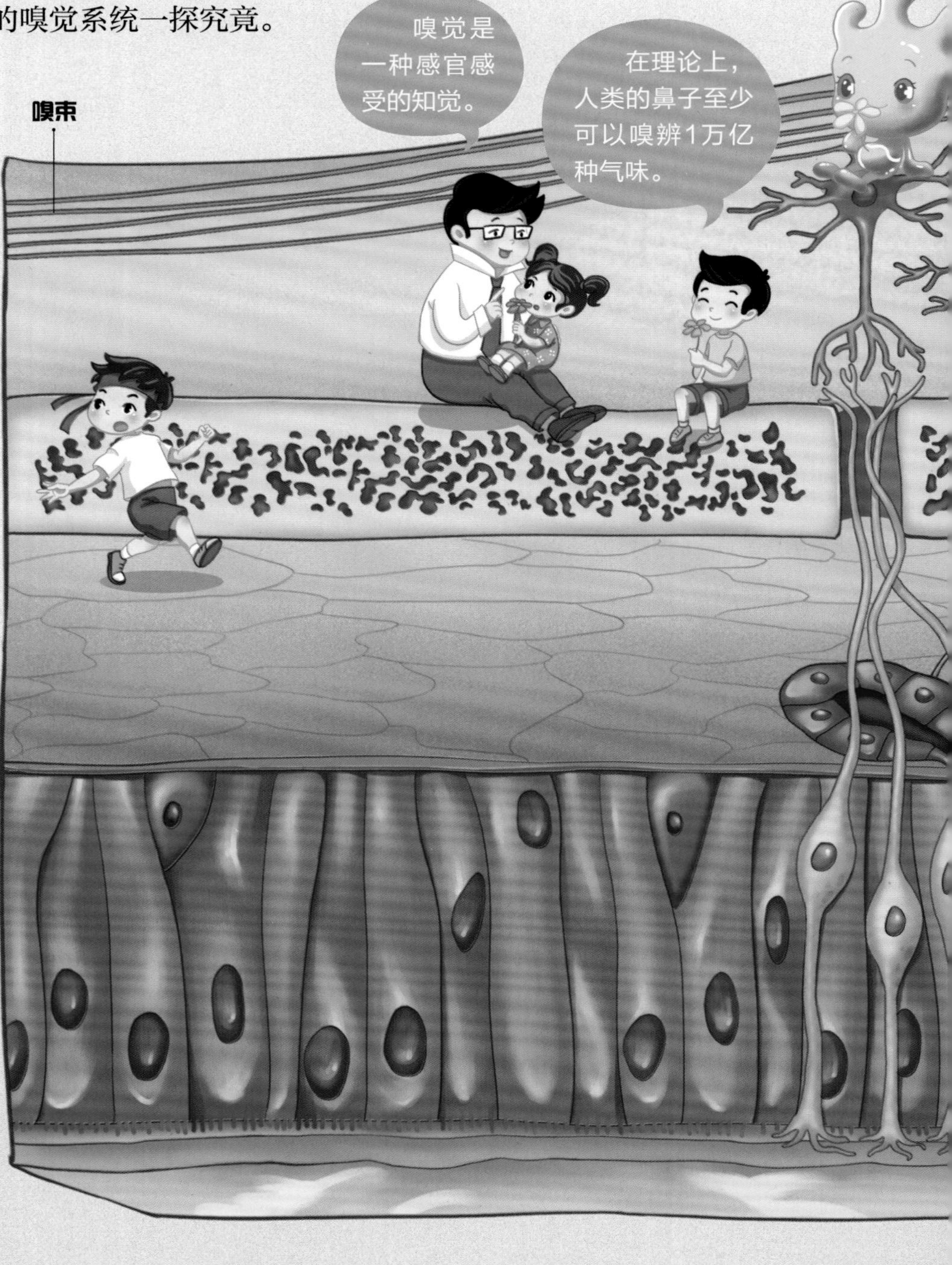

鼻子能闻出各种味道，是因为在鼻腔的内壁，有一块黏膜。

嗅束

嗅神经、嗅球：嗅觉的传播路径"接力赛跑运动员"。

嗅觉是一种感官感受的知觉。

在理论上，人类的鼻子至少可以嗅辨1万亿种气味。

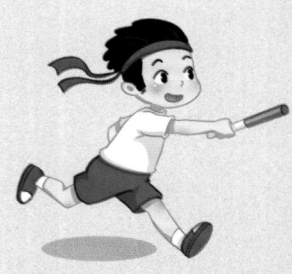

嗅觉和味觉协同活动，对不同的食物做出不同的反应。

神奇的嗅觉系统

嗅觉是一种重要的感觉，它可以引发我们的意识活动。嗅觉系统由嗅神经系统和鼻三叉神经系统构成。空气中的气味分子接触到鼻腔内的嗅觉感受器，嗅觉感受器通过嗅神经把嗅觉冲动传至嗅球，再经嗅三角、前穿质、透明隔传至嗅觉中枢，让我们感受到气味。

嗅球是脊椎动物大脑中一种处理气味信息的机构，人类的嗅球位于大脑内部，是负责嗅觉神经系统的一个关键部分。

位于鼻子中处理气味输入的细胞将信号直接发送到嗅球，然后作为信号传递到大脑其他部分。

具有相同气味受体的细胞信息会聚到同一嗅球。

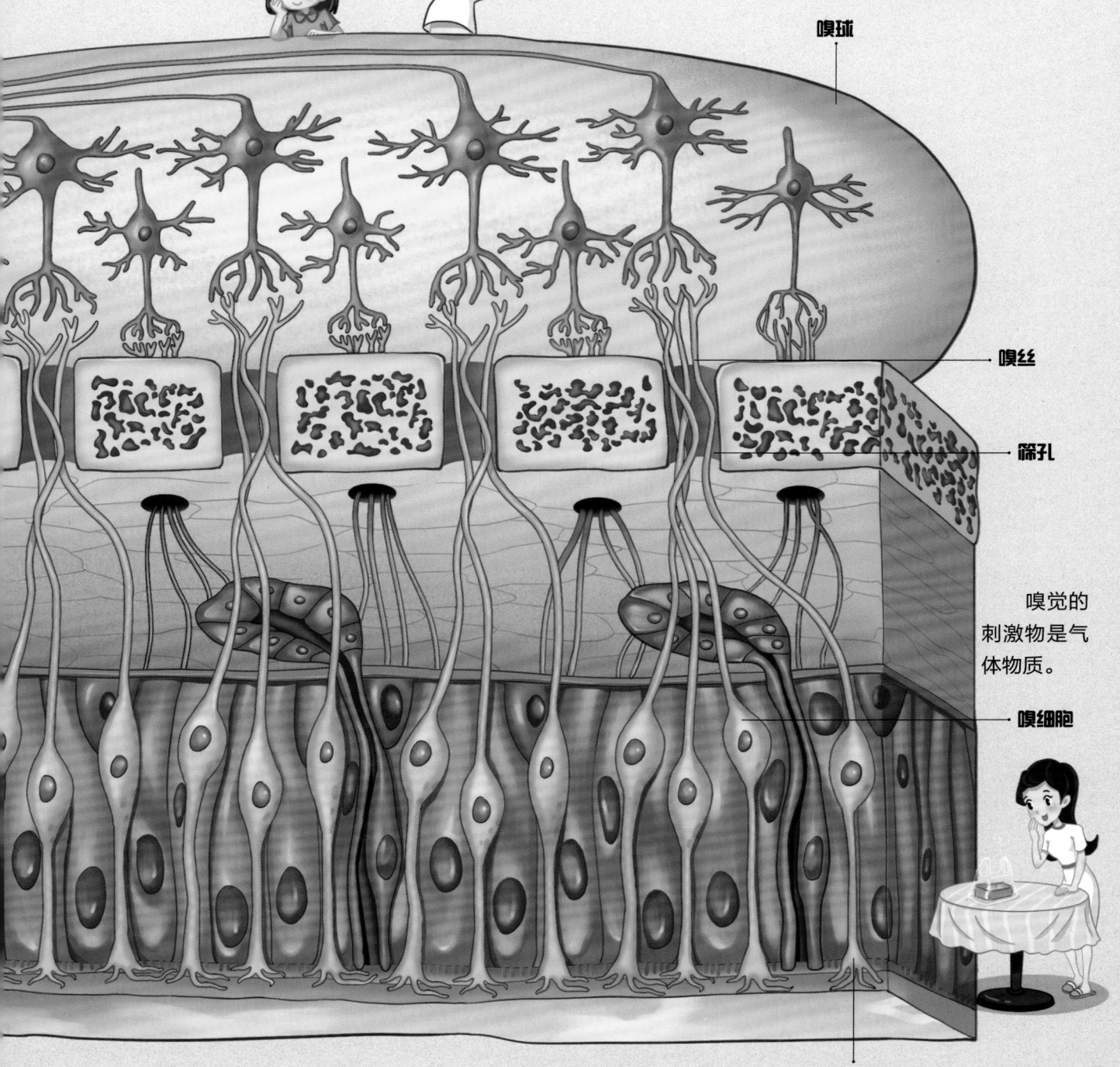

嗅球

嗅丝

筛孔

嗅觉的刺激物是气体物质。

嗅细胞

嗅毛

渴觉的传导

　　哥哥晨跑回来后，他感觉喉咙一直很干，便大口大口地喝水。为什么哥哥会感觉口渴呢？渴觉的产生与水盐平衡有关，大量运动出汗后，身体的水盐失调，将刺激下丘脑的渗透压感受器。下丘脑通过神经传导传递刺激，最终在大脑皮层形成渴觉。我们一起前往哥哥的身体，了解渴觉的传导……

突触是神经元之间在功能上发生联系的部位，也是信息传递的关键部位。

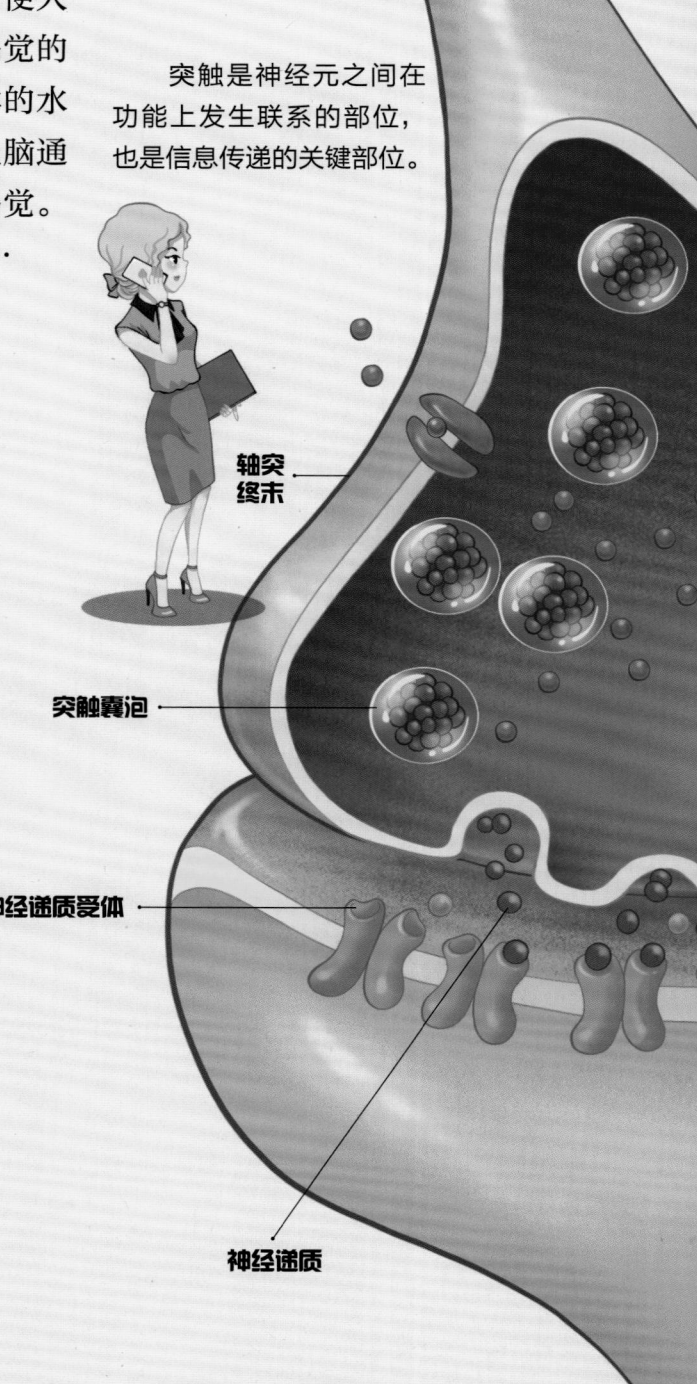

轴突终末

突触囊泡

神经递质受体

神经递质

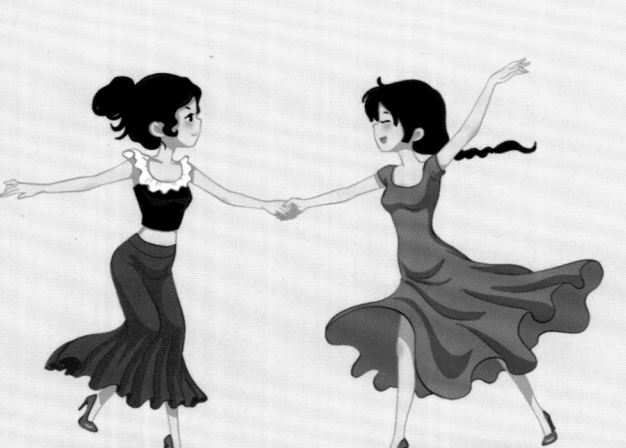

突触间隙：信息的传递通道。

神经传导的"信使"

　　神经系统由大量的神经元构成，这些神经元之间互相接触的部位称为突触。神经递质在突触传递中是担当"信使"的特定化学物质，简称递质。神经递质由突触前膜释放后立即与相应的突触后膜受体结合，传导兴奋。

　　在突触前膜部位的胞浆内，含有许多突触小泡，小泡内含有化学物质，称为神经递质。

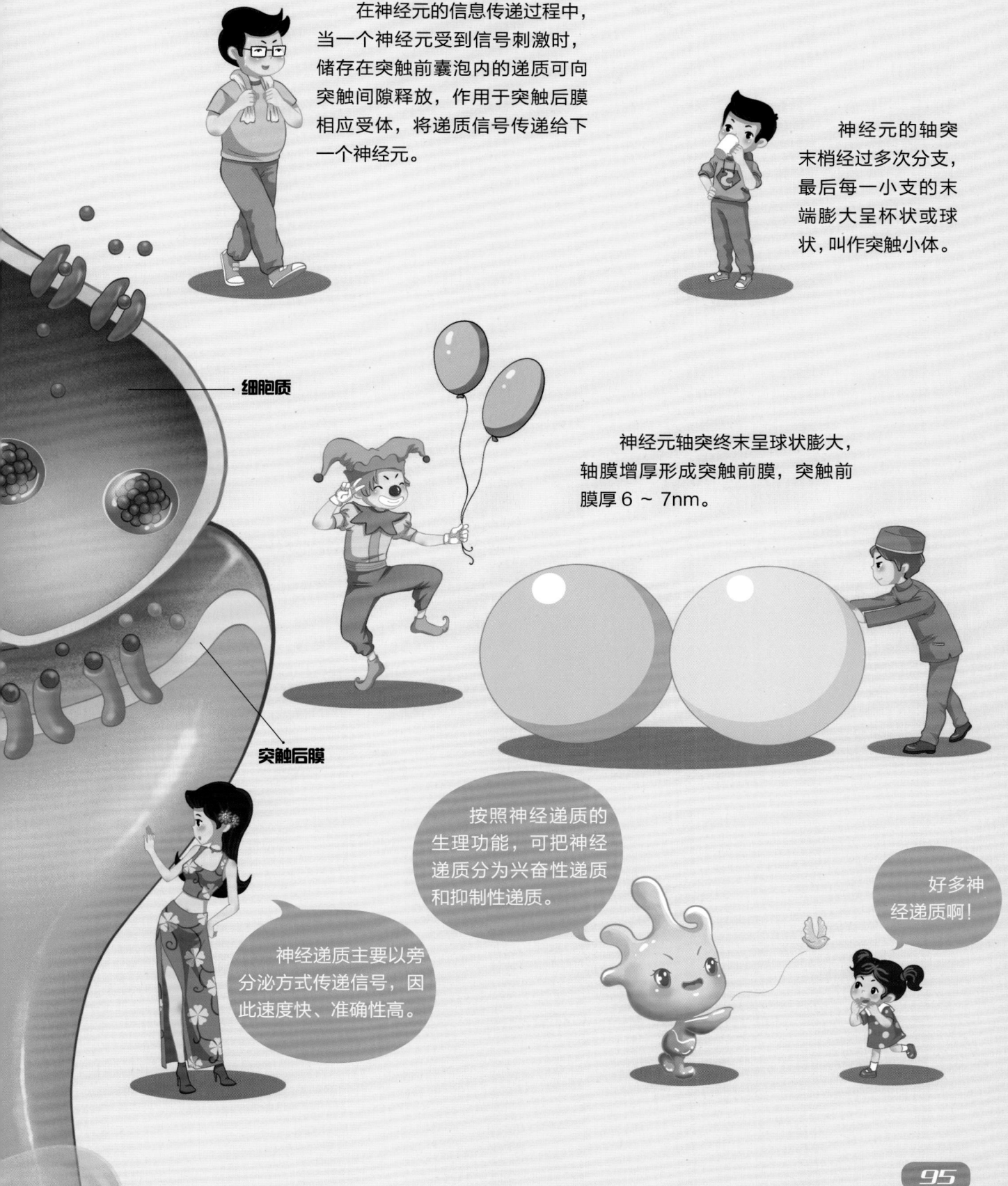

在神经元的信息传递过程中，当一个神经元受到信号刺激时，储存在突触前囊泡内的递质可向突触间隙释放，作用于突触后膜相应受体，将递质信号传递给下一个神经元。

神经元的轴突末梢经过多次分支，最后每一小支的末端膨大呈杯状或球状，叫作突触小体。

细胞质

神经元轴突终末呈球状膨大，轴膜增厚形成突触前膜，突触前膜厚6～7nm。

突触后膜

按照神经递质的生理功能，可把神经递质分为兴奋性递质和抑制性递质。

神经递质主要以旁分泌方式传递信号，因此速度快、准确性高。

好多神经递质啊！

三叉神经

"啊……嚏！"午睡醒来，妹妹一直在打喷嚏。哥哥说，一个喷嚏意味着有人在想妹妹，两个喷嚏意味着有人在骂她。妹妹纠结，一直打喷嚏意味着什么？妈妈说，打喷嚏没有那么多寓意，单纯是因为鼻黏膜受到外物刺激，然后三叉神经传导信号给肺部肌肉，才产生喷嚏。

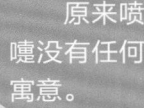

原来喷嚏没有任何寓意。

打喷嚏是由鼻黏膜传入三叉神经末梢的激活引起的。

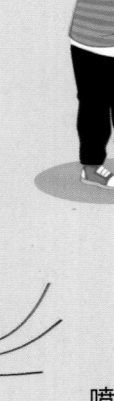

研究表明，一个喷嚏的最大气流速度与 15 级风相当。

神奇的喷嚏

"打喷嚏"是一种常见的生理现象。在过去，人们常将打喷嚏这一现象与迷信联系起来。事实上，打喷嚏没有任何迷信的寓意，它的本质是一种神经反射，主要由三叉神经、肺部呼吸肌来参与。这是机体的一种防御性表现，它会通过猛烈排气将异物"喷"出去。

打喷嚏可分为两个阶段：第一阶段是因化学或物理刺激鼻黏膜后引起的鼻腔敏感期；第二阶段是神经信号传出或呼吸阶段。

三叉神经是面部最粗大的神经，它参与了"打喷嚏"的神经反射。

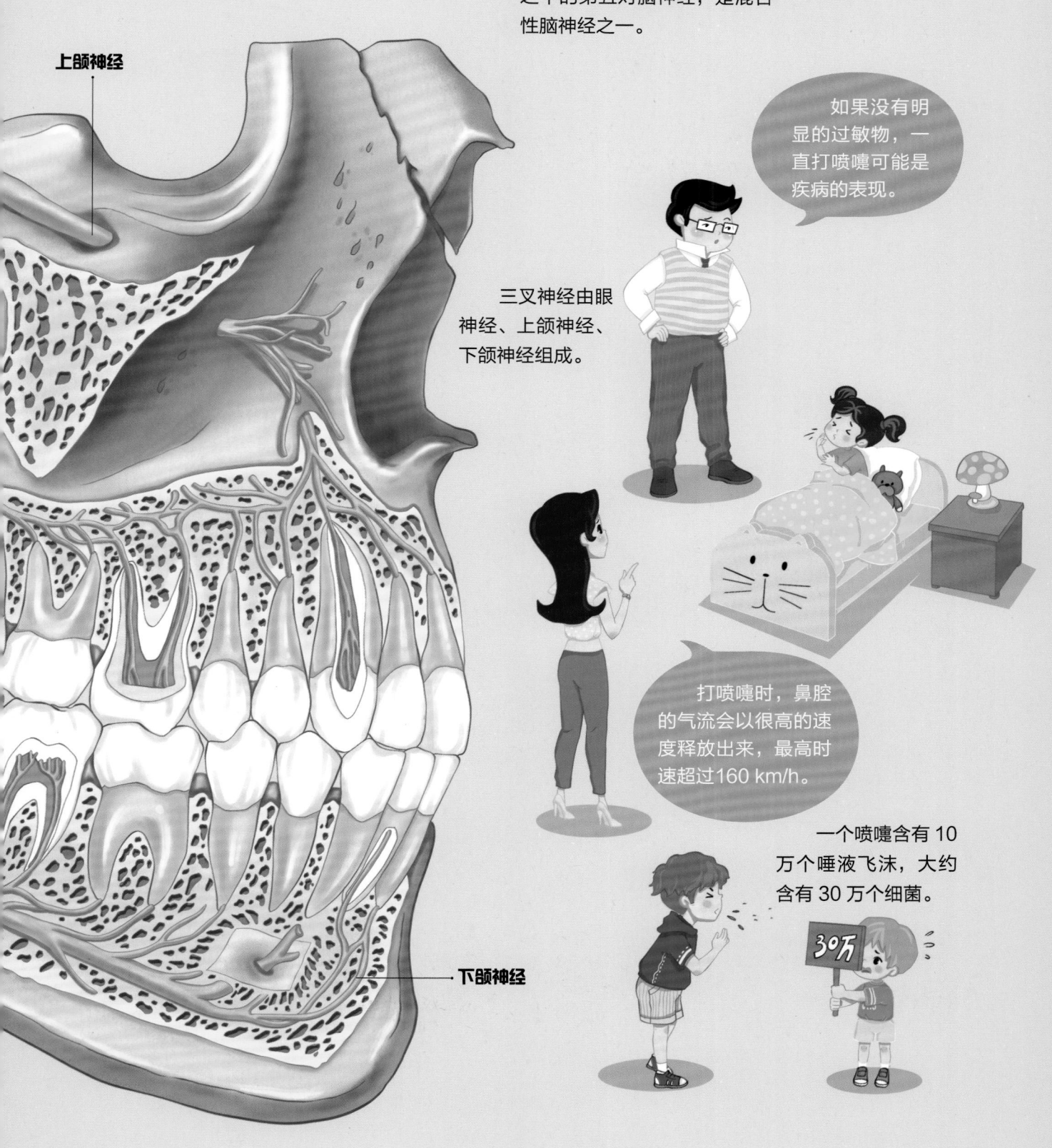

上颌神经

三叉神经是十二对脑神经之中的第五对脑神经，是混合性脑神经之一。

如果没有明显的过敏物，一直打喷嚏可能是疾病的表现。

三叉神经由眼神经、上颌神经、下颌神经组成。

打喷嚏时，鼻腔的气流会以很高的速度释放出来，最高时速超过160 km/h。

一个喷嚏含有10万个唾液飞沫，大约含有30万个细菌。

下颌神经

自主神经

　　哥哥运动后，感觉浑身发热，为了能够凉快，哥哥打开了电风扇。电风扇对着哥哥"呼呼呼"地吹着，哥哥觉得越来越冷，身上甚至起了一层鸡皮疙瘩。我们看着哥哥皮肤上的鸡皮疙瘩，非常好奇，鸡皮疙瘩的形成原理是什么呢？

自主神经由交感神经和副交感神经组成，能支配和调节机体各器官。

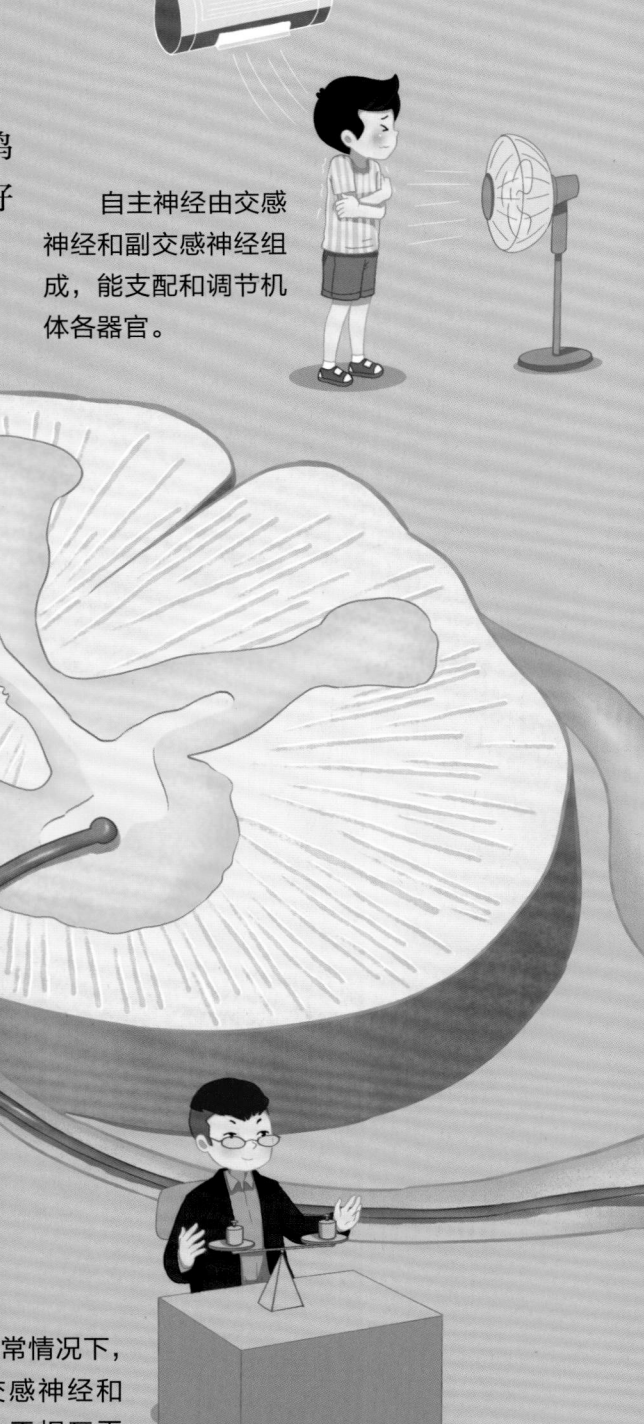

中枢神经

自主神经有什么作用呢？

自主神经主要是控制"应激"及"应急"反应。

人体在正常情况下，功能相反的交感神经和副交感神经处于相互平衡制约中。

自主神经是什么

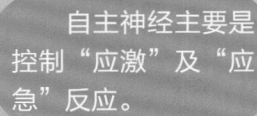

　　自主神经是人体的末梢神经，这些神经由躯体神经分化而来，虽然也受大脑的支配，但并不受人体主观意识的控制。比如遇到冷空气时出现的鸡皮疙瘩和紧张的时候手心出汗，这些现象都受到自主神经的控制。

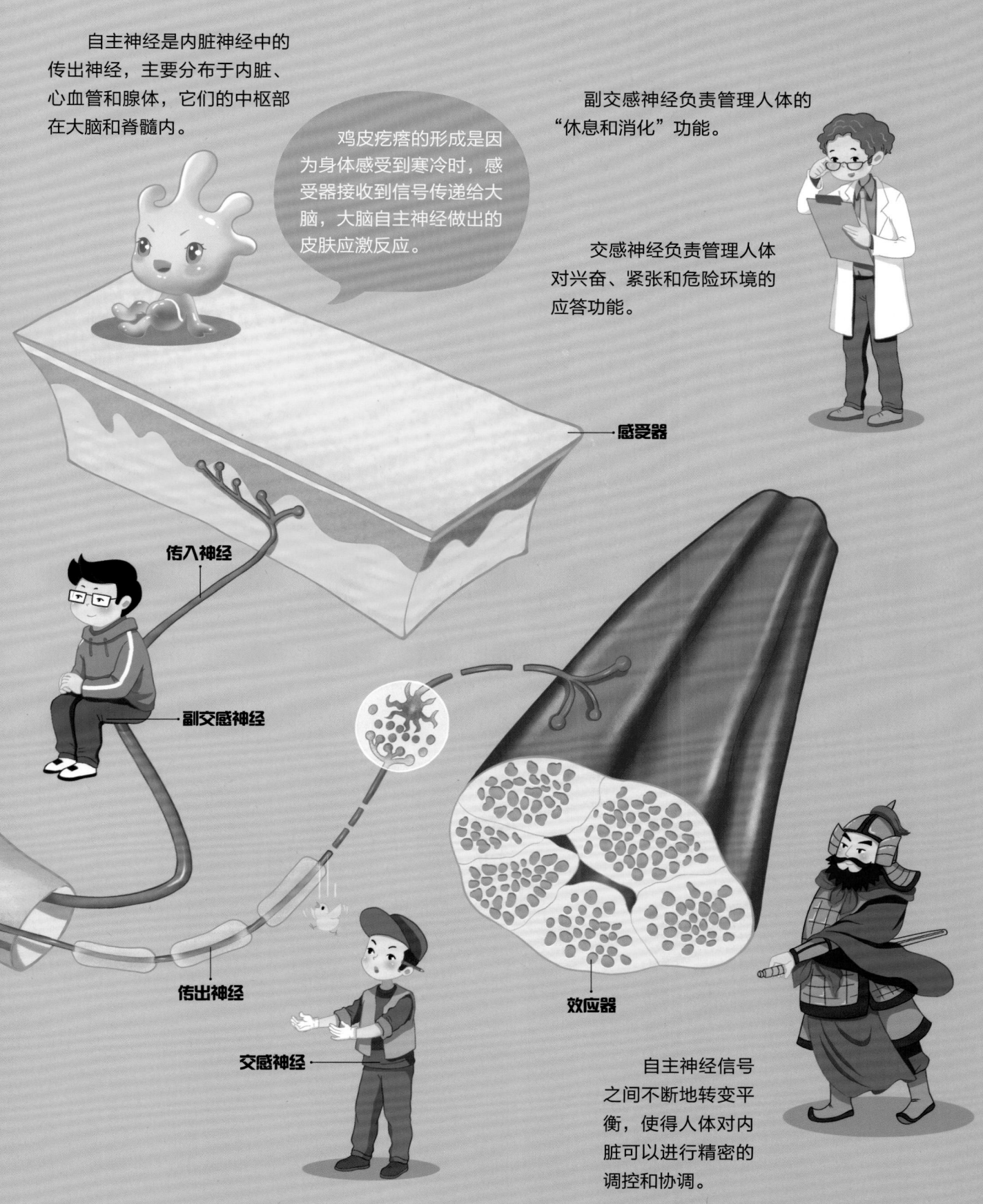

自主神经是内脏神经中的传出神经，主要分布于内脏、心血管和腺体，它们的中枢部在大脑和脊髓内。

鸡皮疙瘩的形成是因为身体感受到寒冷时，感受器接收到信号传递给大脑，大脑自主神经做出的皮肤应激反应。

副交感神经负责管理人体的"休息和消化"功能。

交感神经负责管理人体对兴奋、紧张和危险环境的应答功能。

感受器

传入神经

副交感神经

传出神经

交感神经

效应器

自主神经信号之间不断地转变平衡，使得人体对内脏可以进行精密的调控和协调。

99

脊髓与脊神经

收拾完早餐餐具后，妈妈总要练习一会儿瑜伽。瑜伽的姿势变化很多，时而匍匐在地上，时而盘坐，时而将身体直立起来。爸爸跑过来也学起妈妈的动作。妈妈说："瑜伽是一种柔韧性强的运动，初学者没有经过专业的带教，容易在一些动作之中损伤到脊髓，医学上叫作过伸性损伤。"妹妹好奇地问："脊髓有什么作用呢？"水萌萌带着爸爸和妹妹一起进入了妈妈的脊髓，准备一探究竟。

人体所做的各种主动动作以及思维意识，主要是受大脑皮层的调控，并由脊髓传导给身体。

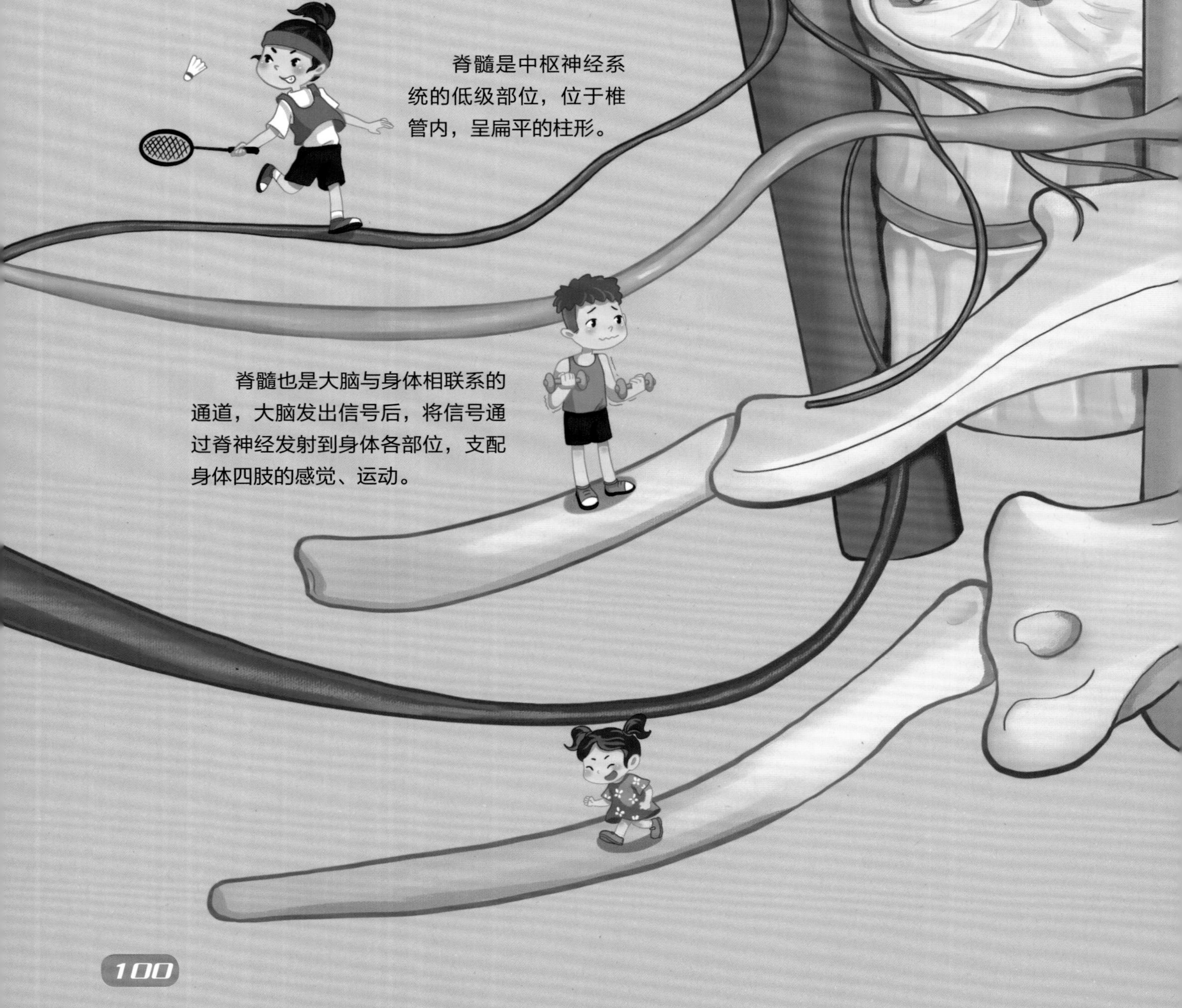

脊髓是中枢神经系统的低级部位，位于椎管内，呈扁平的柱形。

脊髓也是大脑与身体相联系的通道，大脑发出信号后，将信号通过脊神经发射到身体各部位，支配身体四肢的感觉、运动。

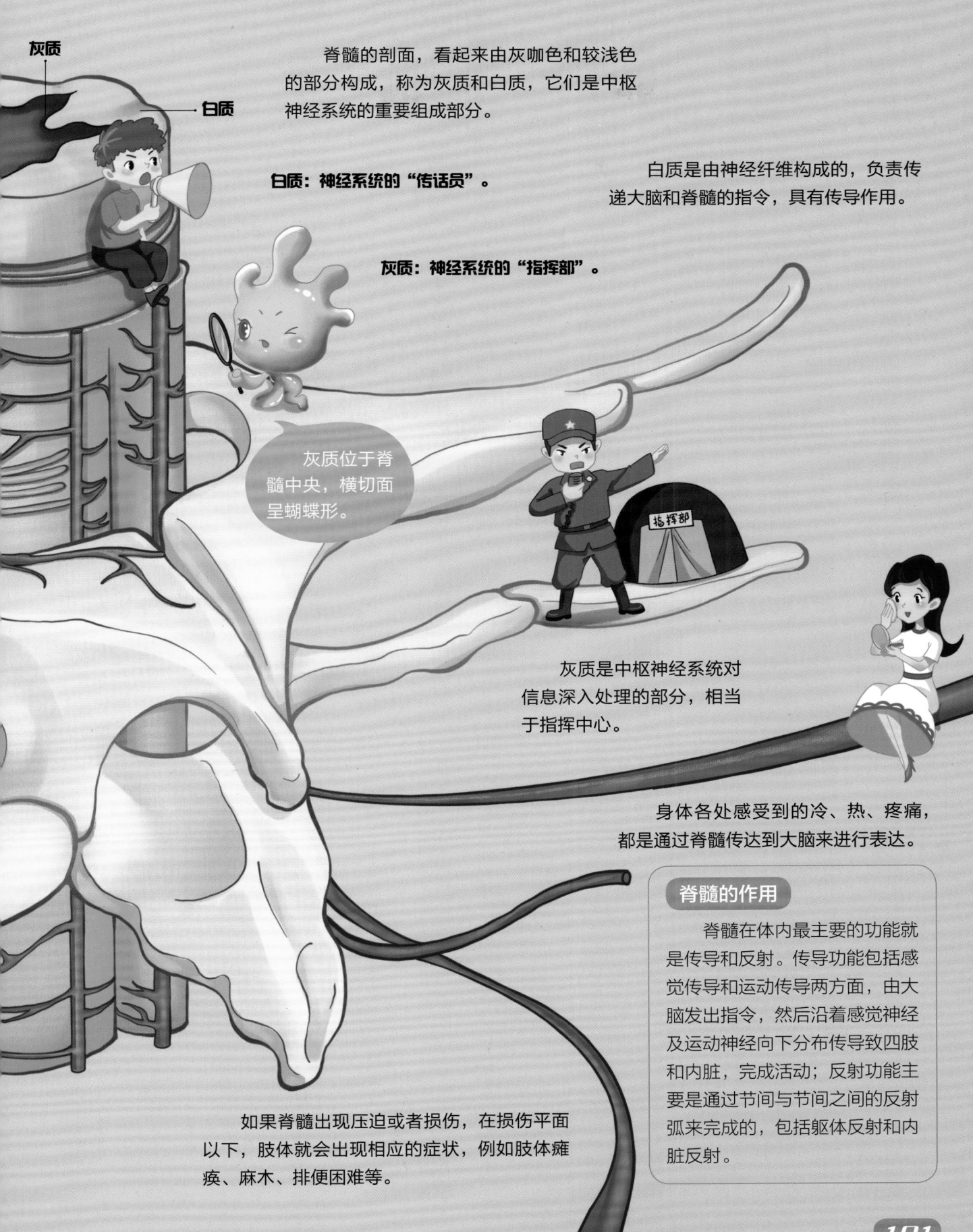

灰质

白质

脊髓的剖面，看起来由灰咖色和较浅色的部分构成，称为灰质和白质，它们是中枢神经系统的重要组成部分。

白质：神经系统的"传话员"。

灰质：神经系统的"指挥部"。

白质是由神经纤维构成的，负责传递大脑和脊髓的指令，具有传导作用。

灰质位于脊髓中央，横切面呈蝴蝶形。

指挥部

灰质是中枢神经系统对信息深入处理的部分，相当于指挥中心。

身体各处感受到的冷、热、疼痛，都是通过脊髓传达到大脑来进行表达。

脊髓的作用

脊髓在体内最主要的功能就是传导和反射。传导功能包括感觉传导和运动传导两方面，由大脑发出指令，然后沿着感觉神经及运动神经向下分布传导致四肢和内脏，完成活动；反射功能主要是通过节间与节间之间的反射弧来完成的，包括躯体反射和内脏反射。

如果脊髓出现压迫或者损伤，在损伤平面以下，肢体就会出现相应的症状，例如肢体瘫痪、麻木、排便困难等。

腋神经

爸爸和哥哥玩游戏，输了的人要接受挠痒痒惩罚，哥哥不小心输掉了比赛。很快就被爸爸"攻击"腋窝，哥哥笑得上气不接下气。哥哥试着自己用手指抓一下刚刚的"笑穴"，但却无法让自己笑出来。这是为什么呢？为什么挠自己不痒，被别人挠一下就痒得不行？

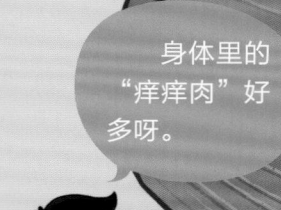

痒痒肉是指腋下、手心、脚底等怕痒的地方。

正中神经

腋动脉

腋窝普遍是人们最怕痒的身体区域，当腋下被别人触碰到时会产生瘙痒感引人发笑。

身体里的"痒痒肉"好多呀。

人体的腋窝处分布着腋神经，腋神经能直接与脑神经相连，因而腋窝对外界的刺激很敏感！

为什么挠自己不痒

世界上有两种痒，可简称为K痒痒和G痒痒。K痒痒的感觉像手指轻微地抚摸，可以使人放松。G痒痒在感觉上更强烈，它会让你笑到窒息。为什么人不能自己制作出G痒痒呢？这是因为每当我们要挠痒之前，小脑都会向大脑发送信号，告诉大脑皮肤某某地区将要发生挠痒痒事件。当你真的开始挠的时候，皮肤和大脑早就做好了准备，你也就不会痒痒了。

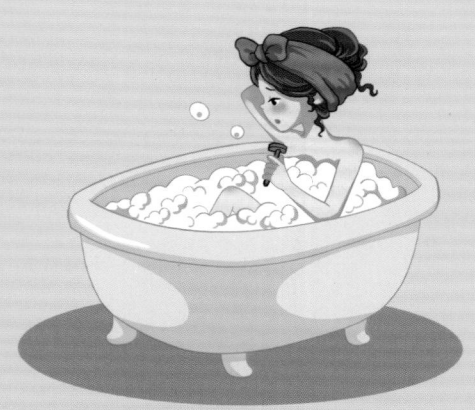

腋窝处不仅有动、静脉血管，而且有大量的淋巴组织，担负着血液输送、免疫防御功能。所以，在剔除腋毛时要小心，避免引起表皮感染。

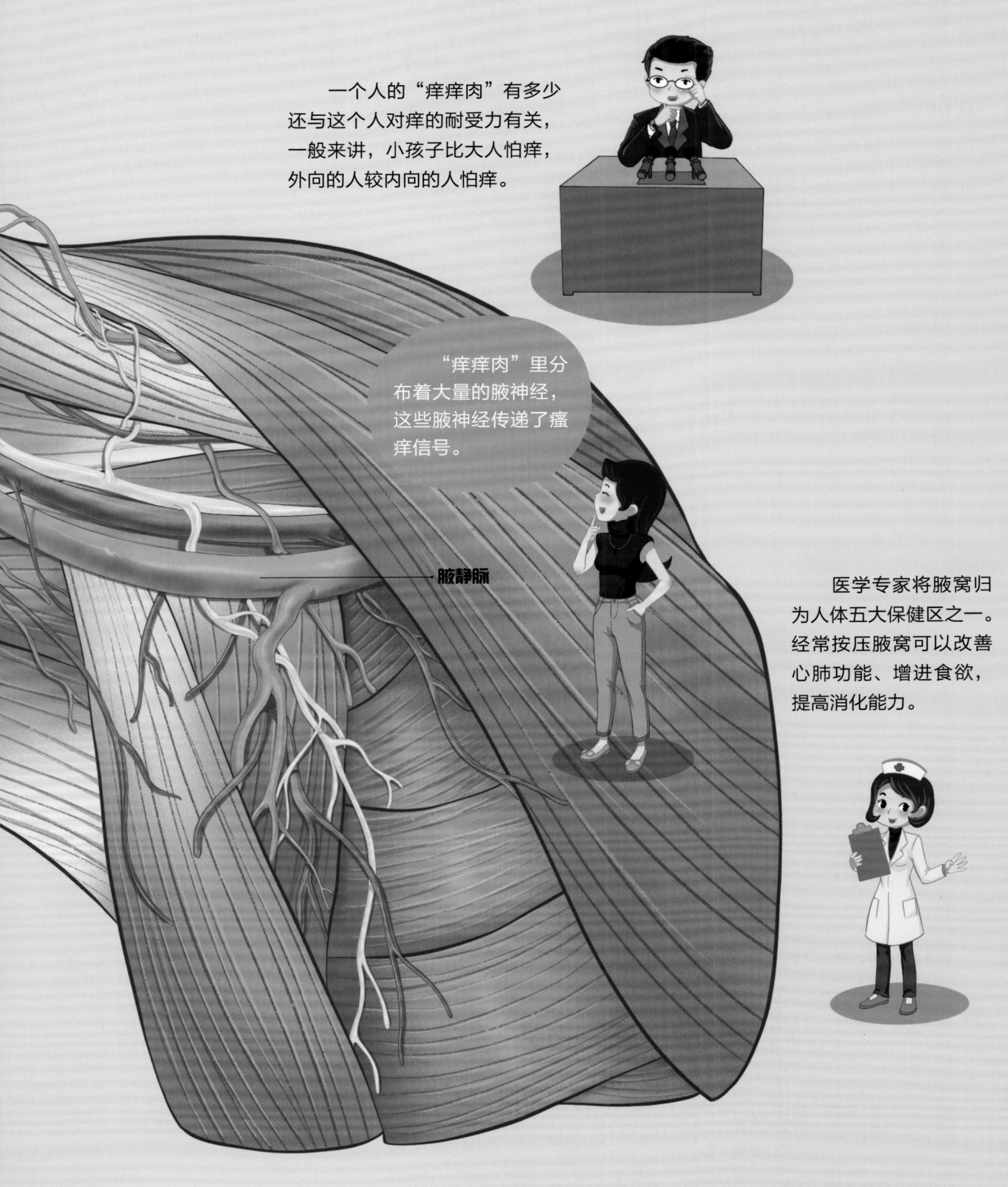

一个人的"痒痒肉"有多少还与这个人对痒的耐受力有关，一般来讲，小孩子比大人怕痒，外向的人较内向的人怕痒。

"痒痒肉"里分布着大量的腋神经，这些腋神经传递了瘙痒信号。

腋静脉

医学专家将腋窝归为人体五大保健区之一。经常按压腋窝可以改善心肺功能、增进食欲，提高消化能力。

神经元

万籁俱寂的深夜，妈妈已经进入了梦乡，但她睡得并不安稳，脸上不时皱眉瘪嘴。哥哥很好奇妈妈的梦境，决定和水萌萌一起进入妈妈的梦乡。

做梦其实跟大脑皮层有关。当入睡后，由于大脑部分还处于活跃中，所以才会做梦。

妈妈正在做噩梦，我们得赶紧叫醒她。

快去帮帮妈妈。

梦境的内容其实是人们神经系统的感知、记忆、存储等功能下所产生的，蕴含着人们潜意识中的愿望和情感。

树突

神经元胞体

当外界给予一定的刺激后，两个树突会彼此靠近传递信息，这个过程就是大脑细胞工作的过程，所以我们会做什么样的梦都和神经元的连接方式有关。

神经元分为胞体和突起两部分，突起有树突和轴突两种。

梦魇是什么

梦魇又称梦境焦虑障碍，可发生于夜间睡眠或午睡时，是以恐惧不安或焦虑为主的梦境体验，事后患者能够详细回忆。

树突

树突是从神经元胞体发出的一至多个突起，呈放射状。

从神经元的胞体发出的多分支突起，叫作树突。其功能是整合自其他神经元所接收的信号，将其传送至细胞本体。

当我们进入睡眠状态时，大脑会关闭一些系统，如听觉系统、嗅觉系统等，但不是所有的大脑系统都在休息，还有一些神经元在活动。

睡眠时，活跃的树突会释放微电流，导致连接上另外的树突，于是被存储的记忆就被打开，人类因此就会做梦。

神经元：神经系统最基本的结构和功能单位，接受刺激并传导信息的"话务员"。

轴突终末

还由于两个树突的连接方式是随机的，因此我们形成的梦境也是断断续续、不连贯的。

轴突

每个神经元只有一个轴突，一般由胞体发出。轴突的主要功能是传导神经冲动。

神经脉冲：信息流。

神经元能够接受刺激，产生并传导兴奋。

突触

当人体受到刺激时，机体会发送神经脉冲经由神经元传到脊髓之后再传到大脑，经过大脑分析后，大脑会发送一些神经脉冲到我们的肌肉让其做出反应。

尺神经

中午的时候，妹妹的胳膊肘不小心磕了一下，产生了酥麻感。爸爸说，妹妹是不小心磕到了胳膊肘上的"麻筋"，妹妹好奇麻筋是什么？爸爸说"麻筋"其实是我们手臂上的一根神经，之所以称为麻筋是因为一旦碰到它，手臂就会产生酥麻感。妹妹对麻筋很好奇，于是我们来到妹妹的肘关节。

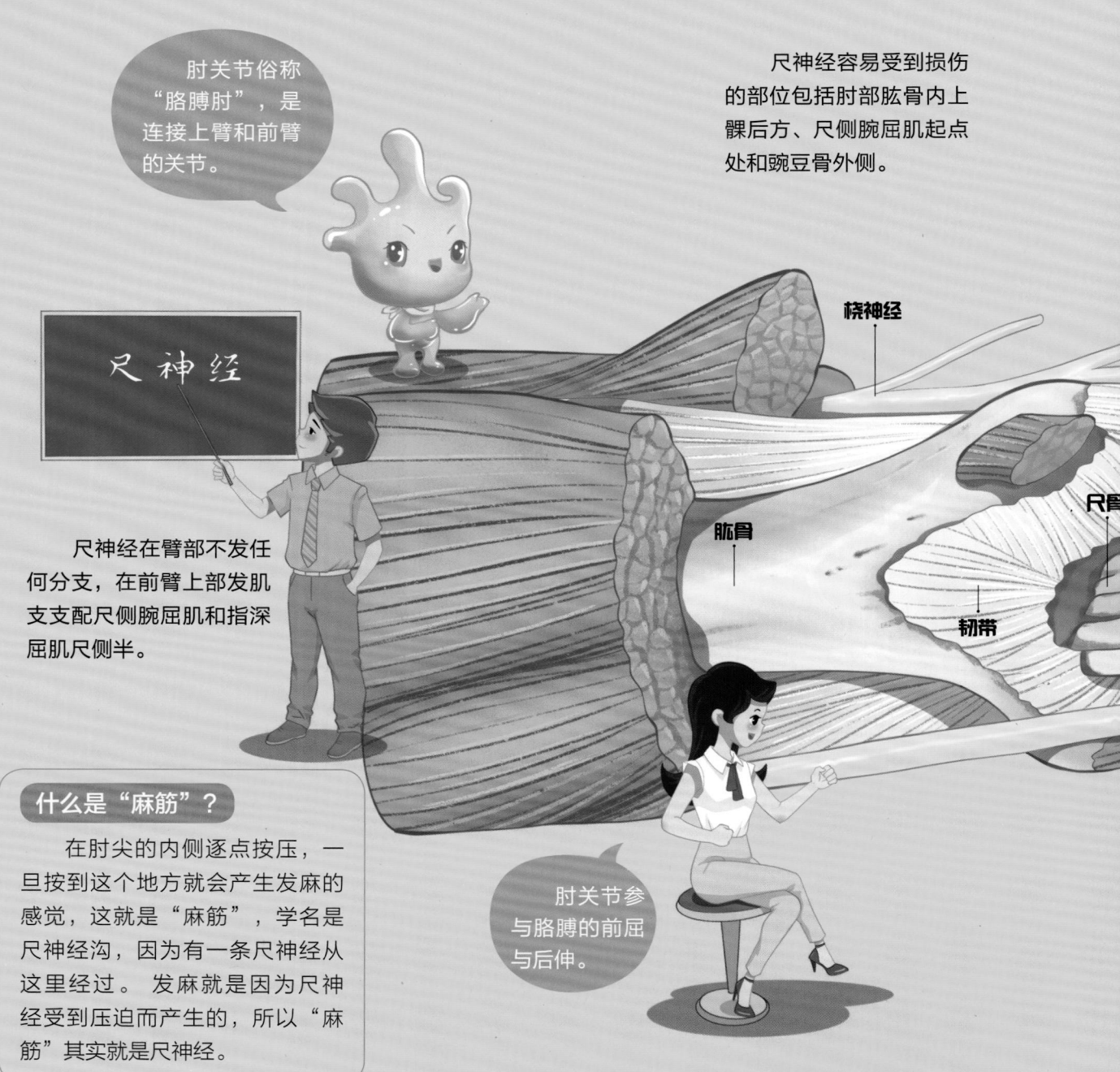

肘关节俗称"胳膊肘"，是连接上臂和前臂的关节。

尺神经容易受到损伤的部位包括肘部肱骨内上髁后方、尺侧腕屈肌起点处和豌豆骨外侧。

尺神经

尺神经在臂部不发任何分支，在前臂上部发肌支支配尺侧腕屈肌和指深屈肌尺侧半。

桡神经

肱骨

韧带

尺骨

什么是"麻筋"？

在肘尖的内侧逐点按压，一旦按到这个地方就会产生发麻的感觉，这就是"麻筋"，学名是尺神经沟，因为有一条尺神经从这里经过。发麻就是因为尺神经受到压迫而产生的，所以"麻筋"其实就是尺神经。

肘关节参与胳膊的前屈与后伸。

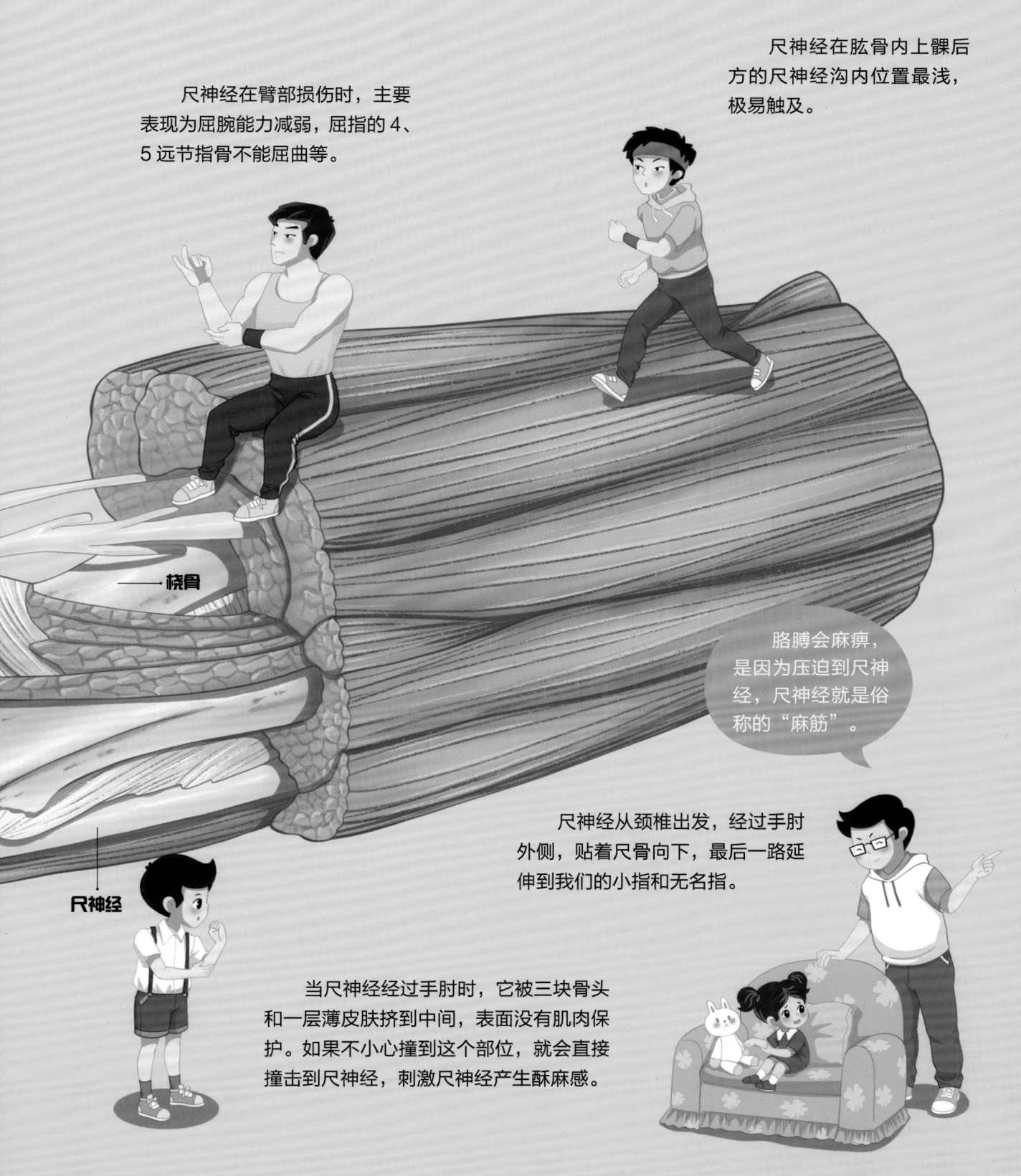

尺神经在臂部损伤时，主要表现为屈腕能力减弱，屈指的4、5远节指骨不能屈曲等。

尺神经在肱骨内上髁后方的尺神经沟内位置最浅，极易触及。

桡骨

胳膊会麻痹，是因为压迫到尺神经，尺神经就是俗称的"麻筋"。

尺神经

尺神经从颈椎出发，经过手肘外侧，贴着尺骨向下，最后一路延伸到我们的小指和无名指。

当尺神经经过手肘时，它被三块骨头和一层薄皮肤挤到中间，表面没有肌肉保护。如果不小心撞到这个部位，就会直接撞击到尺神经，刺激尺神经产生酥麻感。

感受器

吃完饭后，哥哥摸着自己圆滚滚的肚子心满意足。当别人抚摸我们时，我们能通过被抚摸感觉到外界的温度、湿度、光滑度等。哥哥在抚摸自己的肚子时，他首先感觉到的是手对肚子的感觉，其次是肚子对手的感觉，这是因为手指和手掌是触觉相对灵敏的部位。手指的触觉为什么如此灵敏？让我们一起看看手指的主要构成。

手指皮肤下分布着多种神经末梢，这些神经末梢会把触觉信息传递给大脑。所以，你的手指会有灵敏的触觉感受。

手指触觉能够告诉你摸到的物体是冷还是热，是硬还是软，是粗糙还是光滑。这是因为皮肤不仅是覆盖在手指表面的弹性组织，里面还有多种感受器。

第二指节骨

真皮

真皮是皮肤的第二层，含有神经末梢，可以感受到疼痛、冷、热等感觉。

手指触觉产生的原因

手指触觉的产生是由于皮肤真皮层的触觉小体感受到刺激而形成神经冲动传到大脑，人才会产生触觉，无名指上的血管与心脏相连，触觉最敏感。

表皮

表皮指的是皮肤的最外一层，也是手指的第一道防护屏障。

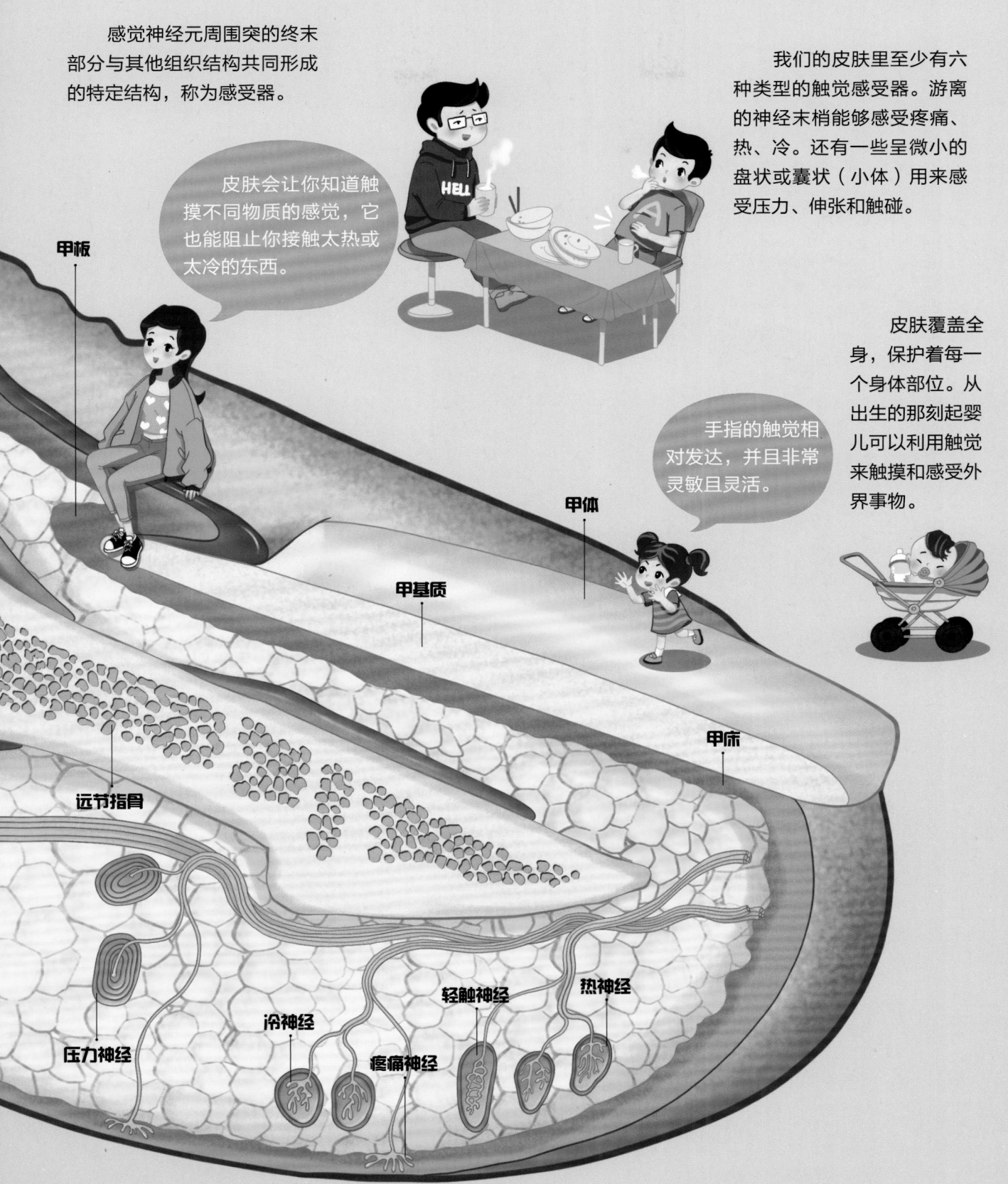

感觉神经元周围突的终末部分与其他组织结构共同形成的特定结构，称为感受器。

皮肤会让你知道触摸不同物质的感觉，它也能阻止你接触太热或太冷的东西。

我们的皮肤里至少有六种类型的触觉感受器。游离的神经末梢能够感受疼痛、热、冷。还有一些呈微小的盘状或囊状（小体）用来感受压力、伸张和触碰。

手指的触觉相对发达，并且非常灵敏且灵活。

皮肤覆盖全身，保护着每一个身体部位。从出生的那刻起婴儿可以利用触觉来触摸和感受外界事物。

甲板

甲体

甲基质

甲床

远节指骨

压力神经

冷神经

疼痛神经

轻触神经

热神经

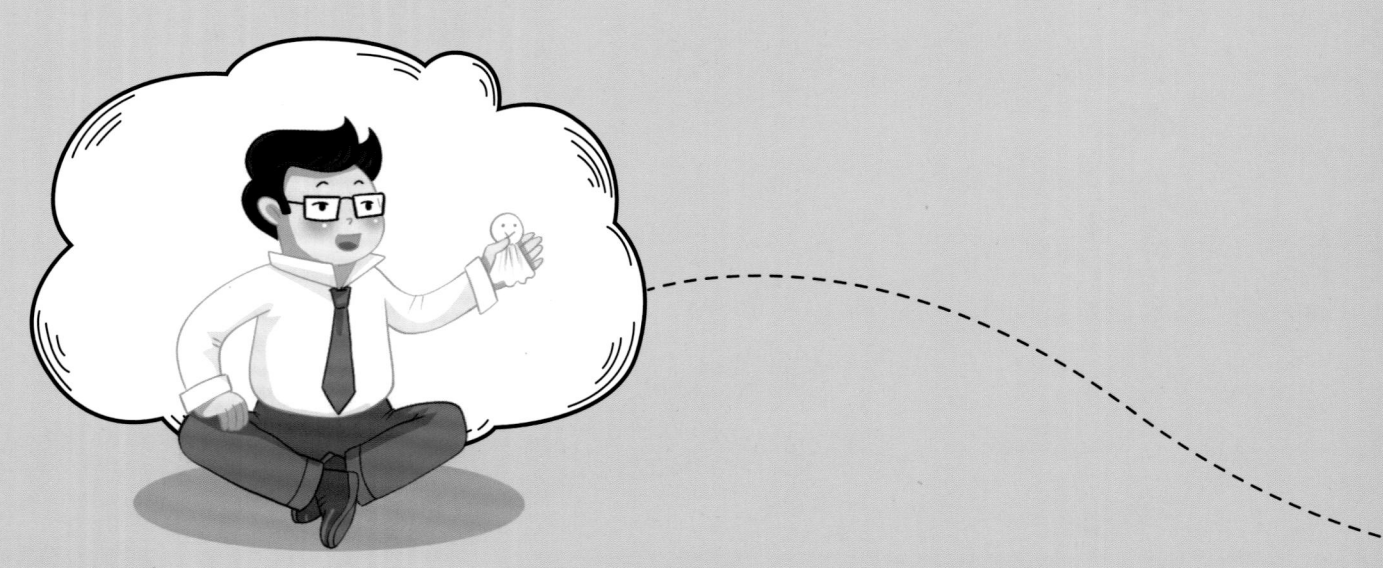

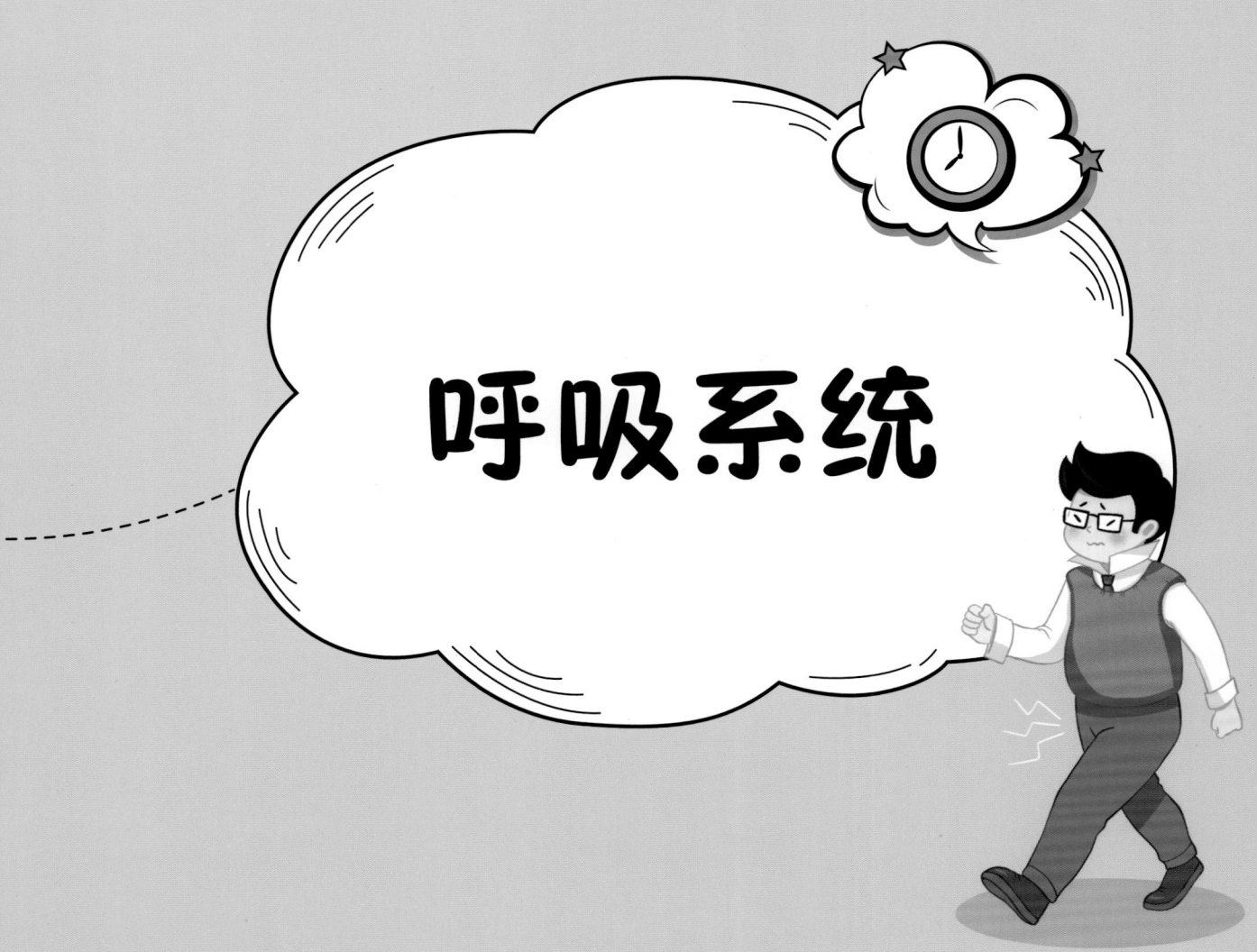

呼吸系统

肺部

　　妈妈跑步归来后，总是大口大口地呼吸。妹妹看到了这一幕，好奇地去问爸爸："爸爸，呼吸的时候，是什么部位在起重要作用呢？"爸爸说："这时候肺部的作用是最大的，运动后我们会通过呼吸获取更多的氧气来供给身体。"于是爸爸带着妹妹进入了妈妈的肺，来探索呼吸的秘密。

肺泡是肺部最基础的组成单位，是气体交换的主要场所，它像一层膜的小泡一样。

肺泡

O_2

肺也是由支气管分支及其末端形成的肺泡共同构成。

肺：人体中气体交换的"安检中心"。

仓库

肺会不断地吸进清气，排出浊气。这是因为肺的呼吸作用主要是完成机体与外界的气体交换，维持生命活动。

右肺上叶

水平裂

右肺下叶

中叶

肺和呼吸

　　肺呼入空气时，空气中的氧气会透过肺泡膜进入肺泡壁上的毛细血管里，然后通过血液循环，将氧气输送到全身各个器官组织供给各器官氧化过程所需，而各器官组织产生的代谢产物（如二氧化碳）再经过血液循环运送到肺，然后经呼吸道呼出体外。

肺泡：气体交换的"中转站"。

爸爸，肺有什么作用呢？

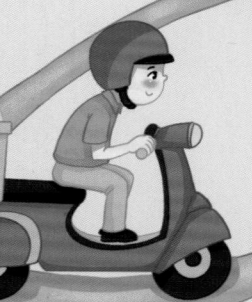

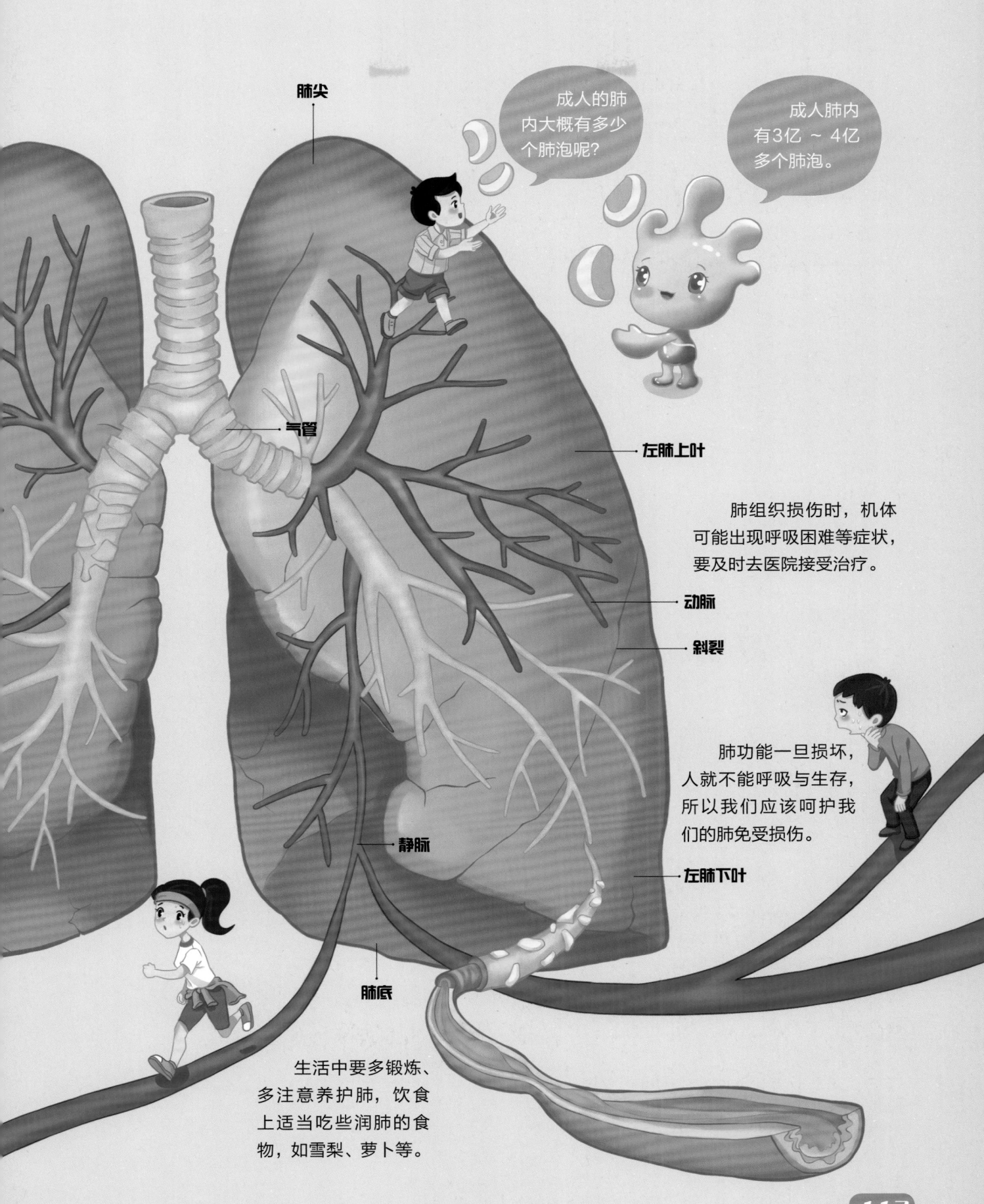

急速"气流"

爸爸是个"久坐族",他非常缺乏锻炼。妈妈偶尔会叫上爸爸一起晨跑,但是由于爸爸训练不足,他每次跑步后都喜欢大口大口地呼吸空气,但这样的呼吸方式并不健康,导致爸爸平静下来后再呼吸,会感觉肺部隐隐作痛。

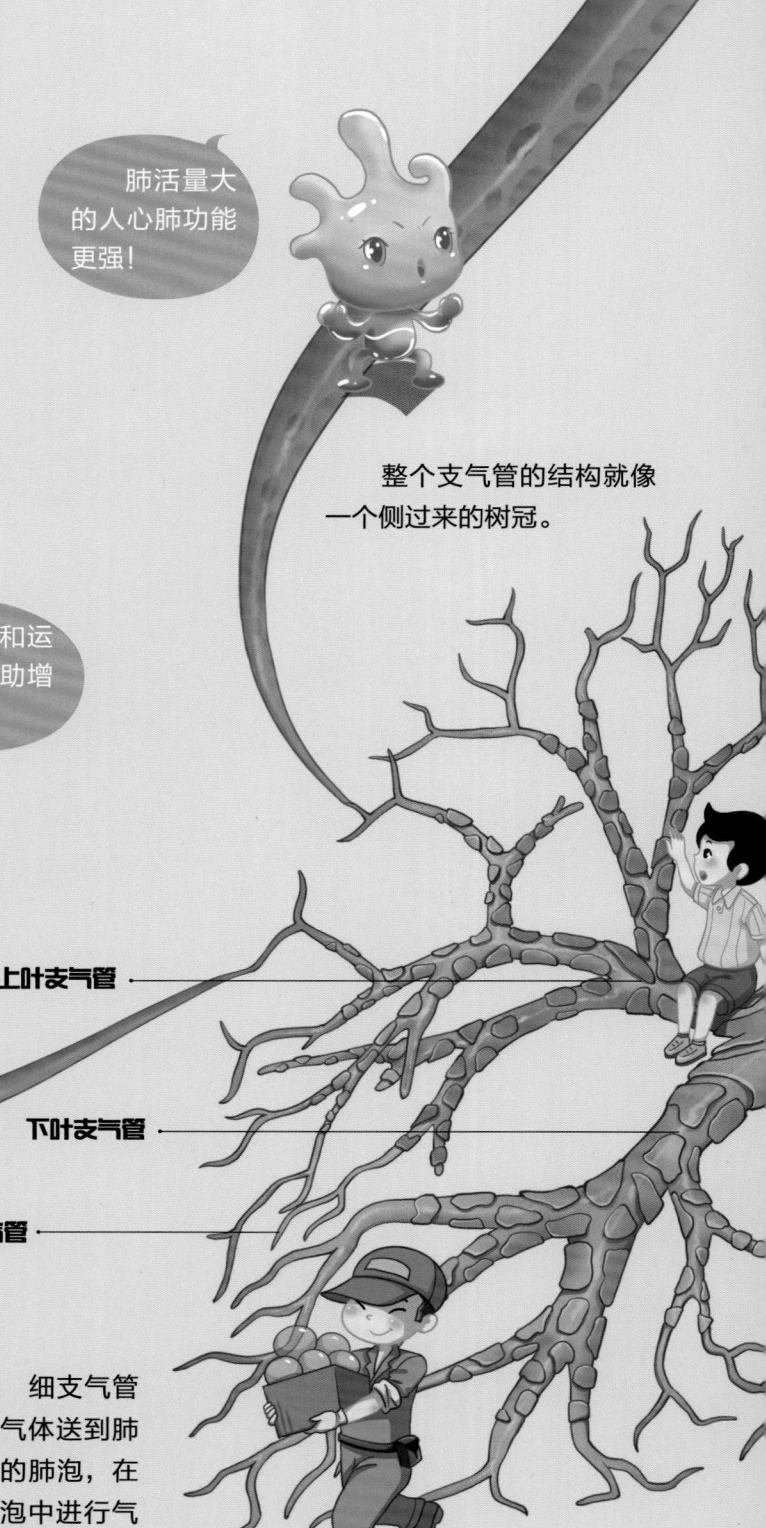

肺活量大的人心肺功能更强!

整个支气管的结构就像一个侧过来的树冠。

深呼吸和运动都可以帮助增加肺活量。

怎么做才能增加肺活量呢?

上叶支气管

下叶支气管

细支气管

细支气管将气体送到肺部的肺泡,在肺泡中进行气体交换。

体检常出现的肺活量是什么

肺活量是指在最大吸气后尽力呼气的气量。它包括潮气量、补吸气量和补呼气量三部分。肺活量存在较大的个体差异,它受年龄、性别、身材、呼吸肌强弱及肺和胸廓弹性等因素的影响。一般来说,身体越强壮,肺活量就越大。研究表明,肺活量与最大吸氧量存在很高的相关性,常用作评价人体素质的指标。

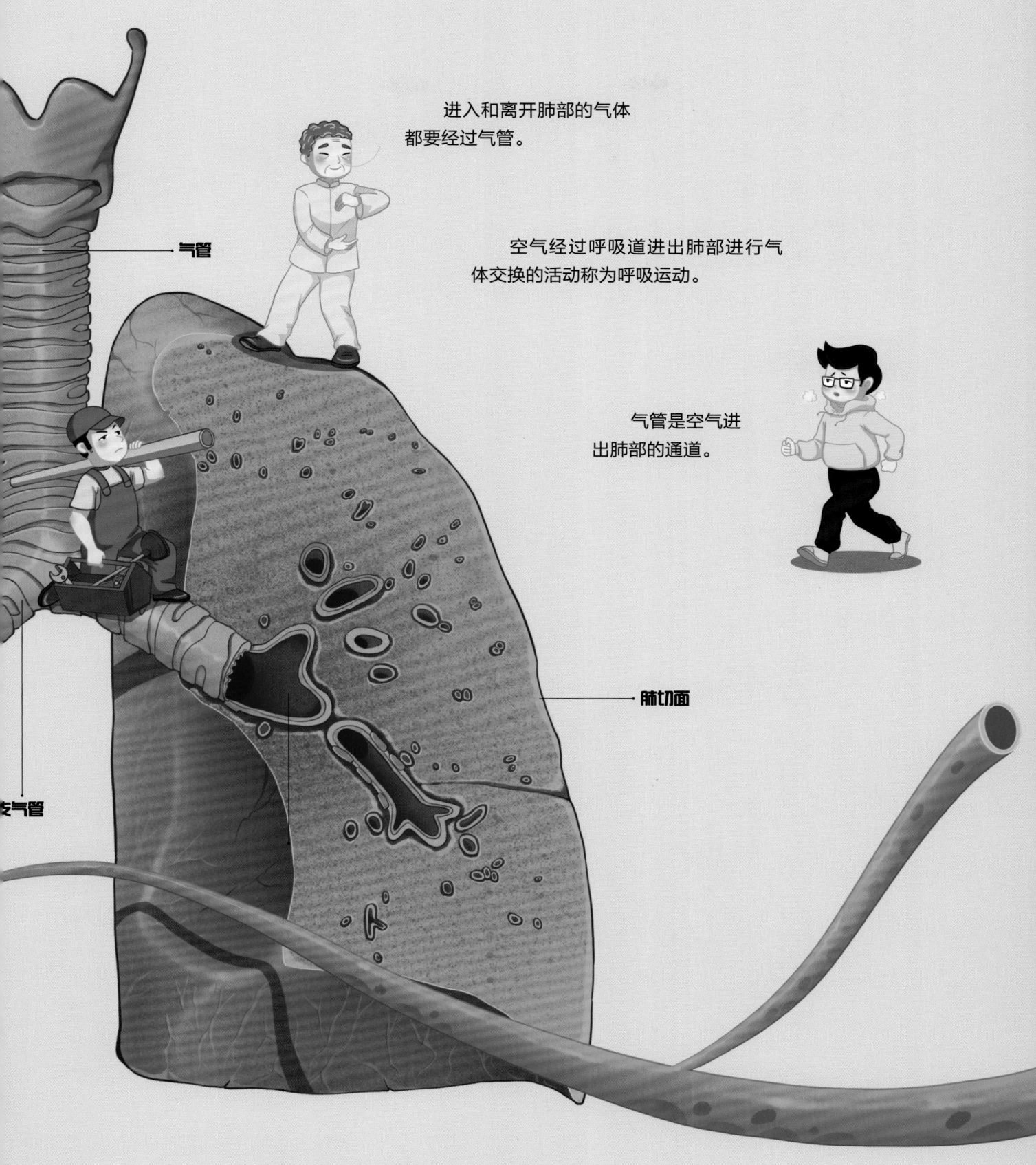

进入和离开肺部的气体
都要经过气管。

空气经过呼吸道进出肺部进行气
体交换的活动称为呼吸运动。

气管是空气进
出肺部的通道。

气管

肺切面

支气管

鼻腔

　　爸爸今天感冒了，鼻腔堵塞只能用嘴巴呼吸，而且也闻不到味道，妈妈知道这是因为鼻腔呼吸的通道堵了导致呼吸和嗅觉失灵，因此无法用鼻腔呼吸氧气，但妹妹却很好奇用鼻腔呼吸的原理……

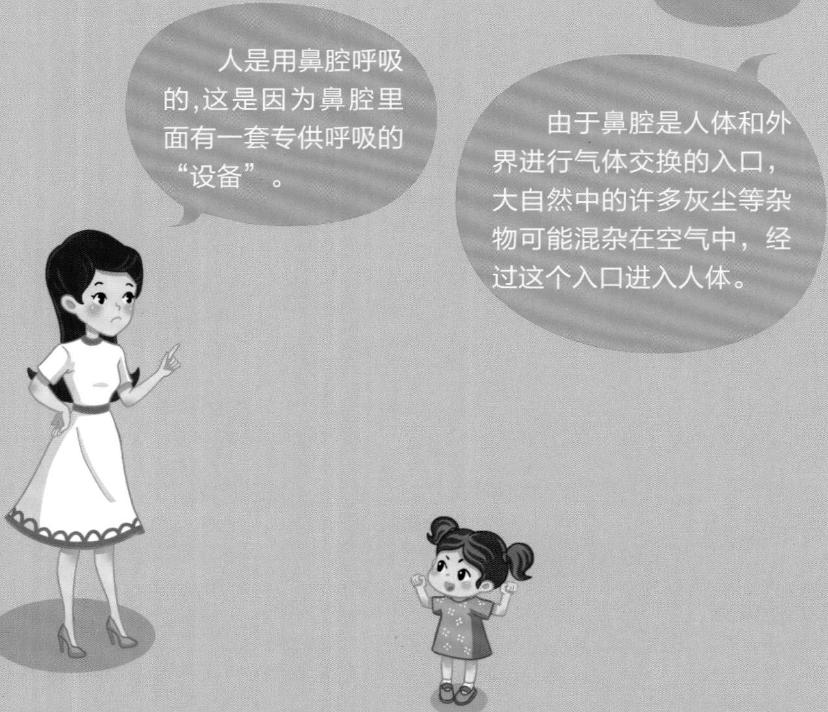

人是用鼻腔呼吸的，这是因为鼻腔里面有一套专供呼吸的"设备"。

由于鼻腔是人体和外界进行气体交换的入口，大自然中的许多灰尘等杂物可能混杂在空气中，经过这个入口进入人体。

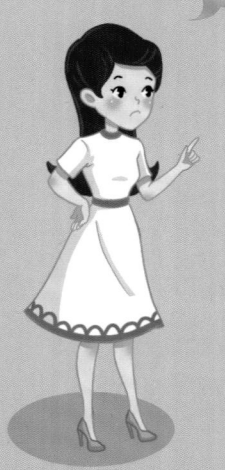

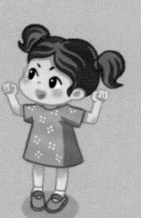

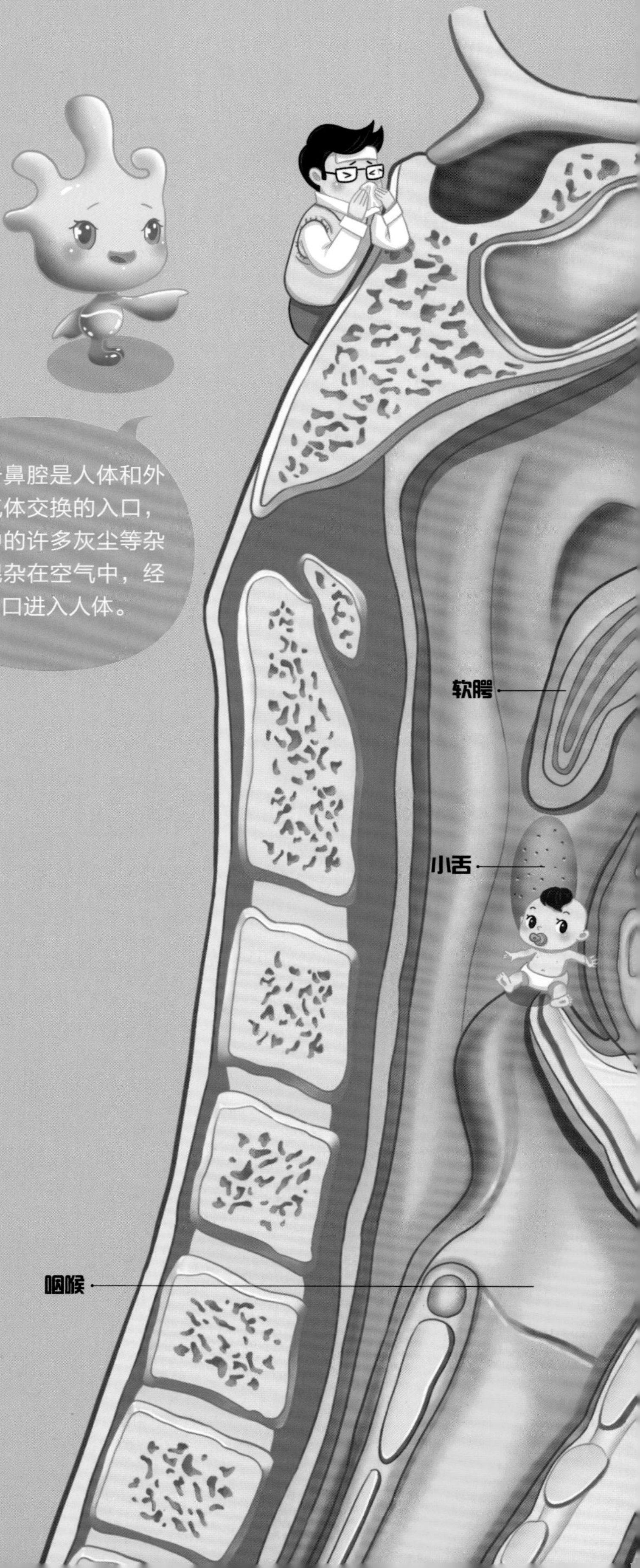

软腭

小舌

咽喉

感冒为什么会造成嗅觉失灵

　　感冒后出现嗅觉失灵的情况并不罕见，这一般有两种原因：一、感冒导致的鼻腔顶部炎症水肿，使气味分子和嗅上皮不能有效接触，这种情况一般会随着感冒康复一起恢复；二、感冒病毒损伤了嗅上皮，如果感冒早就好了，嗅觉却一直未恢复的话，这种情况需要及时就医。

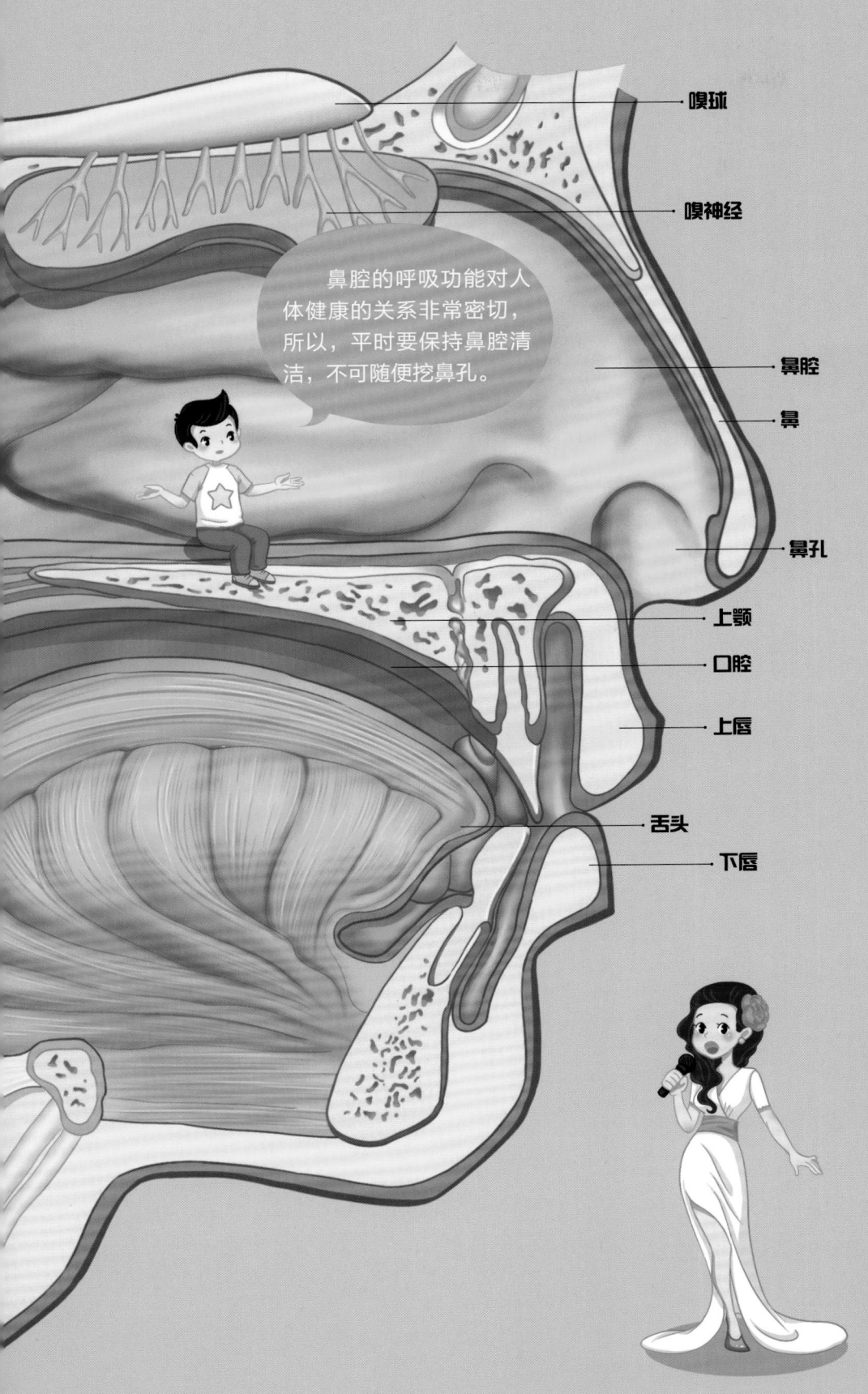

嗅球

嗅神经

鼻腔的呼吸功能对人体健康的关系非常密切，所以，平时要保持鼻腔清洁，不可随便挖鼻孔。

鼻腔

鼻

鼻孔

上颚

口腔

上唇

舌头

下唇

人在呼吸的时候，鼻腔不只是空气的通道，由于鼻腔组织构造的特殊性，它还是空气的"加工厂"。

这个"加工厂"具有类似"空调机"的作用，有温暖空气、湿润空气和洁净空气的功能。

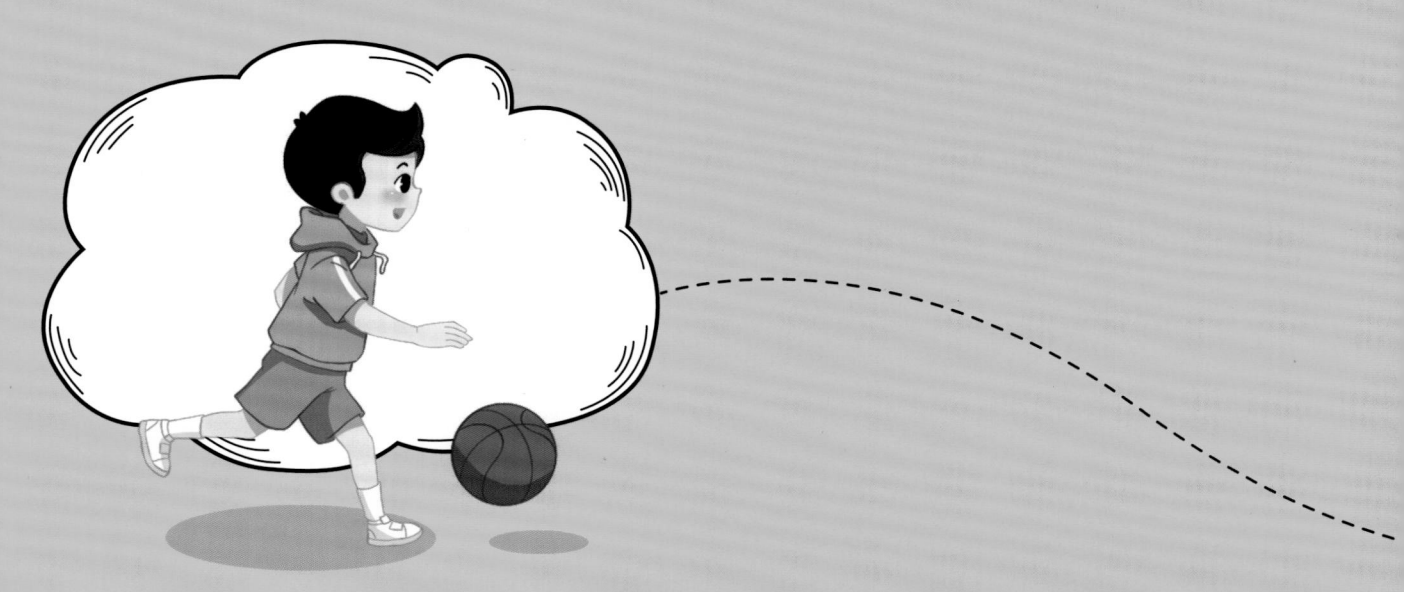

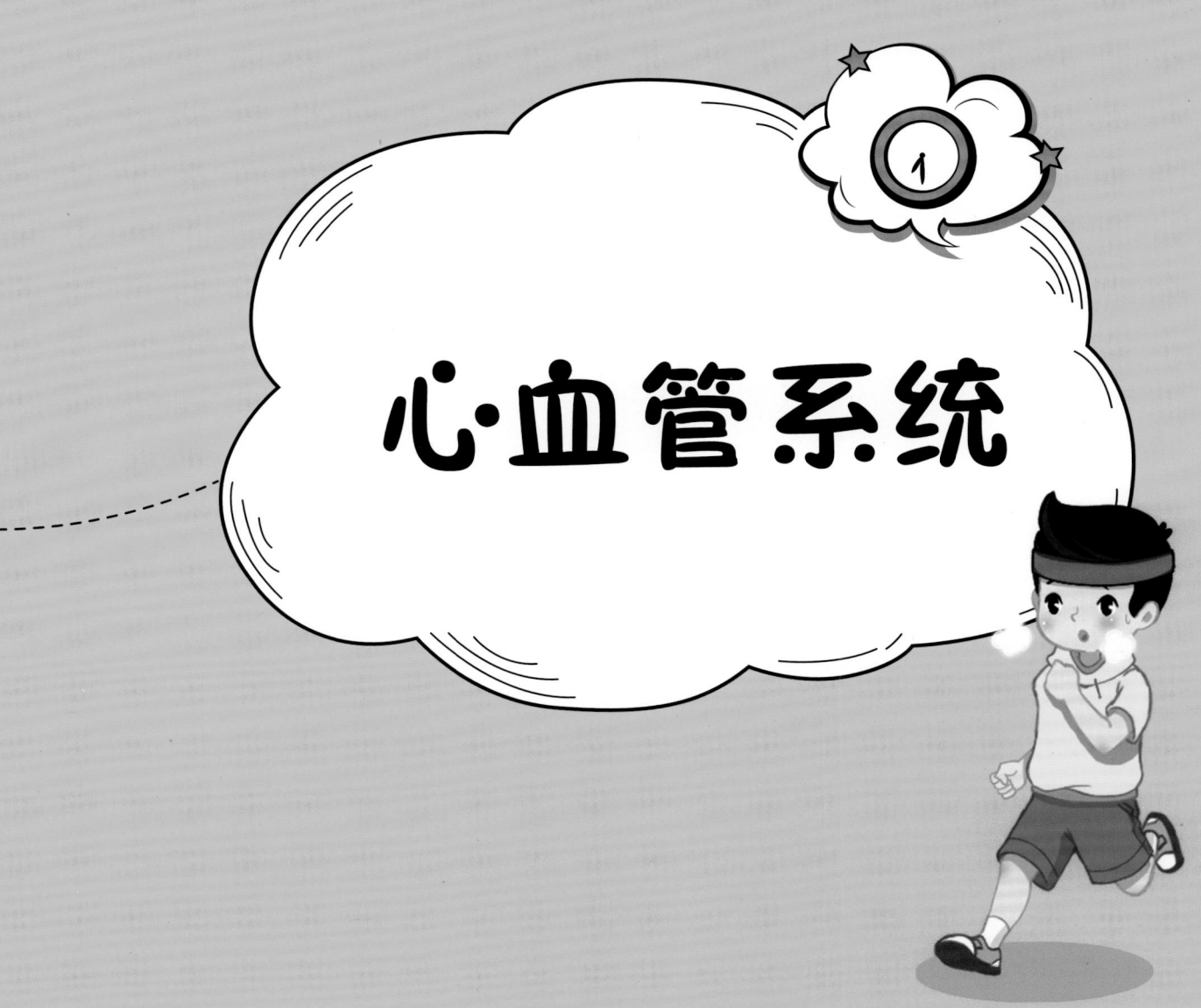

心脏

妈妈今天看起来有点心慌，所以我们来到了妈妈的心脏，它好像一个"泵"，发出绕耳的"砰砰"声。听说它不停地将血液输送到全身，氧气也随之到达每一处细胞。

妈妈的心脏重量和一个大土豆差不多。

血液是在心脏和血管腔内循环流动的一种组织，主要由血浆、血细胞组成。

静脉 ●————
静脉负责将血液送回心脏。

血液一天之中都要在人体内旅行。

心脏是一个中空的肌性纤维性器官，形似倒置的、前后稍扁的圆锥体，周围裹以心包，斜位于胸腔的中纵隔内。

右心房 ●————

爸爸，心脏有什么功能呢？

为什么会流血

血液在全身循环时所经历的管子叫作血管。如果你不小心划伤了自己，血液就会从伤口中流出来。还好，身体内含有能够造血的细胞，会不断为身体补充血液。

在生命过程中，心脏始终有规律地不停地跳动着。

右心室

主动脉

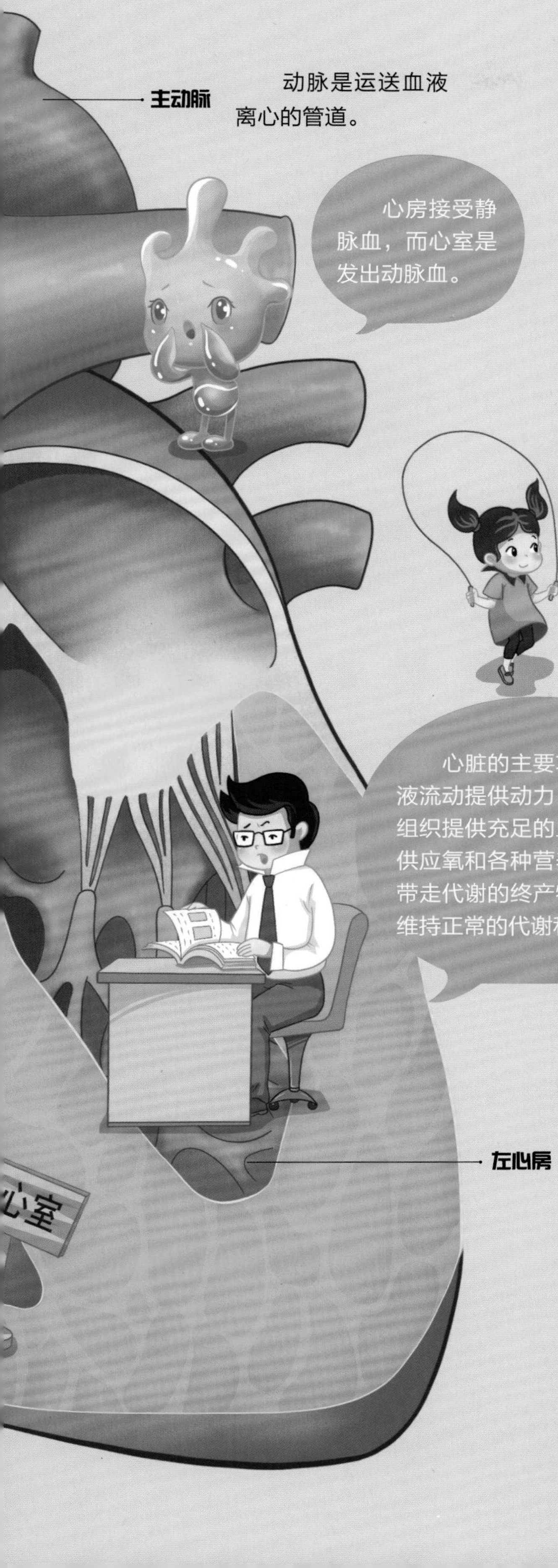

动脉是运送血液离心的管道。

心房接受静脉血，而心室是发出动脉血。

心脏被心间隔分为左、右两半心，左、右半心各分为左、右心房和左、右心室四个腔，同侧心房和心室借房室口相通。

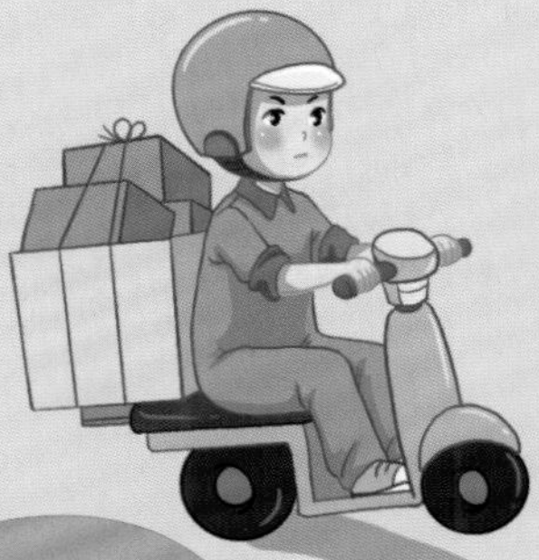

心脏的血液供应来自左、右冠状动脉；回流的静脉血，绝大部分经冠状窦汇入右心房，一部分直接流入右心房；极少部分流入左心房和左、右心室。

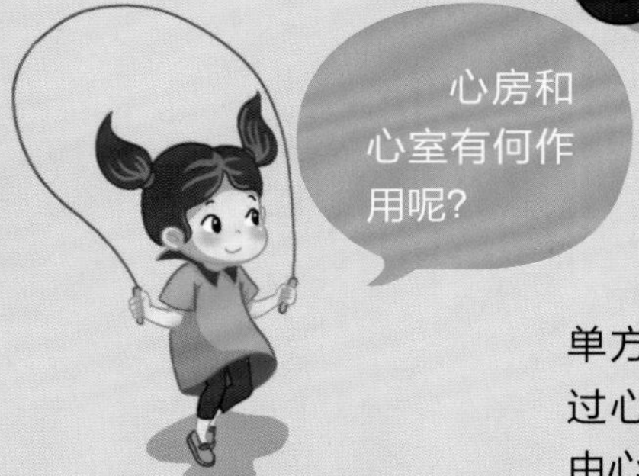

心房和心室有何作用呢？

血液在心脏中是单方向流动的，会经过心房流向心室，再由心室射入动脉。

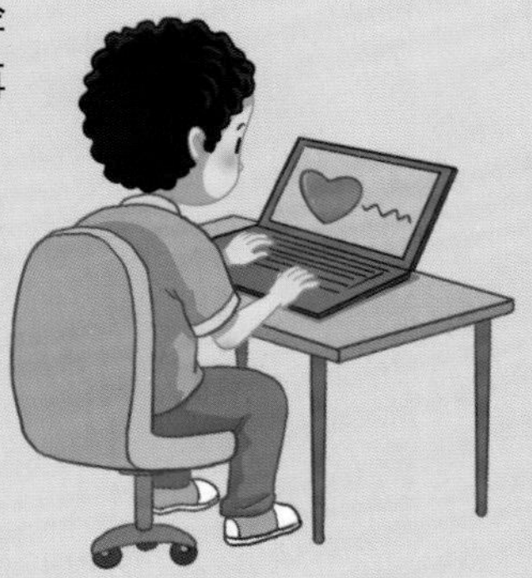

心脏的主要功能是为血液流动提供动力，向器官、组织提供充足的血流量，以供应氧和各种营养物质，并带走代谢的终产物，使细胞维持正常的代谢和功能。

长期熬夜加班会增加冠心病发作的概率。

心脏：人体的"发动机"。

左心房

心室

安静时，心脏收缩和舒张为60～80次，而运动时可加快到100次以上。

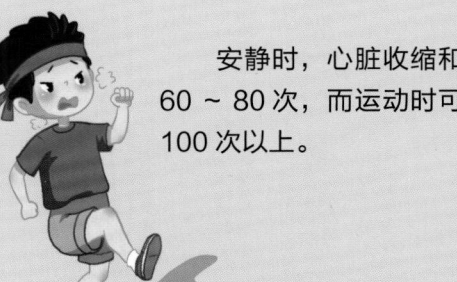

血液循环

活水指的是有水源而长流不断的水，死水指的是固定在一个地方，不流动、不循环的水。从定义上来看，血液不属于死水，因为它每天都会在人体内流动循环很多次。但是血液是否属于活水呢？爸爸觉得血液是活水，但是妈妈却持有不一样的看法，两人相争不分上下。我们决定带着水萌萌前往爸爸的动脉，了解血液的流动性。

> 血液在我们的身体里流动，所以皮肤的颜色呈现浅粉色调。

通向右肺的血管

血液通过动脉和静脉构成的血管环路流遍我们的全身，动脉将乏氧血带回肺部，在那里接受新鲜的氧气。然后富氧血通过静脉流回心脏，动脉再将血液带到我们的全身。

> 心脏有节律地收缩和舒张，推动了血液循环。

右心房

右心室

供应肝脏的血管

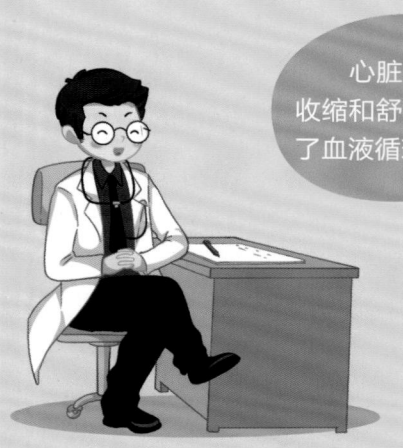

静脉会将身体用过的血液送回心脏。

心脏的右侧接受乏氧血，并泵向肺部。

静脉

血液是死水吗

心血管系统是一个封闭的管道系统，由心脏和血管所组成。心脏是动力器官，血管是运输血液的管道，血液在里面循环。这并不代表血液是"一潭死水"，血液由血细胞和血浆组成，血细胞都有寿命，不断更新。血浆中大部分成分可以自由出入毛细血管，在毛细血管与组织液中进行物质交换。

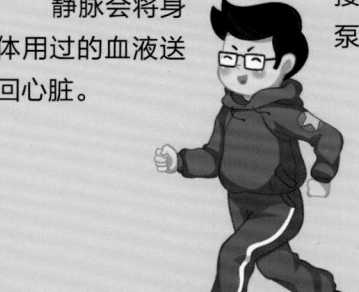

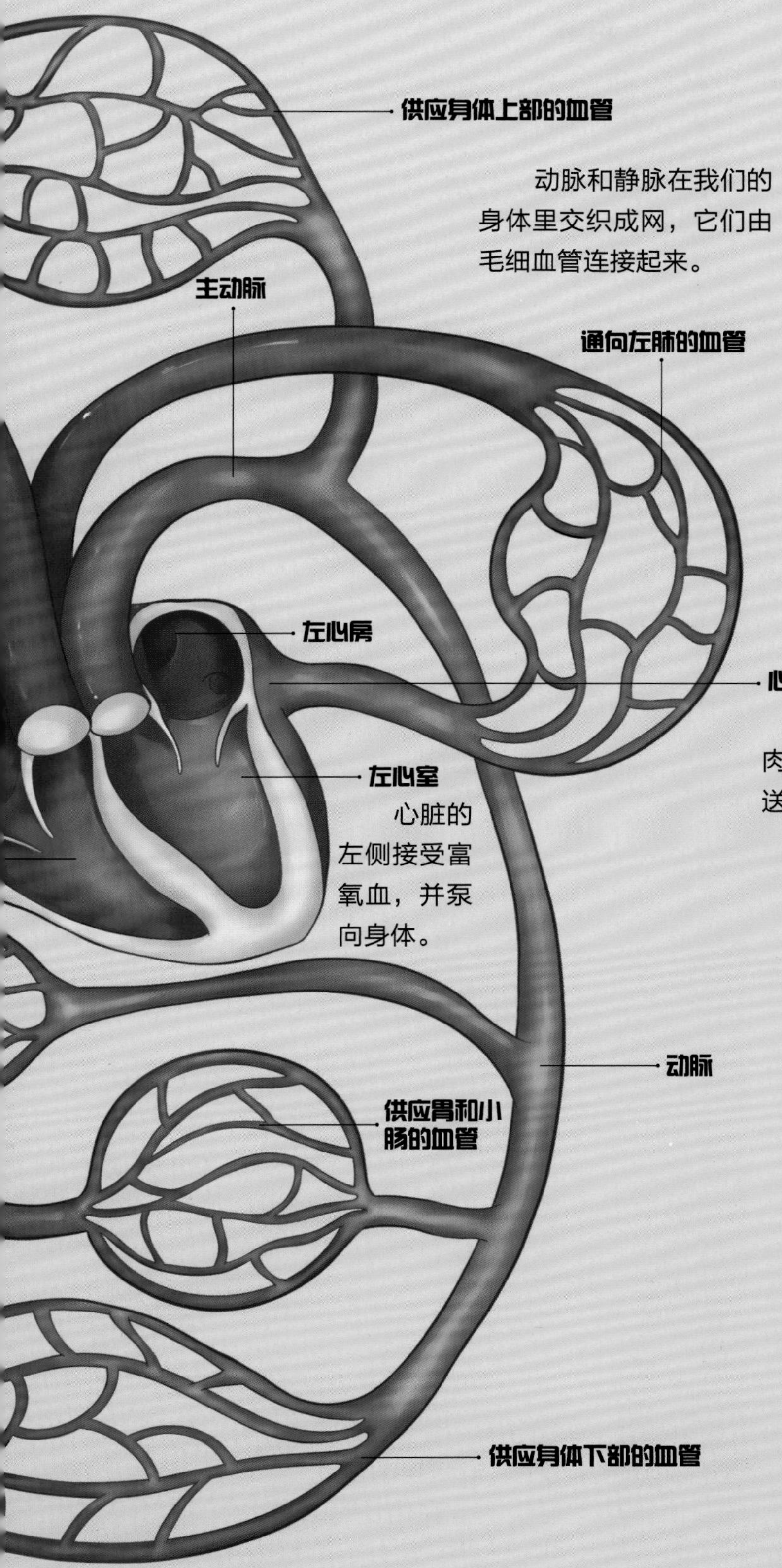

供应身体上部的血管

主动脉

通向左肺的血管

动脉和静脉在我们的
身体里交织成网，它们由
毛细血管连接起来。

左心房

心脏

左心室
心脏的
左侧接受富
氧血，并泵
向身体。

动脉

供应胃和小
肠的血管

供应身体下部的血管

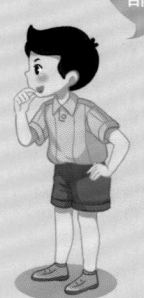

血管内，
其实每时每刻
都会更新。

动脉可分为大动脉、中动脉、
小动脉和微动脉 4 种类型。

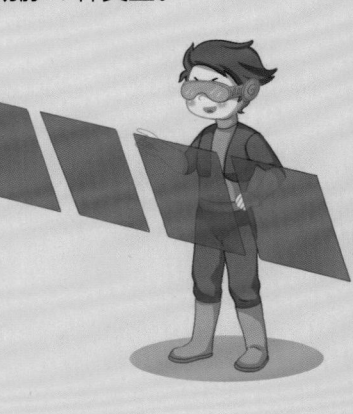

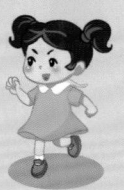

心脏是一个由肌
肉组成的泵，把血液泵
送到你的肺部和全身。

动脉负责将富氧血和养
料由心脏运送到身体各处。

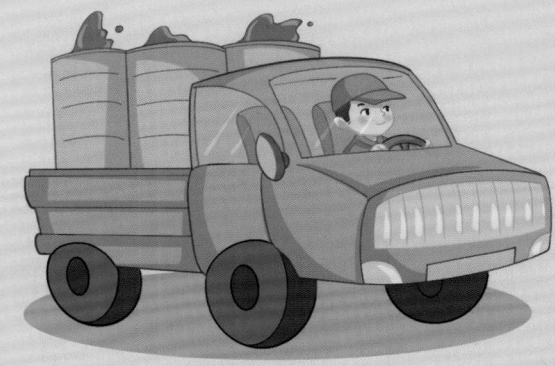

毛细血管

　　妹妹最近在幼儿园表现得很好，妈妈和爸爸都夸奖妹妹。妹妹听到大家的夸奖，害羞得脸蛋红彤彤的。这时哥哥好奇地问妈妈："妈妈，妹妹为什么会脸红呢？"妈妈说："脸红是一种正常的生理现象，当人们羞涩、紧张、兴奋时，都会反射性引起交感神经兴奋，身体内激素分泌增加，然后造成心跳加快、毛细血管扩张，继而脸红。"

　　机体产生的废物通过毛细血管网进入静脉血管，通过肺和肾脏将废物排出。

　　而动脉血管带来的营养物质通过毛细血管网分布于全身各器官组织。

脸红是因为脸部的毛细血管扩张。

用肉眼根本看不到毛细血管。

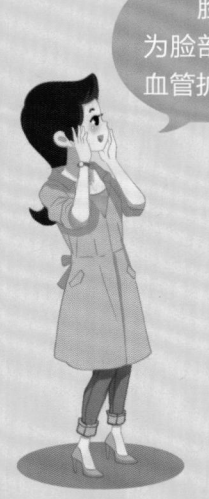

毛细血管是身体里分布最广的血管，它的管径最细，为 6 ~ 9 μm。

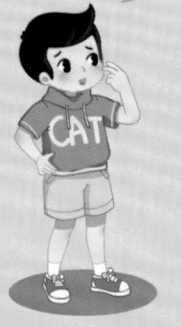

毛细血管也是新旧物质的交换场所，被称为微循环。

微动脉

毛细血管网

女性怀孕期间，循环血量会增加，可能会增加毛细血管的张力，更容易发生毛细血管扩张。

遍布全身的毛细血管

　　毛细血管是分布最广的血管，它几乎遍布全身。毛细血管连接微动脉和微静脉，主要的功能是利于血液与周围组织进行物质交换。各器官和组织内毛细血管网的疏密程度差别很大，在代谢旺盛的组织中，毛细血管网很密；在代谢较弱的组织中，毛细血管网较稀疏。

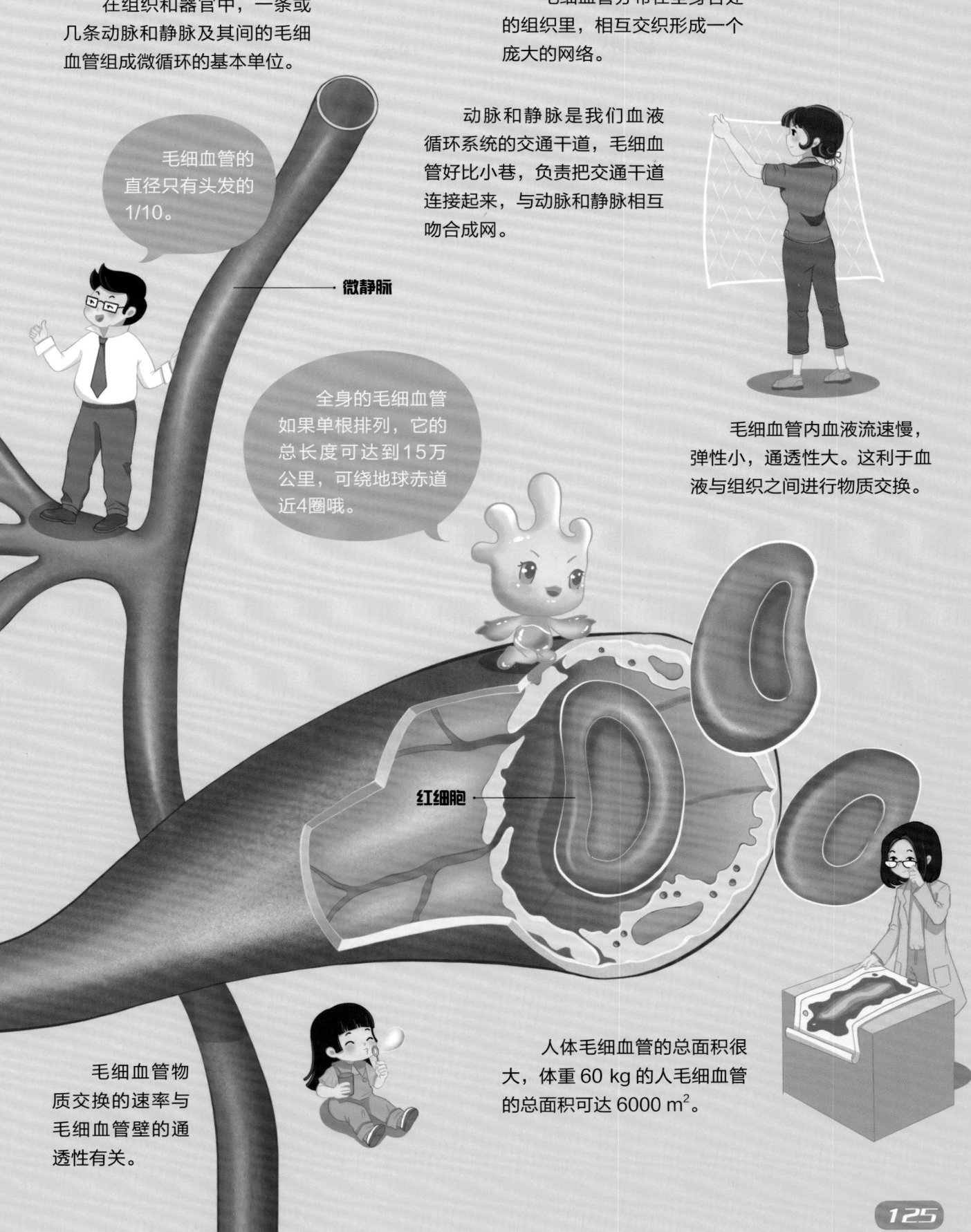

在组织和器官中，一条或几条动脉和静脉及其间的毛细血管组成微循环的基本单位。

毛细血管的直径只有头发的1/10。

微静脉

全身的毛细血管如果单根排列，它的总长度可达到15万公里，可绕地球赤道近4圈哦。

毛细血管分布在全身各处的组织里，相互交织形成一个庞大的网络。

动脉和静脉是我们血液循环系统的交通干道，毛细血管好比小巷，负责把交通干道连接起来，与动脉和静脉相互吻合成网。

毛细血管内血液流速慢，弹性小，通透性大。这利于血液与组织之间进行物质交换。

红细胞

毛细血管物质交换的速率与毛细血管壁的通透性有关。

人体毛细血管的总面积很大，体重 60 kg 的人毛细血管的总面积可达 6000 m^2。

静脉

爸爸每次运动时，手臂上都会出现清晰的青色血管。对此妹妹一直感到很好奇，我们手臂上的"青色血管"是什么东西呢？其实，青色血管的学名是"静脉"，让我们一起来了解静脉的知识吧！

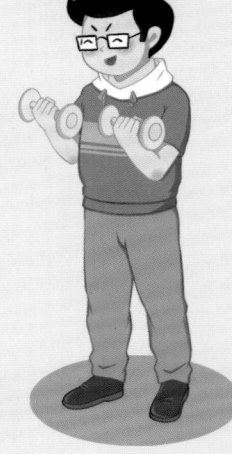

静脉可根据静脉管径分为小静脉、中静脉、大静脉和不典型静脉四种。

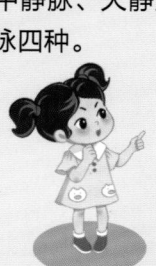

肤色白皙的人手上都能清晰地看到血管呈现出青色的样子，而我们把这种青色的血管就叫作静脉血管。

运动后，手臂上的静脉血管明显，是代表血管功能良好的表现。

静脉：收集回流血液入心脏的血管，常同动脉伴行。

"蓝色"的静脉

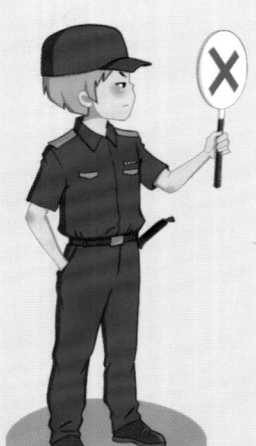

静脉是收集回流血液入心脏的血管，静脉血富含二氧化碳，因此颜色较深。静脉的颜色在体表看来是青紫色的，因此被称为青筋。当人们剧烈运动、情绪激动时，静脉血管中的血液会加快流动，于是静脉在体表上会表现得很明显。

静脉在全身分布范围广泛，会从小静脉汇合成中静脉，然后汇合成大静脉干。

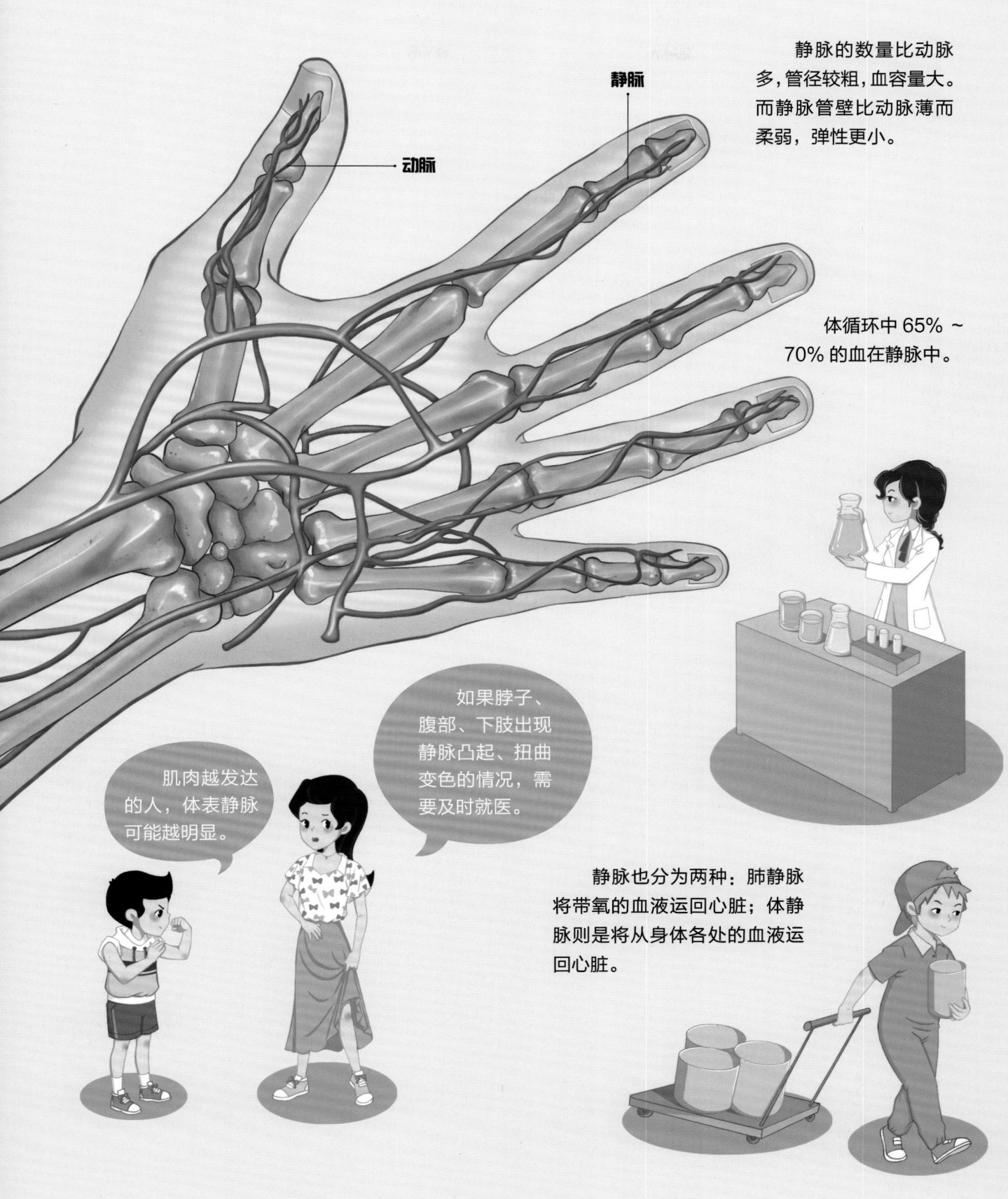

动脉

静脉

静脉的数量比动脉多，管径较粗，血容量大。而静脉管壁比动脉薄而柔弱，弹性更小。

体循环中 65% ~ 70% 的血在静脉中。

如果脖子、腹部、下肢出现静脉凸起、扭曲变色的情况，需要及时就医。

肌肉越发达的人，体表静脉可能越明显。

静脉也分为两种：肺静脉将带氧的血液运回心脏；体静脉则是将从身体各处的血液运回心脏。

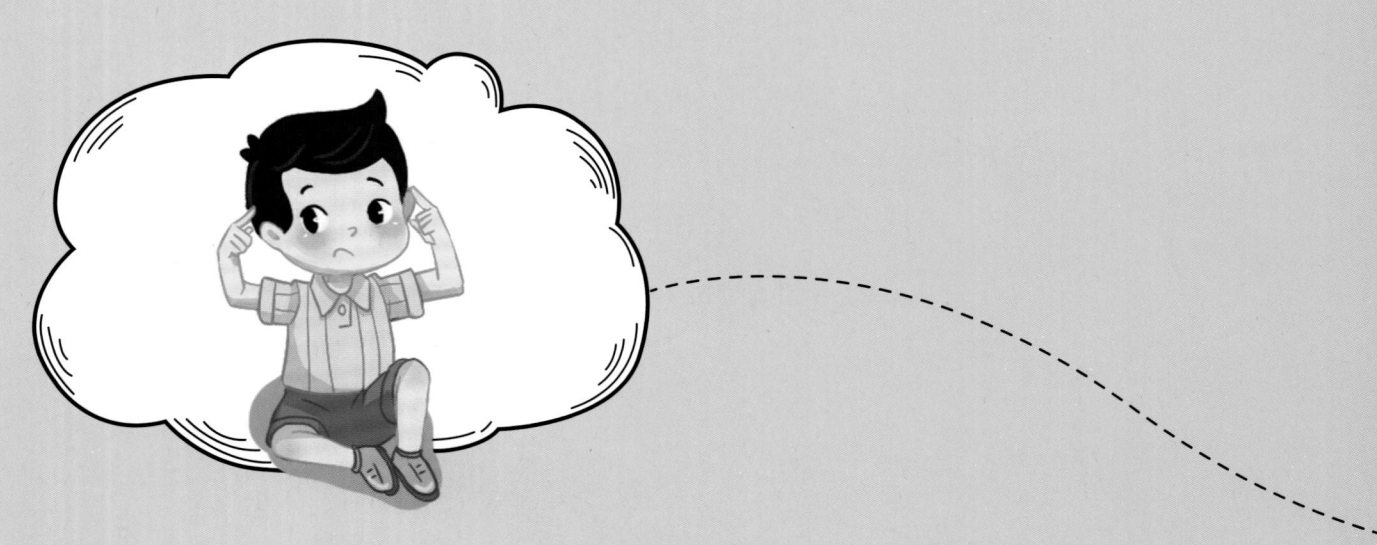

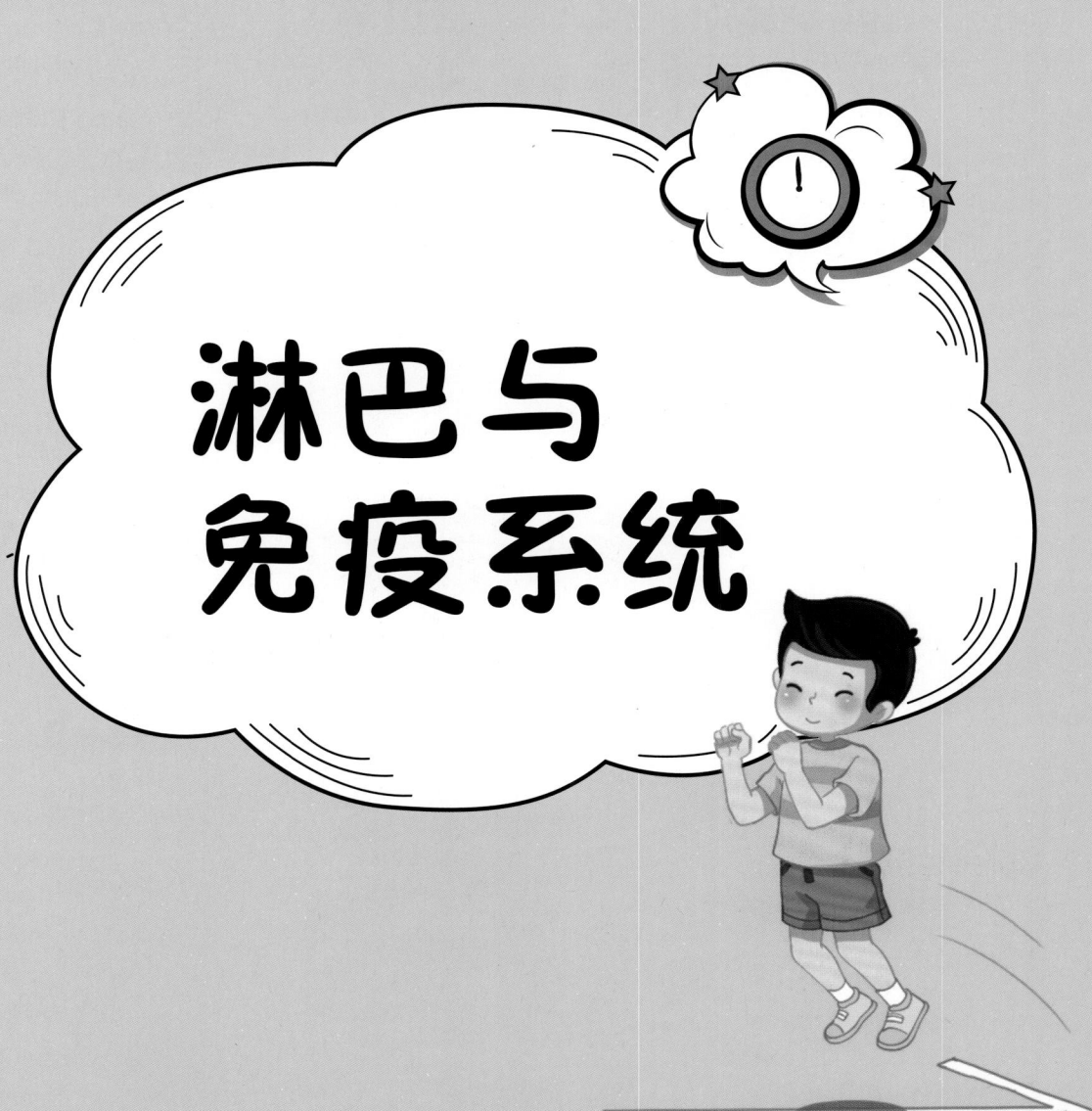

淋巴与
免疫系统

淋巴

快到深夜，妈妈让我们赶紧睡觉。妈妈说早睡有助于身体排毒，能让身体更健康。我们不禁对身体的排毒机制产生了好奇心。听说，淋巴是身体最大的排毒通道，我们将和水萌萌一起，顺着淋巴液对身体的免疫系统进行初步了解。

淋巴系统是防卫病原微生物入侵最有效的武器，它能发现并清除异物、外来病原微生物等引起内环境波动的因素。

淋巴存在于人体的各个部位，对于人体的免疫系统有着至关重要的作用。

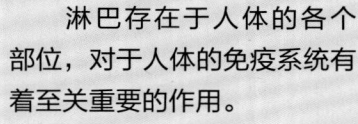

淋巴：遍布免疫系统的"护卫"。

淋巴细胞属于白细胞的一种，它负责身体的免疫功能。

淋巴液在淋巴管内回流，最后流入静脉，部分组织液经此流入血液往复循环。

人体的三道防线

人体有三道防线，抵御病原体的攻击。第一道防线由皮肤和黏膜及其分泌物构成，第二道防线由体液中的杀菌物质（如溶菌酶）和吞噬细胞构成，第三道防线主要由免疫器官和免疫细胞构成。

淋巴管分布在我们全身各部，是一种结构类似静脉的管子。

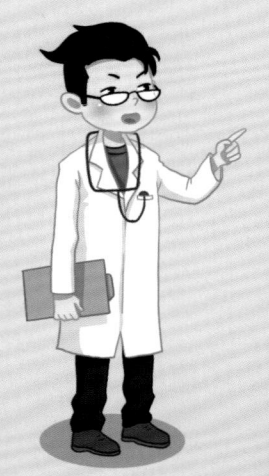

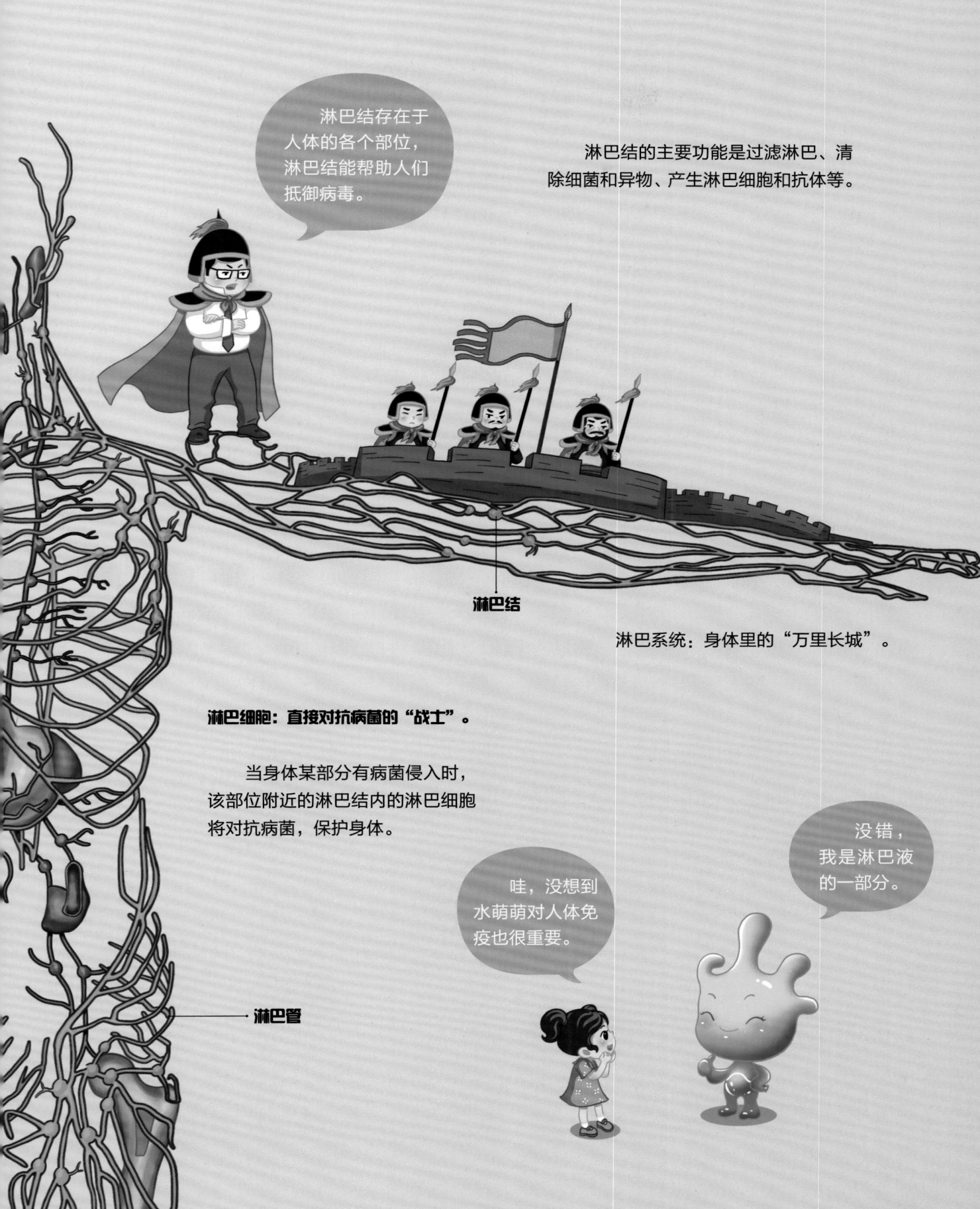

淋巴结存在于人体的各个部位，淋巴结能帮助人们抵御病毒。

淋巴结的主要功能是过滤淋巴、清除细菌和异物、产生淋巴细胞和抗体等。

淋巴结

淋巴系统：身体里的"万里长城"。

淋巴细胞：直接对抗病菌的"战士"。

当身体某部分有病菌侵入时，该部位附近的淋巴结内的淋巴细胞将对抗病菌，保护身体。

淋巴管

哇，没想到水萌萌对人体免疫也很重要。

没错，我是淋巴液的一部分。

防卫身体的免疫系统

"您已长时间没有木马查杀，请立即扫描！"哥哥发现爸爸的电脑弹出这样一行字，他很好奇"木马"的意思。爸爸解释说木马是计算机恶意程序，也被称为电脑病毒。电脑管家正在为爸爸的电脑杀毒，哥哥知道爸爸身体里的杀毒管家是淋巴。哥哥也很想了解淋巴的组成成分，于是进入了爸爸的身体，从淋巴结开始了解淋巴！

淋巴小结

皮质

原来面部就有这么多淋巴结，为什么我摸不到它们呢？

这代表着你很健康，正常情况下淋巴结不会肿大。

毛细血管

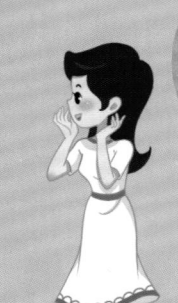

什么是免疫系统

免疫系统是身体最重要的防御系统，它遍布全身各处，由免疫细胞、淋巴组织、淋巴器官等构成。免疫系统有三大功能：一是识别和清除外源的病原微生物；二是识别和清除体内突变的肿瘤细胞和病毒感染细胞；三是识别和清除体内衰老、坏死的细胞和免疫复合物，维持内环境的稳定。淋巴结似一滤过装置，可有效阻止经淋巴管进入的微生物。免疫系统非常重要，我们也应不熬夜、少吃腌制油炸食物、少接触化学药剂来保护我们的免疫系统。

淋巴结主要由淋巴组织和淋巴窦组成，外面包以致密结缔组织被膜。

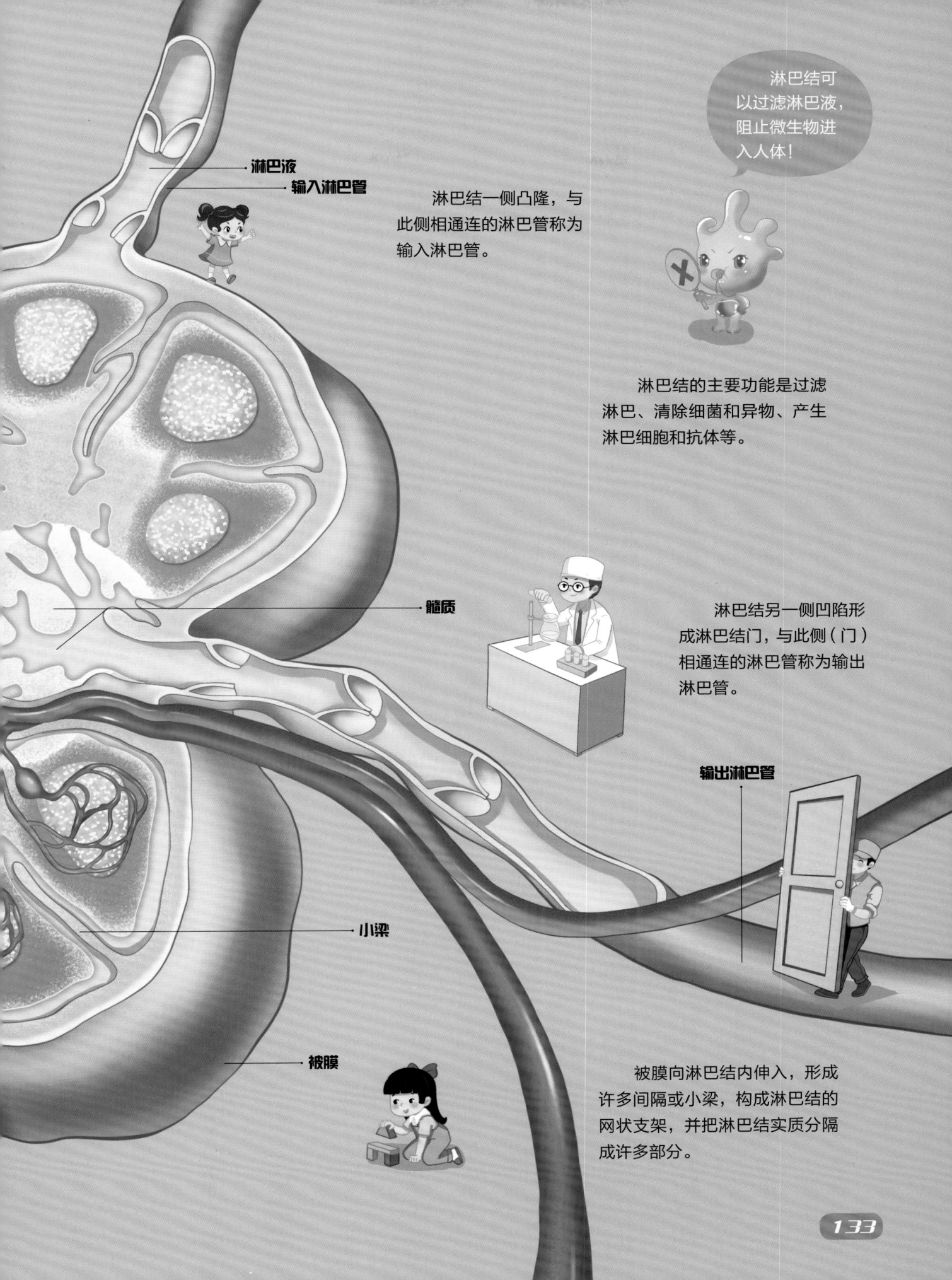

淋巴液

输入淋巴管

淋巴结一侧凸隆，与此侧相通连的淋巴管称为输入淋巴管。

淋巴结可以过滤淋巴液，阻止微生物进入人体！

淋巴结的主要功能是过滤淋巴、清除细菌和异物、产生淋巴细胞和抗体等。

髓质

淋巴结另一侧凹陷形成淋巴结门，与此侧（门）相通连的淋巴管称为输出淋巴管。

输出淋巴管

小梁

被膜

被膜向淋巴结内伸入，形成许多间隔或小梁，构成淋巴结的网状支架，并把淋巴结实质分隔成许多部分。

扁桃体

这天下午爸爸在办公室办公，他很困，一不小心睡着了，发出了尴尬的鼾声。幸好办公室的人都外出了，因此没有人听到爸爸正在打鼾。为了帮助爸爸减轻睡觉时的呼噜声，我们来到了爸爸的扁桃体。听说，扁桃体发炎和肥大都可能引起打鼾……

扁桃体位于消化道与呼吸道的交汇处，此处黏膜内含有大量淋巴组织，是经常接触抗原引起局部免疫应答的部位。

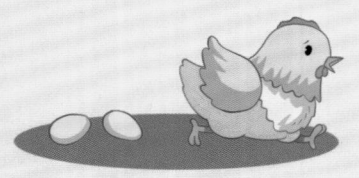

腭扁桃体是一对扁卵圆形的淋巴器官，也是最大的扁桃体。

扁桃体可产生淋巴细胞和抗体，可以抵抗细菌、病毒。

扁桃体有什么作用呢？

咽上缩肌

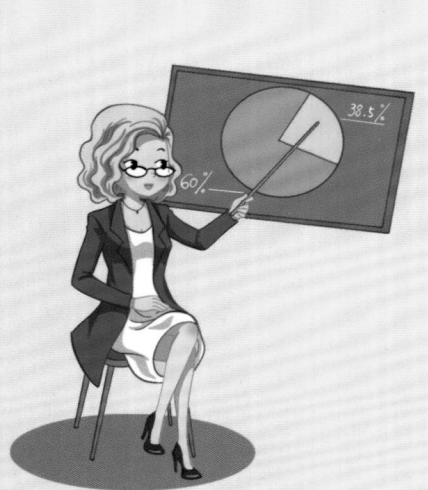

腭扁桃体是成对存在的。

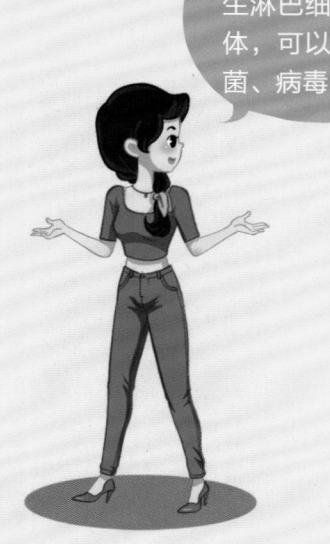

扁桃体淋巴组织中的 B 细胞占淋巴细胞总数的 60%，T 细胞占 38.5%，还有少量 K 细胞和 NK 细胞。

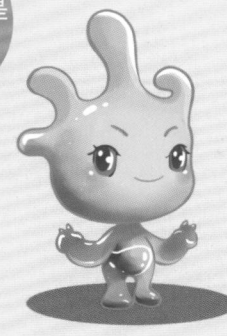

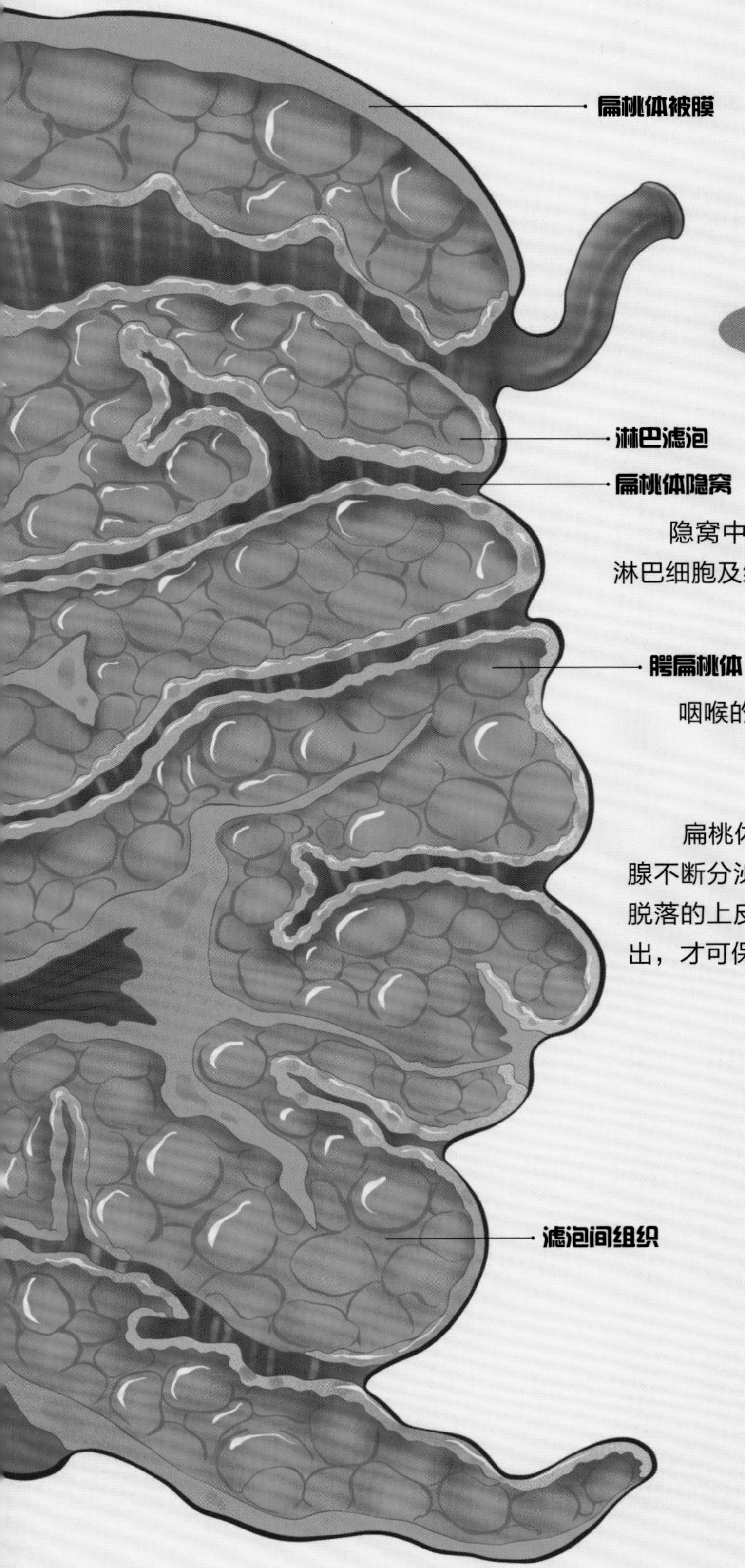

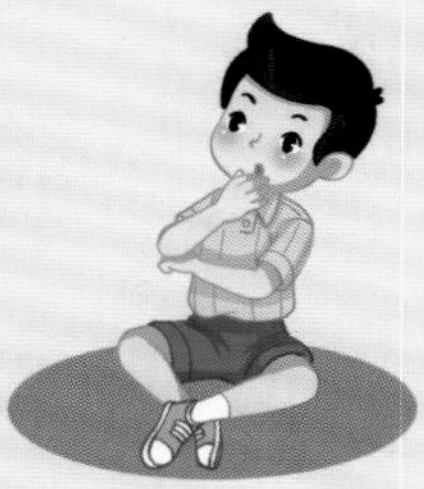

扁桃体被膜

淋巴滤泡

扁桃体隐窝

隐窝中含有脱落的上皮细胞、淋巴细胞及细菌等。

腭扁桃体

咽喉的病毒"清理工"。

扁桃体上皮完整和黏液腺不断分泌，可将细菌随同脱落的上皮细胞从隐窝口排出，才可保持机体的健康。

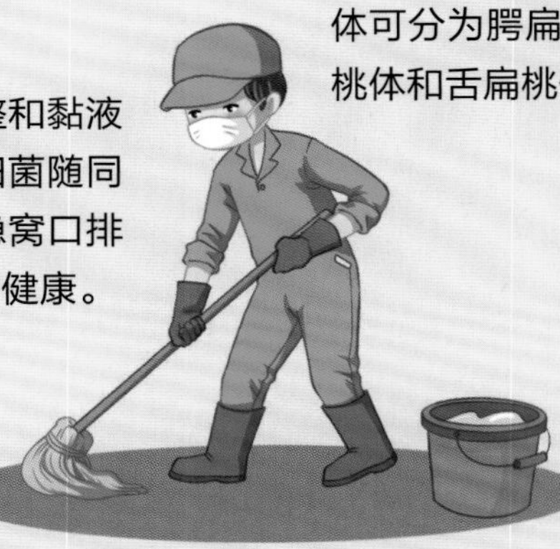

滤泡间组织

扁桃体的被膜是一层致密的结缔组织，它起到阻止扁桃体感染扩散的屏障作用。

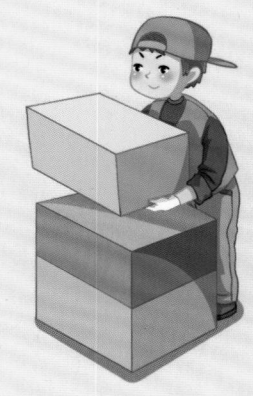

按照位置划分，扁桃体可分为腭扁桃体、咽扁桃体和舌扁桃体三种。

人怎么会打鼾呢

研究发现，任何发音都需要通过口腔、鼻腔和咽腔中各种肌肉的活动，当气流通过各种肌肉形成的形状各异的腔隙时才会出声。人在睡眠中始终留出一个大的通道，如果这个通道变窄了，那么气流通过时就会发出声音，这就是打鼾。肥胖、嗓子发炎的人都容易打鼾。

胸腺

青春期的哥哥，每天都有用不完的精力，他感觉自己正处在身体生长的黄金期。可惜，哥哥并不知道，在他处在青春生长期时，有一个器官正在慢慢退化，这个器官就是胸腺。

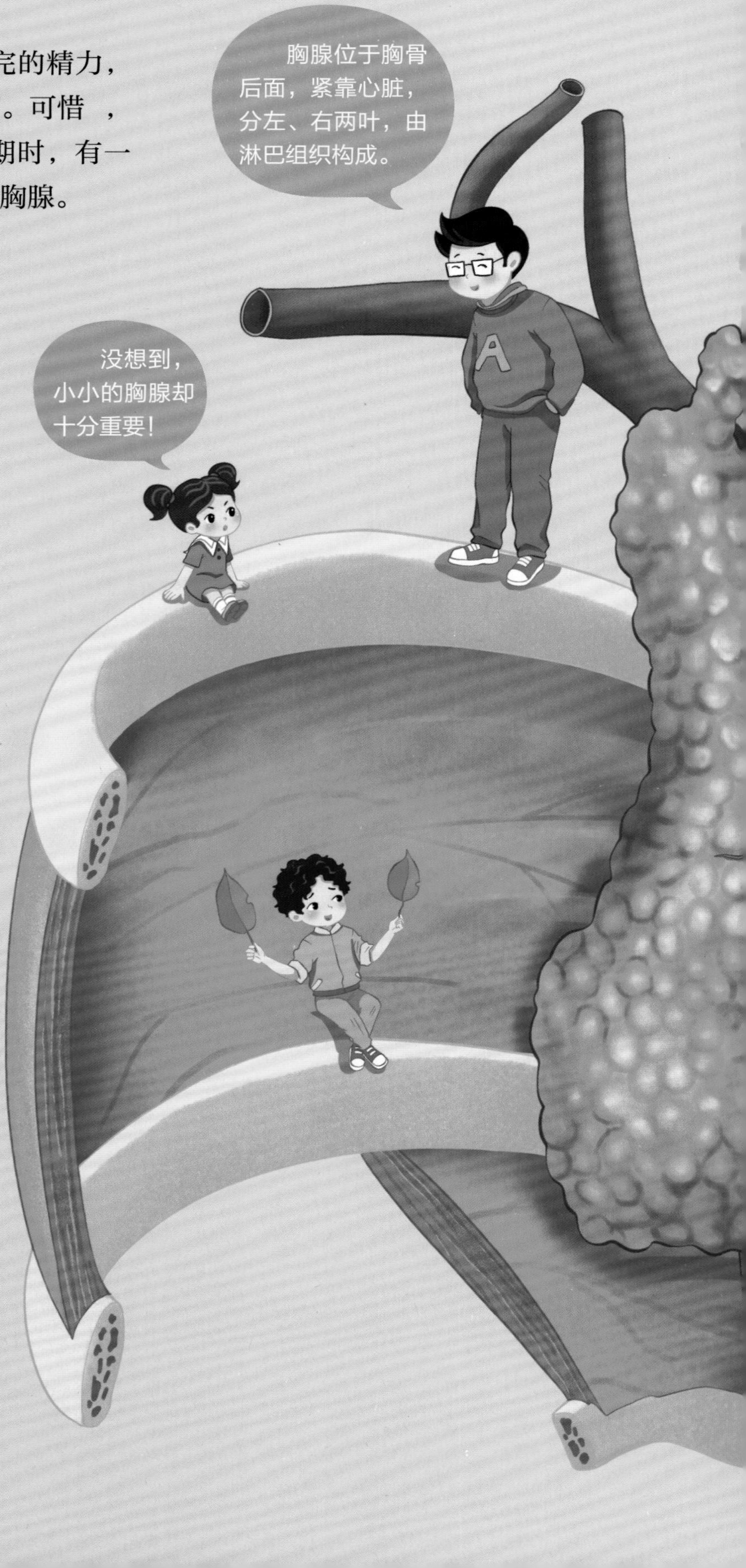

> 胸腺位于胸骨后面，紧靠心脏，分左、右两叶，由淋巴组织构成。

> 胸腺是人体的免疫器官，能储存、分泌免疫细胞和免疫分子等。

> 没想到，小小的胸腺却十分重要！

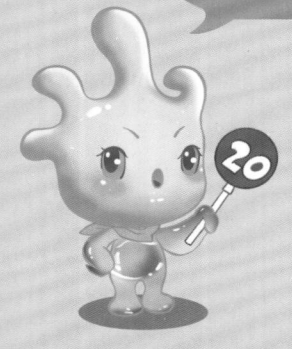

青春期后胸腺随着年龄的增长开始逐渐萎缩退化，到老年期它大部分转为脂肪组织。

胸腺由不对称的左、右两叶构成，形状为短粗肥厚或长扁条多种。

胸腺——被忽视的器官

胸腺的生长规律与其他器官不同，胸腺在胎儿期和周岁前都会迅速生长。直到1岁以后，生长速度远远慢于其他脏器。青春期后，胸腺开始慢慢缩小。人们曾以为胸腺是退化的无用器官。事实上，胸腺非常重要，它主宰着人体的免疫功能，抑制人体的衰老进程。

气管

胸腺

由于人体淋巴器官的发育和机体免疫力都必须有 T 淋巴细胞，所以胸腺能为周围淋巴器官提供所必需的 T 淋巴细胞。

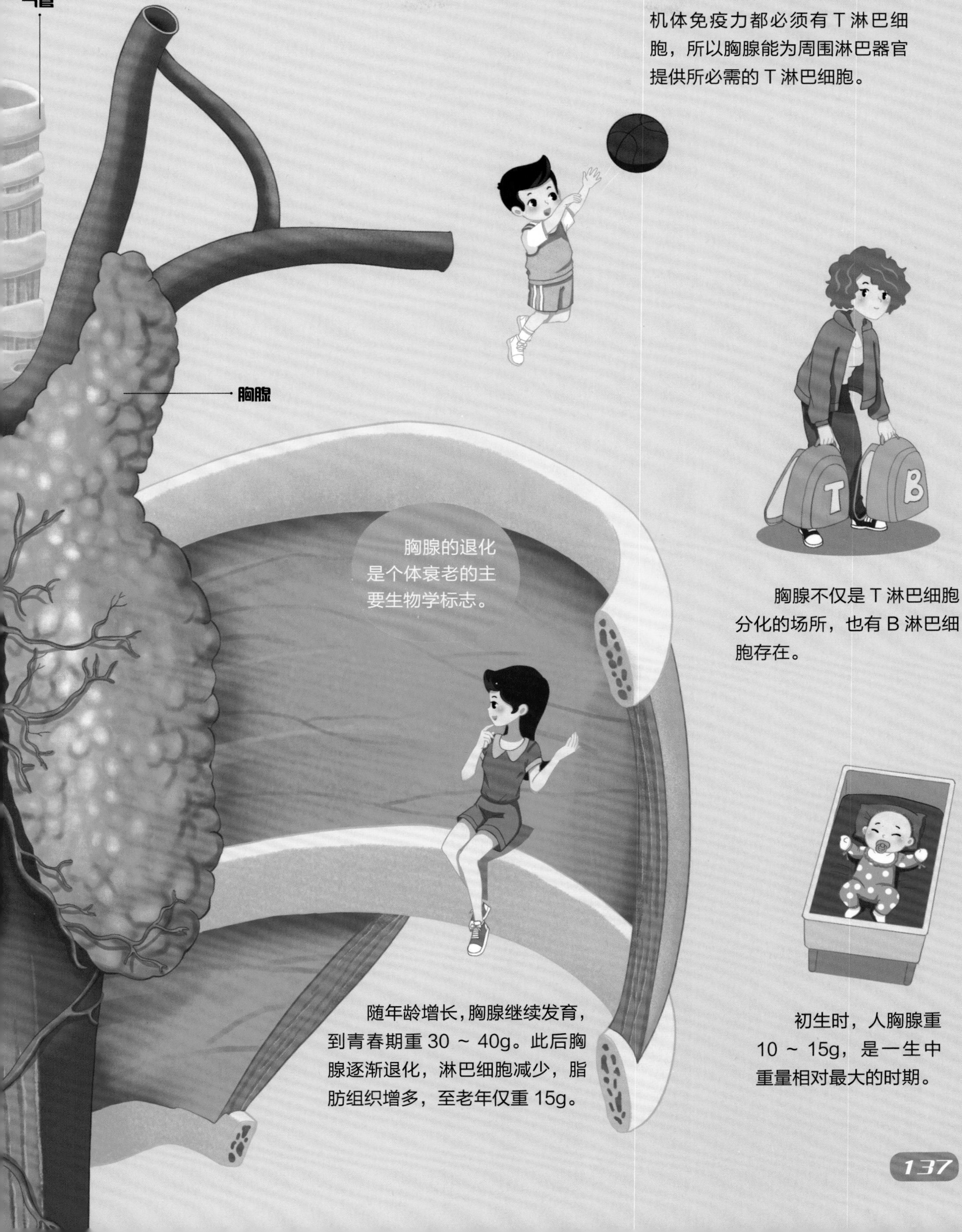

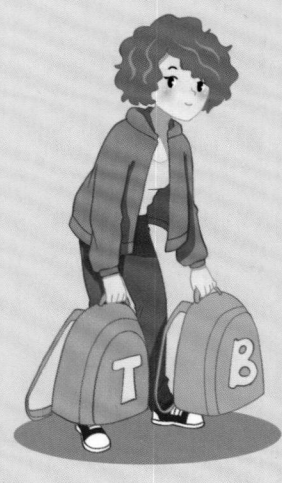

胸腺的退化是个体衰老的主要生物学标志。

胸腺不仅是 T 淋巴细胞分化的场所，也有 B 淋巴细胞存在。

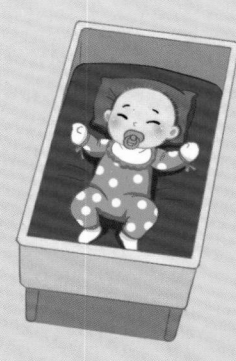

随年龄增长，胸腺继续发育，到青春期重 30 ~ 40g。此后胸腺逐渐退化，淋巴细胞减少，脂肪组织增多，至老年仅重 15g。

初生时，人胸腺重 10 ~ 15g，是一生中重量相对最大的时期。

脾

哥哥、妹妹今天跟爸爸一起看健康养生电视栏目，里面说到了脾是人体最大的免疫器官，对人体免疫有着至关重要的作用。妹妹很是好奇，"脾"长什么样子？它有怎样的特点？于是爸爸带我们来到妹妹的脾，了解脾的特点。

脾动脉

脾脏是我们人体最大的免疫器官。

脾静脉

脾对人体的免疫作用很关键，我们要爱护脾脏。

脾脏有巴掌那么大，重量约为200克，呈暗红色。

脾脏内部可以分为红髓、白髓和边缘区三部分。

人体血库——脾

脾被称为"人体血库"，也是人体最大的免疫器官。而脾的造血功能主要存在于胎儿期，当胎儿出生后人体便会停止造血。出生之后脾脏在人体中主要是贮存和供给血液，当人体休息、安静时，脾脏贮存血液，当人体处于运动、失血、缺氧等应激状态时，它又将血液排送到血循环中，以增加血容量。

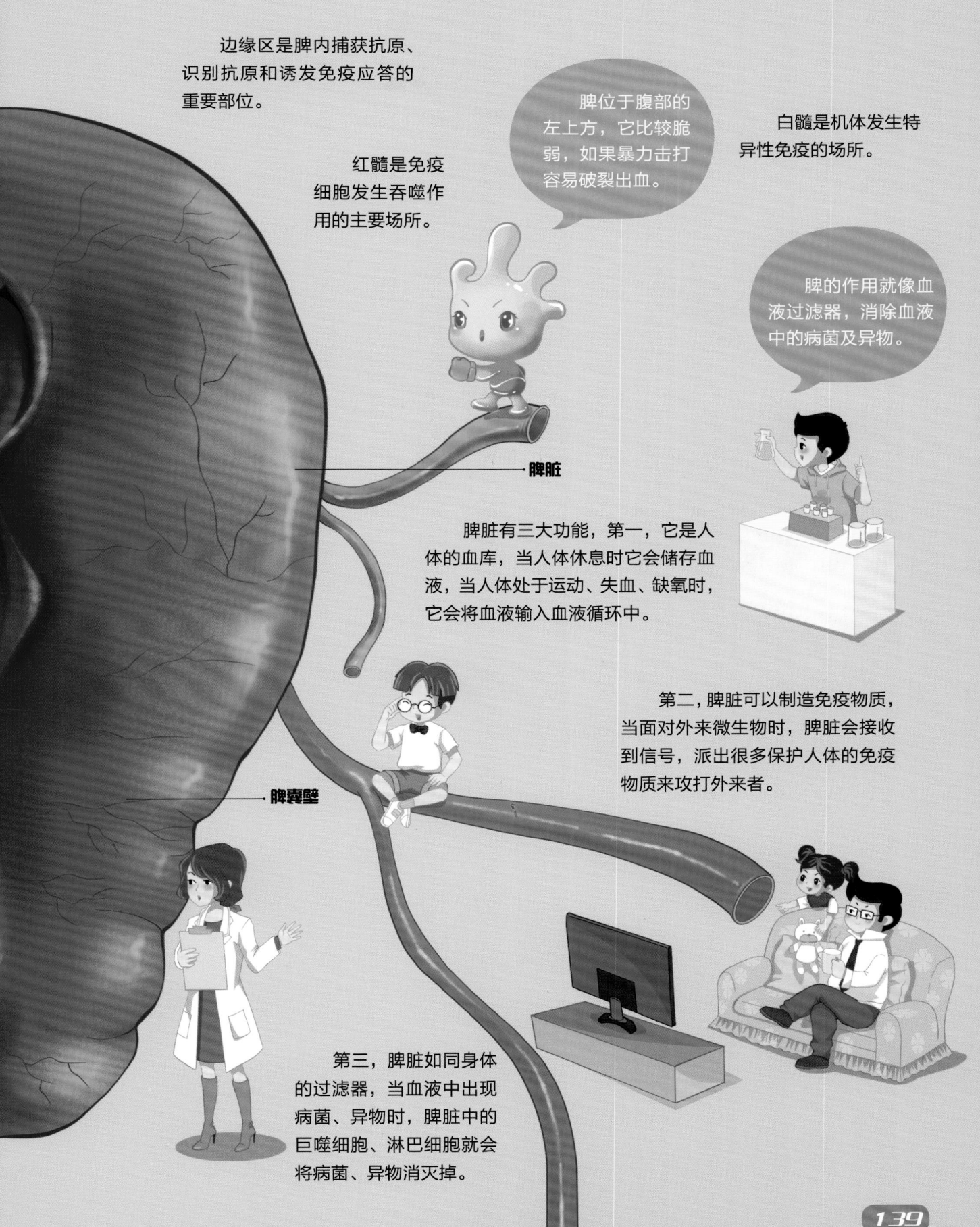

边缘区是脾内捕获抗原、识别抗原和诱发免疫应答的重要部位。

红髓是免疫细胞发生吞噬作用的主要场所。

脾位于腹部的左上方，它比较脆弱，如果暴力击打容易破裂出血。

白髓是机体发生特异性免疫的场所。

脾的作用就像血液过滤器，消除血液中的病菌及异物。

脾脏

脾脏有三大功能，第一，它是人体的血库，当人体休息时它会储存血液，当人体处于运动、失血、缺氧时，它会将血液输入血液循环中。

脾囊壁

第二，脾脏可以制造免疫物质，当面对外来微生物时，脾脏会接收到信号，派出很多保护人体的免疫物质来攻打外来者。

第三，脾脏如同身体的过滤器，当血液中出现病菌、异物时，脾脏中的巨噬细胞、淋巴细胞就会将病菌、异物消灭掉。

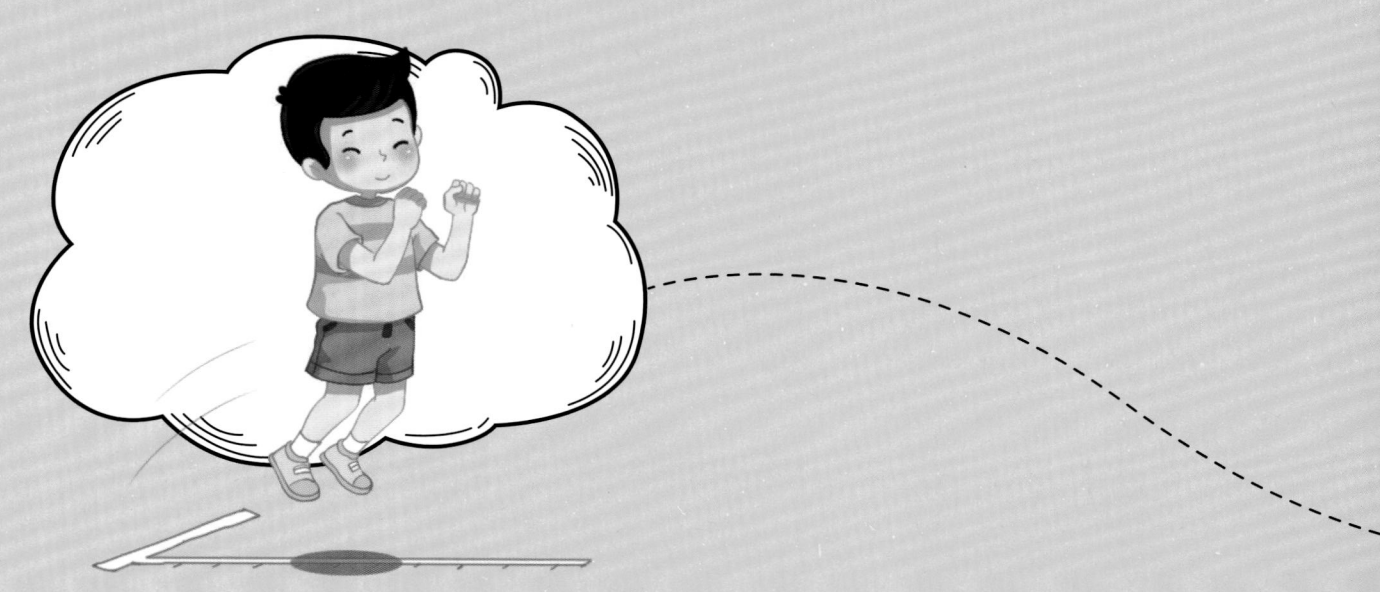

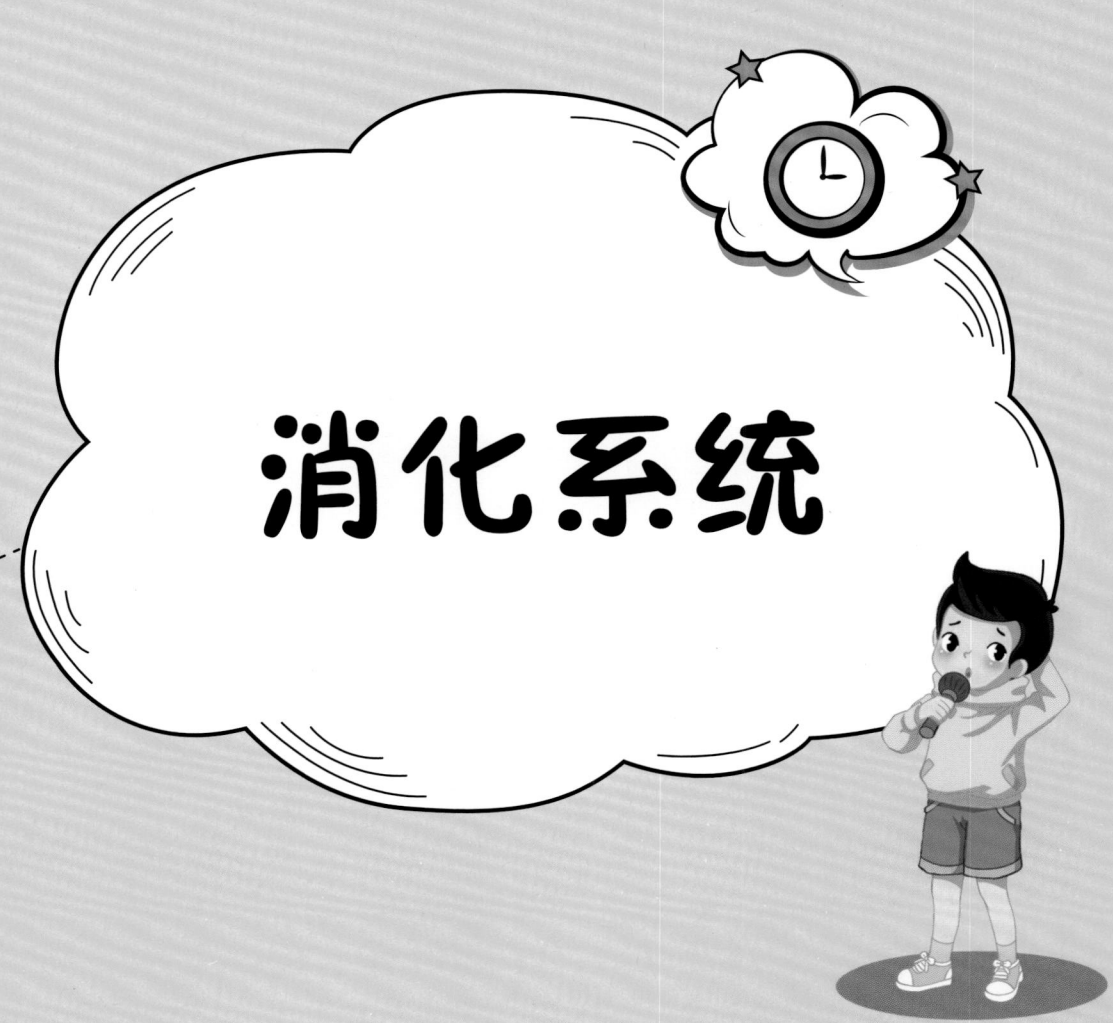

消化系统

牙齿

　　妈妈将水果洗干净放在盘中，供大家食用。哥哥急着玩游戏，便将整颗葡萄用嘴抿了一下直接吞下去，妈妈说这样可不行，葡萄没有经过牙齿的切割，直接吞咽容易被噎住。哥哥知道自己犯了错，于是为了避免妹妹也犯错，爸爸带着妹妹"参观"哥哥的牙齿。

牙齿是比较坚硬的组织，由磷物质和钙物质组合而成。

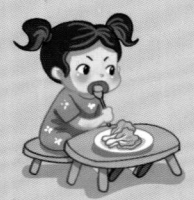

少吃甜食，多吃蔬菜能预防龋齿。

牙齿是人体最硬的器官，主要负责切咬、咀嚼等工作，还起到保持面部外形和辅助发音的作用。

食物的消化过程

　　食物进入人体后，首先会通过牙齿进行机械性消化，在这一过程中，食物将由大块变为小块、坚硬变为柔软、干燥变为湿润。然后，食物进一步与消化液发生化学性消化，由大分子转换为小分子，小分子能直接被人体的各个器官吸收。

牙齿对于酸是非常敏感的，喝可乐等碳酸饮料可能会导致牙齿受到酸侵蚀，出现牙釉质脱钙，矿物质被溶解，继而引起龋齿的发生。

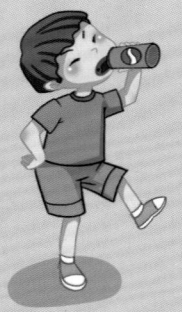
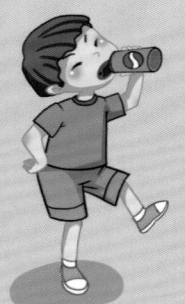

牙齿
切割食物的"厨师"。

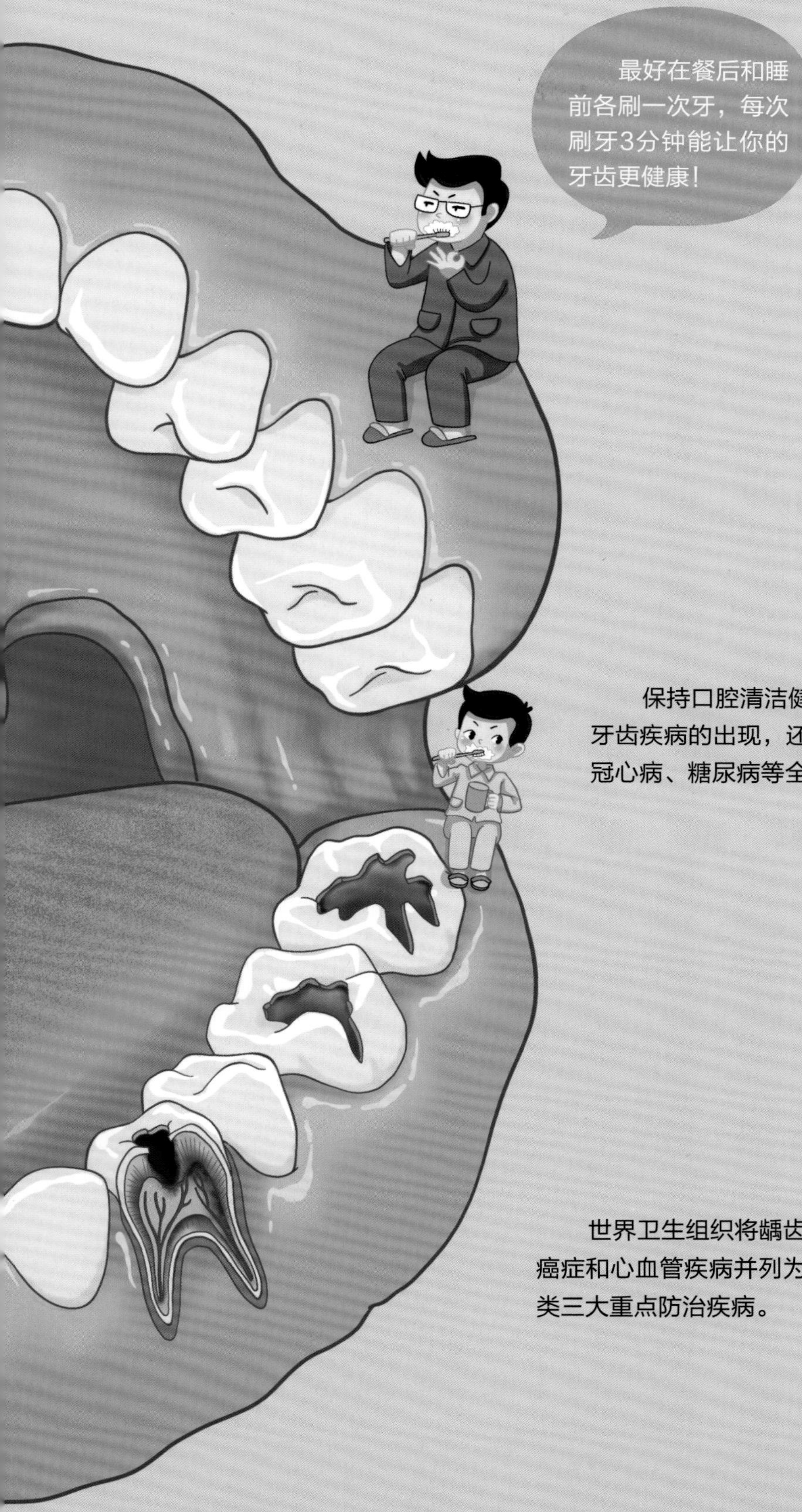

最好在餐后和睡前各刷一次牙，每次刷牙3分钟能让你的牙齿更健康！

每天养成刷牙的好习惯，这样能将口腔及牙齿上面的食物碎渣、软白污物和牙菌斑消除。

舌头

品尝食物的"美食家"。

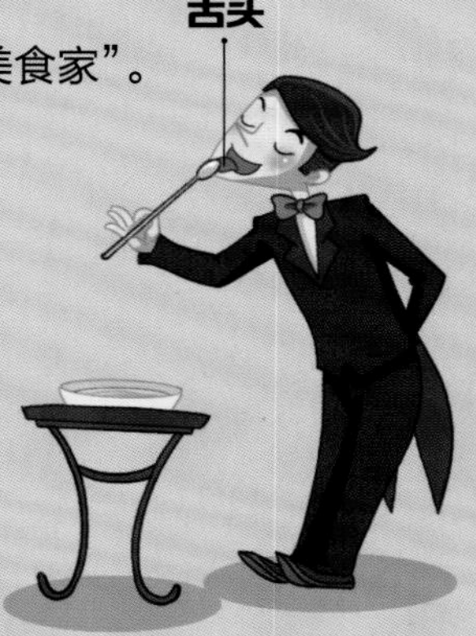

保持口腔清洁健康，可以减少牙齿疾病的出现，还可以避免引发冠心病、糖尿病等全身性疾病。

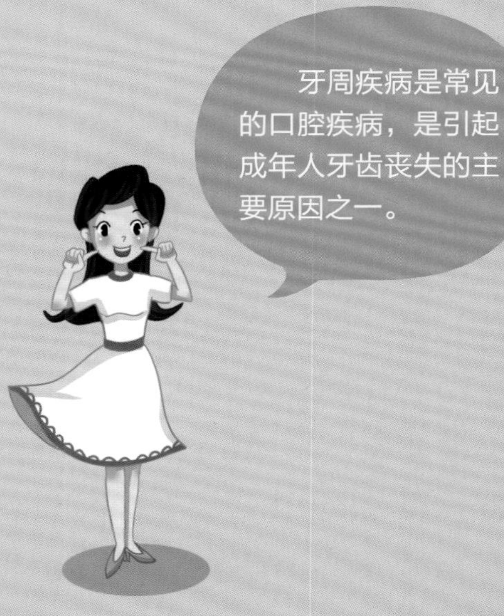

牙周疾病是常见的口腔疾病，是引起成年人牙齿丧失的主要原因之一。

世界卫生组织将龋齿与癌症和心血管疾病并列为人类三大重点防治疾病。

细嚼慢咽

妈妈常说，吃饭一定要细嚼慢咽。这不仅能让我们充分品尝食物的美味，也能让大块食物转换为小块食物，让胃更好消化。当食物进入口腔后，就已经开始了消化过程。

化学性消化和物理性消化都会发生。

口腔通过咀嚼运动对食物进行机械性加工。

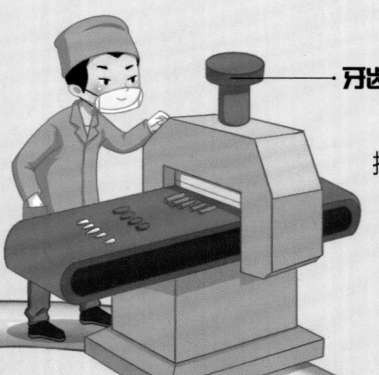

牙齿

牙齿是对食物进行切割、捣碎和研磨的"切割师"。

咀嚼是由各咀嚼肌有顺序地收缩所组成的复杂的反射性动作。

你知道食在嘴里会发生么样的变化吗

咀嚼肌收缩可使下颌上、下、左、右运动，所以，当上牙与下牙相互接触时可产生较大的压力用以磨碎食物。

食物的消化过程

消化过程包括物理性消化和化学性消化两种方式，这两种方式同时进行，共同完成消化过程。物理性消化主要指通过消化道肌肉的收缩活动，将食物磨碎，并与消化液充分混合，以及将食物不断地向消化道的远端推送。化学性消化主要指的是食物由大分子分解为简单化合物，这些简单化合物易被人体吸收，可以进入血液和淋巴液。

口腔：消化道和呼吸系统的入口。

颞下颌关节也参与咀嚼，它是颌面部具有转动和滑动运动的联动关节。

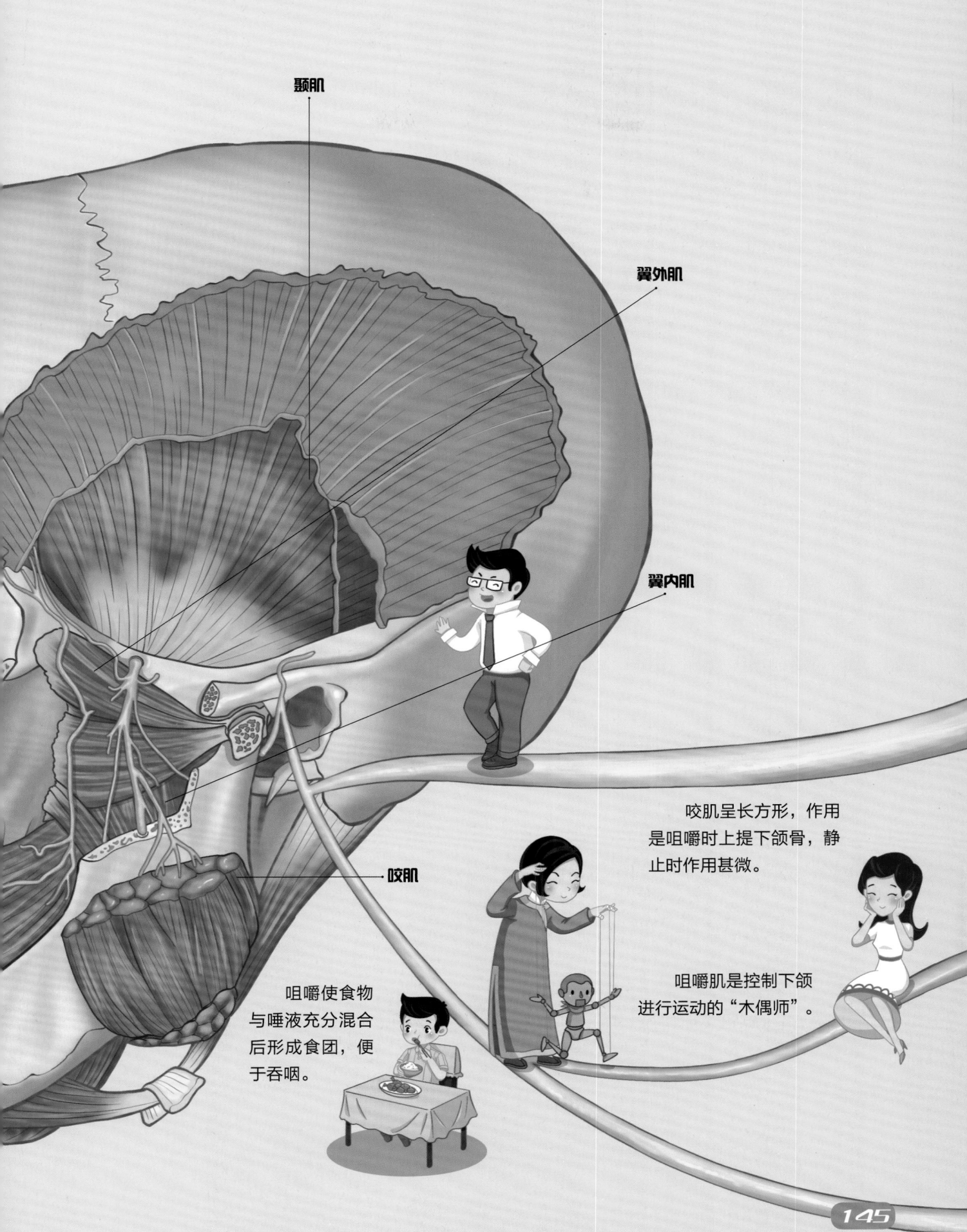

颞肌

翼外肌

翼内肌

咬肌

咀嚼使食物
与唾液充分混合
后形成食团，便
于吞咽。

咬肌呈长方形，作用
是咀嚼时上提下颌骨，静
止时作用甚微。

咀嚼肌是控制下颌
进行运动的"木偶师"。

味蕾

　　早上7点半，大家陆陆续续地醒来，准备品尝妈妈做的美味早餐。妹妹刷好牙，迫不及待地跑到餐桌前，妹妹感觉嘴里面苦苦的。爸爸说，这和口腔里的味蕾有关系。妹妹叫上爸爸、哥哥带着水萌萌，一起进入了妈妈的口腔，来揭开味蕾的神秘面纱。

我们通过舌头表面上分布的味蕾来辨别滋味。

叶状乳头的味蕾主要感受酸味。

叶状乳头

人的舌头能辨别出五种基本滋味，分别是甜、苦、酸、咸、鲜。

味蕾是分布在舌头表面的味觉感觉器，呈卵圆形，主要由味细胞构成。

菌状乳头的味蕾主要感受甜、咸味。

菌状乳头

和指纹一样，每个人舌头的形状和纹路都是独一无二的。

丝状乳头

丝状乳头中无味蕾。

味蕾主要分布于轮廓乳头侧壁的上皮中，但也可见于菌状乳头、软腭及会厌等处的上皮内。

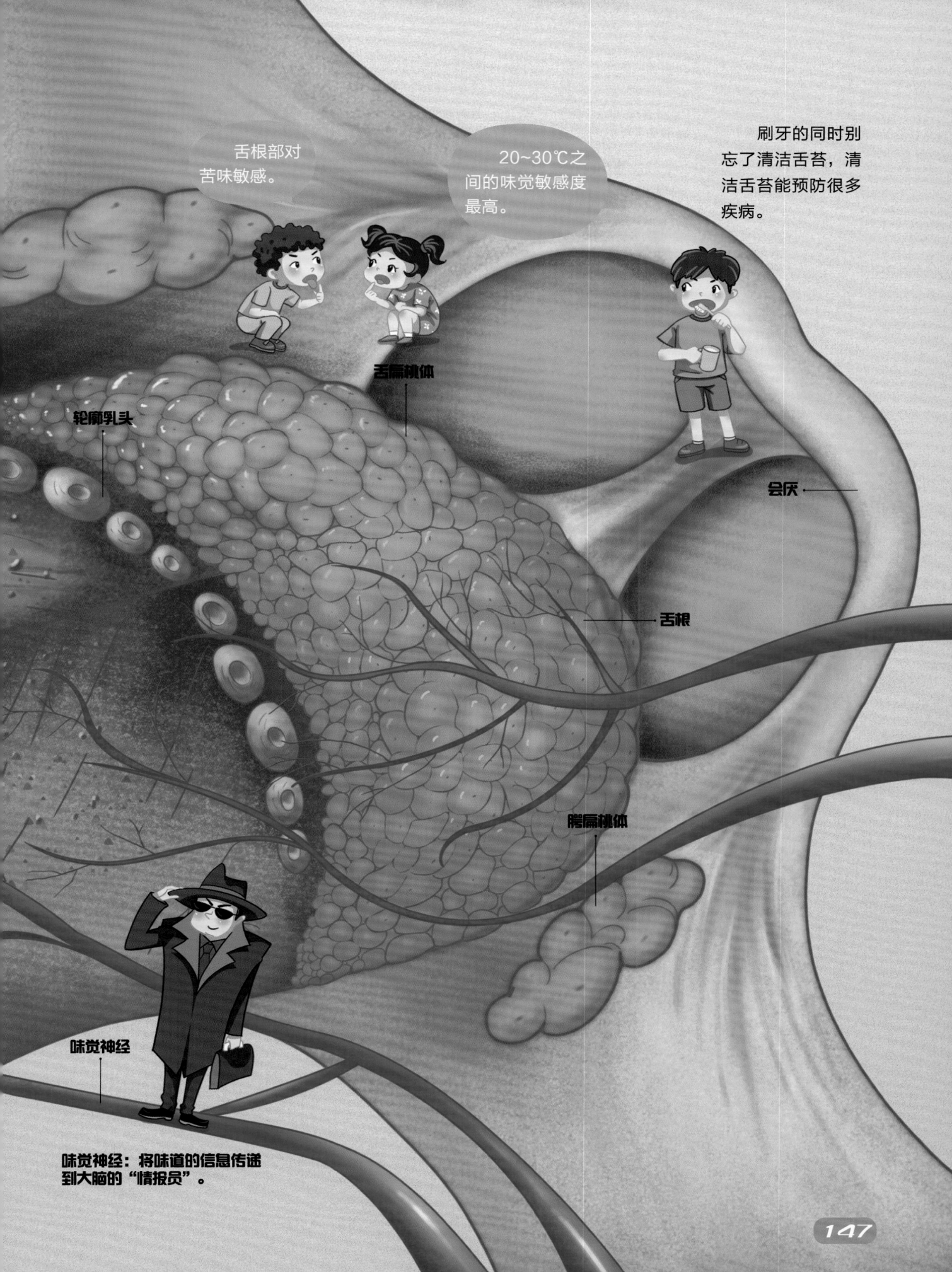

唾液

　　每当早上准备好吃的东西，我们都会情不自禁地分泌口水，想要快点吃到好吃的。为什么每当我们想象时，就会分泌口水？为什么口腔里面总是湿润的，唾液这么多？今天我们要和水萌萌一起，进入爸爸的唾液腺，了解唾液分泌的奥秘！

我一想到酸梅就会流口水！

你们知道唾液有什么用吗？

唾液可以杀菌，还可以引起味觉！

腮腺管

腮腺

　　唾液中的溶菌酶具有杀菌作用，唾液淀粉酶可使淀粉分解为麦芽糖。

望梅止渴

　　望梅止渴是一个古代的成语故事。相传曹操带领士兵打仗，因为方圆百里没有水源，所以他们非常口渴。此时，曹操为了激励他们，于是说远处有一片梅林，士兵们想到梅子的酸味，口中流出了口水，然后继续行军。这个成语故事其实蕴藏着一个生理知识，一想到酸的就流口水是一种条件反射。

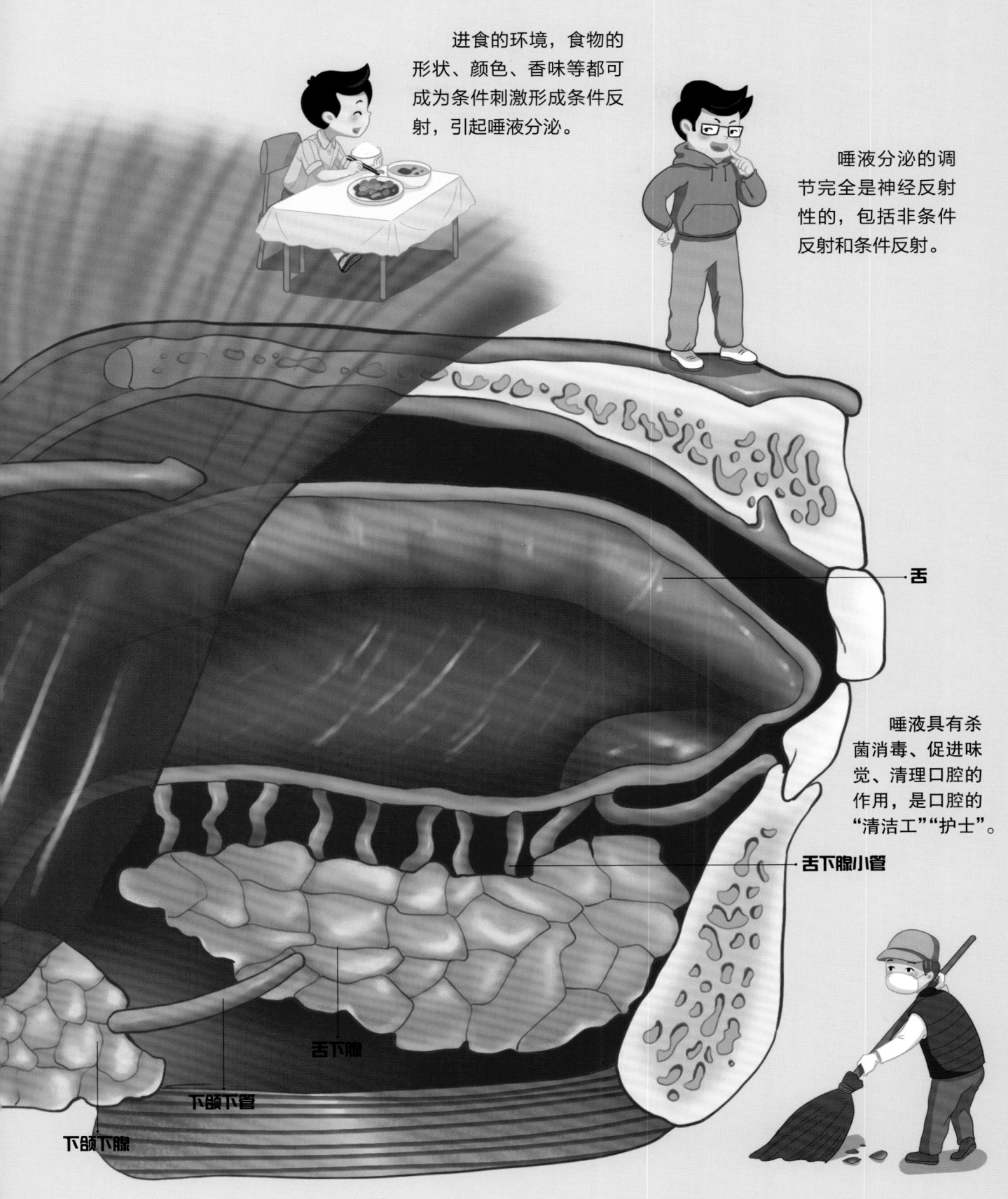

进食的环境，食物的形状、颜色、香味等都可成为条件刺激形成条件反射，引起唾液分泌。

唾液分泌的调节完全是神经反射性的，包括非条件反射和条件反射。

舌

唾液具有杀菌消毒、促进味觉、清理口腔的作用，是口腔的"清洁工""护士"。

舌下腺小管

舌下腺

下颌下管

下颌下腺

舌

中午妈妈做了一桌子丰盛的午餐，大家都吃得特别香，这时哥哥问妈妈："妈妈，我们的嘴巴为什么能吃出来香不香呢？"妈妈说："这是因为我们嘴里边的舌头能尝出味道。"

因为舌头上长满了类似于小疙瘩样的菌状乳头、轮廓乳头、叶状乳头，而这些乳头里拥有味觉感受器，叫作味蕾。

舌位于口腔底部，俗称"舌头"，它是在口腔内活动进食和言语的肌性器官。

为什么舌头能尝出来味道呢？

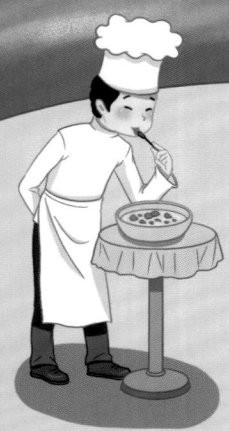

舌：品味美食的"美食家"与"语言家"。

味蕾是位于舌上的味觉感受器，里边有许多味觉细胞，能够品尝出味道。

菌状乳头

叶状乳头

看病总是要先看舌头

健康人的舌头是淡红色的；舌面变红，表明血热；舌面变白，表明血虚；舌面变青紫，表明有血瘀。另外，舌头表面有层舌苔，舌苔的颜色、厚薄、干湿也能表明人的身体状况，如舌苔厚表示消化不良，舌苔发黄表示有炎症或发烧，舌苔发黑表明病情严重。因此，医生要先看病人的舌头。

当味觉细胞受到刺激时，神经就会把信息传递给我们的大脑，于是味觉形成，我们也尝出了食物的味道。

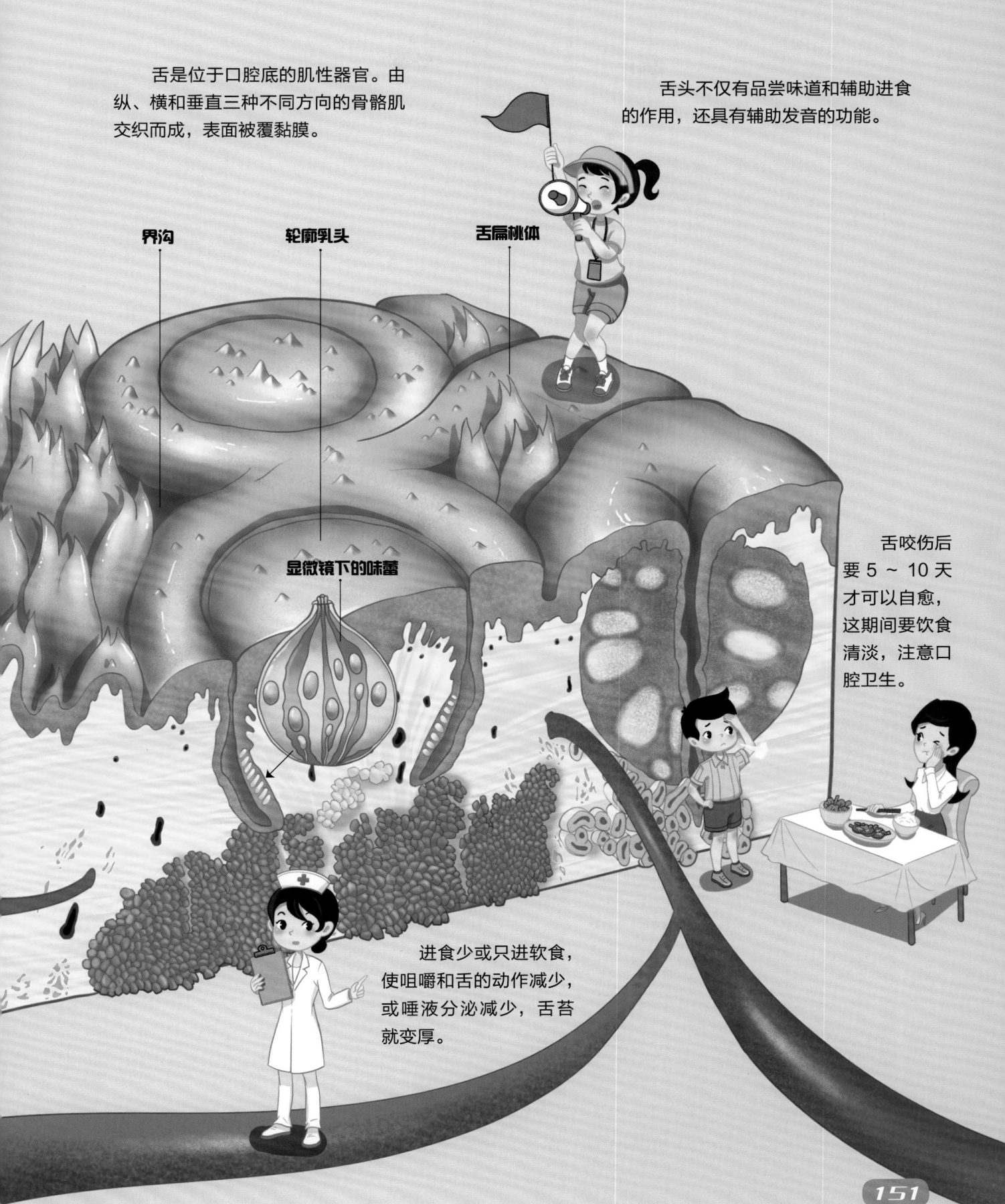

舌是位于口腔底的肌性器官。由纵、横和垂直三种不同方向的骨骼肌交织而成，表面被覆黏膜。

舌头不仅有品尝味道和辅助进食的作用，还具有辅助发音的功能。

界沟 **轮廓乳头** **舌扁桃体**

显微镜下的味蕾

舌咬伤后要 5 ～ 10 天才可以自愈，这期间要饮食清淡，注意口腔卫生。

进食少或只进软食，使咀嚼和舌的动作减少，或唾液分泌减少，舌苔就变厚。

会厌

　　饭桌上，妈妈一直严令禁止咀嚼食物时说话，但是妹妹太过活跃，忘记了这条规定。妹妹就一边讲着幼儿园发生的故事，一边兴奋地咀嚼食物。突然，妹妹咳嗽了几声，因为妹妹一直说话，导致食物差点进了气管。妈妈气急地对妹妹说："还好会厌在说话时及时盖住了，否则会导致食物进入你的气管，那就麻烦了。"于是，妈妈给我们讲解了会厌的结构及功能。

会厌形如倒置的锥体，可分为上、前和后界。

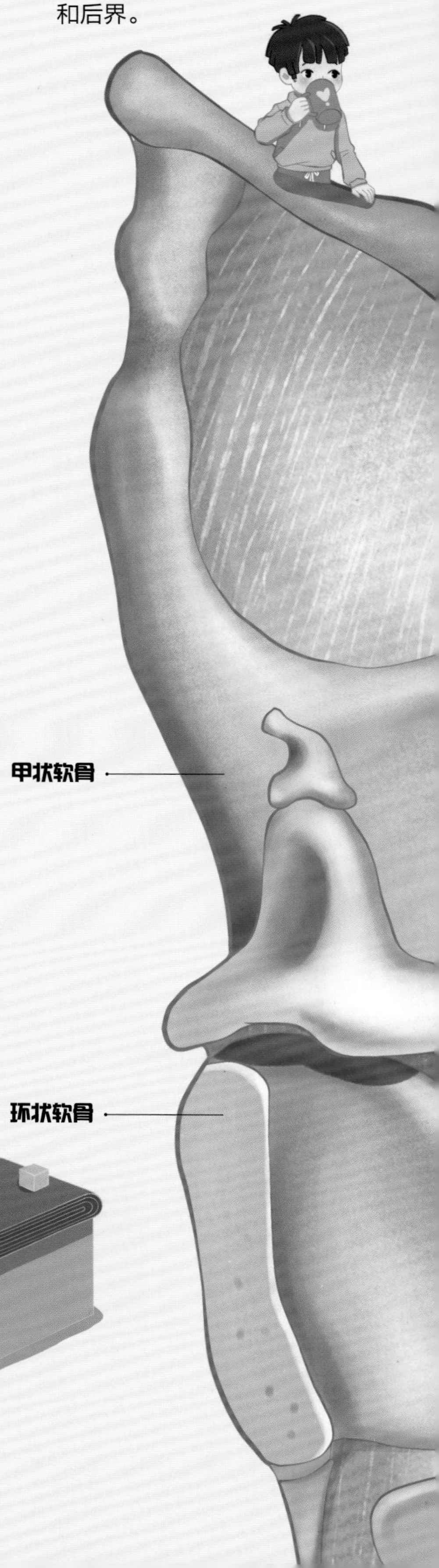

　　会厌是由会厌软骨和黏膜组成的喉头上前部的树叶状的结构。

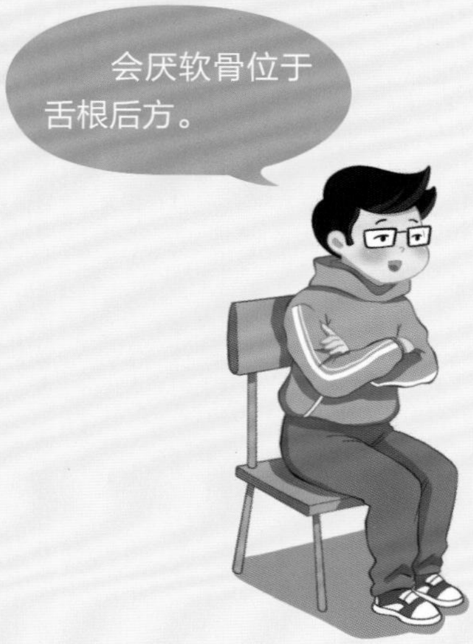

会厌软骨位于舌根后方。

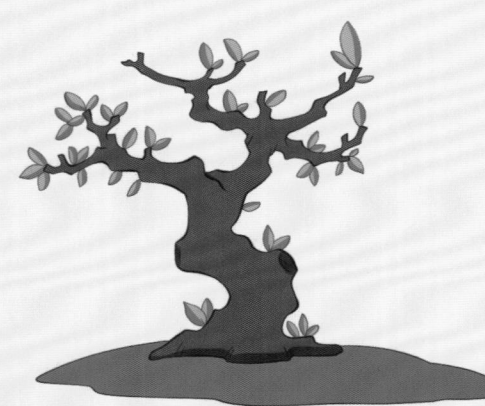

会厌软骨为弹性纤维软骨，具有弹性和韧性。

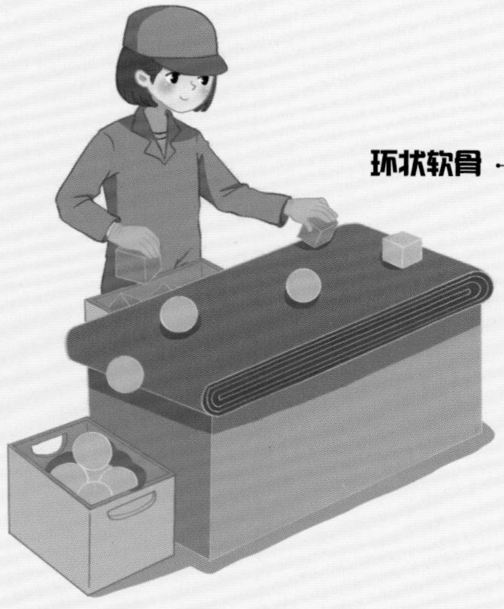

甲状软骨

环状软骨

会厌软骨

　　一扁平而具有弹性的树叶状软骨板。位于舌根和舌骨体的后方，喉口的前方。以甲状会厌韧带连于甲状软骨前角，其游离端较宽，位居舌根之后，构成喉口的前界。

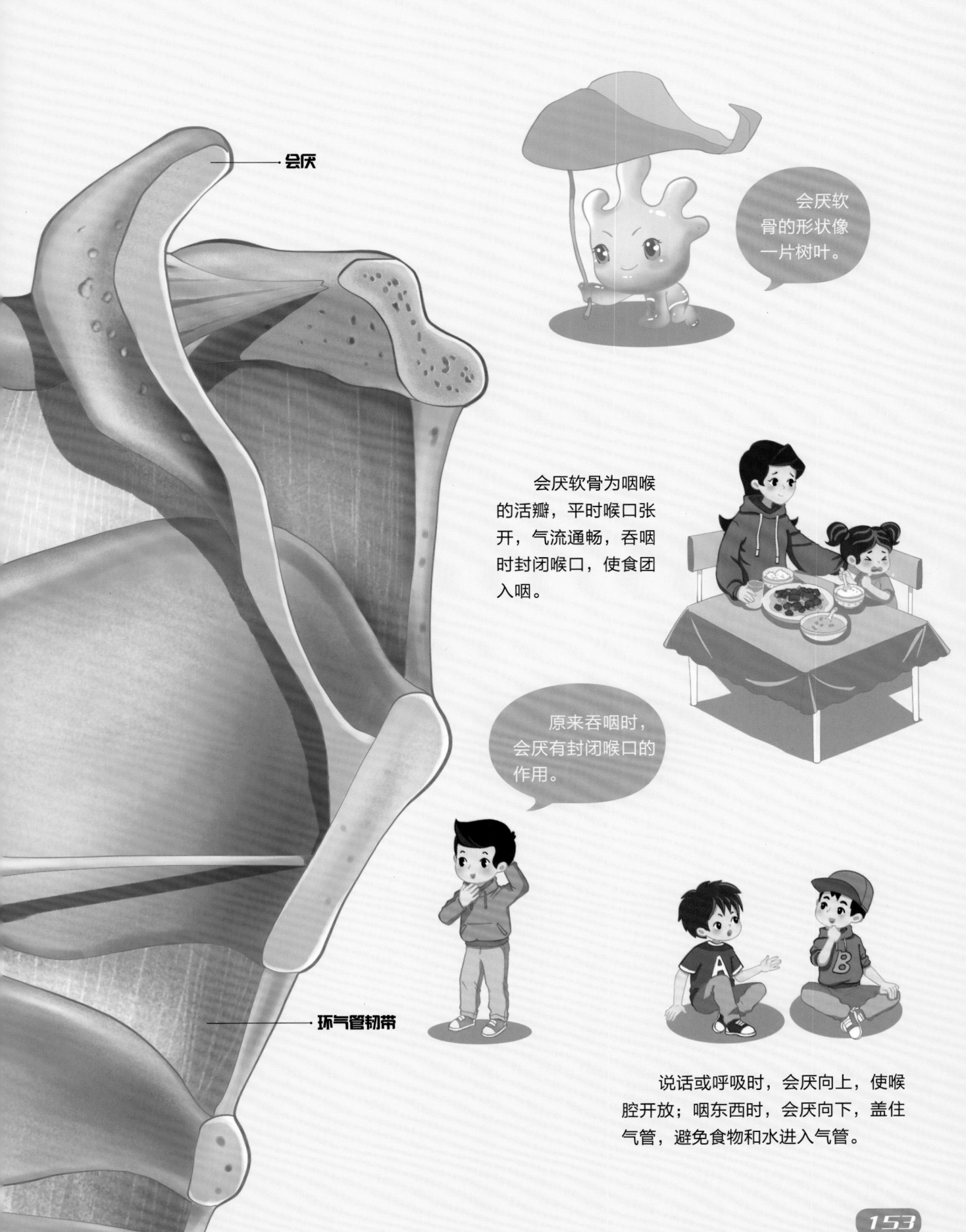

会厌

会厌软骨的形状像一片树叶。

会厌软骨为咽喉的活瓣，平时喉口张开，气流通畅，吞咽时封闭喉口，使食团入咽。

原来吞咽时，会厌有封闭喉口的作用。

环气管韧带

说话或呼吸时，会厌向上，使喉腔开放；咽东西时，会厌向下，盖住气管，避免食物和水进入气管。

食管

爸爸是一个美食家，他吃过很多国家的美食，但是无论是咖喱、火鸡面，还是天妇罗都没有妈妈做的豆腐鱼头汤好喝。可是爸爸今天喝鱼汤时，不小心被鱼刺卡住了喉咙，产生刺痛感。妈妈准备带爸爸去最近的医院检查一下，爸爸自己却认为喝些温水就缓解了，哥哥决定进入爸爸的食管帮助爸爸查看一下。

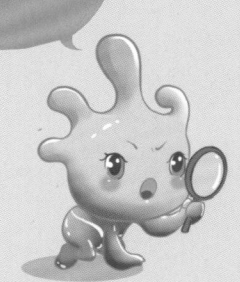

报告，已经找到并成功取出。

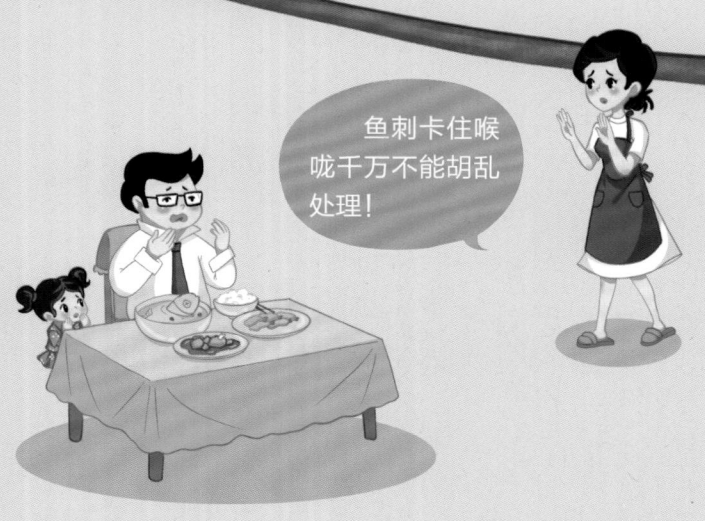

鱼刺卡住喉咙千万不能胡乱处理！

右主支气管

食管

食管是口腔与胃部的连接通道。

食管是消化管各部中最狭窄的部分，为前、后扁平的肌性管状器官。

食管本身没有任何消化作用，其主要功能是把食物从咽部送到胃里。

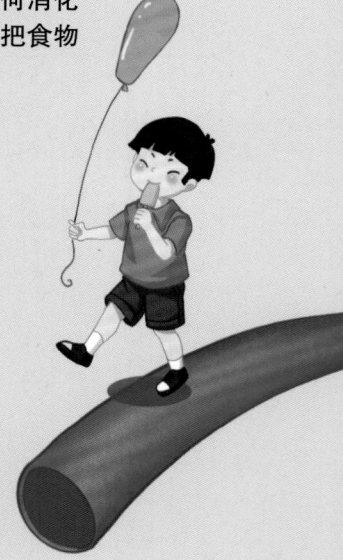

鱼刺卡在喉咙怎么处理

鱼是一种美味的食物，但鱼刺却惹人烦躁，鱼刺不容易挑，有卡喉咙的危险。鱼刺卡住喉咙该怎么处理呢？如果鱼刺卡住的位置较浅，肉眼可见的话，可以尝试用镊子将其取出。如果鱼刺位置较深，肉眼无法发现的话，建议大家及时去医院取出。不建议使用大口吃馒头、喝醋、喝水等方式将鱼刺咽下去，因为鱼刺被吞咽后可能会刺伤食管，或者锐利的鱼刺可能会扎穿黏膜，进入到食管旁边的间隙里，所以一定要及时就医。

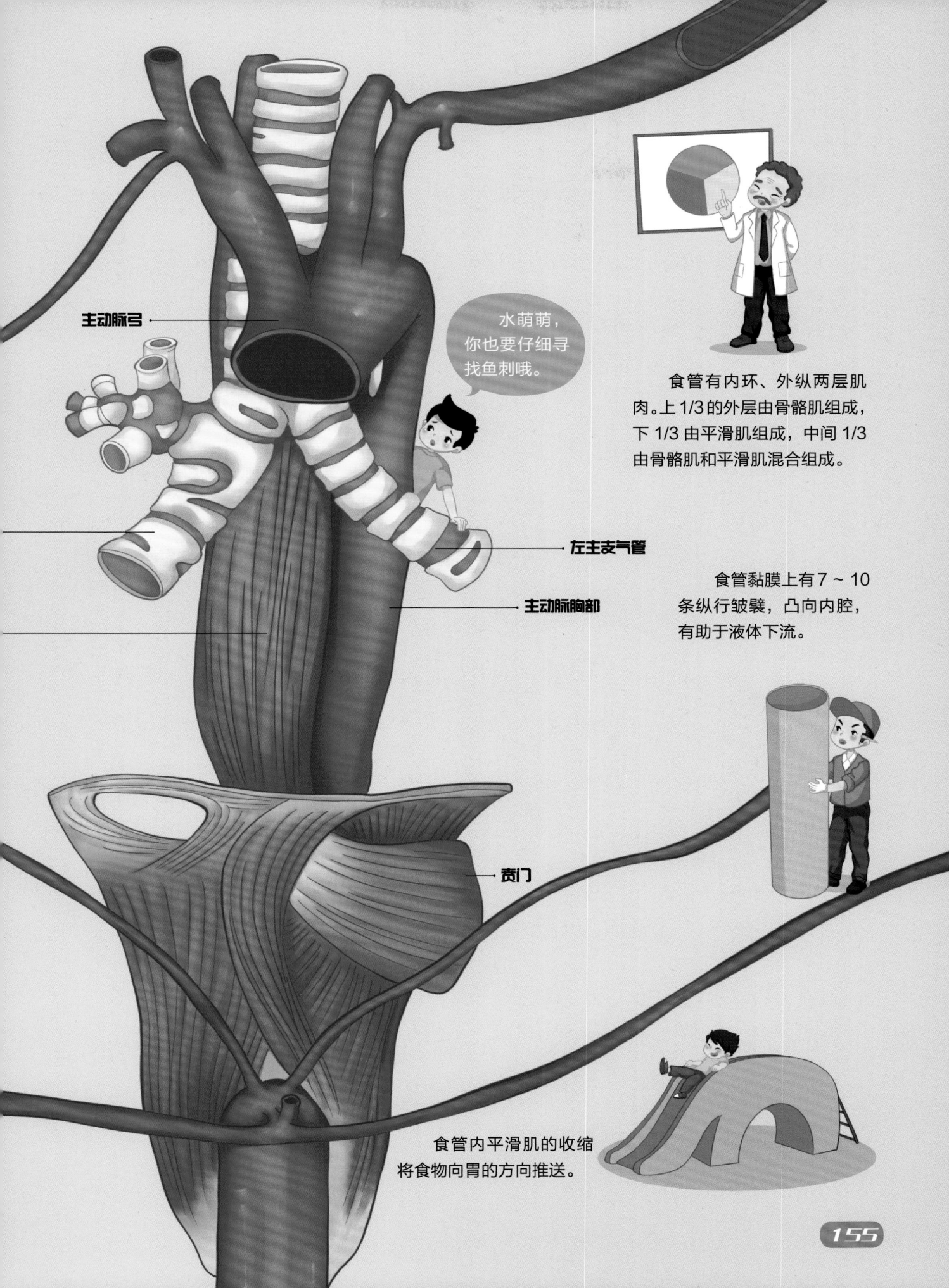

主动脉弓

左主支气管

主动脉胸部

贲门

水萌萌，你也要仔细寻找鱼刺哦。

食管有内环、外纵两层肌肉。上 1/3 的外层由骨骼肌组成，下 1/3 由平滑肌组成，中间 1/3 由骨骼肌和平滑肌混合组成。

食管黏膜上有 7～10 条纵行皱襞，凸向内腔，有助于液体下流。

食管内平滑肌的收缩将食物向胃的方向推送。

肝脏

爸爸今天看上去非常高兴，原来他的体检报告出来了，爸爸的检查指标都正常。哥哥好奇地看了看爸爸的体检报告，他敏感地发现爸爸每次体检都会有"肝功能检查"。为什么呢？肝功能检查是最常见的体验检查项目，它可以帮助大家及早地发现和诊断某些疾病。

肝脏可以分泌胆汁，胆汁进入小肠后可以帮助消化食物。

肝脏是人体最大的腺体，也是体内新陈代谢的中心。

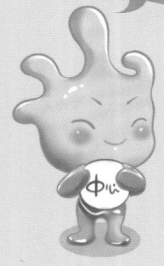

据估计，在肝脏中发生的化学反应有1500种以上。

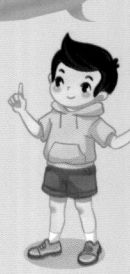

肝脏能够过滤和清洁流经的血液，分解出有害物质。还能将血液中的营养物质进行加工合成，并输送到身体的其他部位。

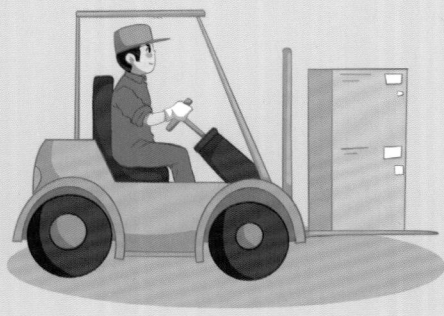

胆囊 ·

胆囊是储存胆汁的地方，身体一旦需要胆汁，胆囊就会分泌胆汁到身体里。

人到60岁后，肝细胞数量随年龄增长而锐减。

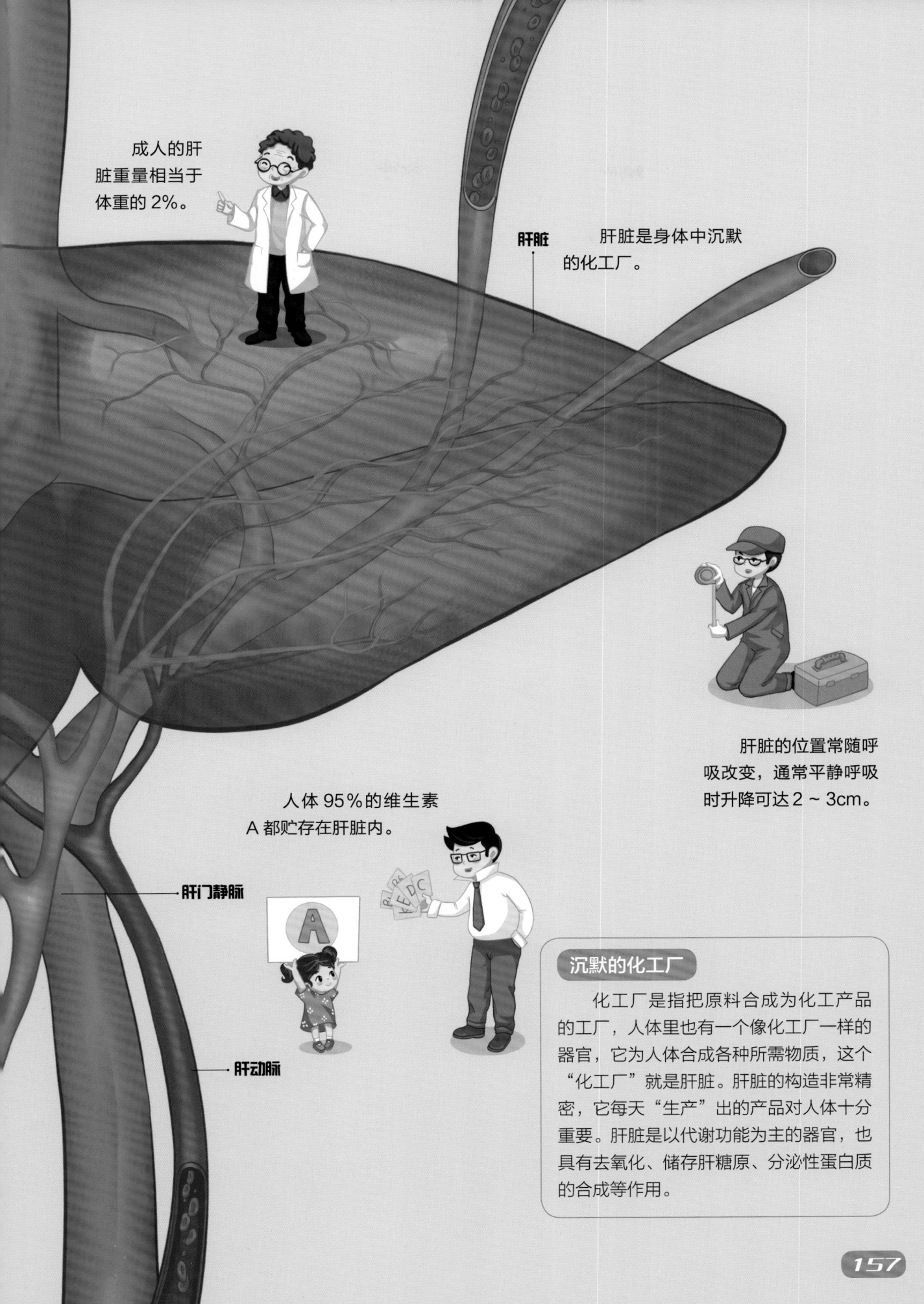

成人的肝脏重量相当于体重的2%。

肝脏

肝脏是身体中沉默的化工厂。

肝脏的位置常随呼吸改变，通常平静呼吸时升降可达2～3cm。

人体95％的维生素A都贮存在肝脏内。

肝门静脉

肝动脉

沉默的化工厂

化工厂是指把原料合成为化工产品的工厂，人体里也有一个像化工厂一样的器官，它为人体合成各种所需物质，这个"化工厂"就是肝脏。肝脏的构造非常精密，它每天"生产"出的产品对人体十分重要。肝脏是以代谢功能为主的器官，也具有去氧化、储存肝糖原、分泌性蛋白质的合成等作用。

胆囊

　　爸爸坐在客厅里，一个人偷偷地看起了恐怖片。哥哥有点害怕又有些惊讶地说："爸爸，你的胆子真大，竟然能一个人看恐怖片。"爸爸说："胆子大不代表胆就大。"哥哥有些迷糊地问："胆子与胆有什么关系呢？"今天我们和哥哥一起来到了爸爸的胆囊，来了解胆囊的具体作用。

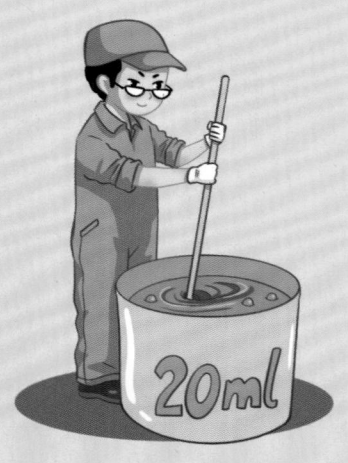

　　胆囊每天分泌约 20mL 黏液，黏液起保护和润滑胆囊黏膜的作用，主要成分为黏蛋白。

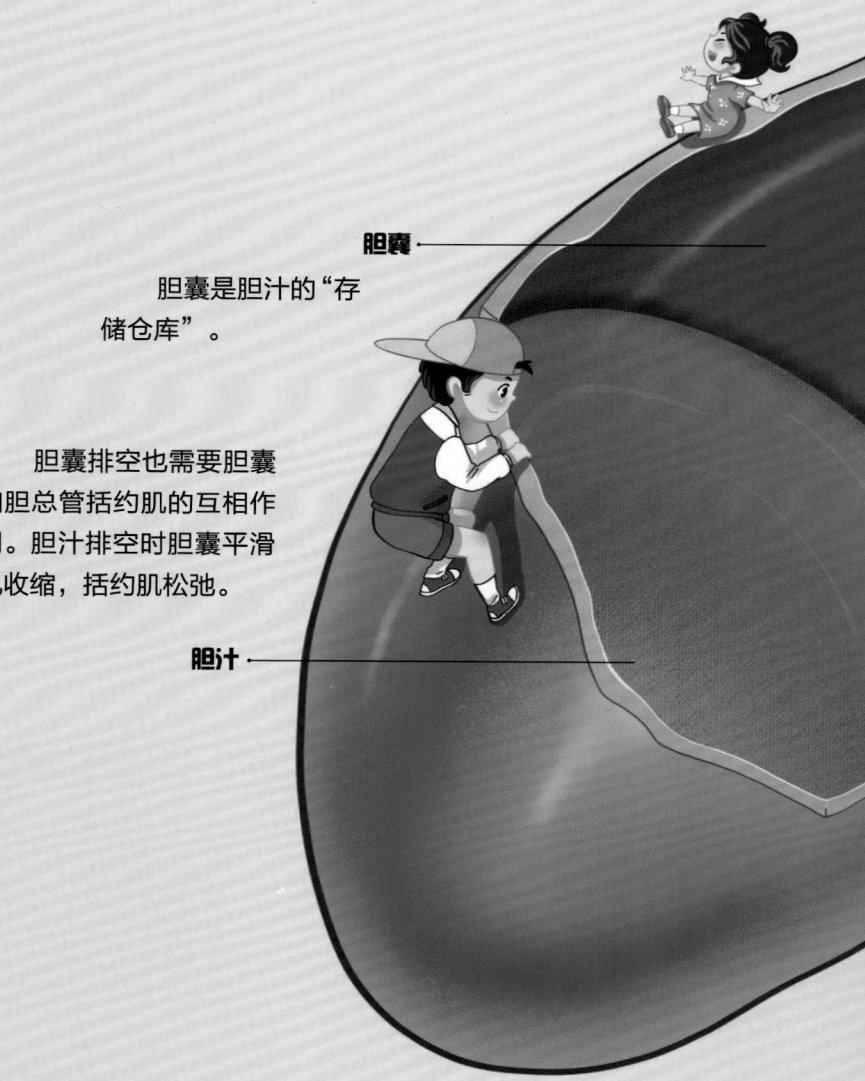

胆囊

　　胆囊是胆汁的"存储仓库"。

　　胆囊排空也需要胆囊和胆总管括约肌的互相作用。胆汁排空时胆囊平滑肌收缩，括约肌松弛。

胆汁

胆子大，胆就真的大吗

　　总会听到"胆子大是胆量大"的说法，事实上，人的胆量与胆没有关系。胆在医学上被称为胆囊，它位于右方肋骨下，肝的胆囊窝内，有浓缩和储存胆汁的作用。胆囊分底、体、颈、管四部，颈部连着胆囊管。胆囊壁由黏膜、肌层和外膜三层组成。

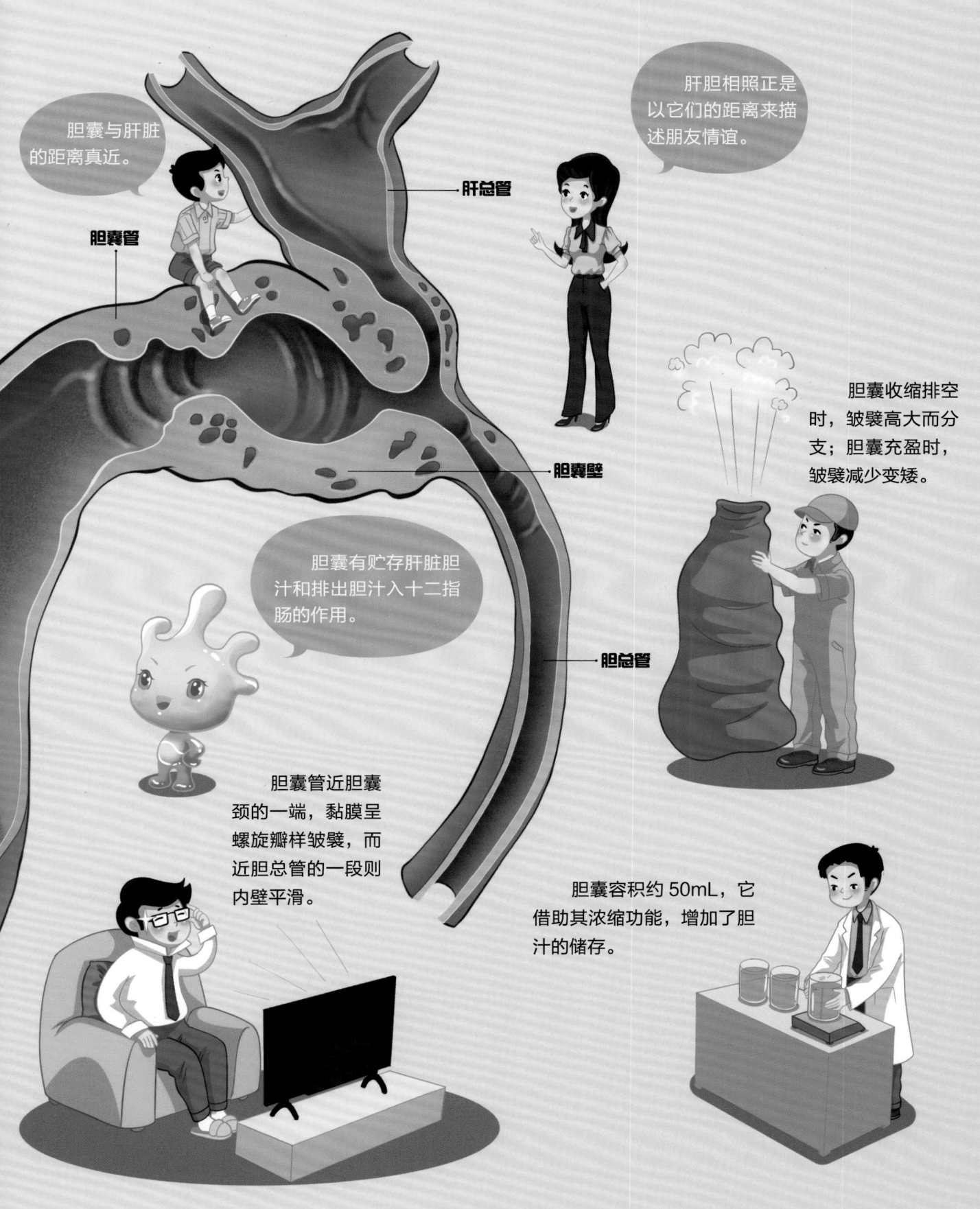

159

胃

吃完午饭后，爸爸的肚子鼓鼓囊囊的，里面满满的都是食物。为什么吃完饭后肚子就会鼓起来呢？这是因为胃呈囊状，具有较大的伸展性，成年人的胃能容纳2L左右的食物，能暂时储存食物，同时胃也可以进行食物的搅拌。为了了解胃部结构，我们和水萌萌一起来到了爸爸的胃。

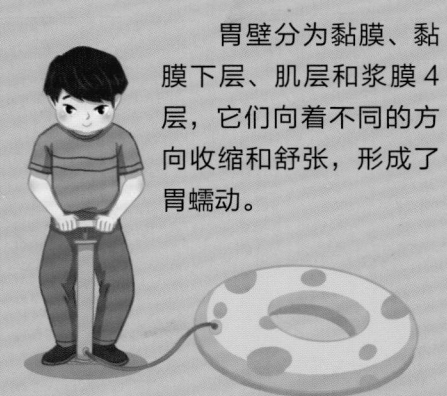

胃壁分为黏膜、黏膜下层、肌层和浆膜4层，它们向着不同的方向收缩和舒张，形成了胃蠕动。

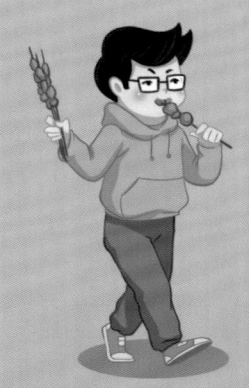

胃既是食物的储藏室，又像一个搅拌粉碎机。

胃通过有节奏的蠕动，把食物充分搅拌和粉碎，直到食物变为一种黏稠的液状物，并将其排到十二指肠，这个过程被称为胃排空。

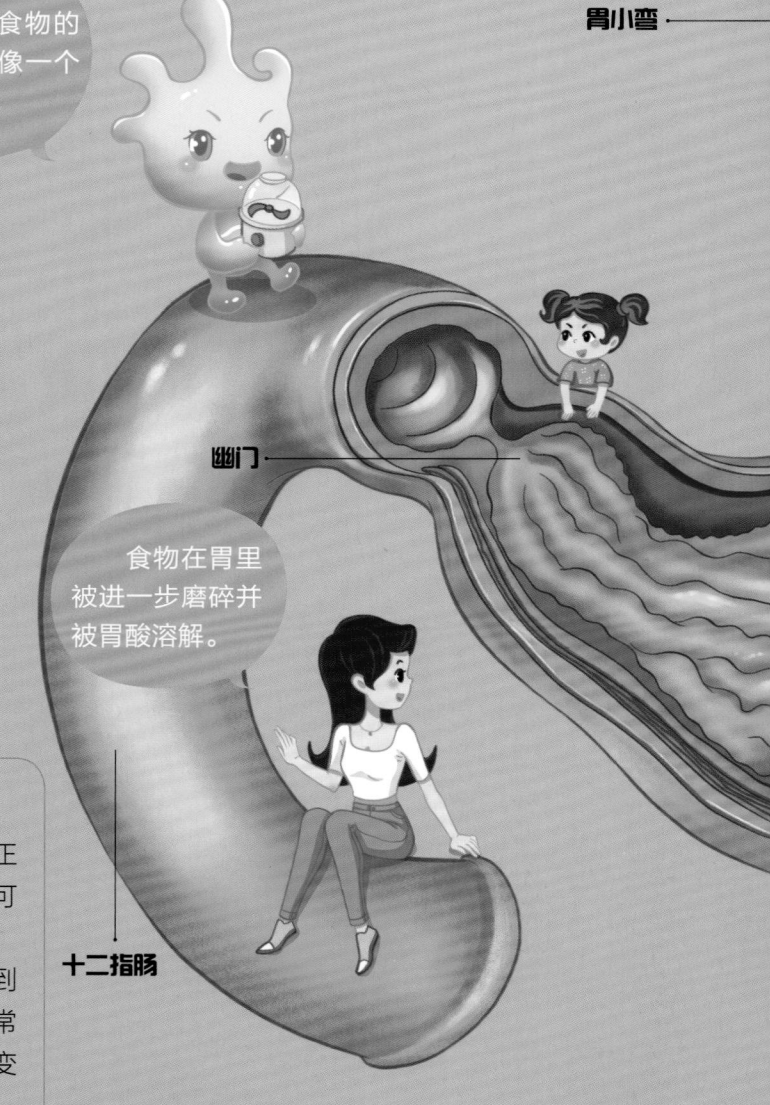

胃小弯

幽门

食物在胃里被进一步磨碎并被胃酸溶解。

十二指肠

大胃王真的存在吗

空腹时胃呈管状，容积一般在50～100mL。正常吃饭后胃会慢慢扩大，变为1000～1500mL，可能扩大10倍左右。大胃王的胃比普通人的大一点，他们会进行后天训练。大胃王的胃最大可被撑到2400～3200mL，这也是胃的极限容量。但是经常吃过量的食物，会导致胃壁被反复拉伸到极致，变得松弛，导致胃蠕动力衰退，继而影响消化。

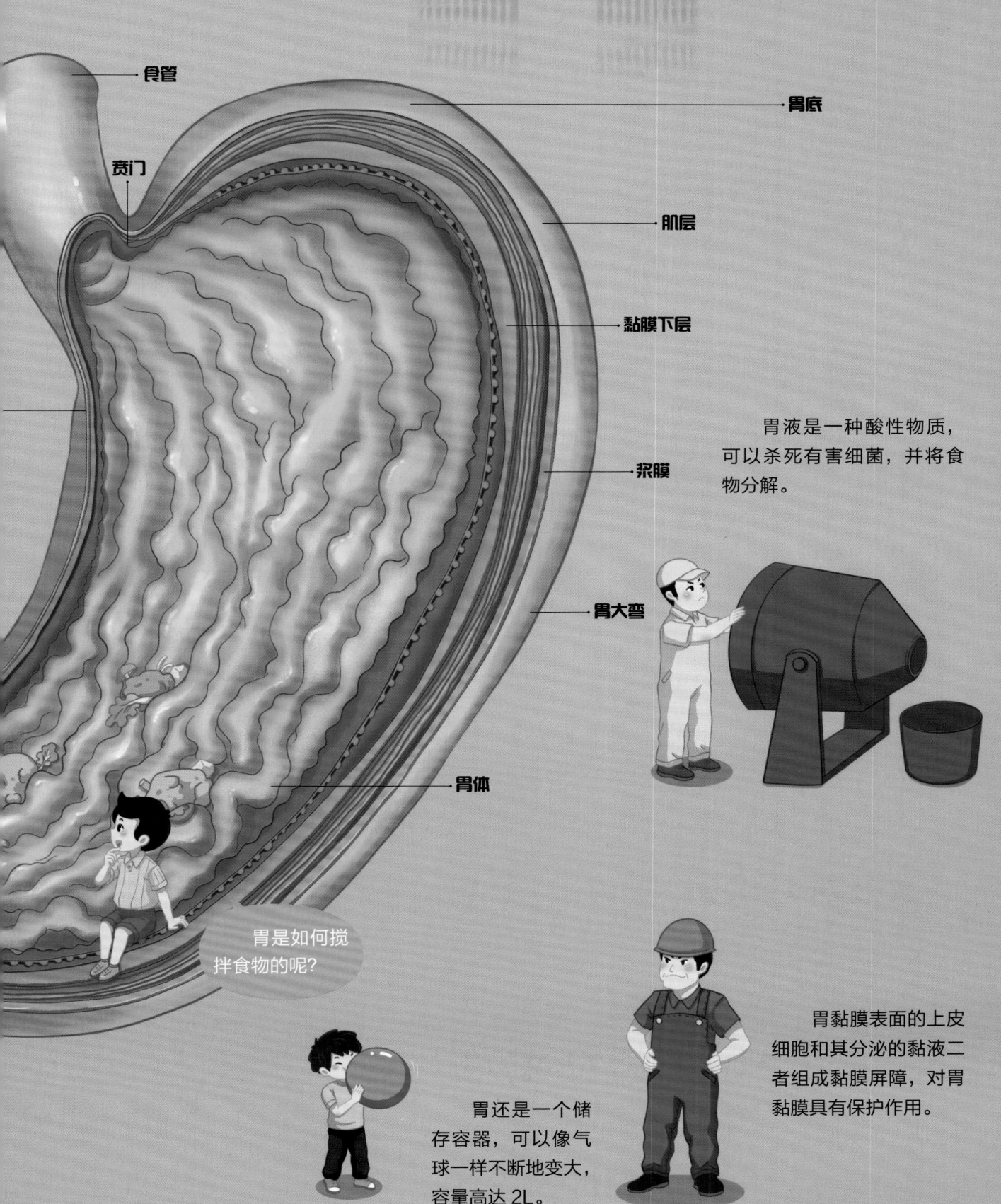

食管

贲门

胃底

肌层

黏膜下层

浆膜

胃大弯

胃体

胃液是一种酸性物质，可以杀死有害细菌，并将食物分解。

胃是如何搅拌食物的呢？

胃黏膜表面的上皮细胞和其分泌的黏液二者组成黏膜屏障，对胃黏膜具有保护作用。

胃还是一个储存容器，可以像气球一样不断地变大，容量高达 2L。

咕咕咕肚子叫

每到饭点，哥哥的肚子就会发出咕咕咕的响声。哥哥对此非常害羞，妈妈说这是"肚子饿"的声音。今天我们来到了哥哥的肚子里面，探访肠胃消化的秘密。胃是人体重要的消化器官之一，它接通食管与肠管，与肠道互相配合，吸收食物的营养。

每当接近饭点，人们都会有饥饿感，甚至肚子还会发出"咕噜"的声响。这是因为上一餐的食物已经消化完毕，胃液却还在继续分泌，因为胃里空了，胃的收缩逐渐加强。空胃猛烈收缩的冲动通过神经传至大脑，就引起饥饿感，我们称这种猛烈的胃收缩运动为饥饿收缩。

猛烈的胃收缩运动，胃中的液体和空气在拍打胃壁，就会发出"咕咕咕"的声音。

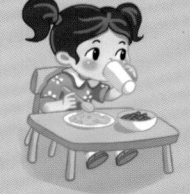

饭前不宜大量饮水，大量喝水会降低胃液浓度，影响消化。

当人体特别饥饿时，要注意自己的进食节奏，最好是缓慢进食，以免对胃肠道带来新的刺激。

为什么肚子会咕噜咕噜叫

饥饿时肚子会发出"咕噜"的声响，这种声音也叫作"腹鸣"。为什么会有这种叫声呢？这是因为胃部的食物排空后，胃会继续收缩分泌胃液，胃的强烈收缩会把胃里的液体和空气挤到肠道里，引起肠道发出咕噜咕噜叫的声音。

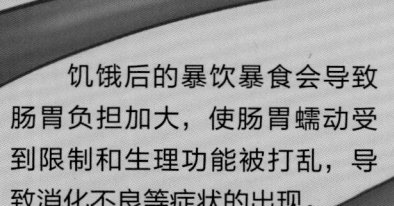

饥饿后的暴饮暴食会导致肠胃负担加大，使肠胃蠕动受到限制和生理功能被打乱，导致消化不良等症状的出现。

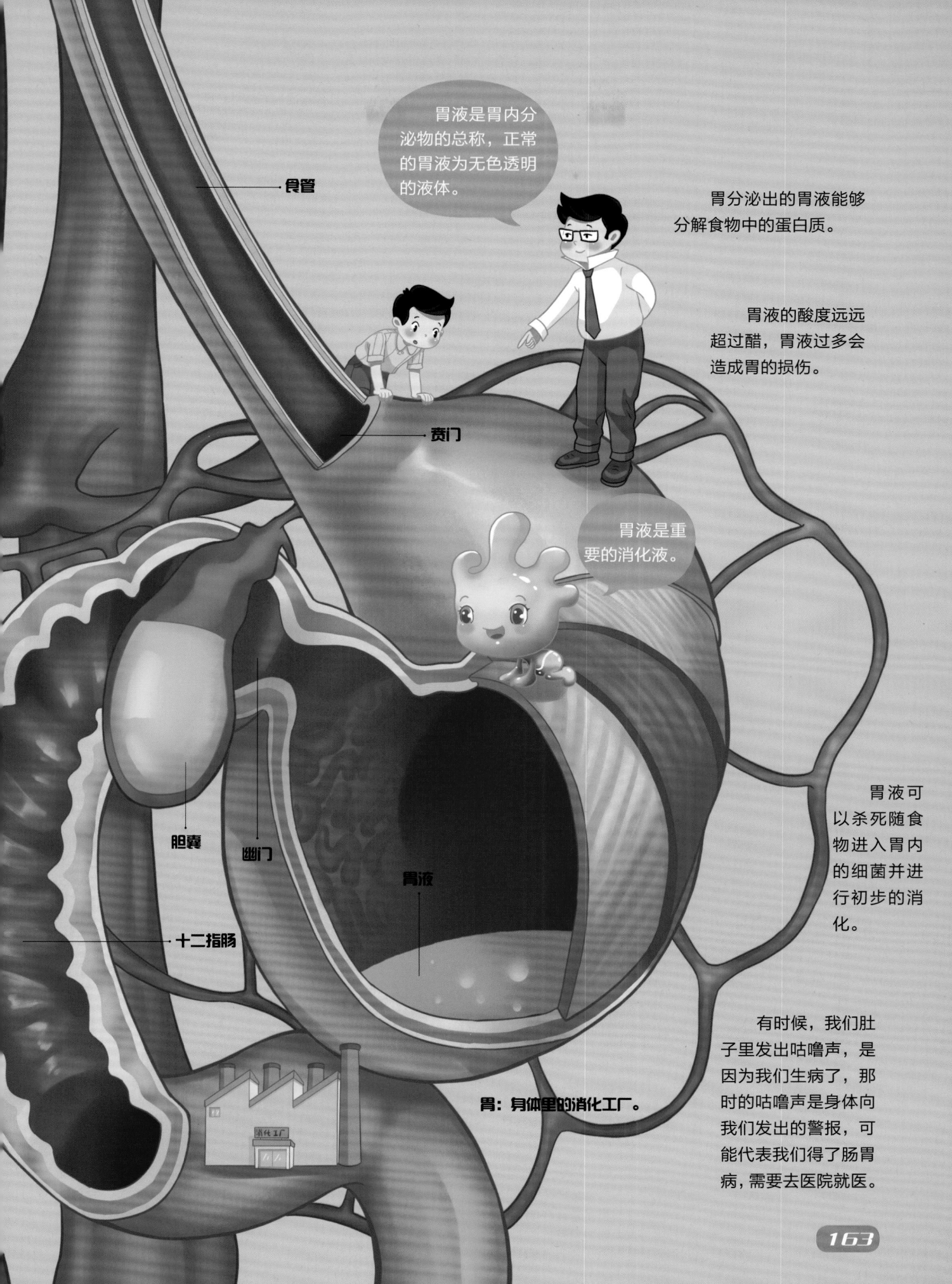

胃液是胃内分泌物的总称，正常的胃液为无色透明的液体。

食管

胃分泌出的胃液能够分解食物中的蛋白质。

胃液的酸度远远超过醋，胃液过多会造成胃的损伤。

贲门

胃液是重要的消化液。

胃液可以杀死随食物进入胃内的细菌并进行初步的消化。

胆囊

幽门

胃液

十二指肠

胃：身体里的消化工厂。

有时候，我们肚子里发出咕噜声，是因为我们生病了，那时的咕噜声是身体向我们发出的警报，可能代表我们得了肠胃病，需要去医院就医。

小肠

哥哥运动后很是饥饿，妈妈准备了一桌子丰盛的晚餐，哥哥大口吃着晚餐很好奇地问妈妈："我们吃的食物是在哪里被吸收的？"妈妈说："食物的消化吸收主要就是在我们的小肠里。"于是我们来到了小肠……

小肠位于腹中，上端接幽门与胃相通，下端接续盲肠。

动脉

小肠是食物消化吸收的重要器官。

平滑肌

小肠壁

小肠腺

小肠壁的内表面有大量的环形皱襞，皱襞上有许多指状突起，叫小肠绒毛。

空腹饮水益处多多

早晨空腹饮水对人的身体健康有益。人经过一夜的睡眠，身体会流失很多水分，早晨空腹饮水有助于及时补充水分，还可以刺激肠道。此外，水被肠黏膜吸收进入血液后，还可以降低血液黏稠度，促进血液循环。

小肠是消化管中最长的一部分，在成人体内全长 5 ~ 7m。

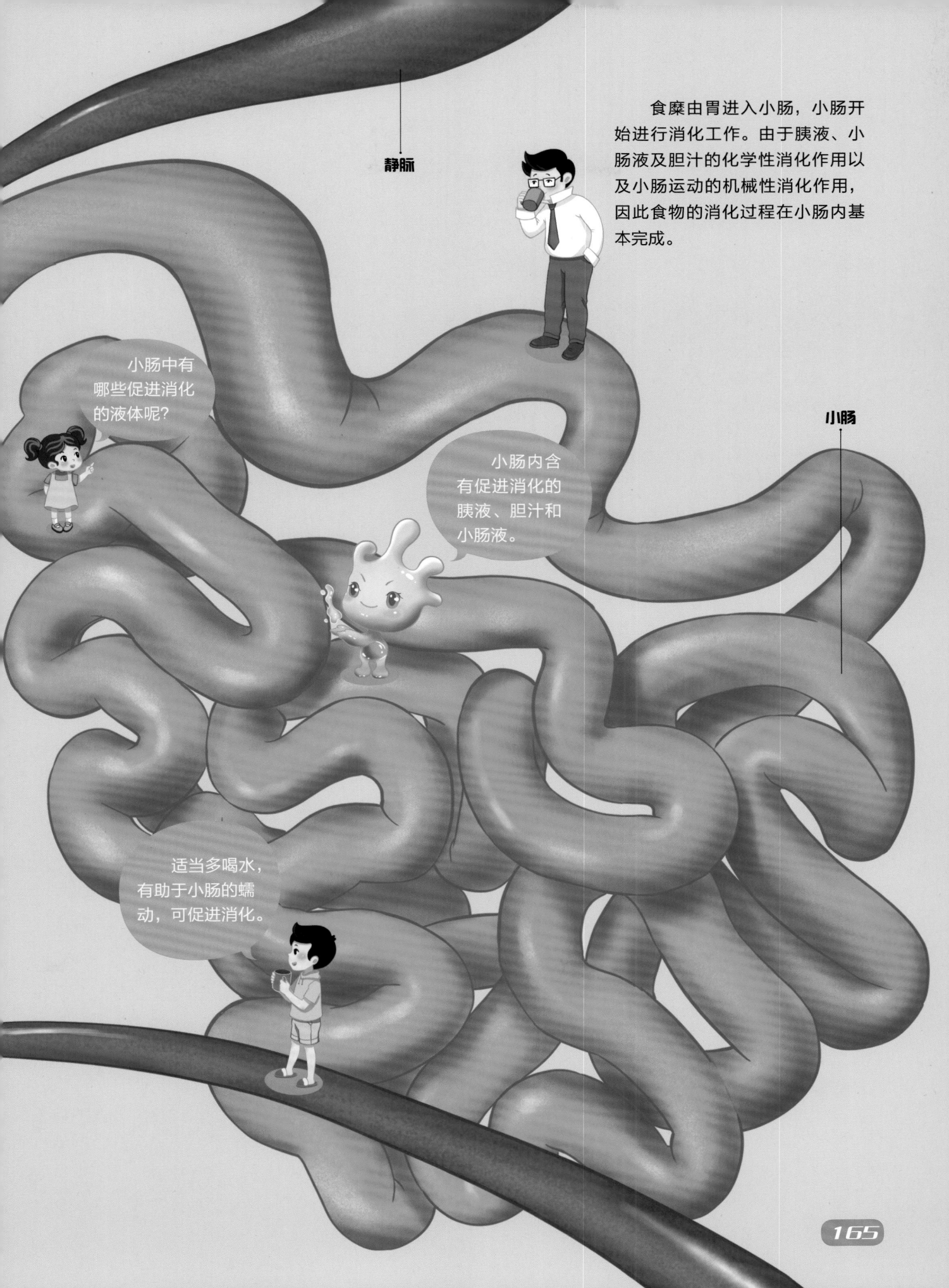

忙碌的小肠消化站

正处于青春期的哥哥，每到课间都会感觉肚子饿，因此经常会吃很多东西。哥哥胃肠的消化速度太快，我们决定来到哥哥的小肠里，了解小肠内部的消化和吸收功能是如何完成吸收和分解营养成分的。

食糜从胃部到达小肠后，会进一步地被分解为结构简单的营养物质，并被身体吸收利用。这样我们的身体才能获得能量运转起来，使我们能够健康成长。

这是一幅小肠的内表面解剖图，显示小肠的内部结构。

营养物质会通过小肠绒毛被吸收进入血液，通过血液的流动将营养物质传递给身体器官。

小肠腺是小肠黏膜中的微小腺体，分泌呈碱性的小肠液。

食物在小肠内的停留时间最长，足足有4小时之多。

小动脉

漫长曲折的消化道

小肠盘曲在我们的腹腔里，是消化系统里最长、最重要的部分。小肠一般在胰腺和胆囊的帮助下完成消化，小肠将营养物质吸收，再将这些物质传递给血液走遍全身，被我们身体细胞所吸收。小肠属于消化道的中段，主要由十二指肠、空肠和回肠3部分组成。十二指肠长度最短，同时接收来自胃部的食糜和胆囊、胰腺的消化液。空肠和回肠长度较长，主要的食物消化和吸收过程都在这里进行。

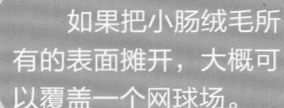

如果把小肠绒毛所有的表面摊开，大概可以覆盖一个网球场。

小肠绒毛都很微小，只能在显微镜下观看。

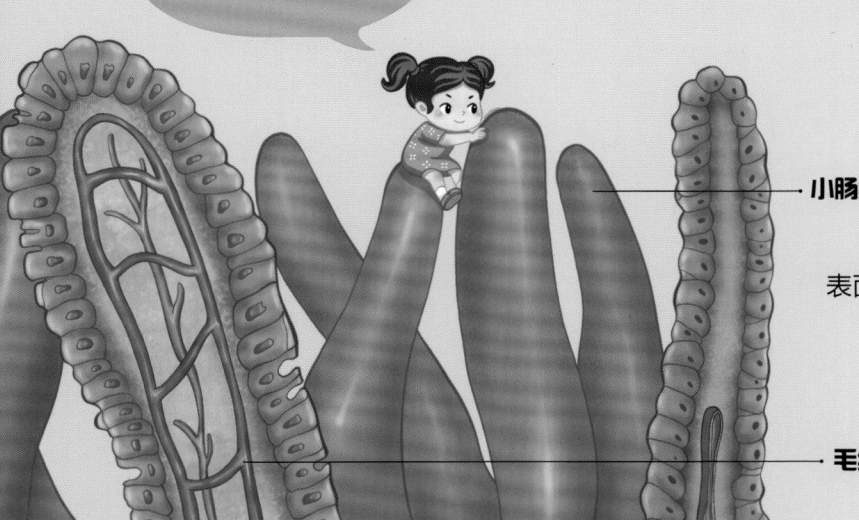

小肠绒毛

小肠绒毛提供了巨大的表面积来消化和吸收食物。

毛细血管网

微静脉
淋巴管

小肠腺

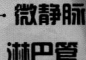

消化

小肠腺

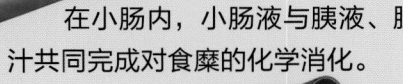

在小肠内，小肠液与胰液、胆汁共同完成对食糜的化学消化。

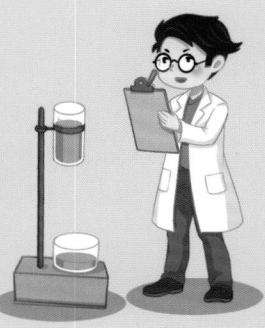

成年人每日分泌小肠液 1 ~ 3L。

167

盲肠

爸爸朋友养的小白兔，最近借住在我们家。看着兔子快速地吃着草叶，哥哥对它的消化系统十分好奇。爸爸说，兔子主要靠盲肠消化植物纤维。人体也有盲肠这个器官，但人类的盲肠是"退化"的器官，作用不大。为了反驳爸爸的看法，我们来到爸爸的盲肠……

盲肠有什么作用呢?

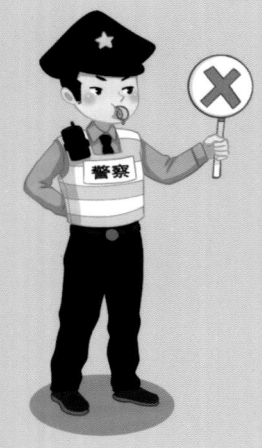

盲肠也属于免疫系统的一部分，其内有大量的淋巴小结，会相互融合并深入黏膜下层，起到防御外来细菌、病毒，保护机体免受损害的作用。

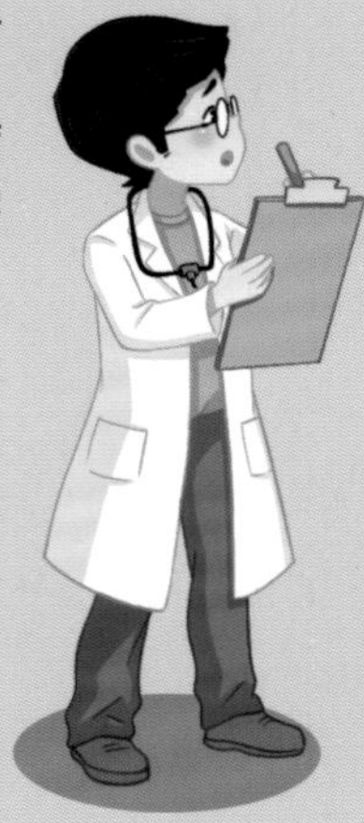

盲肠是大肠的起始段，其远端闭塞不通。盲肠也是大肠中最粗、最短、通路最多的一段，是回肠末端与结肠的交替部位。

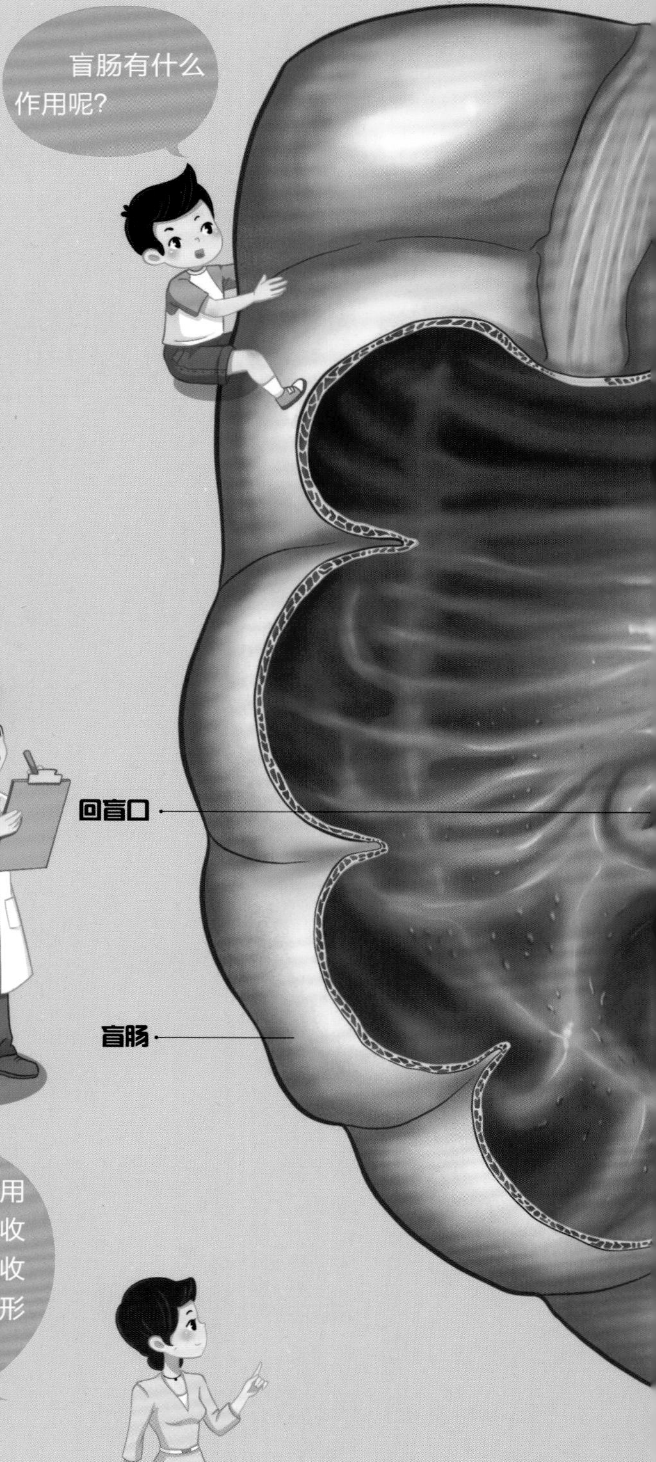

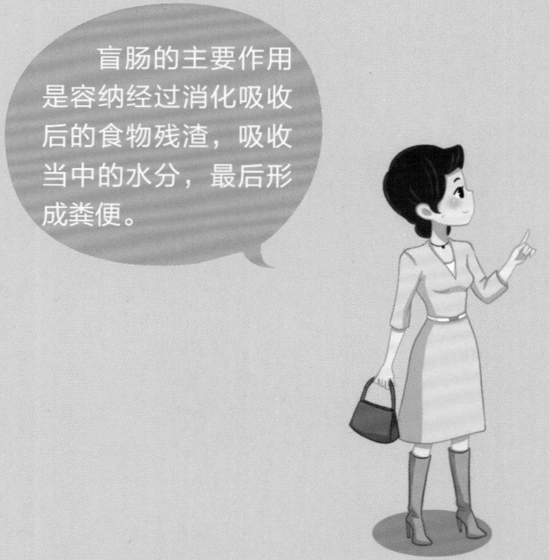

回盲口

盲肠

盲肠的主要作用是容纳经过消化吸收后的食物残渣，吸收当中的水分，最后形成粪便。

盲肠的退化

盲肠一般在草食性动物中特别发达，如兔子。兔子会摄入大量植物作为食物，为了能更充分地消化植物纤维，盲肠比较发达。人类属于杂食性动物，能够摄入足够的养料，所以盲肠已逐渐退化。如果有食物不小心掉入盲肠，容易引起炎症。

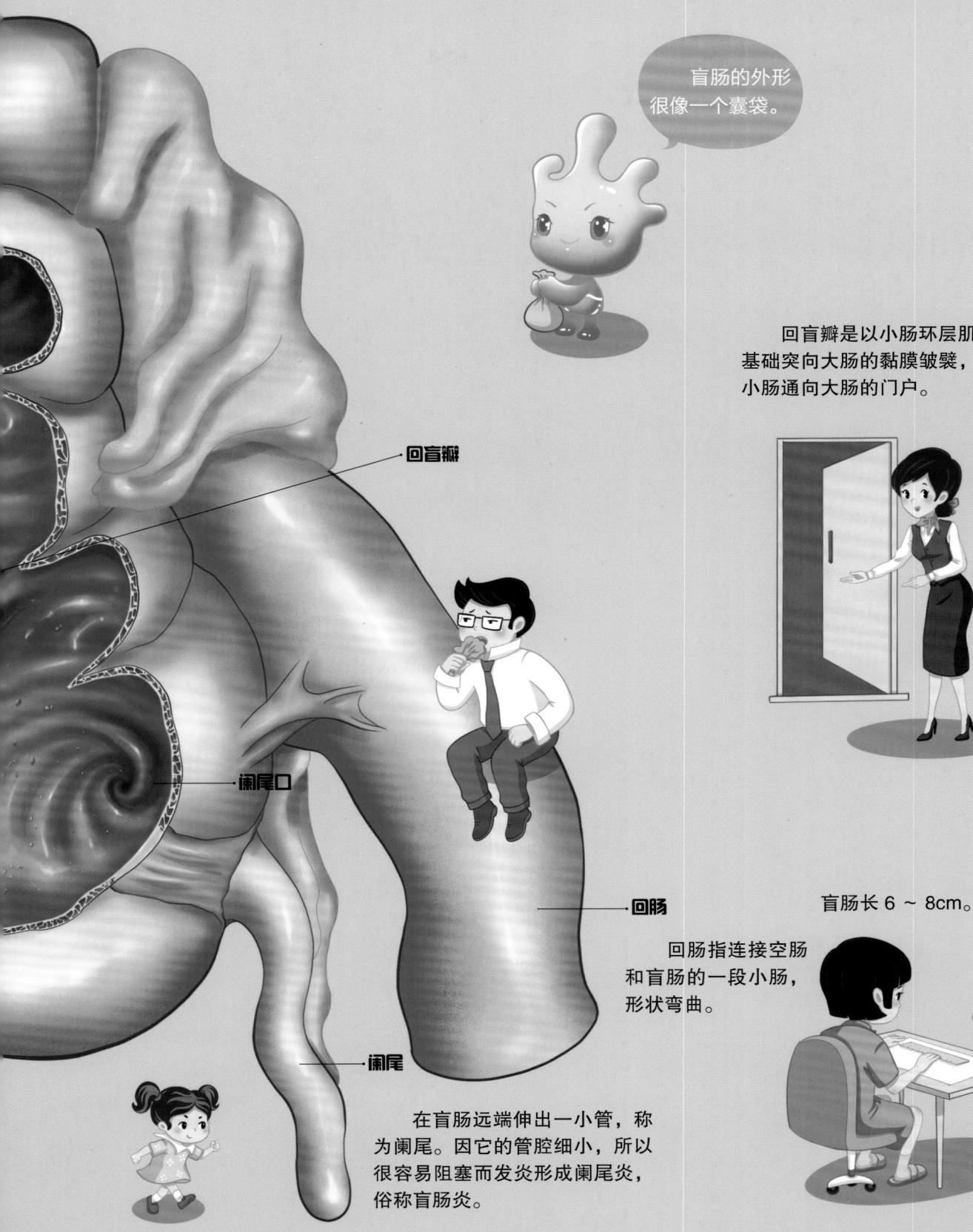

盲肠的外形
很像一个囊袋。

回盲瓣是以小肠环层肌为
基础突向大肠的黏膜皱襞，是
小肠通向大肠的门户。

回盲瓣

回肠

盲肠长 6～8cm。

回肠指连接空肠
和盲肠的一段小肠，
形状弯曲。

阑尾口

阑尾

在盲肠远端伸出一小管，称
为阑尾。因它的管腔细小，所以
很容易阻塞而发炎形成阑尾炎，
俗称盲肠炎。

直肠

爸爸似乎吃坏了肚子，他进入厕所后，很久都不出来……粪便是人或动物的大肠排遗物，粪便经由大肠的最后一节——直肠转移到肛管后排出身体。常听人说直肠就是粪便制造厂，今天我们来到直肠，了解粪便的形成过程。

这里臭臭的，好黑呀！

直肠是消化系统的最后一段，粪便在排出前积聚在这里。

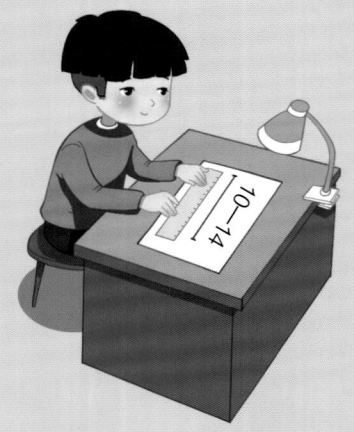

臭臭的是因为直肠是粪便的储存场所。

直肠位于盆腔内，上端与乙状结肠相连，下端与肛管相连。长度为 10 ~ 14cm。

直肠的功能主要是储存粪便。直肠并不直，有两个弯曲——骶曲和会阴曲，这些弯曲的结构让通过这里的粪便延长停留的时间。

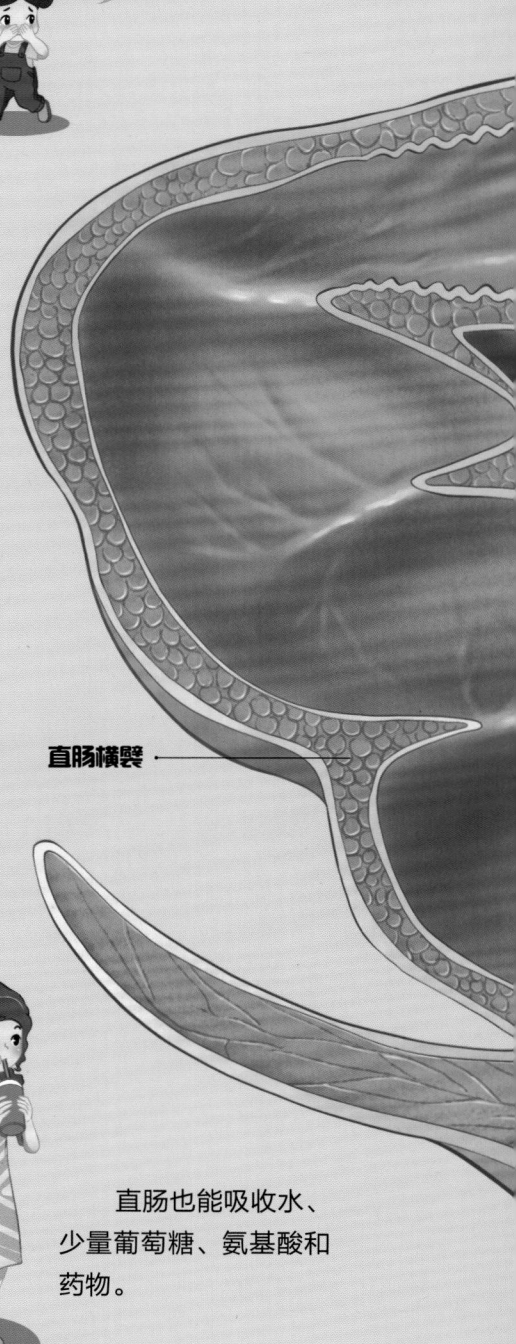

直肠横襞

粪便的形成

食物残渣在大肠内，其中一部分水分和电解质等被大肠黏膜吸收，经过细菌的发酵和腐败作用，即变成粪便排出体外。粪便含有食物中不被消化的纤维素、消化道脱落的上皮细胞、黏膜碎片和大量细菌，还有未被吸收的消化道分泌物，如黏液、胆色素、黏蛋白和消化液等。

直肠也能吸收水、少量葡萄糖、氨基酸和药物。

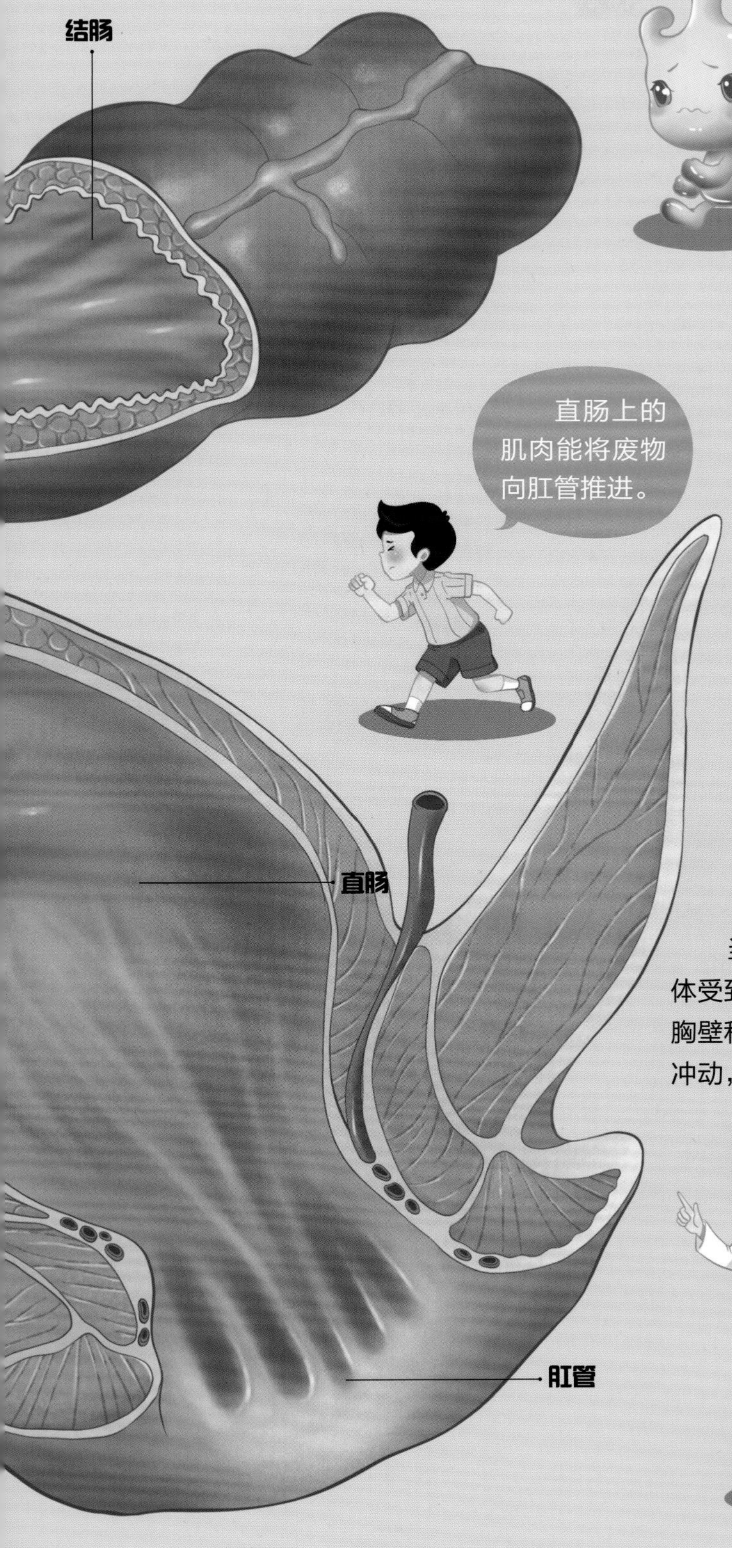

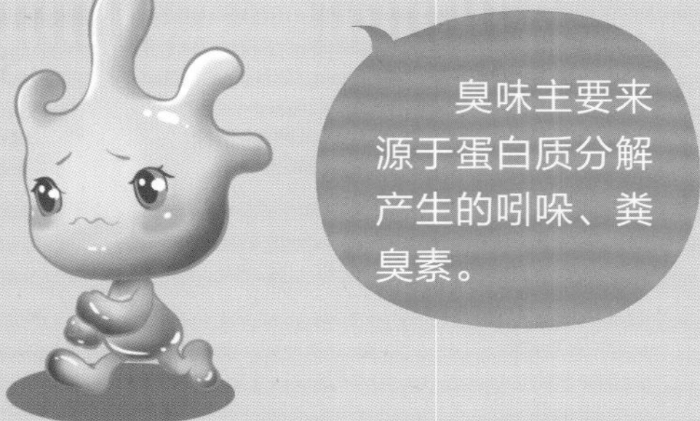

结肠

臭味主要来源于蛋白质分解产生的吲哚、粪臭素。

当 100mL 粪便将直肠充盈 25%，或者直肠内压力达到约 2.4kPa 时，就可产生便意。

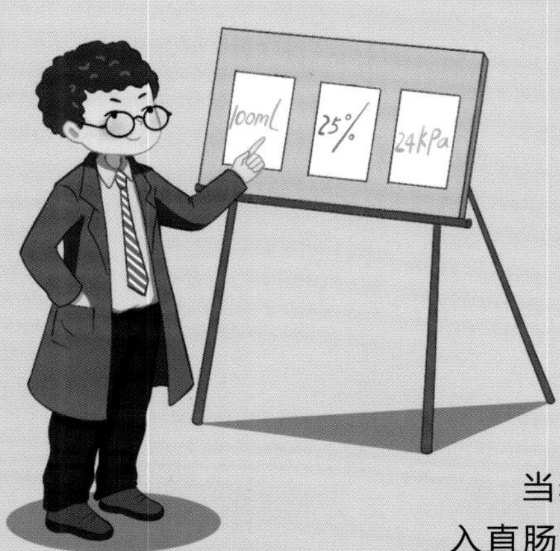

直肠上的肌肉能将废物向肛管推进。

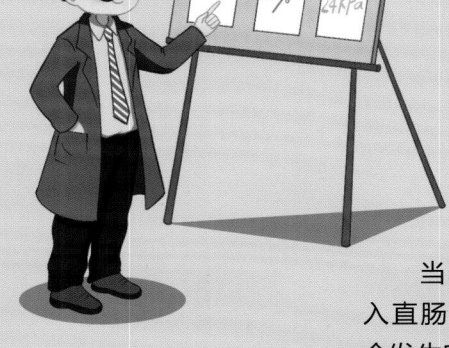

当粪便物质进入直肠时，直肠壁会发生容受性扩张，当在膨胀的直肠腔内产生足够的压力时，就会产生排便的冲动。

直肠

当直肠壁内的神经系统受体受到刺激时，它们会向肛管、胸壁和腹壁肌以及大脑延髓发出冲动，这时就产生了排便。

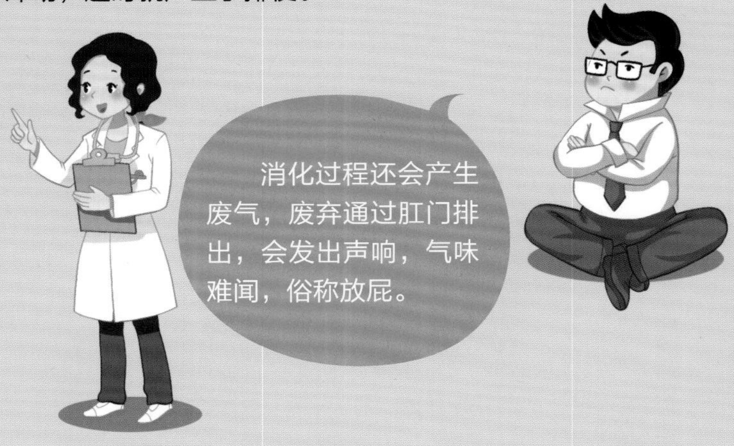

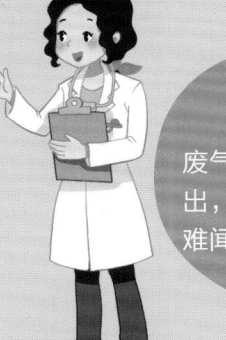

消化过程还会产生废气，废弃通过肛门排出，会发出声响，气味难闻，俗称放屁。

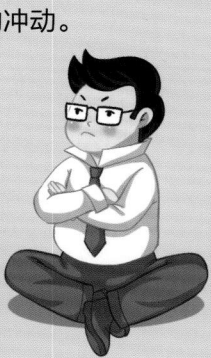

肛管

肛门

我们刚刚从爸爸的直肠回来，发现爸爸还在厕所"奋斗"着，爸爸在进行着"排泄"工作。其实更准确地说，爸爸的身体正在进行排遗工作——爸爸将消化系统的废物排出。爸爸为什么能控制废物的排泄呢？我们来到爸爸的肛门一探究竟。

排泄是排泄系统的一部分，呼出废气、流汗、小便都属于排泄。

肛门是肛管的末端，也是人体的一种器官，它位于臀部之间。

肛门紧闭呈一前后纵裂，排便时扩张呈圆形，直径2～3cm。

排遗是消化系统作用的一部分，是食物经口而后入消化器官消化吸收后，排出剩余废物的过程。

静脉

肛门的作用

肛门可以释放出人体中的废气，即我们俗称的屁。也可以帮助人体排出身体内的废物，并阻止肠内容物不自主溢出体外，同时阻止外界的气体、液体等异物进入肠腔，起到了"门控"的作用。

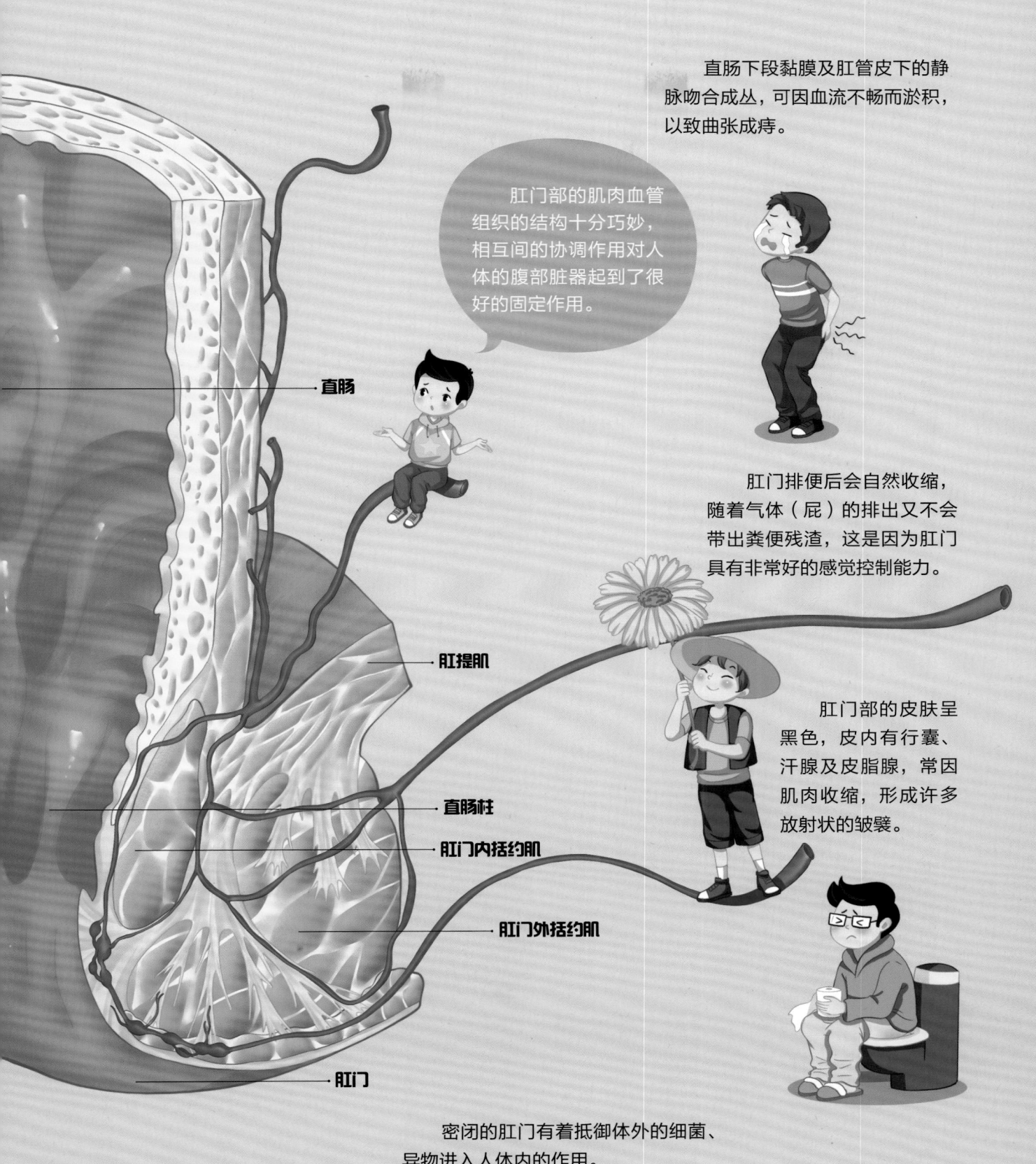

直肠下段黏膜及肛管皮下的静脉吻合成丛，可因血流不畅而淤积，以致曲张成痔。

肛门部的肌肉血管组织的结构十分巧妙，相互间的协调作用对人体的腹部脏器起到了很好的固定作用。

肛门排便后会自然收缩，随着气体（屁）的排出又不会带出粪便残渣，这是因为肛门具有非常好的感觉控制能力。

肛门部的皮肤呈黑色，皮内有行囊、汗腺及皮脂腺，常因肌肉收缩，形成许多放射状的皱襞。

直肠

肛提肌

直肠柱

肛门内括约肌

肛门外括约肌

肛门

密闭的肛门有着抵御体外的细菌、异物进入人体内的作用。

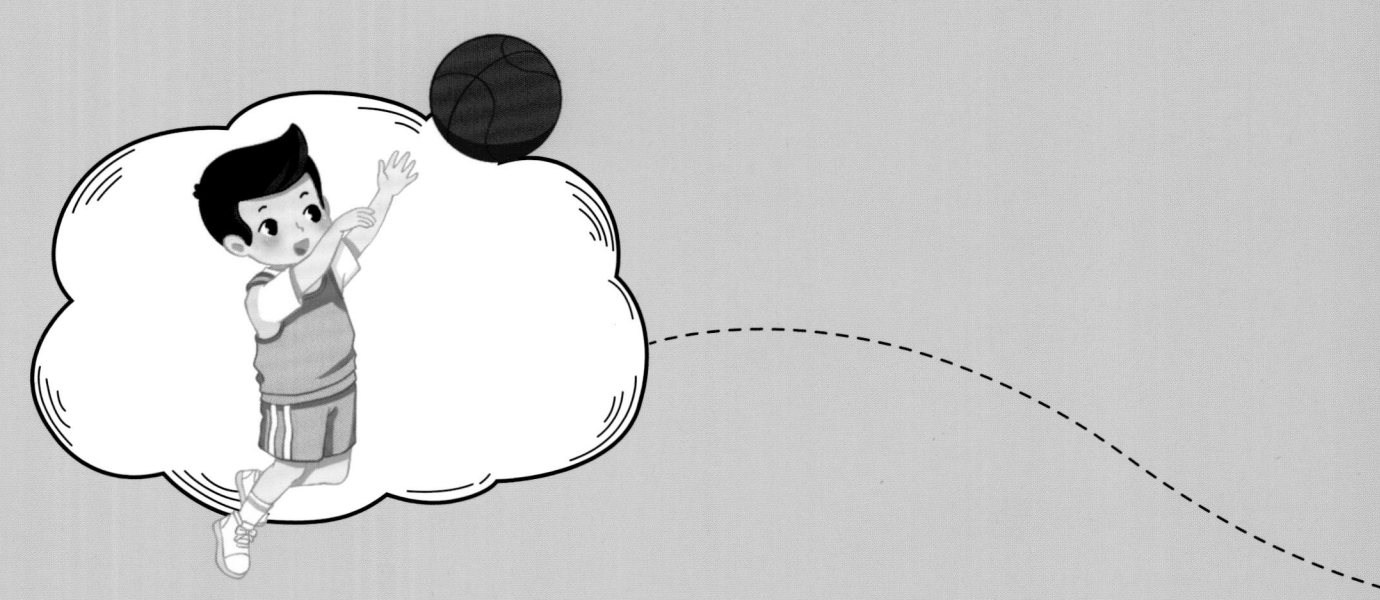

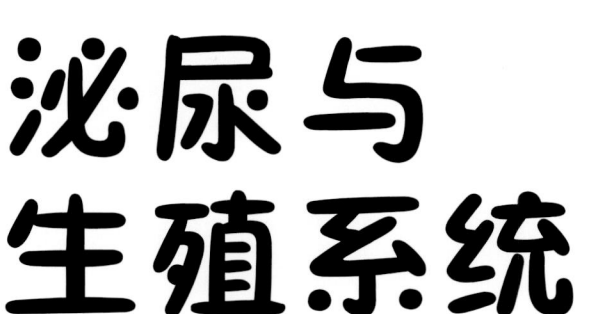

肾脏

水是人类生命的源泉，喝进去的水会在人体内有怎样的旅程呢？抱着这个疑问，我们和水萌萌一起，进入妈妈的肾脏。

肾脏是人体的净化工厂。

肾脏

正常人 24 小时的尿量在 1500mL 左右，若每日尿量超过 2500mL 者称为多尿。

肾脏是人体最重要的"净化厂"，它将帮助人体排出废物。

人体内都拥有两个肾脏，位于脊柱左右两侧，它主要的功能是为人体过滤血液，排出毒素。

独肾者也能生存

健康人拥有"两个血液净化工厂"，由两个肾共同承担减轻压力。但是，如果切除一个肾，留存肾为了维持人体内环境的稳定，就会增加滤过量来代替丢失肾的工作，留存肾需要变"强大"，更"勤奋"，才能弥补一个肾的损失。

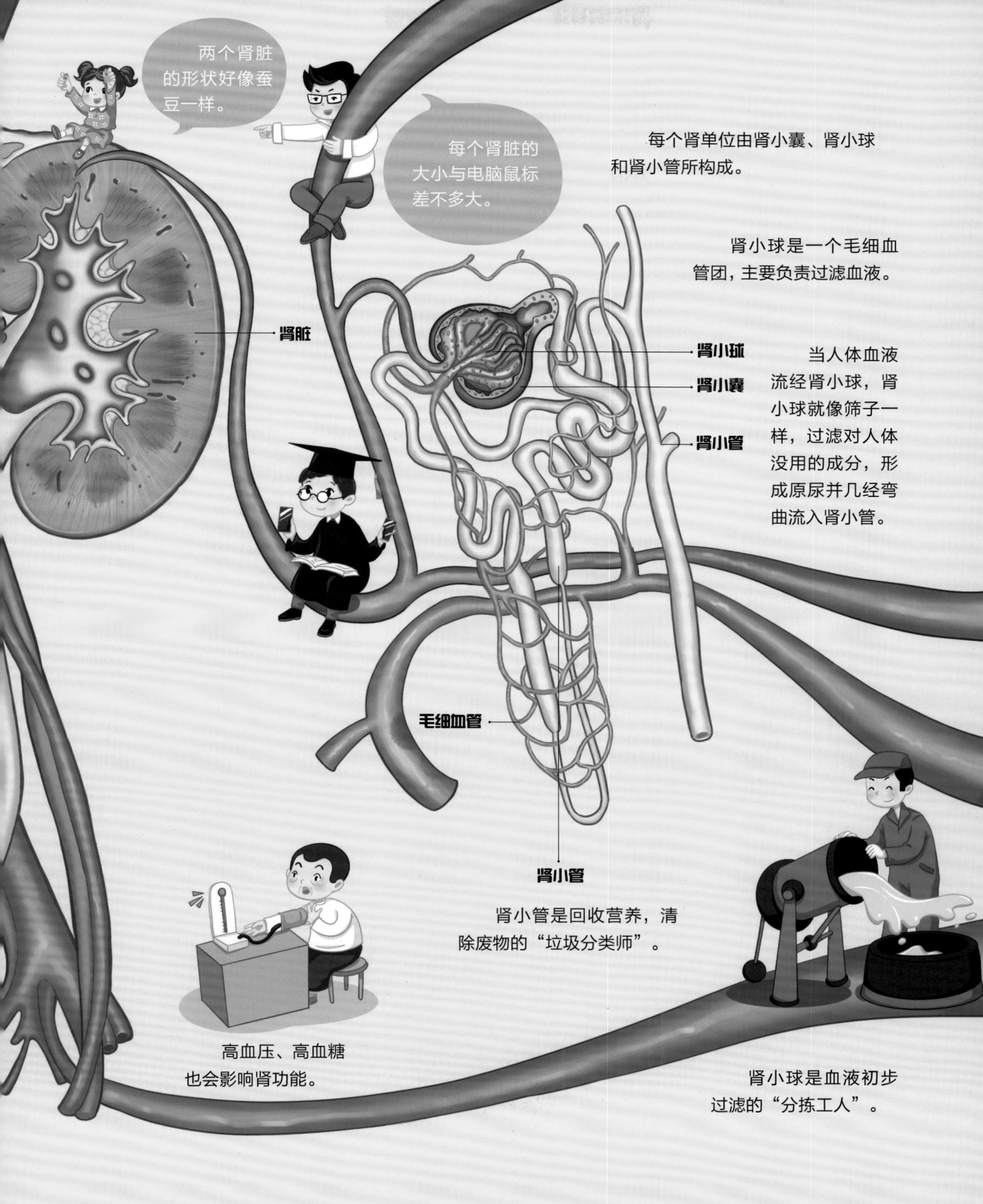

每个肾单位由肾小囊、肾小球和肾小管所构成。

肾小球是一个毛细血管团，主要负责过滤血液。

当人体血液流经肾小球，肾小球就像筛子一样，过滤对人体没用的成分，形成原尿并几经弯曲流入肾小管。

肾小球

肾小囊

肾小管

毛细血管

肾小管

肾小管是回收营养，清除废物的"垃圾分类师"。

高血压、高血糖也会影响肾功能。

肾小球是血液初步过滤的"分拣工人"。

膀胱

膀胱是身体的储尿器官，也是泌尿系统中非常重要的一环。膀胱主要有两个功能：第一个是储存尿液；第二个是排泄尿液。妹妹总想知道膀胱的最大储存量是多少，如果憋尿会对身体有什么影响呢？为了帮妹妹解答疑惑，我们来到了妹妹的膀胱。

为什么膀胱的内壁上有这么多褶皱呢？

膀胱受内脏神经支配，人在婴幼儿时期不能控制尿意。

膀胱是储存尿液的肌性囊状器官。

膀胱的形状、大小、位置和内壁厚度都随着尿液的储存程度而不同。

尿液中的废物可能会凝聚成结晶，尿液结晶汇聚在膀胱后形成结石。

膀胱存储尿液超过 500mL 时，膀胱壁的张力过大会让人产生疼痛感。

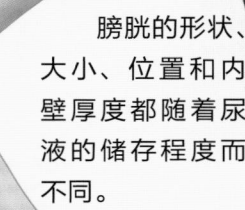

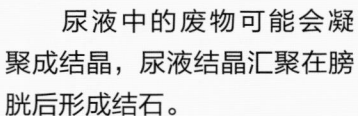

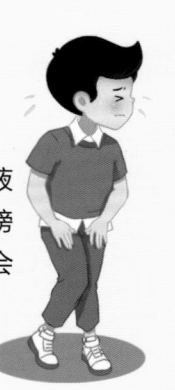

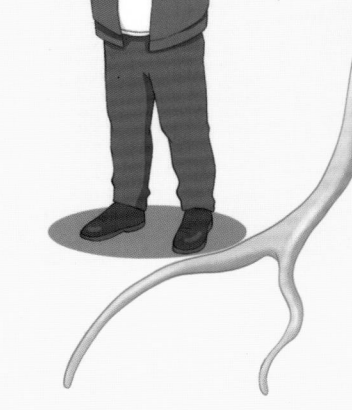

憋尿为什么膀胱会疼痛？

膀胱内的尿液过度充盈，憋尿过久出现膀胱疼痛，属于正常的身体反应，憋尿时膀胱内的压力过大，支配膀胱的一些感觉神经就会受到刺激，导致膀胱黏膜轻度受损从而引起疼痛，要养成按时排尿的习惯，以免引起膀胱炎等疾病。

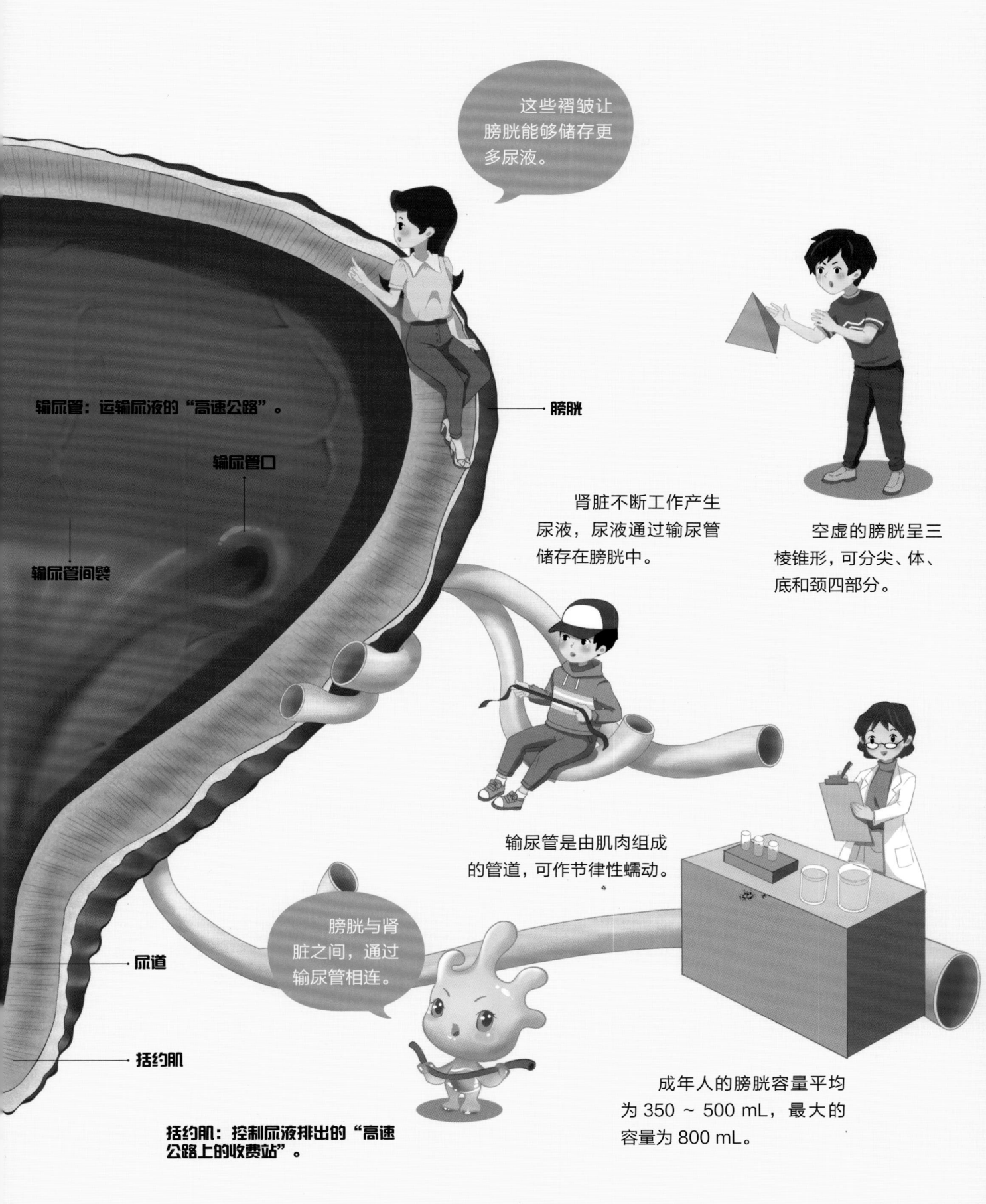

输尿管：运输尿液的"高速公路"。

输尿管口

输尿管间襞

输尿管

膀胱

这些褶皱让膀胱能够储存更多尿液。

肾脏不断工作产生尿液，尿液通过输尿管储存在膀胱中。

空虚的膀胱呈三棱锥形，可分尖、体、底和颈四部分。

输尿管是由肌肉组成的管道，可作节律性蠕动。

尿道

膀胱与肾脏之间，通过输尿管相连。

括约肌

括约肌：控制尿液排出的"高速公路上的收费站"。

成年人的膀胱容量平均为 350 ~ 500 mL，最大的容量为 800 mL。

尿道括约肌

爸爸喝了太多水，他急急忙忙地前往厕所，准备去小便。为什么人可以控制自己是否进行小便？为了弄懂身体里控制小便的"弦"，我们来到了尿道，揭开"括约肌"的神秘面纱。

尿道是从膀胱通向体外的管道。而男性尿道兼有排尿和排精两项功能。

括约肌就是控制小便释放的关键。

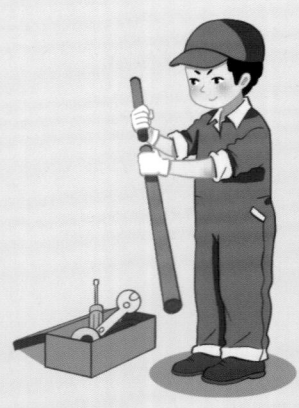

括约肌是分布在人和动物体内某些管腔壁的一种环形肌肉，常特别增厚。

括约肌收缩时能关闭管腔，舒张时使管腔开放。

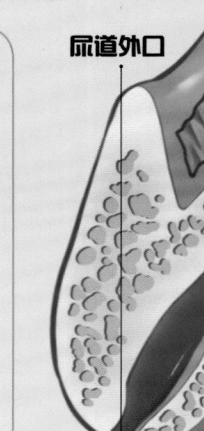

阴茎 ———

尿道 ———

尿道外口

为什么男生尿完会抖两下

男性尿道比女性长得多，临床上将男性尿道分为前、后两部，两者交界的尿道膜部较细。排完尿后，后尿道里会残留一些尿液。在神经反射下，后尿道会不由自主地收缩，使残余尿液排出，身体出现抖动的表现。

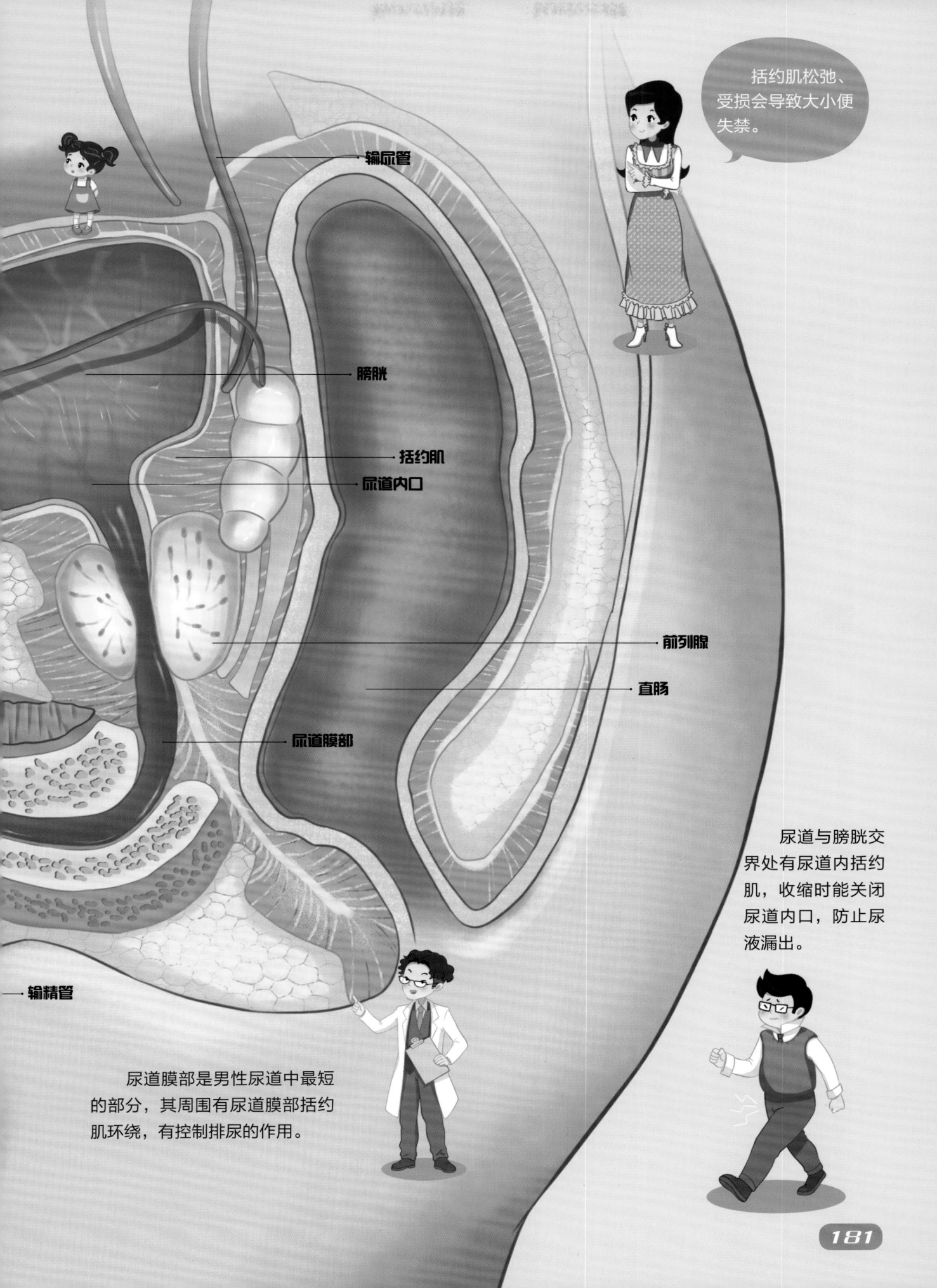

输尿管

膀胱

括约肌

尿道内口

前列腺

直肠

尿道膜部

输精管

括约肌松弛、受损会导致大小便失禁。

尿道与膀胱交界处有尿道内括约肌，收缩时能关闭尿道内口，防止尿液漏出。

尿道膜部是男性尿道中最短的部分，其周围有尿道膜部括约肌环绕，有控制排尿的作用。

前列腺

男女都具有生殖系统，生殖系统的主要功能是繁衍后代，男女生殖系统的器官却大不一样。在男性的生殖器官中，有一种器官最为神奇，它就是前列腺。前列腺是人体少有的具备内外双重分泌功能的器官，它位于膀胱与尿生殖膈之间，形状和大小像稍扁的栗子一样。今天，我们来到爸爸的前列腺，了解前列腺的作用。

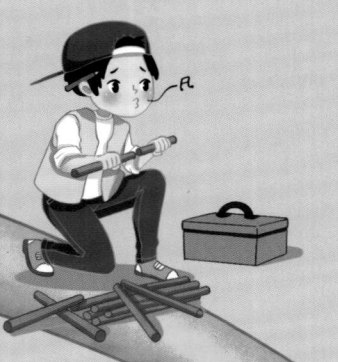

前列腺分为前叶、中叶、后叶和两侧叶。

前列腺表面具有控制男性勃起的神经。

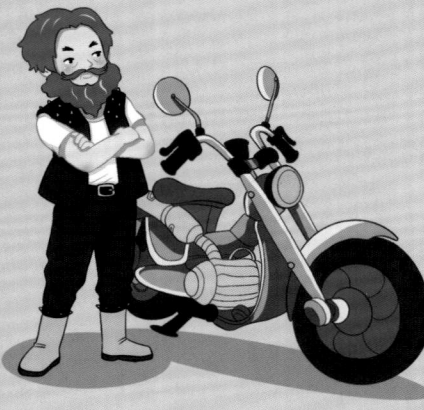

前列腺大小、功能很大程度上依赖于雄激素。

前列腺液

前列腺液是精液的重要成分。

前列腺

雄激素可以维持前列腺的生长，结构与功能的完整。

尿道生殖膈

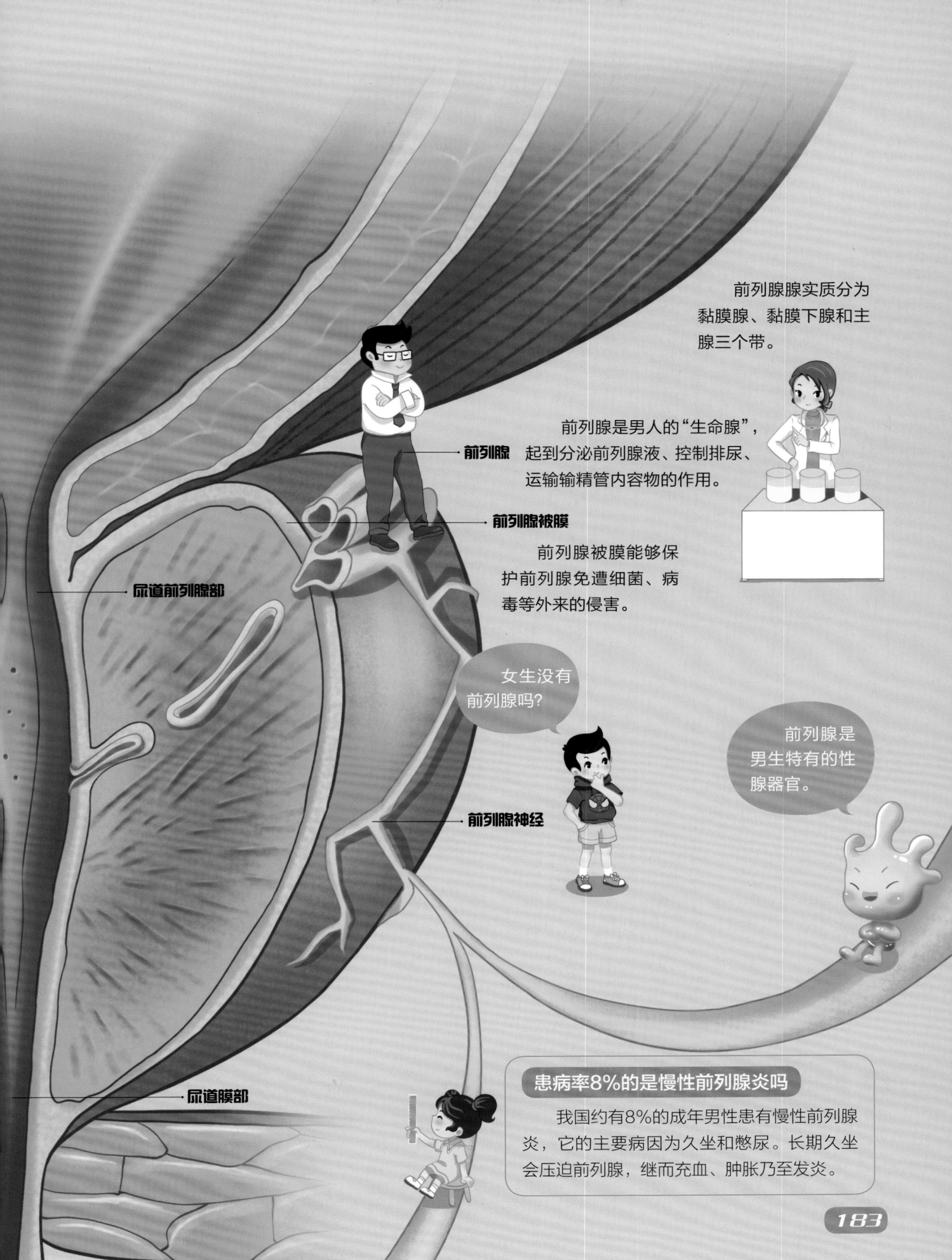

前列腺

前列腺被膜

尿道前列腺部

前列腺神经

尿道膜部

前列腺腺实质分为黏膜腺、黏膜下腺和主腺三个带。

前列腺是男人的"生命腺"，起到分泌前列腺液、控制排尿、运输输精管内容物的作用。

前列腺被膜能够保护前列腺免遭细菌、病毒等外来的侵害。

女生没有前列腺吗?

前列腺是男生特有的性腺器官。

患病率8%的是慢性前列腺炎吗

我国约有8%的成年男性患有慢性前列腺炎，它的主要病因为久坐和憋尿。长期久坐会压迫前列腺，继而充血、肿胀乃至发炎。

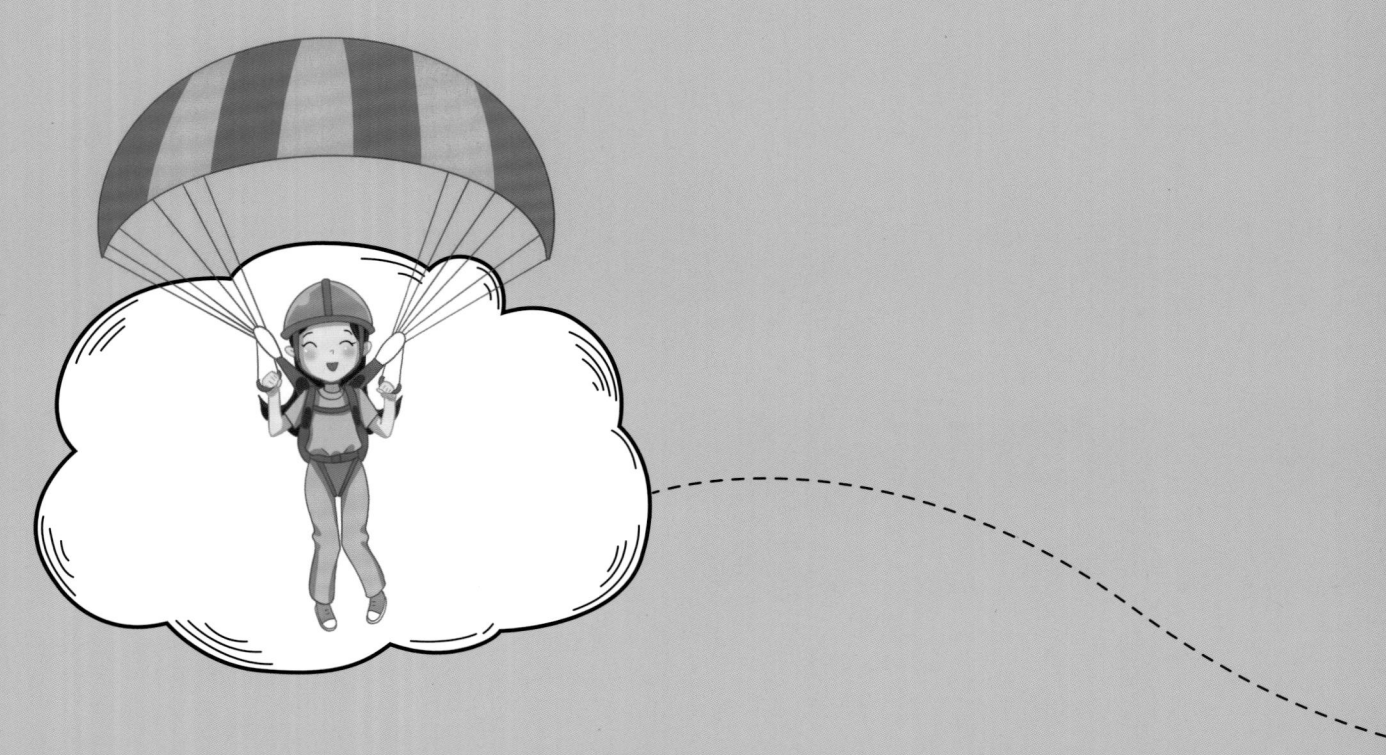

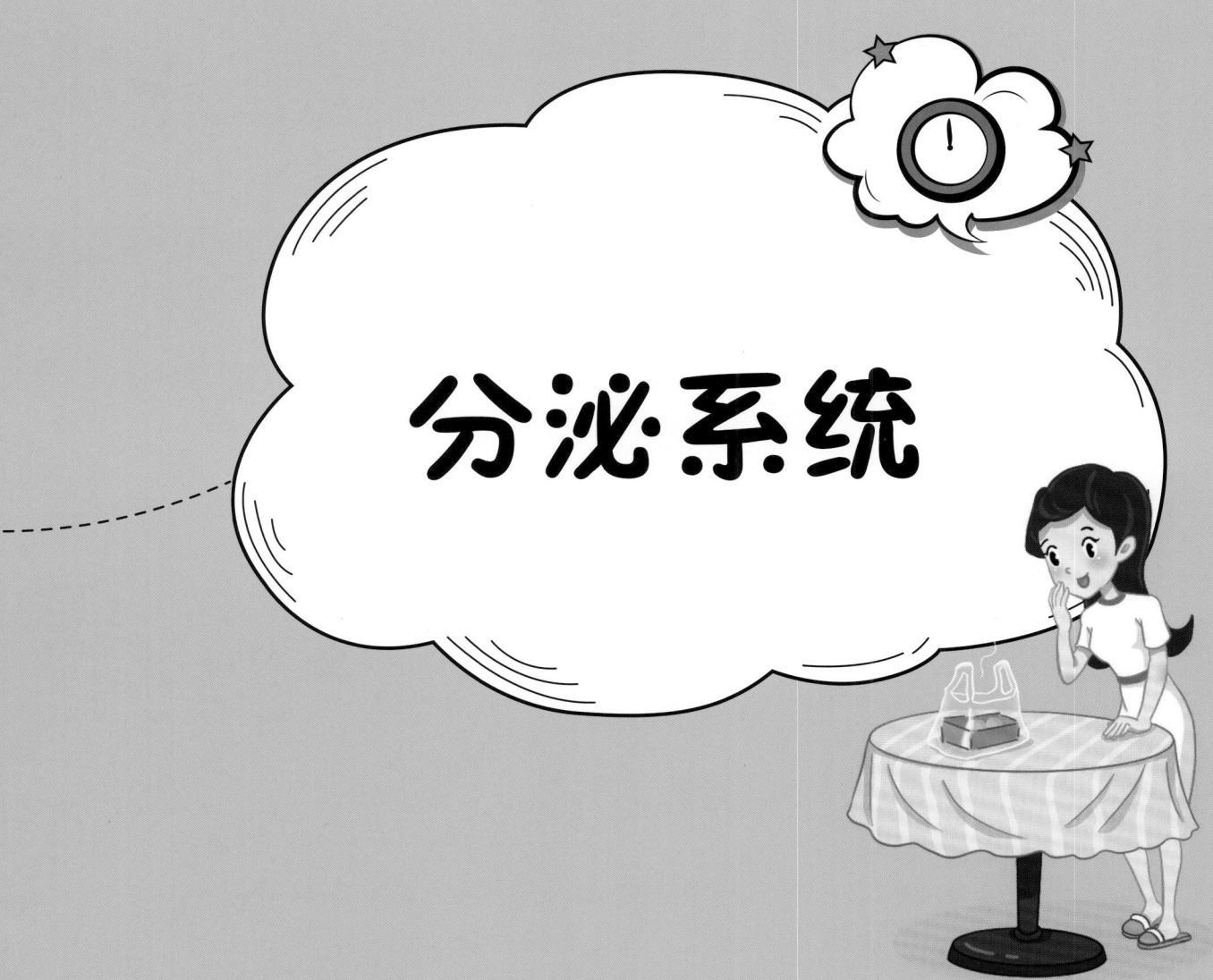

分泌系统

肾上腺素

　　中午，妈妈喜欢的电视剧开始了。电视剧的情节很精彩，妈妈看得十分入迷。一会儿跟着欢呼，一会儿跟着叹气。妹妹完全理解不了妈妈现在的状态，只好去问妈妈为什么。妈妈说："我这么兴奋都是肾上腺素的作用。"爸爸看妹妹还有不解，于是叫上水萌萌带着妹妹去探索妈妈情绪变化的秘密。

肾上腺

肾上腺髓质

肾上腺髓质的主要作用是在紧急情况时，通过交感神经为机体创造应急的体内条件。

肾上腺又分为肾上腺髓质和肾上腺皮质。

肾上腺皮质

肾上腺皮质是一种内分泌腺组织，可构成肾上腺的外层。

肾上腺髓质：人体应急的"军需官"。

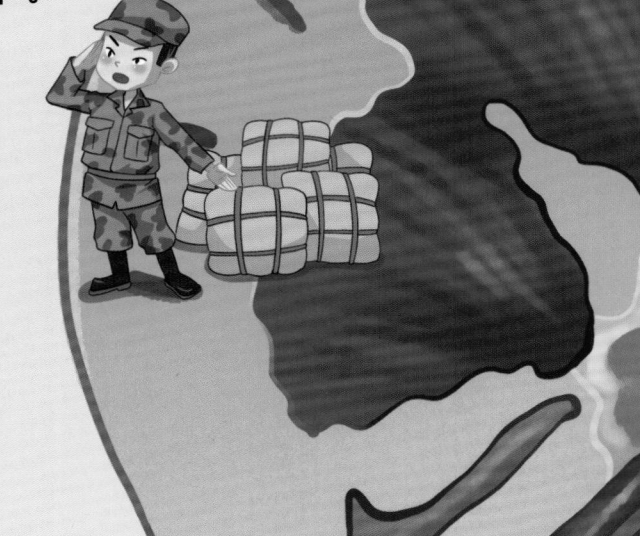

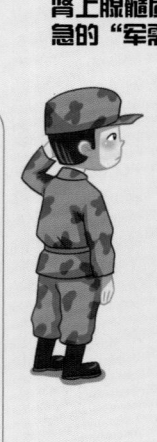

心脏强心药

　　肾上腺素对全身血管的作用不仅有强弱的不同，而且有收缩或舒张的不同。它对皮肤、黏膜和内脏的血管呈现收缩作用；对冠状动脉和骨骼肌血管呈现扩张作用等。由于肾上腺素可直接使冠状血管扩张，改善心脏的供血，因此肾上腺素可作为强心药来用于人体。当心脏突然停止跳动时，肾上腺素就可用来刺激心脏，使心脏重新跳动起来。

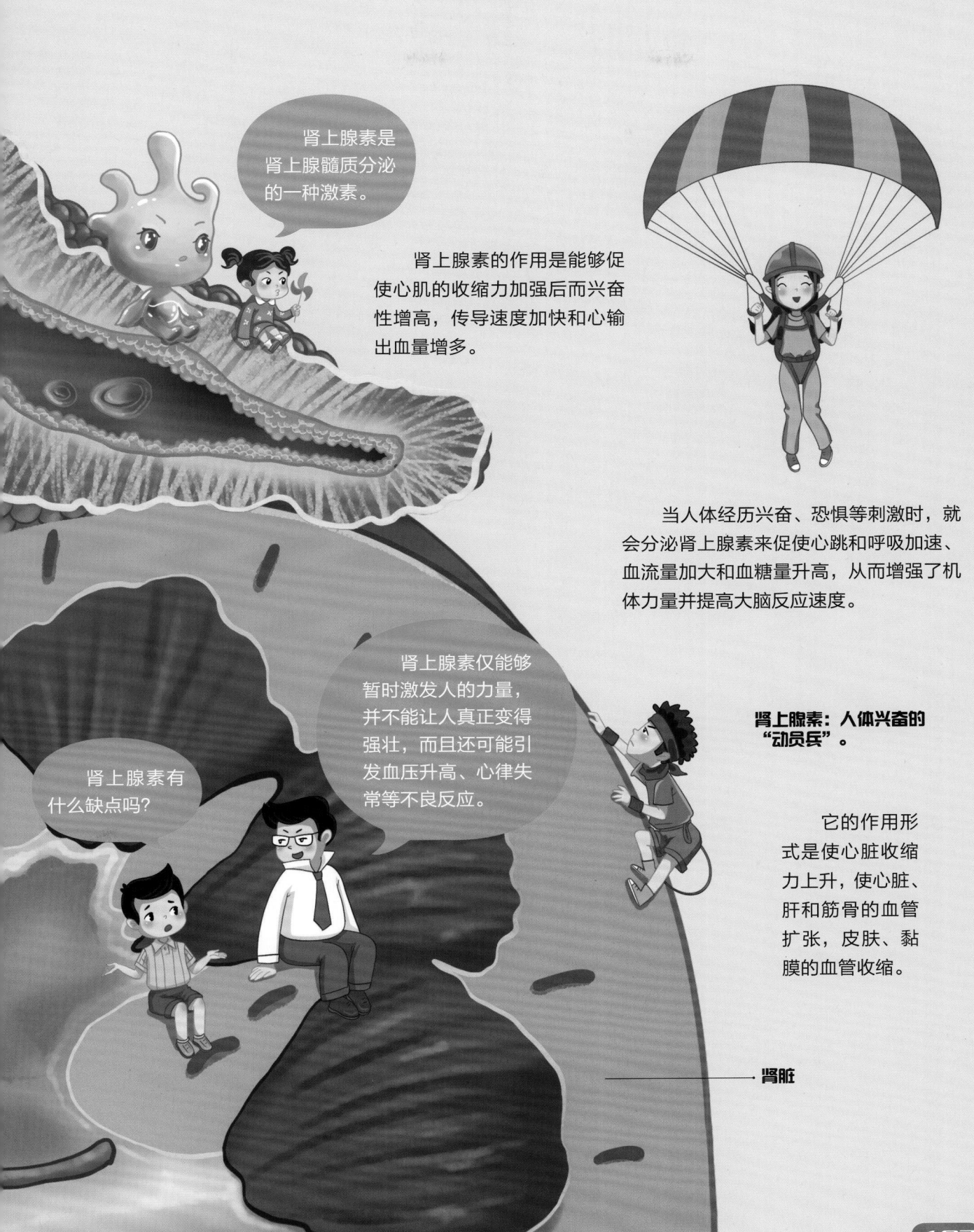

肾上腺素是肾上腺髓质分泌的一种激素。

肾上腺素的作用是能够促使心肌的收缩力加强后而兴奋性增高，传导速度加快和心输出血量增多。

当人体经历兴奋、恐惧等刺激时，就会分泌肾上腺素来促使心跳和呼吸加速、血流量加大和血糖量升高，从而增强了机体力量并提高大脑反应速度。

肾上腺素仅能够暂时激发人的力量，并不能让人真正变得强壮，而且还可能引发血压升高、心律失常等不良反应。

肾上腺素有什么缺点吗？

肾上腺素：人体兴奋的"动员兵"。

它的作用形式是使心脏收缩力上升，使心脏、肝和筋骨的血管扩张，皮肤、黏膜的血管收缩。

肾脏

激素

　　妈妈一直觉得，内分泌失调是女性最大的敌人。内分泌失调往往是激素出现了某种紊乱，它不仅影响身体健康，更会让情绪失控。妹妹很好奇激素的工作过程，于是叫上水萌萌，在妈妈的身体展开了"激素"之旅。

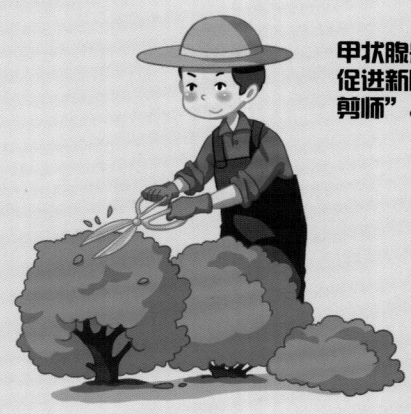

甲状腺是人体最大的内分泌腺，可促进新陈代谢，被称为人体的"修剪师"。

激素旧称荷尔蒙，源于希腊语，意思是"奋起活动"。

人体中会分泌几十种激素，这些激素在人体中扮演着各自的角色并参与人体各项生命活动。

　　激素对人体的影响巨大，它能控制人体多项生命活动。喝水、吃饭、生气、难过、开心都会受到激素影响。

神奇的激素

　　激素是内分泌腺或器官组织的内分泌细胞所分泌，以体液为媒介，在细胞之间递送调节信息的高效能生物活性物质，它通过调节各种组织细胞的代谢活动来影响人体的生理活动。

熬夜会引起人体的内分泌紊乱，充足有规律的睡眠能够很好地预防内分泌紊乱等疾病。

下丘脑

腺垂体

甲状腺

卵巢

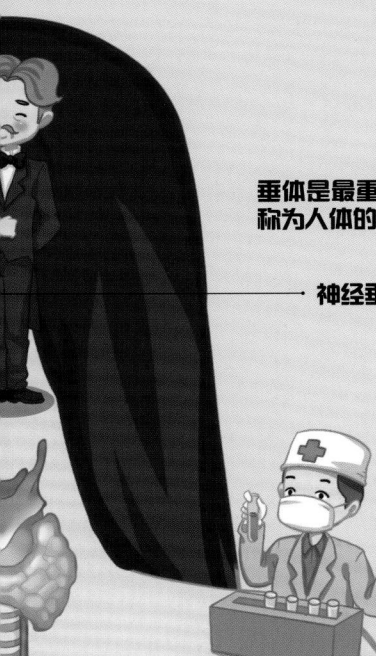

垂体是最重要、最复杂的内分泌腺，被称为人体的"管家"。

→ 神经垂体

心理原因对内分泌的影响很大。精神焦虑、压力过大都可能导致内分泌失调。

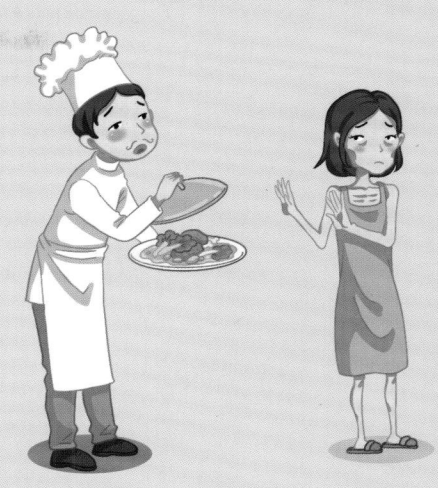

节食减肥会导致营养缺乏，继而导致内分泌失调。

→ 胸腺

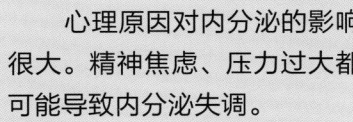

调节内分泌主要从饮食、运动入手，必要时辅以药物治疗。

内分泌失调需要合理膳食，减少辛辣刺激的饮食摄入，多食蔬菜和水果，保证多元化饮食。

 → 肾上腺

内分泌失调常特指女性内分泌紊乱，女性患者占绝大多数。

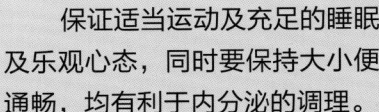

保证适当运动及充足的睡眠及乐观心态，同时要保持大小便通畅，均有利于内分泌的调理。

对于女性来讲，常见的内分泌失调症状有情绪波动大、出汗量大、脸潮红、月经紊乱、烦躁甚至抑郁。

胰腺

　　这天妈妈又开始练习新的舞步了，这支舞经常要下腰，肢体动作幅度很大。没一会儿，妈妈就气喘吁吁的。舞蹈练习结束后，妈妈血糖有些低，出现饥饿、心慌、面色苍白等症状。我们都很担心妈妈，水萌萌决定带大家前往妈妈的胰腺，找到问题所在。

静脉

　　血糖就是血中的葡萄糖，它是人体能量的重要来源。

胰脏

　　胰岛素是机体内唯一降低血糖的激素，主要作用在肝脏、肌肉及脂肪组织，控制糖原、脂肪、蛋白质三大营养物质的代谢和贮存。

　　长时间运动的过程中容易发生低血糖，特别是当体内葡萄糖水平不足以支持体力消耗的时候。

　　饭后 2 小时内血糖量会增高，运动后血糖量会降低。

　　除了少数先天性酶异常的低血糖，低血糖并不会遗传。

舞后眩晕的两种原因

　　很多女性都喜欢跳舞，有些人跳舞后会感到眩晕，这是为什么呢？排除疾病原因后，有两种可能。第一，血糖低。跳舞很消耗能量，空腹或者长时间跳舞会造成血糖偏低，继而感到眩晕。第二，有氧运动或者剧烈运动后，血液会集中在运动的肌肉中，大脑因为供血不足可能会有眩晕感。

胰岛素

　　胰岛素是降低血糖浓度的"拔河运动员"。

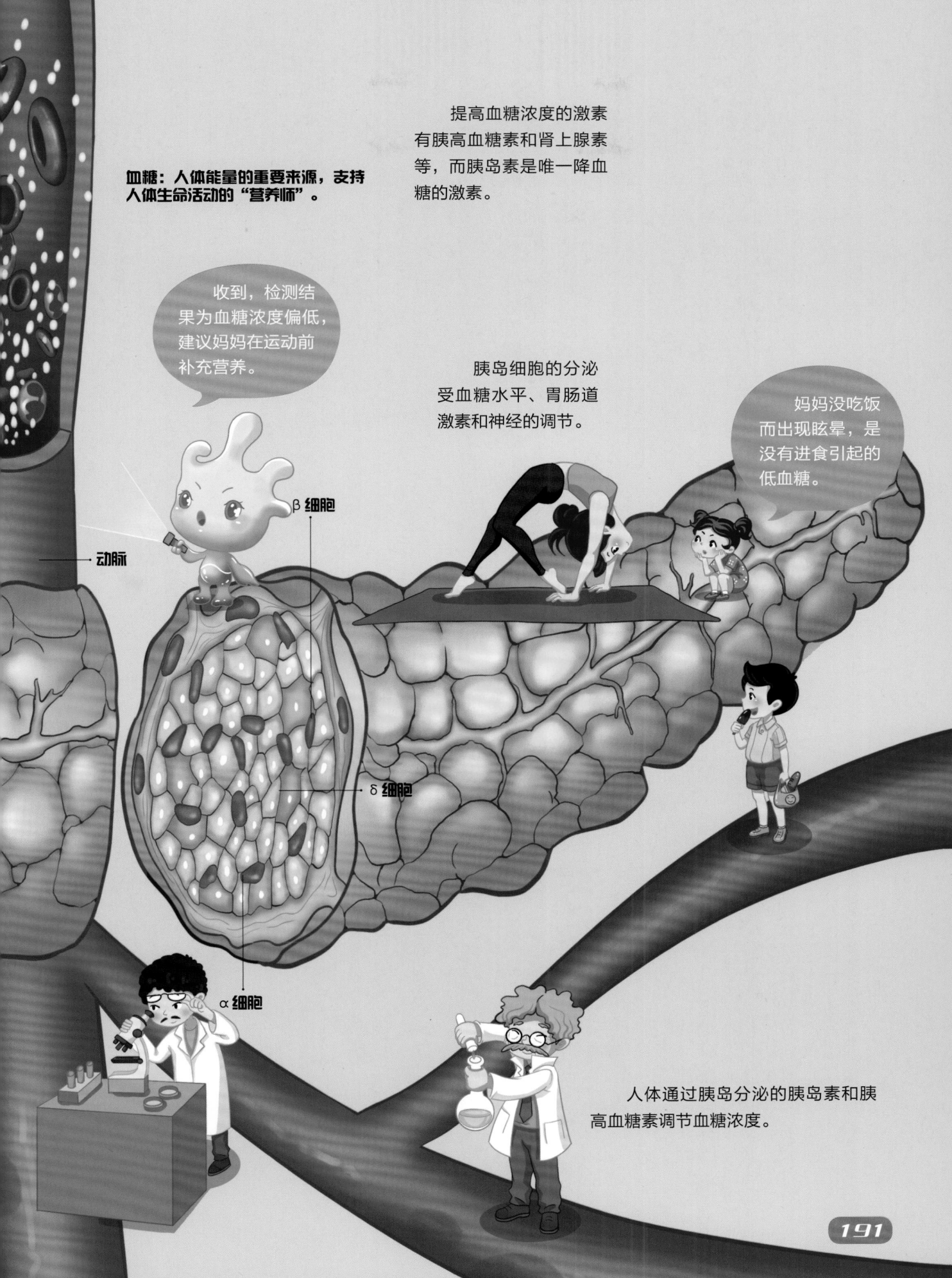

汗腺

汗蒸是一种新型的休闲项目，人们进汗蒸房坐着，就能让身体出大量的汗。妈妈最爱去汗蒸房，她认为出汗能加速身体的新陈代谢过程，让身体更健康。但今天的妈妈，汗蒸太久了，头也变得昏昏沉沉的，我们决定进入妈妈的汗腺一探究竟。

汗液中98%~99%的成分都是水。

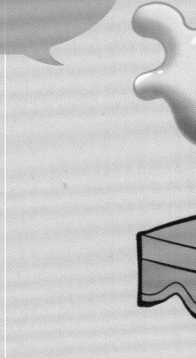

汗腺为单曲管状腺，可分为外泌汗腺和顶泌汗腺两种。

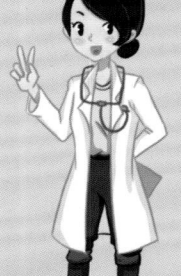

汗腺具有分泌汗液、排泄废物、调节体温、湿润皮肤等作用。

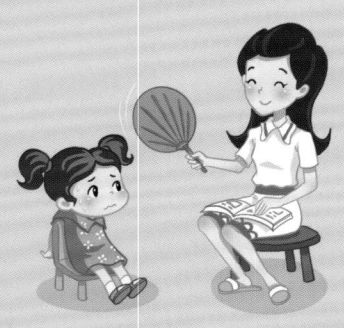

腋窝处大汗腺有 300 ~ 600 个。

当肾脏功能减退时，汗腺能补偿一部分肾脏的排泄功能。

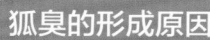
外泌汗腺

汗腺是身体的体温调节专家。

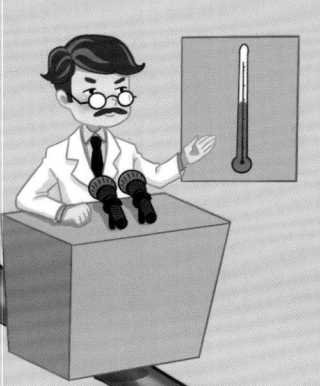

狐臭的形成原因

身体里有很多汗腺，分布在腋下、乳晕、阴部及肛门周围等处的汗腺较大，称为大汗腺，其分泌物为黏稠乳状液，其中含有脂类物质及蛋白质。脂类物质经细菌分解后可产生不饱和脂肪酸和氨而产生一种特殊的臭味，如同狐狸身上的气味，故俗称狐臭。

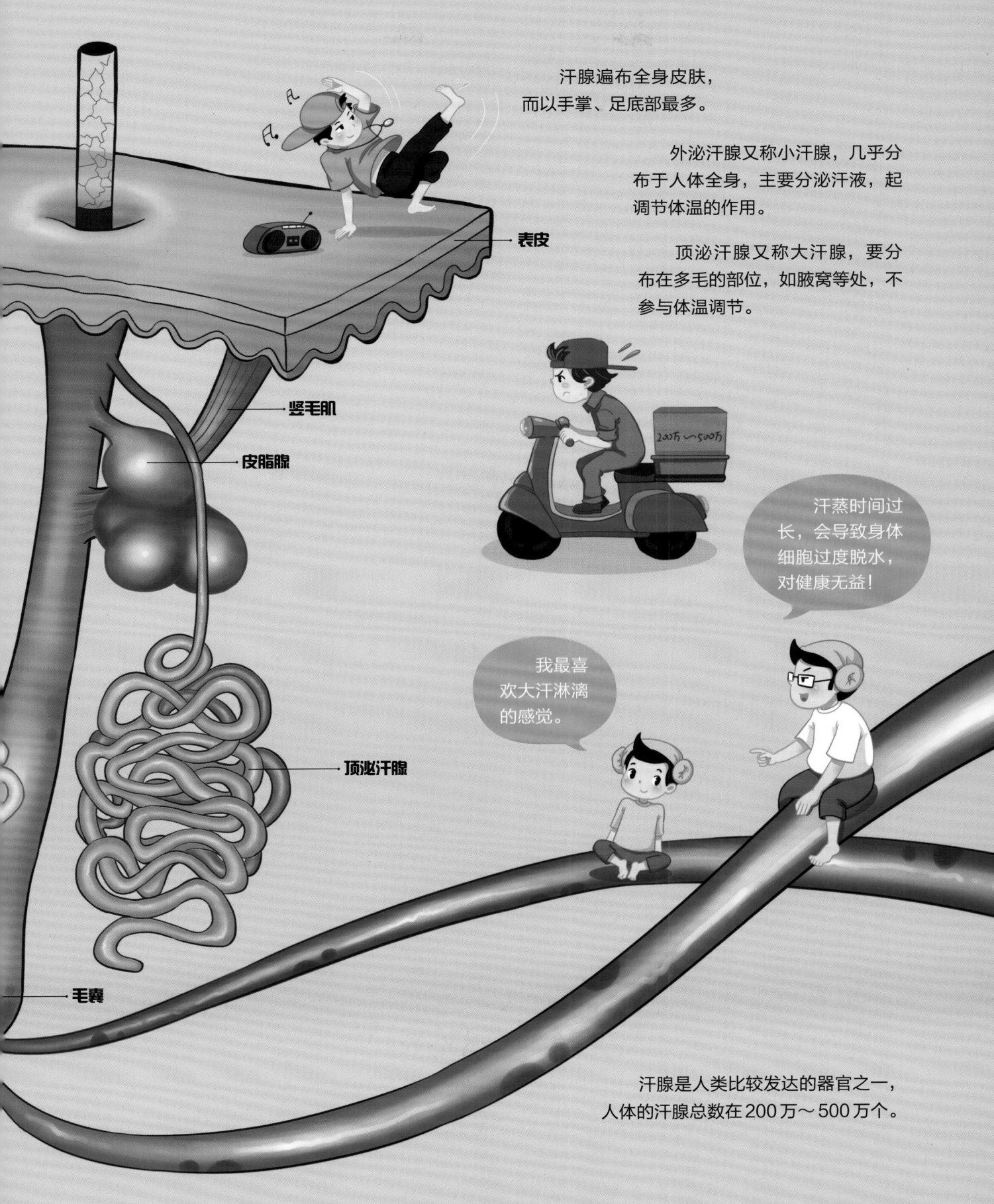

汗腺遍布全身皮肤，而以手掌、足底部最多。

外泌汗腺又称小汗腺，几乎分布于人体全身，主要分泌汗液，起调节体温的作用。

顶泌汗腺又称大汗腺，要分布在多毛的部位，如腋窝等处，不参与体温调节。

表皮

竖毛肌

皮脂腺

顶泌汗腺

毛囊

汗腺是人类比较发达的器官之一，人体的汗腺总数在200万～500万个。

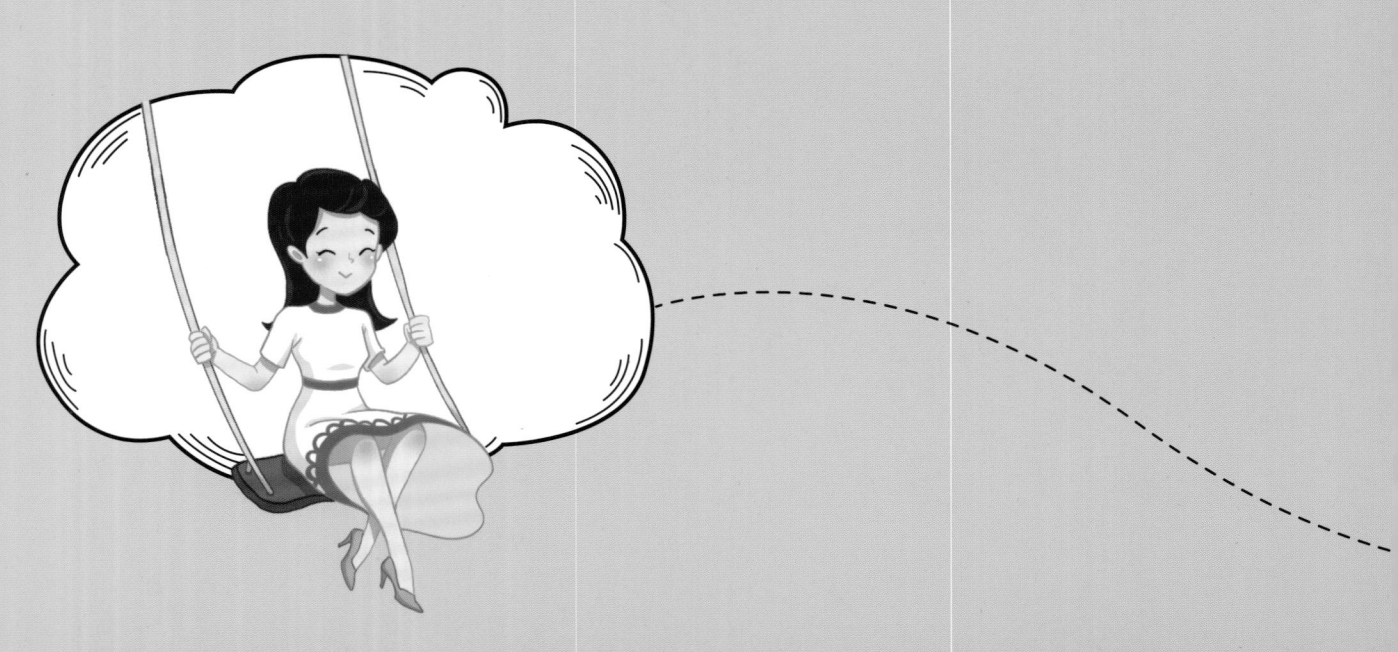

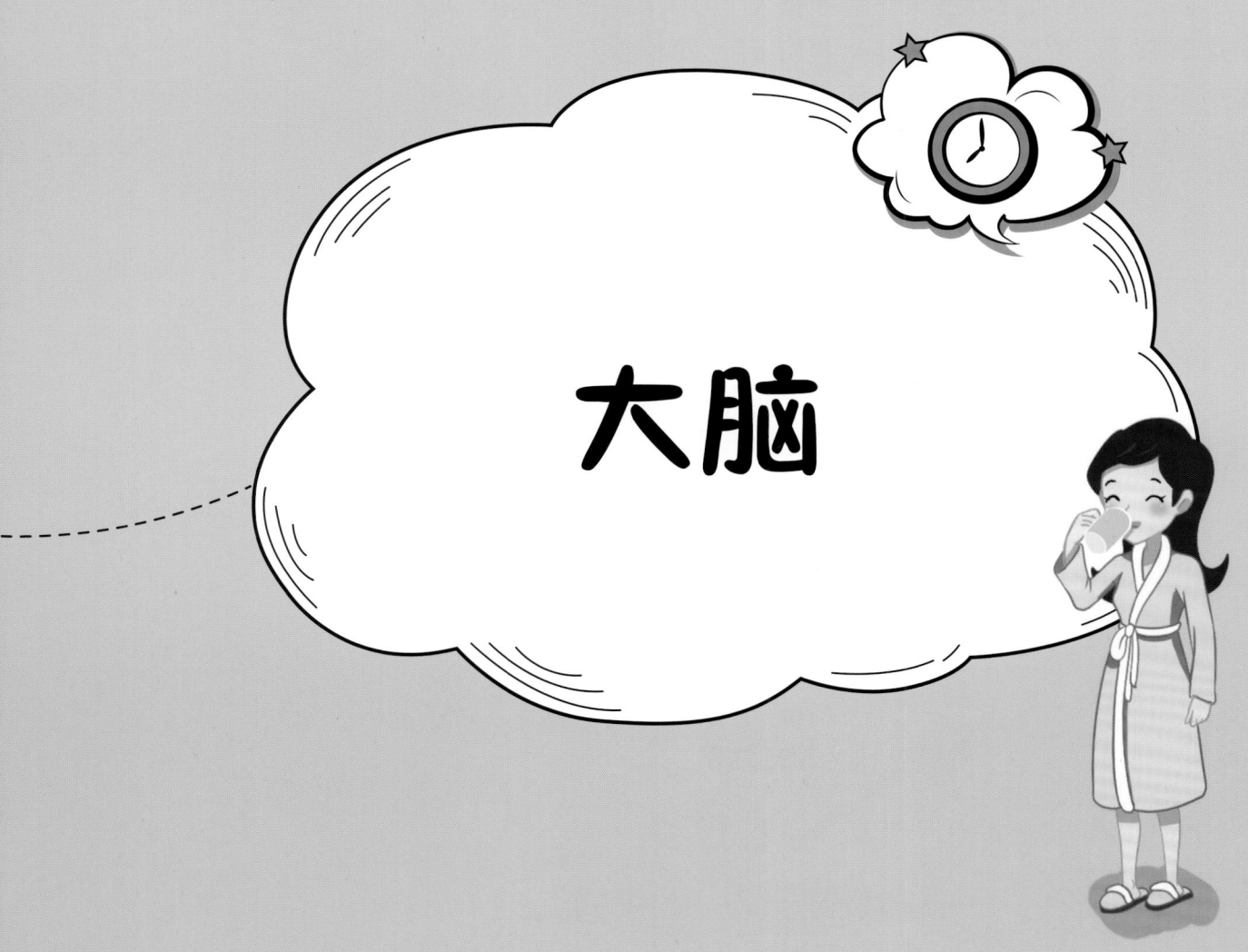

大脑皮质与第二信号系统

下雨天，爸爸希望天气能放晴。工作时，爸爸希望项目能尽快完成。为什么人类每天都有许多愿望呢？这些愿望是从我们大脑中的哪个部分产生的呢？巴甫洛夫的理论认为，这与大脑皮质和第二信号系统有关。

愿望的形成与第二信号系统有关。

大脑皮质

大脑皮质是调节躯体运动或者说是控制躯体运动的最高级中枢。

大脑表面的沟回，扩大了皮质的表面积，其中约 2/3 埋在沟内。

大脑皮质是覆盖在大脑半球表面的灰质，其深部是髓质，内含基底节。

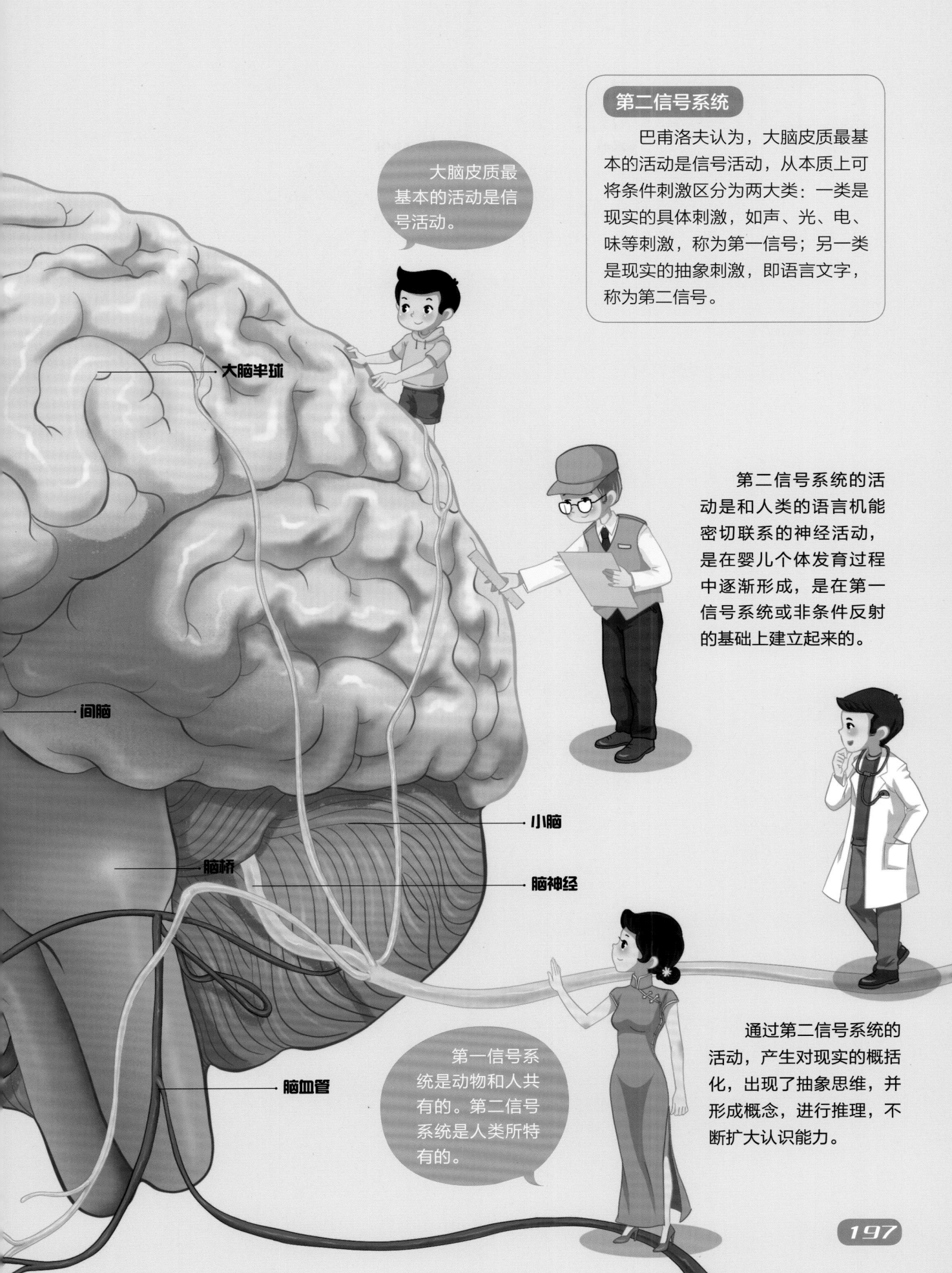

第二信号系统

巴甫洛夫认为，大脑皮质最基本的活动是信号活动，从本质上可将条件刺激区分为两大类：一类是现实的具体刺激，如声、光、电、味等刺激，称为第一信号；另一类是现实的抽象刺激，即语言文字，称为第二信号。

大脑皮质最基本的活动是信号活动。

第二信号系统的活动是和人类的语言机能密切联系的神经活动，是在婴儿个体发育过程中逐渐形成，是在第一信号系统或非条件反射的基础上建立起来的。

大脑半球

间脑

小脑

脑桥

脑神经

脑血管

第一信号系统是动物和人共有的。第二信号系统是人类所特有的。

通过第二信号系统的活动，产生对现实的概括化，出现了抽象思维，并形成概念，进行推理，不断扩大认识能力。

左脑和右脑

哥哥看武侠剧时，发现里面的人物用"左手画圆，右手画方"的方式练成了绝世神功。哥哥对此非常好奇，于是尝试着模仿。但是，哥哥无法做到，于是哥哥去求助妈妈。妈妈说："这件事很难做到，因为它需要左右脑同时工作。"水萌萌听到了他们的讨论，决定前往哥哥的大脑，去看看左、右脑的秘密。

左、右脑的结构基本一致，功能是不完全对称的。

脑可分为大脑、小脑和脑干 3 部分。大脑就占据了脑的 3/4。

左脑 ——

大脑分为左、右两个半球，分别叫作"左脑"和"右脑"，左半球控制身体的右半边，右半球控制身体的左半边。

难以实现的"左手画圆，右手画方"

大脑皮层的运动中枢负责控制"画画"这个动作，而运动中枢对称地分布在大脑的左、右半球，其中左脑控制右手，右脑控制左手。左脑和右脑之间有许多神经纤维连接，胼胝体就是两半球之间最大的连合纤维，在它的连接下左、右脑之间能够协调配合，并保持一个整体。

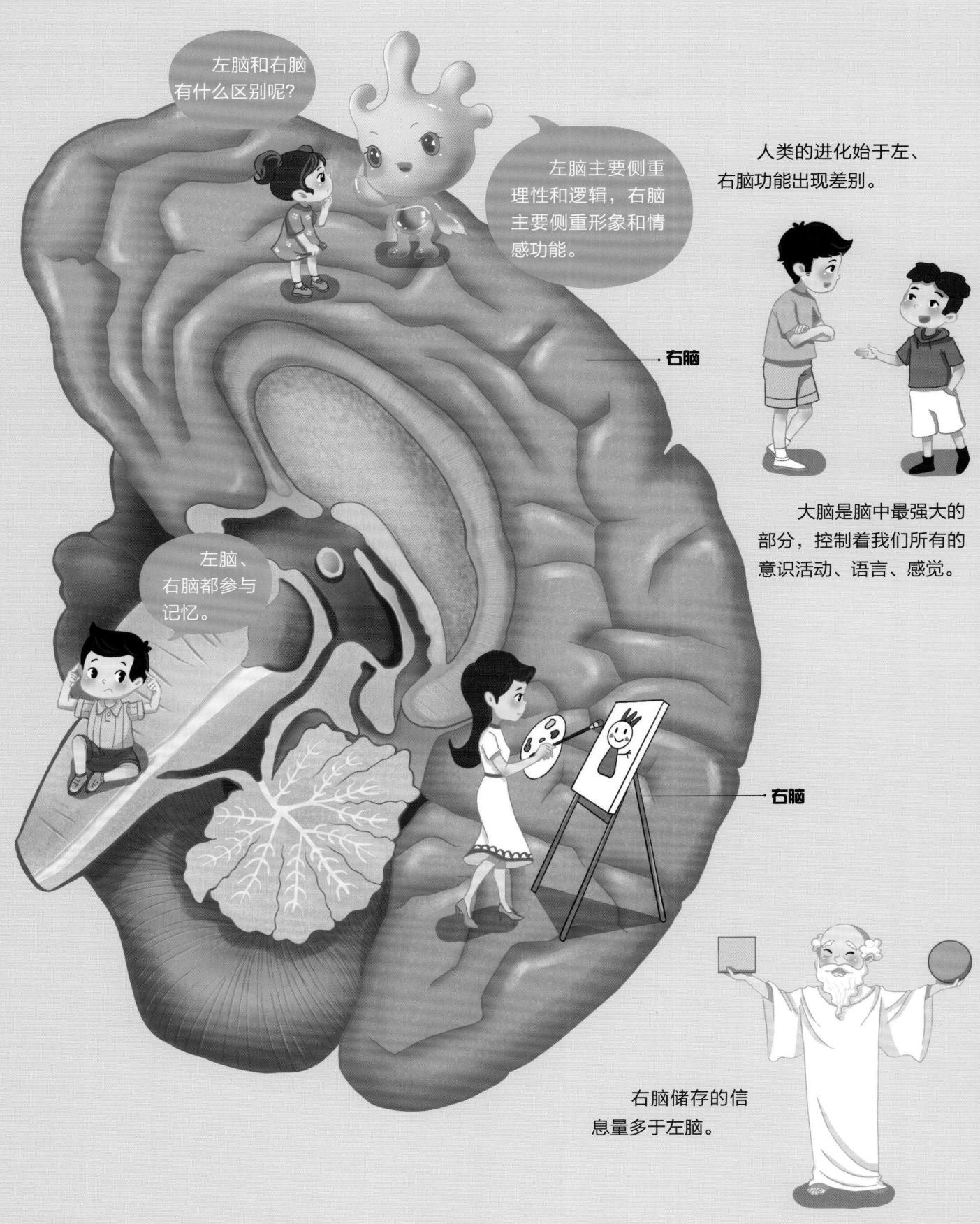

中脑

晚饭后，哥哥拿着手机开始玩起了游戏，而且声音开得很大。妹妹很是好奇，凑近了观看哥哥玩手机游戏。妹妹突然想到一个问题，跑到妈妈身边问道："妈妈，哥哥玩游戏听声音的同时还可以看画面，这是因为什么呢？"为了解答妹妹的疑惑，她们来到了哥哥的中脑，了解大脑这种神奇的功能。

中脑是视觉与听觉的反射中枢，凡是瞳孔、眼球、肌肉等活动，均受中脑的控制。

声源的传播通过空气将声波传入耳朵。耳朵再将声波转换为神经冲动传递给听神经，经由听神经将神经冲动传入大脑听觉中枢，整个过程实际是一个听觉的通路，并不是耳朵独自就能完成的。

我们听声音是用耳朵完成的吗？

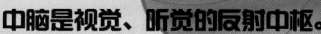

中脑是视觉、听觉的反射中枢。

中脑

中脑位于脑桥、小脑和间脑之间，并与它们相连接，恰好是整个脑的中点。

大脑是如何同步视觉和听觉的

声音和光的传播速度本是不同的，为了矫正这个差异，大脑通过改变我们的时间感，使我们对声音和视觉的联合感知同步。这种主动的时间重新校准是大脑用来避免对现实的扭曲或断开的感知的工具之一，并有助于在我们所感知的图像和声音之间建立因果关系，尽管物理速度和神经处理速度不同。

中脑是人脑中重要的组织结构，包含上丘和下丘四个结构，是人体重要的功能核团区。

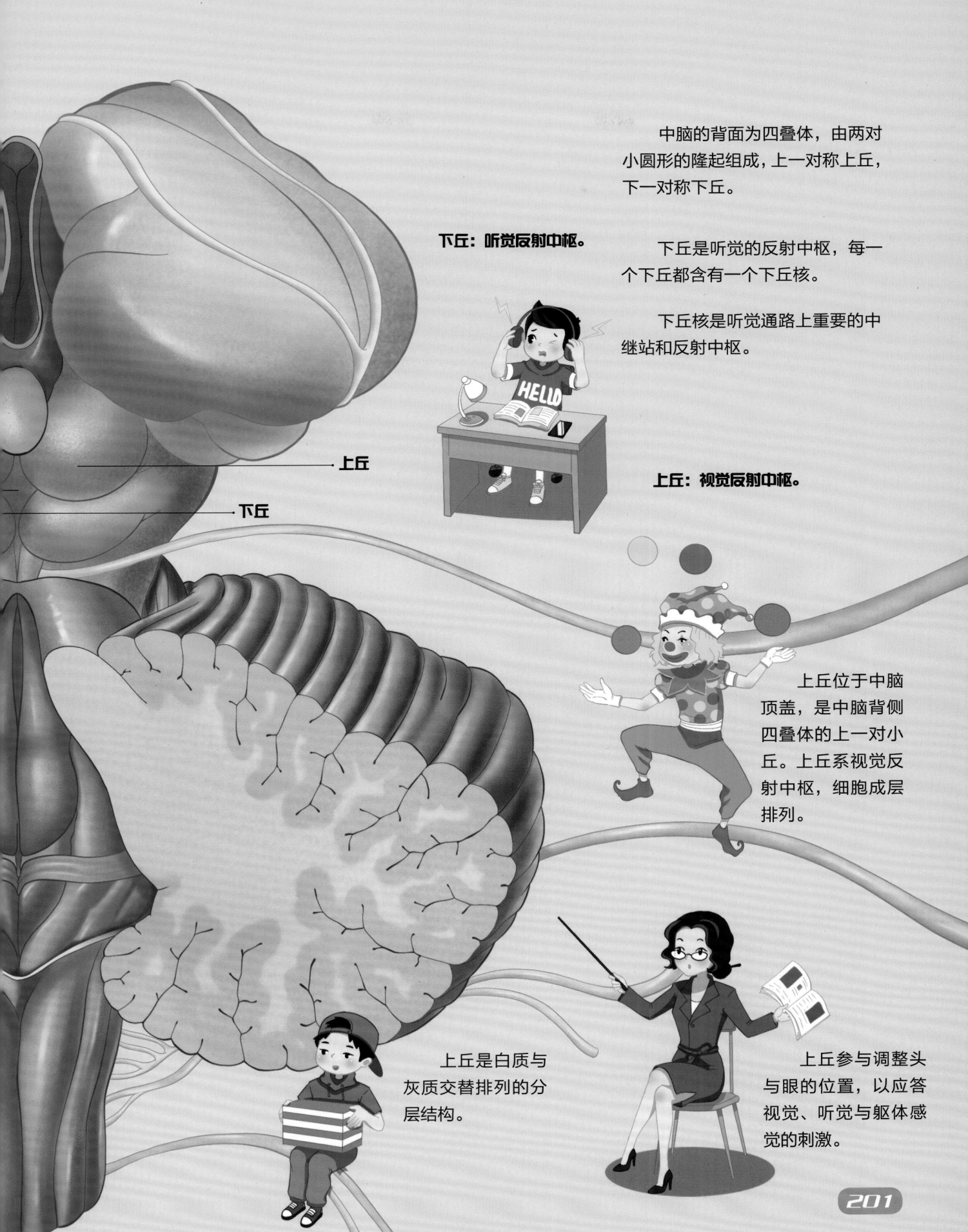

中脑的背面为四叠体，由两对小圆形的隆起组成，上一对称上丘，下一对称下丘。

下丘：听觉反射中枢。

下丘是听觉的反射中枢，每一个下丘都含有一个下丘核。

下丘核是听觉通路上重要的中继站和反射中枢。

上丘：视觉反射中枢。

上丘
下丘

上丘位于中脑顶盖，是中脑背侧四叠体的上一对小丘。上丘系视觉反射中枢，细胞成层排列。

上丘是白质与灰质交替排列的分层结构。

上丘参与调整头与眼的位置，以应答视觉、听觉与躯体感觉的刺激。

小脑

哥哥打开生物作业，今天的课后习题是："请列出小脑的几种独特作用。"哥哥看到问题后，迅速地回答："小脑具有控制身体平衡的作用。"小脑除了具有控制平衡的作用外，还有哪些作用呢？今天，我们来到哥哥的小脑，了解这个"运动指挥员"！

小脑真的好小啊！

小脑是脑的第二大部分，也是人体脑部中最重要的区域之一。

小脑：保持机体平衡的"运动指挥员"。

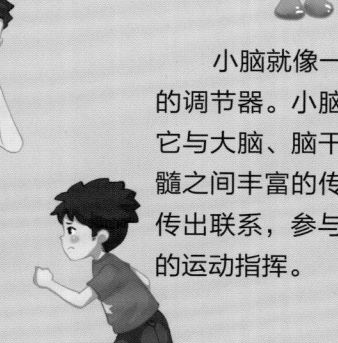

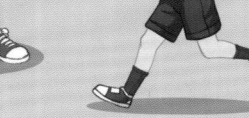

小脑就像一个大的调节器。小脑通过它与大脑、脑干和脊髓之间丰富的传入和传出联系，参与躯体的运动指挥。

绒球

小脑上脚

小结

小脑扁桃体

小脑具有保持躯体平衡、调节肌张力和协调动作的重要作用。

从猿到人类

在体质上人类与猿猴的主要区别在于人能够用两足直立行走，而猿猴只能用四肢爬行。在人的直立行走中，小脑的作用不小。小脑能够维持身体的平衡，它能改变躯体不同部分肌肉的张力，使机体在重力作用下，运动时能保持姿势平衡。

小脑按功能可分为三大类，即前庭小脑、脊髓小脑和小脑后叶。

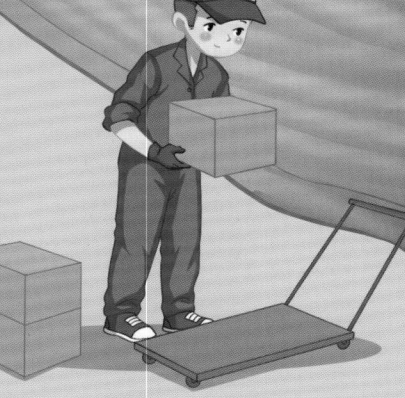

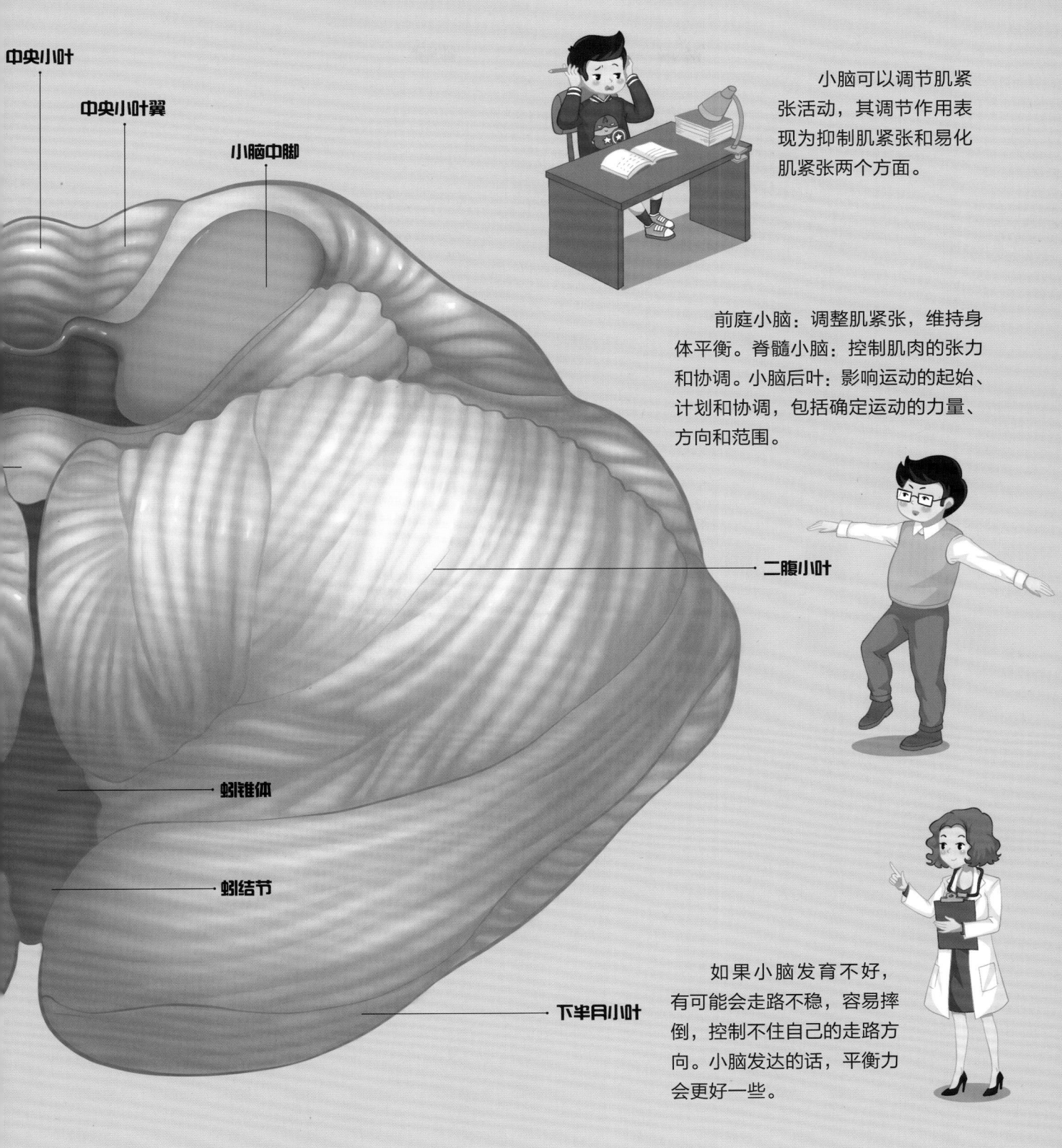

中央小叶

中央小叶翼

小脑中脚

小脑可以调节肌紧张活动，其调节作用表现为抑制肌紧张和易化肌紧张两个方面。

前庭小脑：调整肌紧张，维持身体平衡。脊髓小脑：控制肌肉的张力和协调。小脑后叶：影响运动的起始、计划和协调，包括确定运动的力量、方向和范围。

二腹小叶

蚓锥体

蚓结节

下半月小叶

如果小脑发育不好，有可能会走路不稳，容易摔倒，控制不住自己的走路方向。小脑发达的话，平衡力会更好一些。

海马

临睡前，妹妹开始背26个字母，她总觉得晚上睡觉前记忆力会更好。爸爸说，记忆可分为长期记忆和短期记忆。长期记忆可以维持几天到几年，而短期记忆仅维持几秒到几小时。妹妹想将26个字母长久地记住，一起来进入妹妹的海马，探究长期记忆储存的秘密吧。

由于我们的大脑每分每秒都接收大量的信息，所以无法记住所有的内容。这时我们就需要一个检查记忆的检查员"海马"来判断哪个信息重要并存入长期记忆，哪个信息不重要并放弃。

> 海马主要负责长期记忆的形成、储存、转换和定向等功能。

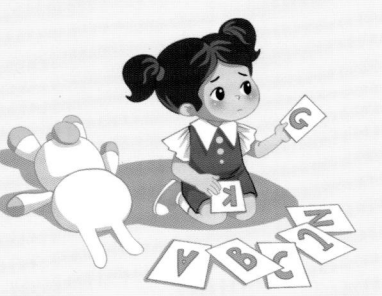

直径为1厘米，长约5厘米。

海马的名字来自拉丁文，因它的结构形状和海马（动物）相似而得名。

图像记忆法

为了记住更多东西，人们创造出了很多记忆法，如口诀记忆法、归纳记忆法、图像记忆法等。其中，图像记忆法是采用图像的方法帮助记忆，它是目前最合乎人类大脑运作模式的记忆方法。图像记忆法的使用要领是图像必须精简、夸张、生动，让人们在记忆图像的同时也记住知识。

海马常被看作侧脑室颞角的一个内侧凸起。它由 CA1、CA2、CA3 和 CA4 四个区域组成。

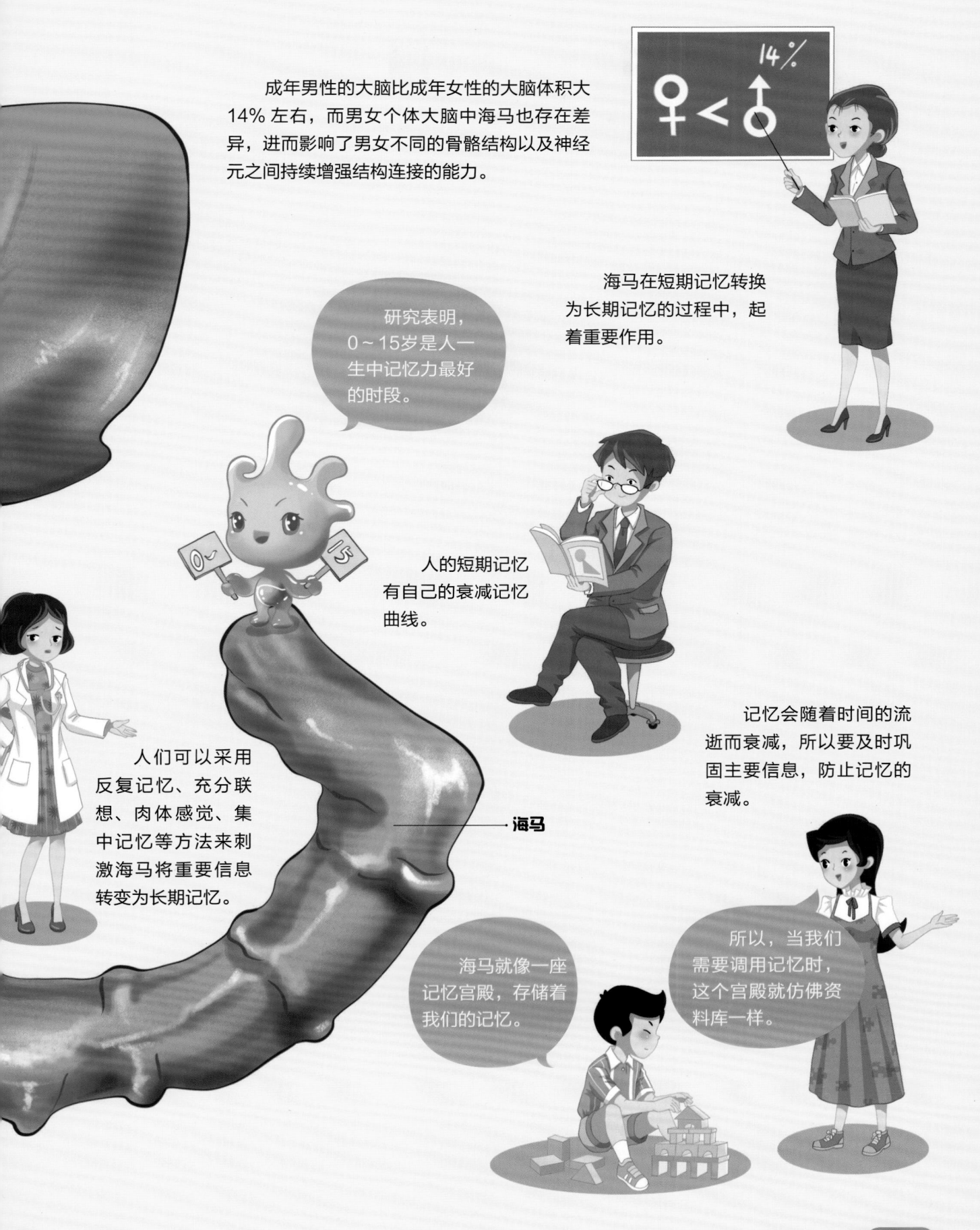

成年男性的大脑比成年女性的大脑体积大14%左右，而男女个体大脑中海马也存在差异，进而影响了男女不同的骨骼结构以及神经元之间持续增强结构连接的能力。

研究表明，0~15岁是人一生中记忆力最好的时段。

海马在短期记忆转换为长期记忆的过程中，起着重要作用。

人的短期记忆有自己的衰减记忆曲线。

记忆会随着时间的流逝而衰减，所以要及时巩固主要信息，防止记忆的衰减。

人们可以采用反复记忆、充分联想、肉体感觉、集中记忆等方法来刺激海马将重要信息转变为长期记忆。

海马

海马就像一座记忆宫殿，存储着我们的记忆。

所以，当我们需要调用记忆时，这个宫殿就仿佛资料库一样。

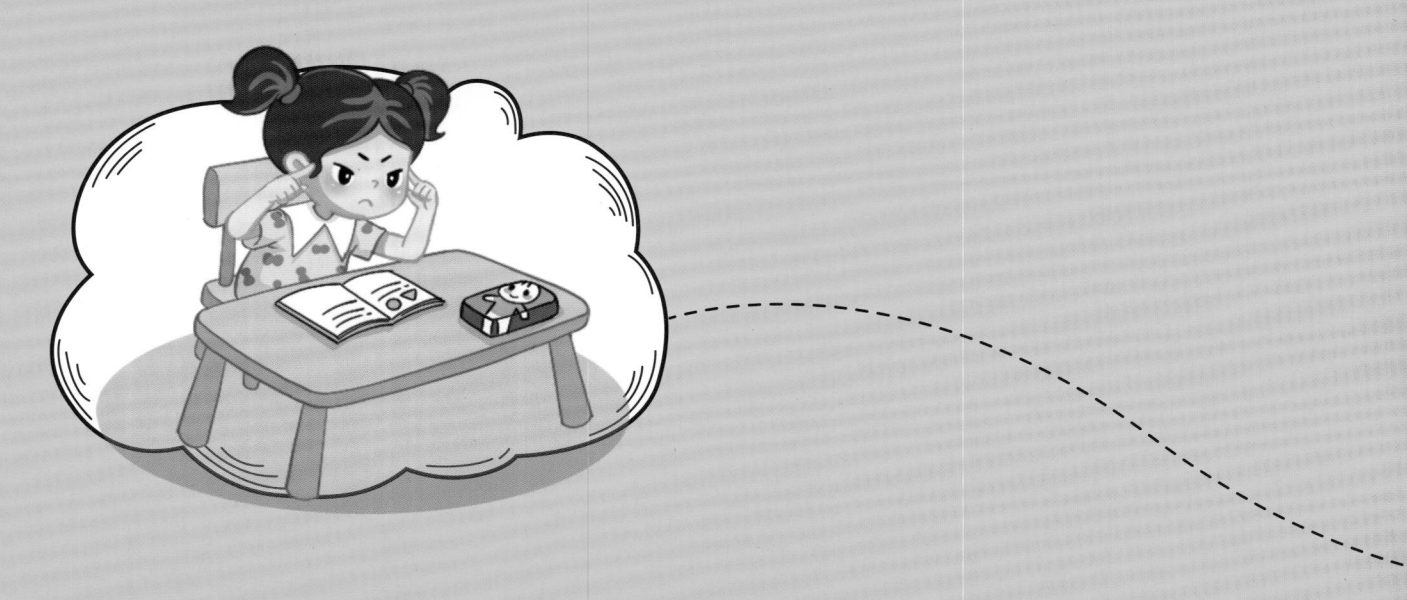

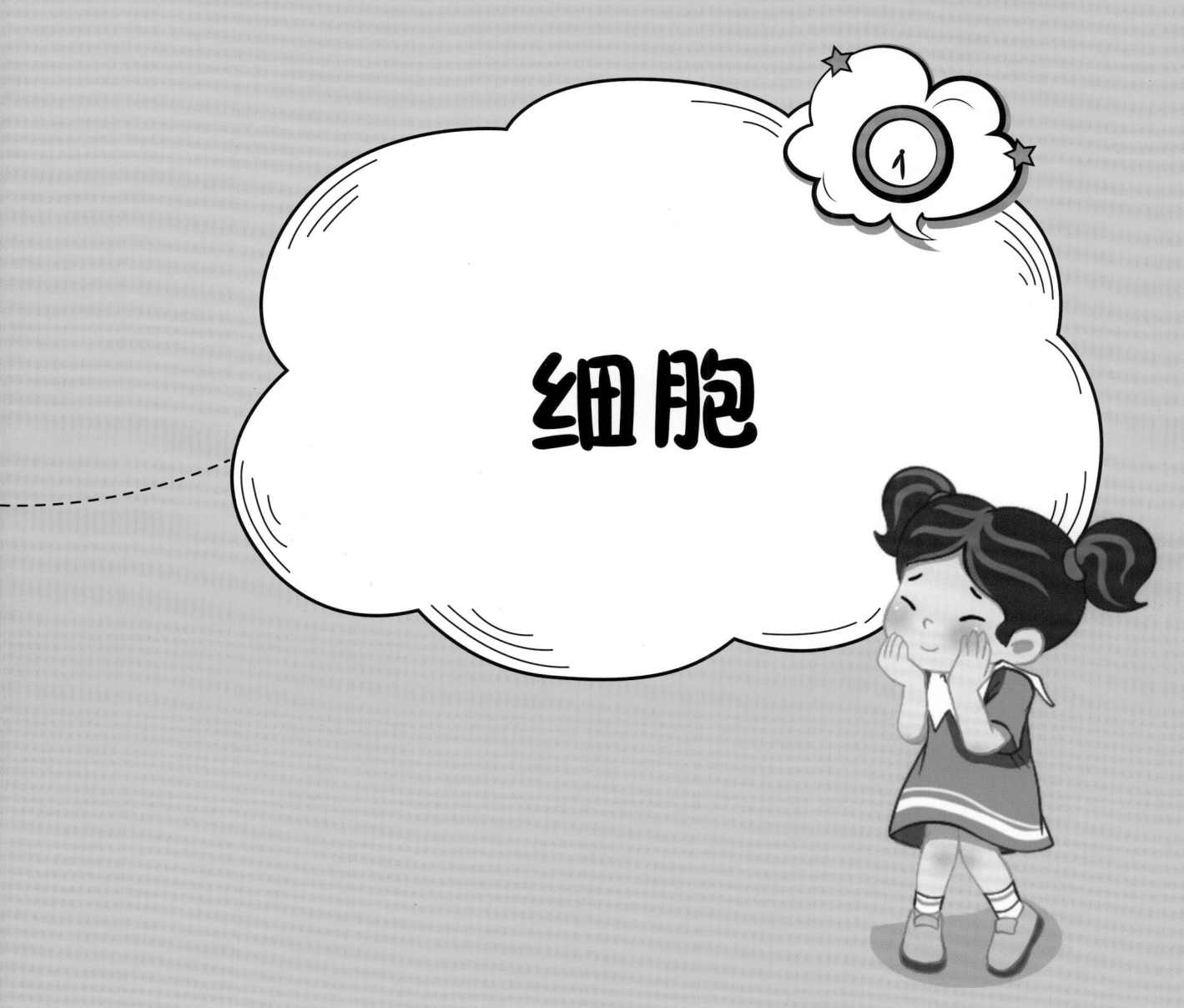

细胞组织的结构

妹妹想找水萌萌玩，在家里找了一圈也没找到。爸爸说："水萌萌在细胞里面工作呢，等一会儿它就出来了。"水萌萌出来后。妹妹好奇地想去水萌萌工作的地方看看。"那好吧，我就带你参观参观。"说完，水萌萌就带着妹妹进入了妈妈的细胞，探索细胞中的结构。

水是人体当中最主要的成分，它帮助细胞进行物质交换。

变身吧！水萌萌，听说你主要存在于细胞质。

细胞质的含水量约80%。

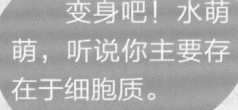
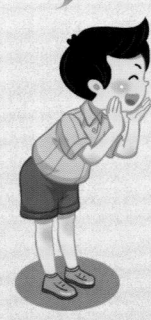

细胞是由细胞核和细胞质构成，表面有细胞膜。

细胞质

细胞质是进行新陈代谢的主要场所，绝大多数的化学反应都在细胞质中进行。

人体组织细胞的分类

人体有四大组织，分别是上皮组织、结缔组织、神经组织和肌肉组织。每种组织都有不同的再生能力，按照再生能力的强弱可以将人体组织细胞分为不稳定细胞、稳定细胞和永久细胞。不稳定细胞总在不断地增殖，稳定细胞增殖较为缓慢，永久细胞不会增殖。

细胞膜

细胞膜是包围在细胞质外周的一层界膜，又称质膜。

细胞膜的功能是维持细胞形态、保护细胞、细胞内外物质转动、细胞内外信息传递、与细胞识别、黏着、免疫有关。

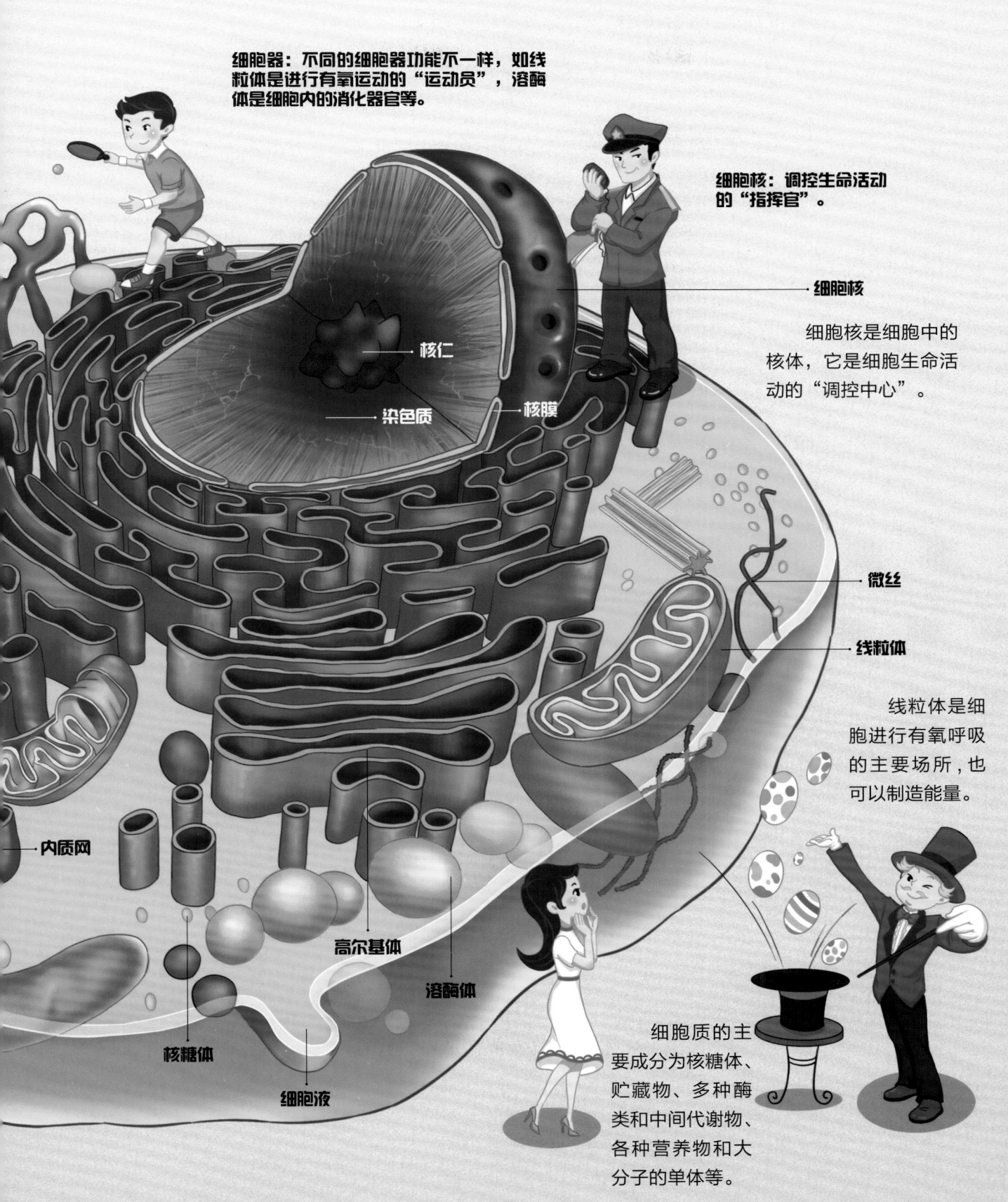

细胞器：不同的细胞器功能不一样，如线粒体是进行有氧运动的"运动员"，溶酶体是细胞内的消化器官等。

细胞核：调控生命活动的"指挥官"。

核仁

细胞核

细胞核是细胞中的核体，它是细胞生命活动的"调控中心"。

染色质

核膜

微丝

线粒体

线粒体是细胞进行有氧呼吸的主要场所，也可以制造能量。

内质网

高尔基体

溶酶体

核糖体

细胞液

细胞质的主要成分为核糖体、贮藏物、多种酶类和中间代谢物、各种营养物和大分子的单体等。

白细胞

妹妹跟妈妈一起打扫卫生，妹妹好奇地问妈妈："妈妈，我们的身体里是什么在保护我们免受病原体的侵害呢？"妈妈说："我们呼吸、饮食……每时每刻，外界的病原体、寄生虫都会对我们的身体发起攻击，但是我们的体内有一群小小的卫士，那就是白细胞。白细胞非常活跃，会在病原体入侵后，第一时间赶到现场，与病原体作斗争，甚至自我牺牲。白细胞主要存在于血管、淋巴内，今天让我们近距离地了解一下白细胞。"

我们的体内大约有 500 亿个白细胞之多。每个白细胞的寿命一般为 3~4 天。

白细胞是无色、球形、有核的血细胞。

白细胞 ————

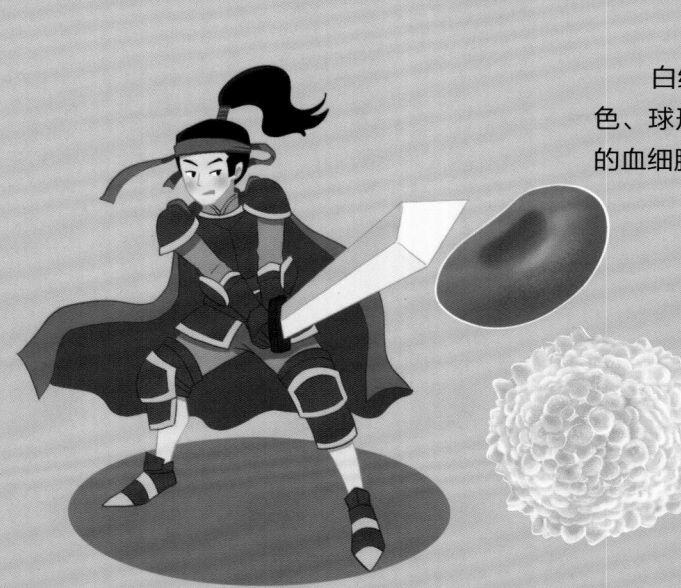

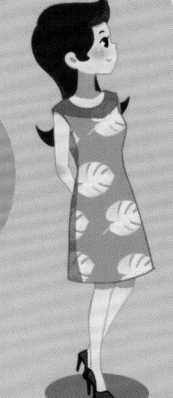

白细胞就像我们身体的护卫，在我们的血液、体液里寻找细菌、病毒之类的致病微生物，并杀死它们。

白细胞有时也会发现一些变异了的癌细胞并消灭它们。

健康护卫——白细胞

白细胞是人体与疾病斗争的"护卫"，一旦发现侵入的致病菌和病毒，白细胞会集中到致病菌和病毒入侵的部位，将致病菌和病毒包围、吞噬。白细胞是如何进行移动的呢？白细胞都能伸出伪足做变形运动，凭借这种运动，白细胞可以从毛细血管内皮细胞的间隙挤出，进入血管周围组织内。

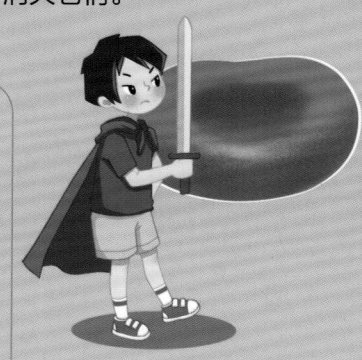

白细胞不仅存在于血管和淋巴中，也存在于其他组织中。

血液中的白细胞有五种，按照体积从小到大依次是淋巴细胞、嗜碱性粒细胞、中性粒细胞、嗜酸性粒细胞和单核细胞。

血液中白细胞的数值可受各种生理因素的影响，如劳动、饮食及妇女月经期，均会增多。

人体大部分的白细胞由骨髓制造，骨髓是一种胶冻状的组织，存在于骨的空腔里。

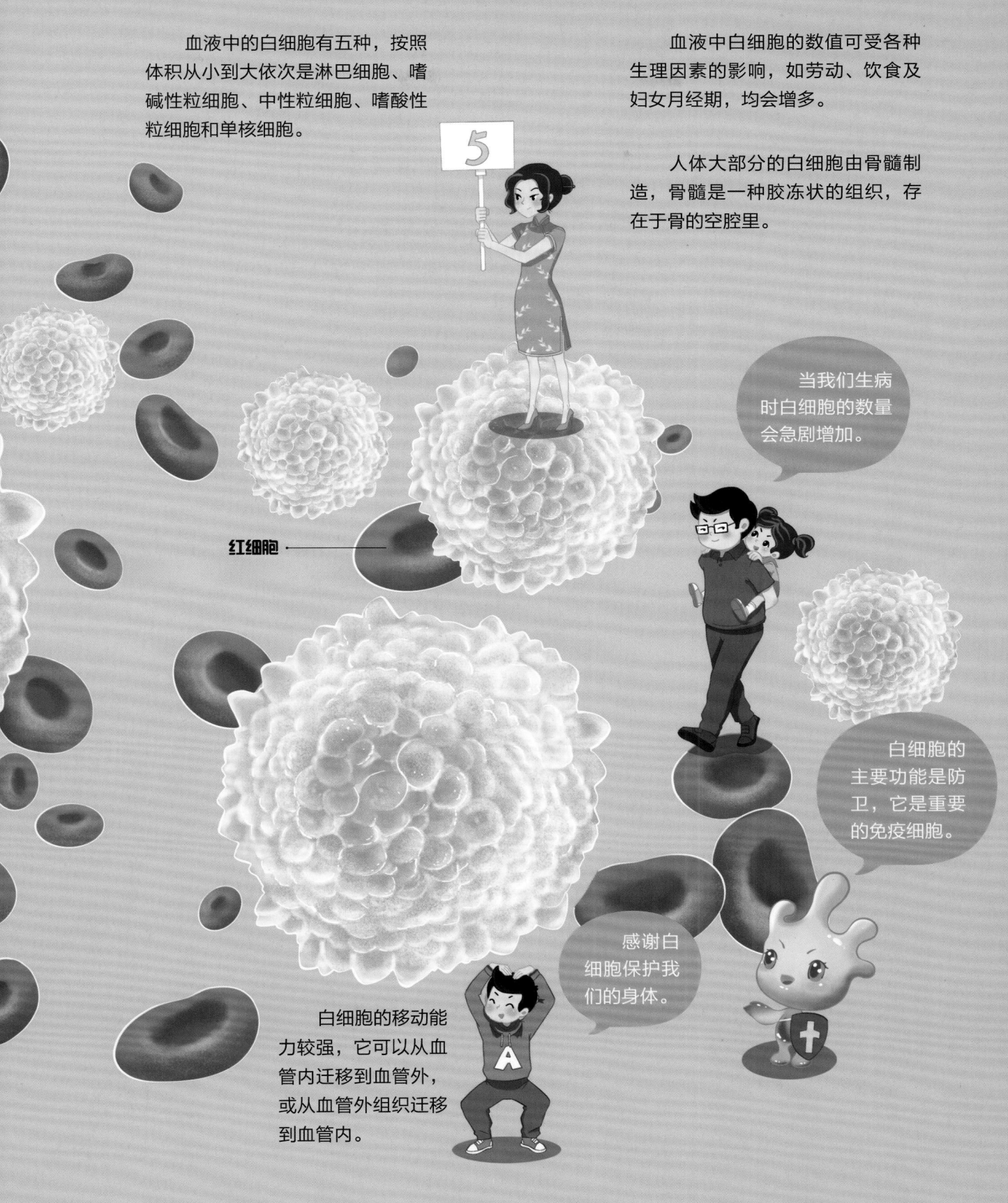

红细胞

当我们生病时白细胞的数量会急剧增加。

白细胞的主要功能是防卫，它是重要的免疫细胞。

感谢白细胞保护我们的身体。

白细胞的移动能力较强，它可以从血管内迁移到血管外，或从血管外组织迁移到血管内。

红细胞与氧气

　　妈妈午觉后，起床推开窗户，深深地呼吸了一口窗外的空气。空气中的氧气随着妈妈的呼吸进入肺中，然后被血液运送到全身的各个器官。我们跟随着这股空气，开始探究氧气在人体血液中的运输原理。

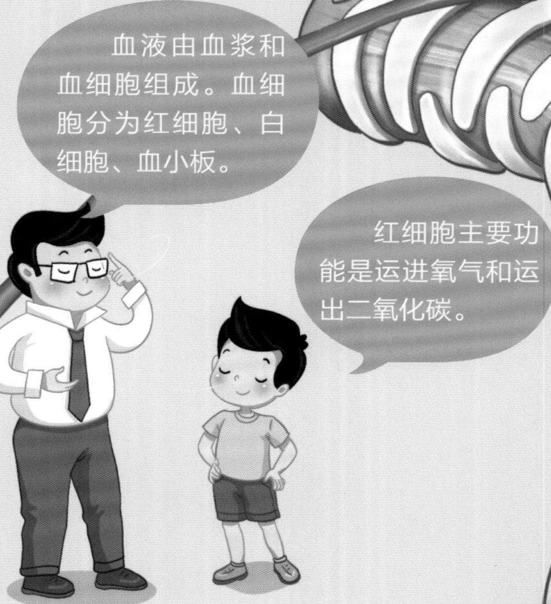

血液由血浆和血细胞组成。血细胞分为红细胞、白细胞、血小板。

红细胞主要功能是运进氧气和运出二氧化碳。

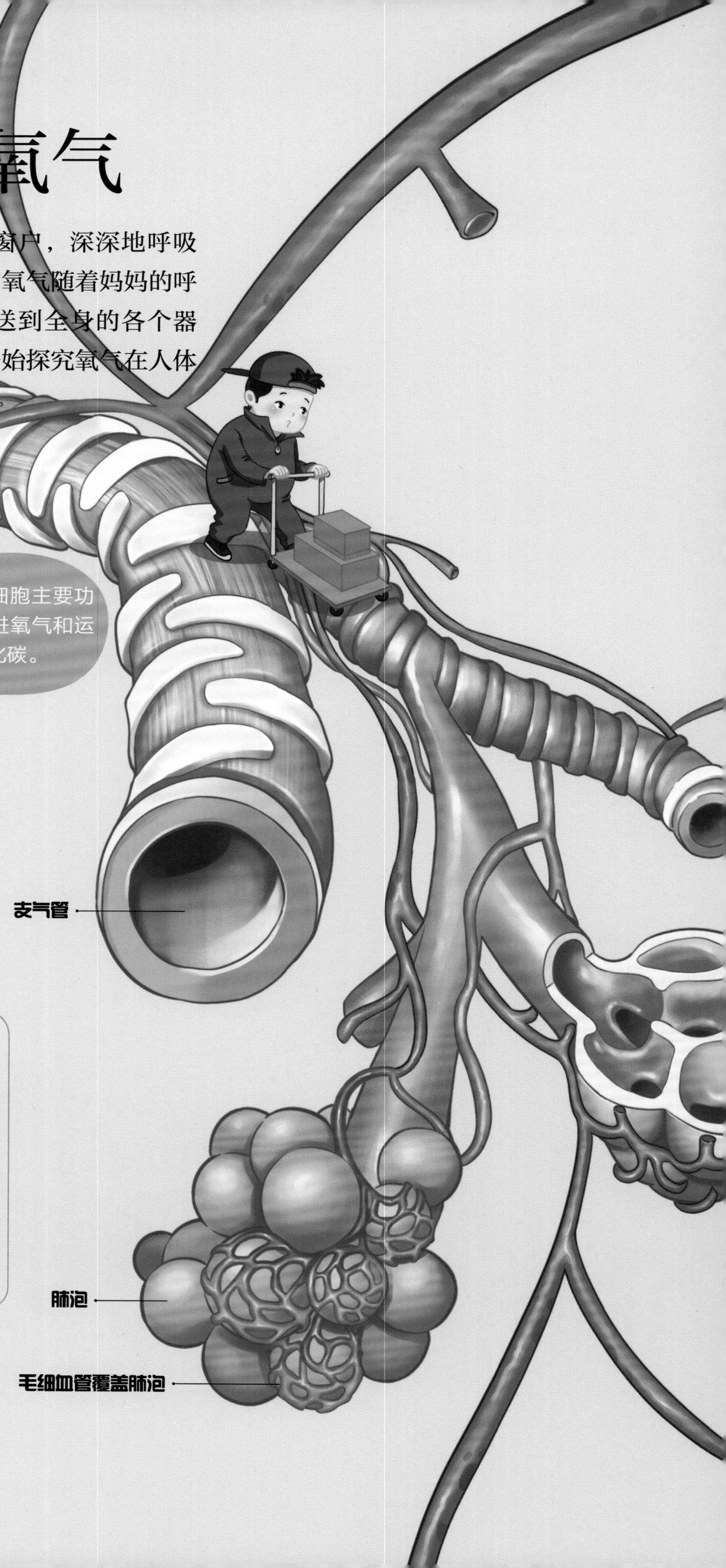

支气管

肺泡

毛细血管覆盖肺泡

呼吸过程

　　呼吸是指机体与外界环境之间气体交换的过程。呼吸过程是由三个相互衔接并且同时进行的环节来完成的，分别为：外呼吸，包括肺通气和肺换气；气体在血液中的运输；内呼吸，指组织细胞与血液间的气体交换。

我们的血液中数量最多的一种细胞叫作红细胞，它是血液中运送氧气的主要媒介。

因为红细胞中含有血红蛋白，血红蛋白能与氧气结合。所以，红细胞能通过血红蛋白把吸入肺泡内的氧气运送到身体的各个组织。而组织中的二氧化碳会通过红细胞再运回肺泡并排出体外。

女性体内的红细胞数量少于男性体内的红细胞。

红细胞的形状是两面凹进去的圆饼状，它的平均直径为 7 μm。

血液不仅能运输氧气和营养，也能运输二氧化碳！

红细胞

红细胞不断进行新生和破坏，实验表明它的平均寿命为 120 天。

这时细胞中的氧气被消耗殆尽浓度最低，所以血液中氧气会向组织细胞中扩散。由于呼吸作用细胞中的二氧化碳浓度最高，就会向血液中扩散，完成组织换气。

急性缺氧会产生判断力下降、运动不协调和类似急性酒精中毒的临床表现。

血小板

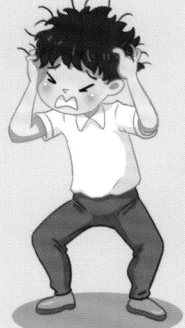

焦虑时耗氧量会增加，平静时耗氧量会减少。

血小板

哥哥在篮球赛中，不小心摔倒磨破了手肘。哥哥让校医消毒伤口后，便继续投入到比赛中。第二天，妹妹发现哥哥的伤口已经结痂了，妈妈说这是因为血小板发挥了凝血作用。血小板是血液中最小的细胞，它的主要功能是凝血和止血，修补破损的血管。

不要用手摸伤口，会有细菌进去哦！

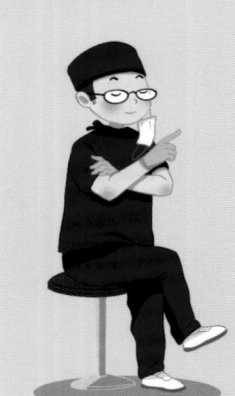

血小板是从骨髓成熟的巨核细胞胞质脱落下来的具有生物活性的小块胞质，是外形不规则的碎片。

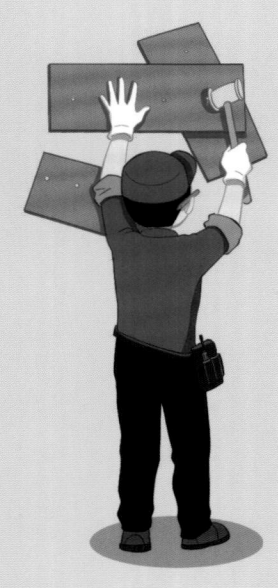

血小板的表面能吸附血浆蛋白和多种凝血因子，血小板内含有与凝血有关的物质。

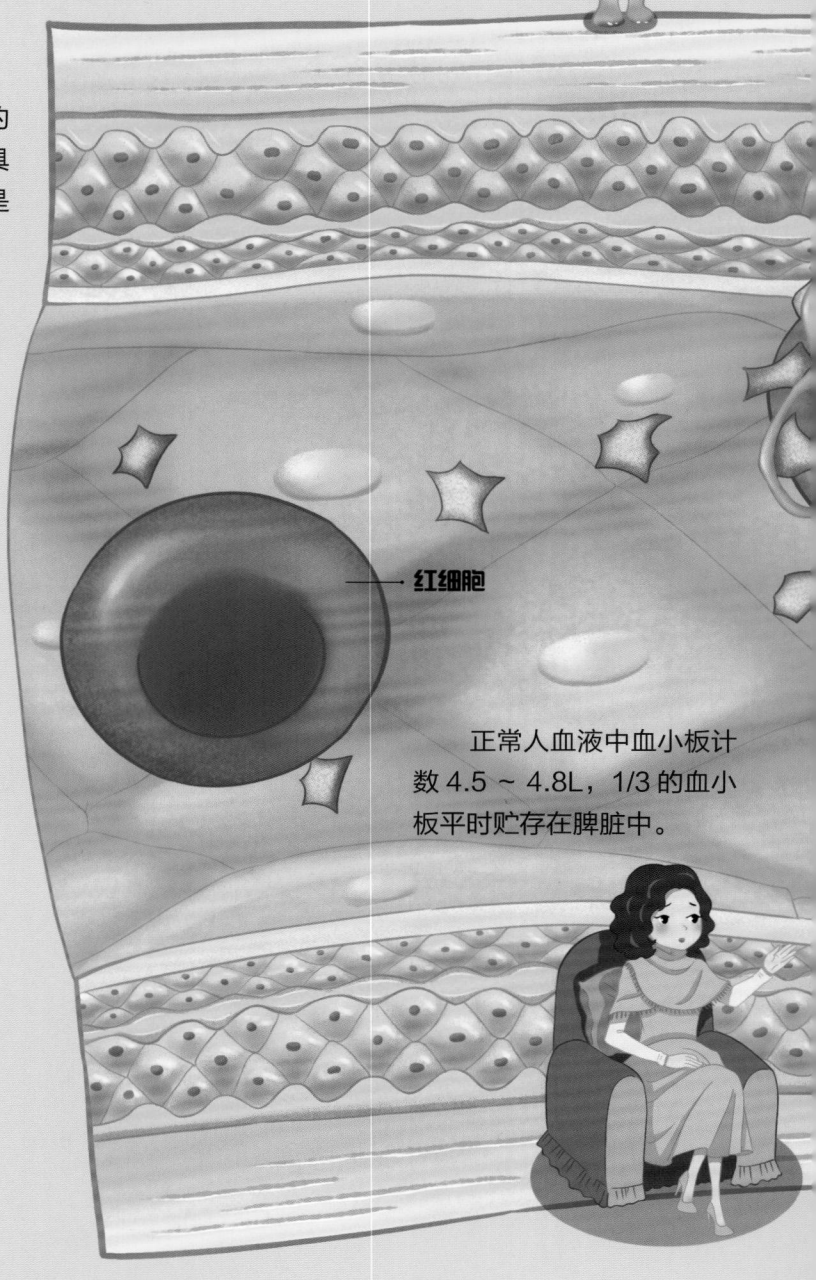

—— 红细胞

正常人血液中血小板计数 4.5 ~ 4.8L，1/3 的血小板平时贮存在脾脏中。

伤口愈合为何痒痒的

伤口愈合会经过三个阶段。第一个阶段是血小板聚集凝血止血。第二个阶段是白细胞聚集消炎杀菌。第三个阶段是增生阶段，也被称为"长肉"阶段。瘙痒也发生在这个阶段，因为伤口处新生的神经特别敏感，稍微受到刺激就会感觉痒。

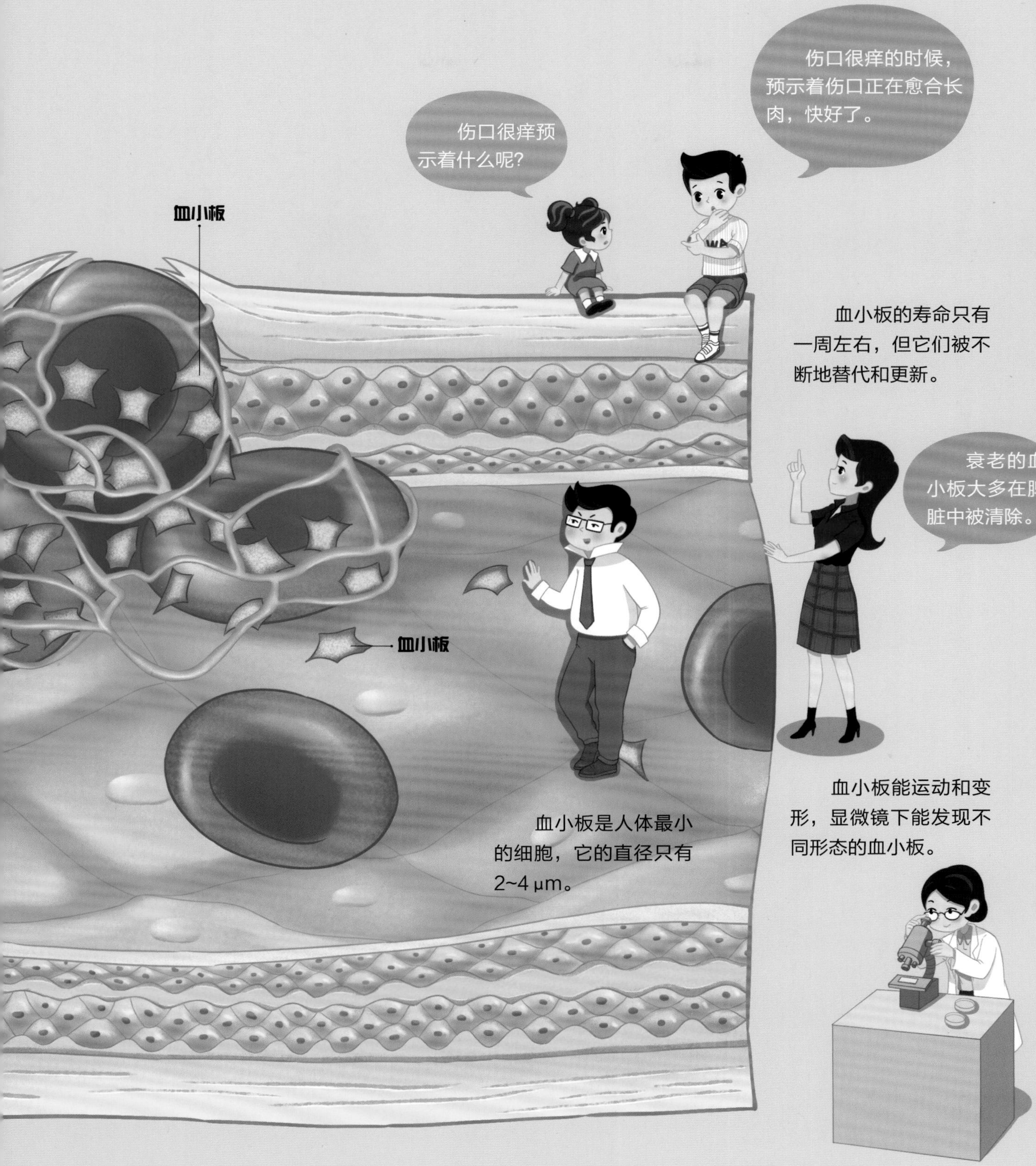

血小板

伤口很痒预示着什么呢?

伤口很痒的时候,预示着伤口正在愈合长肉,快好了。

血小板的寿命只有一周左右,但它们被不断地替代和更新。

衰老的血小板大多在脾脏中被清除。

血小板

血小板是人体最小的细胞,它的直径只有2~4 μm。

血小板能运动和变形,显微镜下能发现不同形态的血小板。

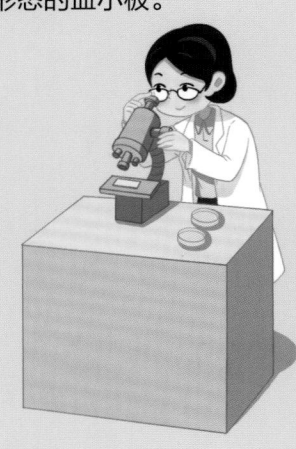

黑色素细胞

这个暑假，哥哥每天都会骑着自行车外出玩耍。在妈妈的唠叨下，哥哥注意佩戴好脸部防晒护具，但是却忽略了对脖子的保护。这天，看着与周围肤色大不相同的脖子，哥哥哭笑不得。我们来到哥哥的脖子皮肤，看看晒黑的原因。

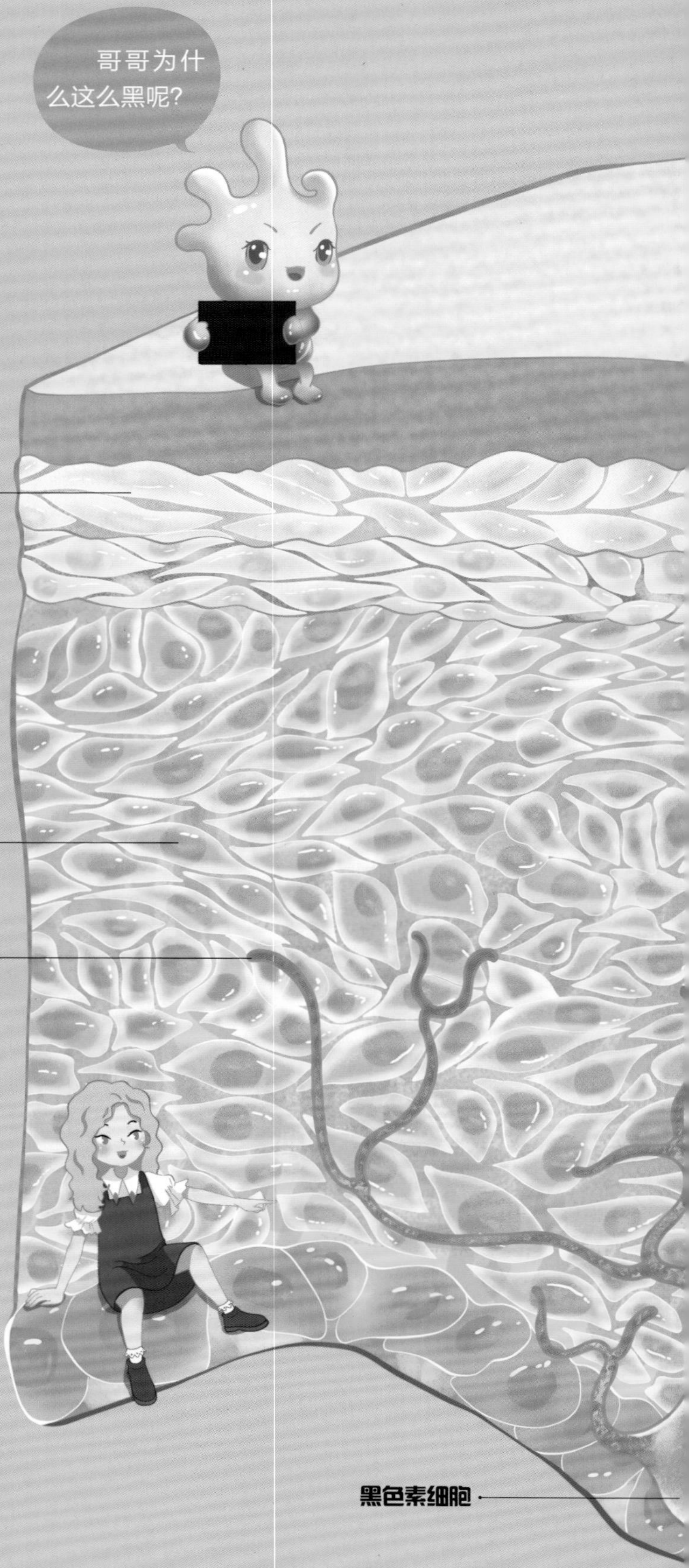

哥哥为什么这么黑呢?

角质层

黑色素细胞：分泌黑色素。

黑色素细胞属于腺细胞，它能合成并分泌黑色素。

皮肤的颜色决定于来自角质形成细胞内存储的黑色素。

角质形成细胞

黑色素小体

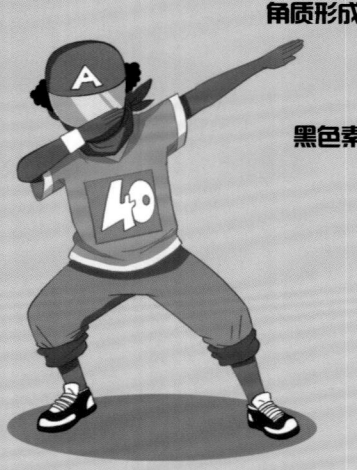

为什么会晒黑呢

在人的皮肤深层，有一种黑色素细胞，它能产生酪氨酸，酪氨酸又可以转化成黑色素，而黑色素含量的多少则决定了皮肤颜色的深浅。肤色较深的人，黑色素细胞和黑色素的生长过程比较旺盛、活跃。

黑色素细胞

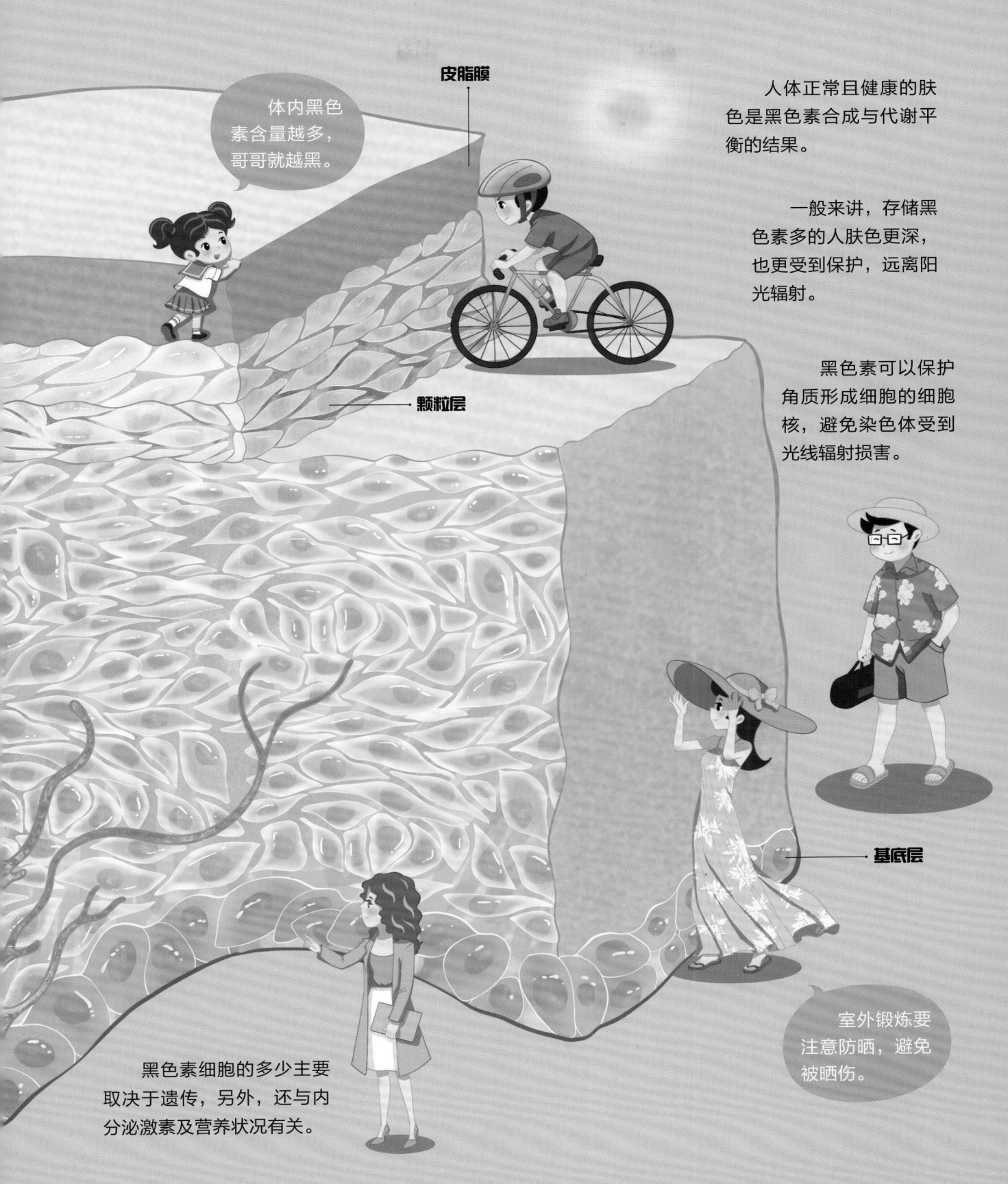

皮脂膜

体内黑色素含量越多，哥哥就越黑。

颗粒层

人体正常且健康的肤色是黑色素合成与代谢平衡的结果。

一般来讲，存储黑色素多的人肤色更深，也更受到保护，远离阳光辐射。

黑色素可以保护角质形成细胞的细胞核，避免染色体受到光线辐射损害。

基底层

黑色素细胞的多少主要取决于遗传，另外，还与内分泌激素及营养状况有关。

室外锻炼要注意防晒，避免被晒伤。

神经胶质细胞

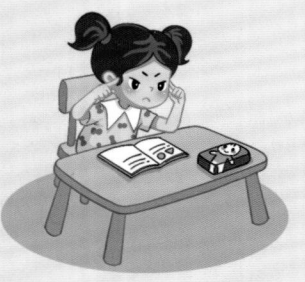

妹妹回到家后，写作业时怎么也想不出答案，于是她为了能开动脑筋，用手抵在太阳穴上，想想出解决问题的方法。妈妈看到她这么做，决定为妹妹科普脑神经胶质细胞的知识，我们来到妹妹的大脑里，发现这里有多种神经细胞……

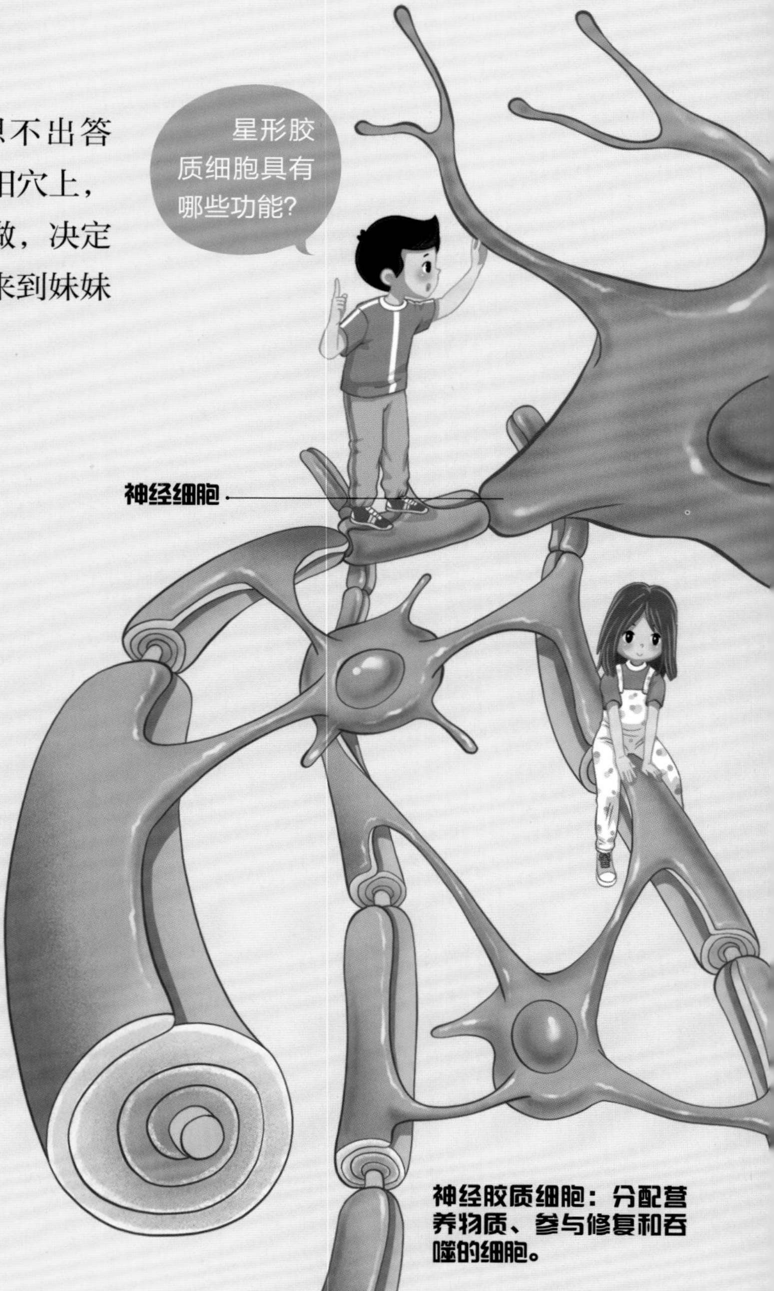

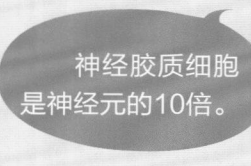

星形胶质细胞具有哪些功能？

神经组织有两种主要的细胞成分，即神经元和神经胶质细胞。

神经细胞

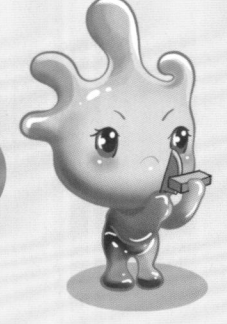

神经胶质细胞是神经元的10倍。

神经胶质细胞：分配营养物质、参与修复和吞噬的细胞。

什么是星形胶质细胞

星形胶质细胞是胶质细胞中体积最大、数量最多的细胞。用银染色技术显示，此类细胞呈星形，由胞体发出许多突起，伸展包绕在神经元的胞体、树突、突触等处。

神经胶质细胞，起到给神经元提供支持和保护的作用，能为神经元提供养分供应和新陈代谢，并参与脑中的信号转导等。

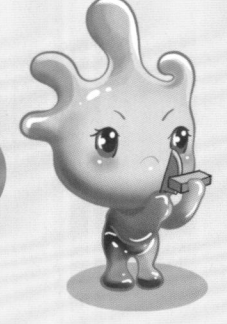

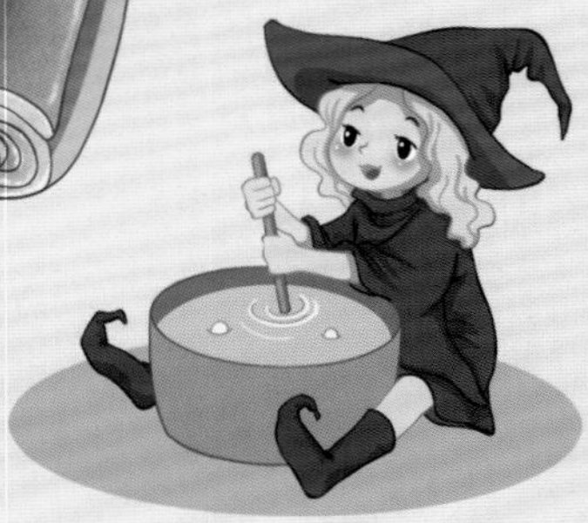

人·体·运·转·的·奥·秘

218

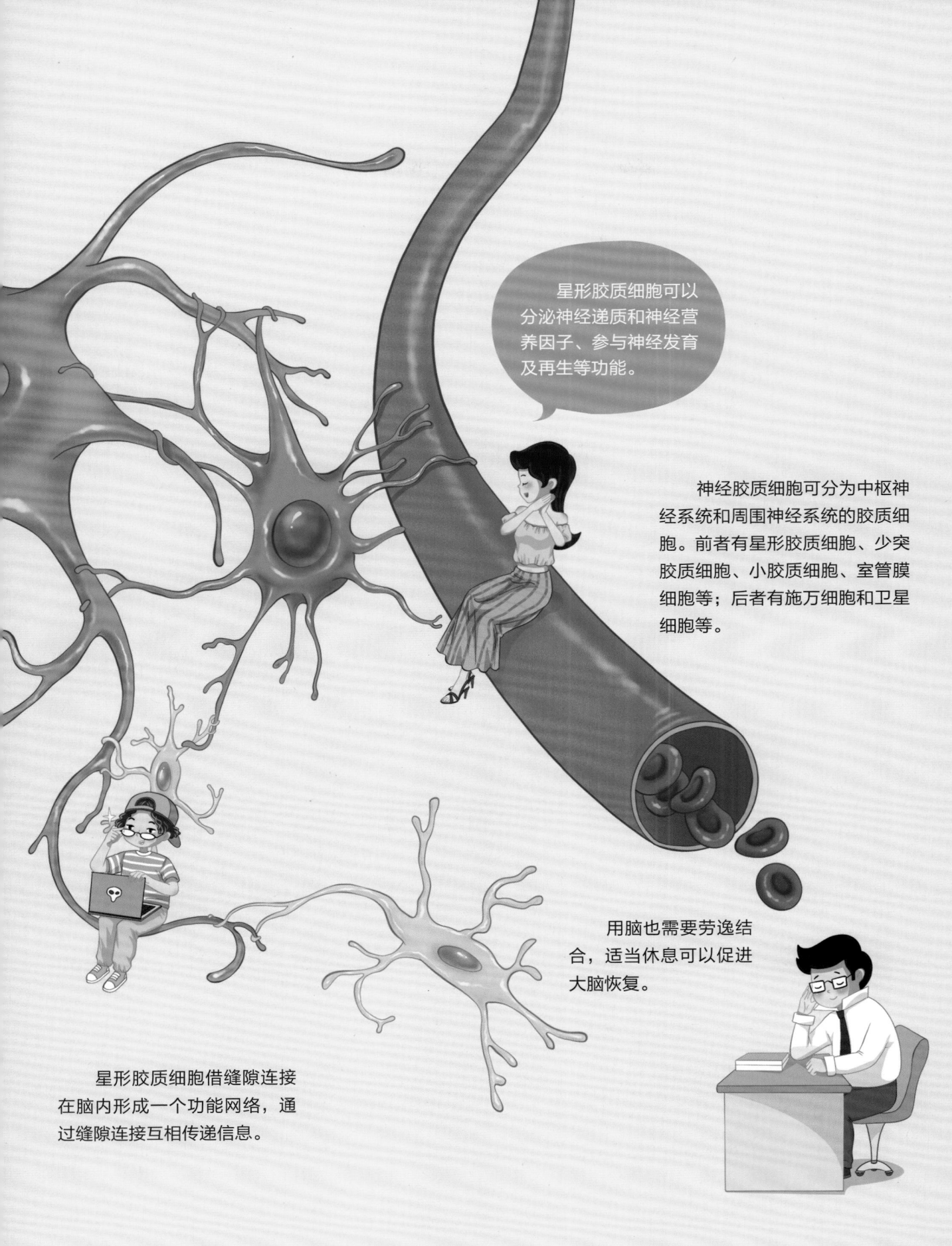

星形胶质细胞可以分泌神经递质和神经营养因子、参与神经发育及再生等功能。

神经胶质细胞可分为中枢神经系统和周围神经系统的胶质细胞。前者有星形胶质细胞、少突胶质细胞、小胶质细胞、室管膜细胞等；后者有施万细胞和卫星细胞等。

用脑也需要劳逸结合，适当休息可以促进大脑恢复。

星形胶质细胞借缝隙连接在脑内形成一个功能网络，通过缝隙连接互相传递信息。

线粒体

哥哥在运动后总是气喘吁吁的，格外疲惫。这是为什么呢？运动导致身体对氧气的需求急剧上升。运动中人体的呼吸和心跳都会加快，以便更快地获得氧气。当人体进行节奏比较缓慢的有氧运动时，肌肉进行有氧呼吸。如果进行剧烈运动，肌肉就会进入无氧呼吸的状态，无氧呼吸会让人背负气喘吁吁的"氧债"。

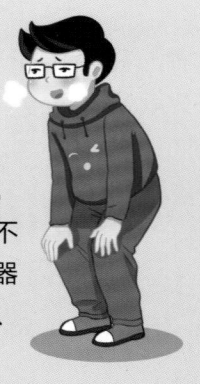

无氧运动比较剧烈，强度较大，可持续时间不长。常见的无氧运动有器械练习、俯卧撑、举重、投掷等。

有氧运动强度较低，有节奏，可持续的时间较长。通常的有氧运动有慢跑、快步走、骑车、游泳、跳绳等。

氧是如何进入我们的身体各处组织的呢？

氧气被吸入人体后，会被血液运送到所有的器官和组织。然后，通过扩散作用通过各层细胞膜再进入线粒体内。

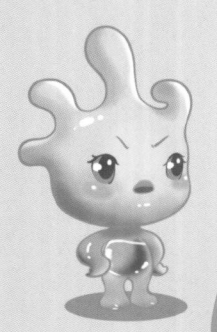

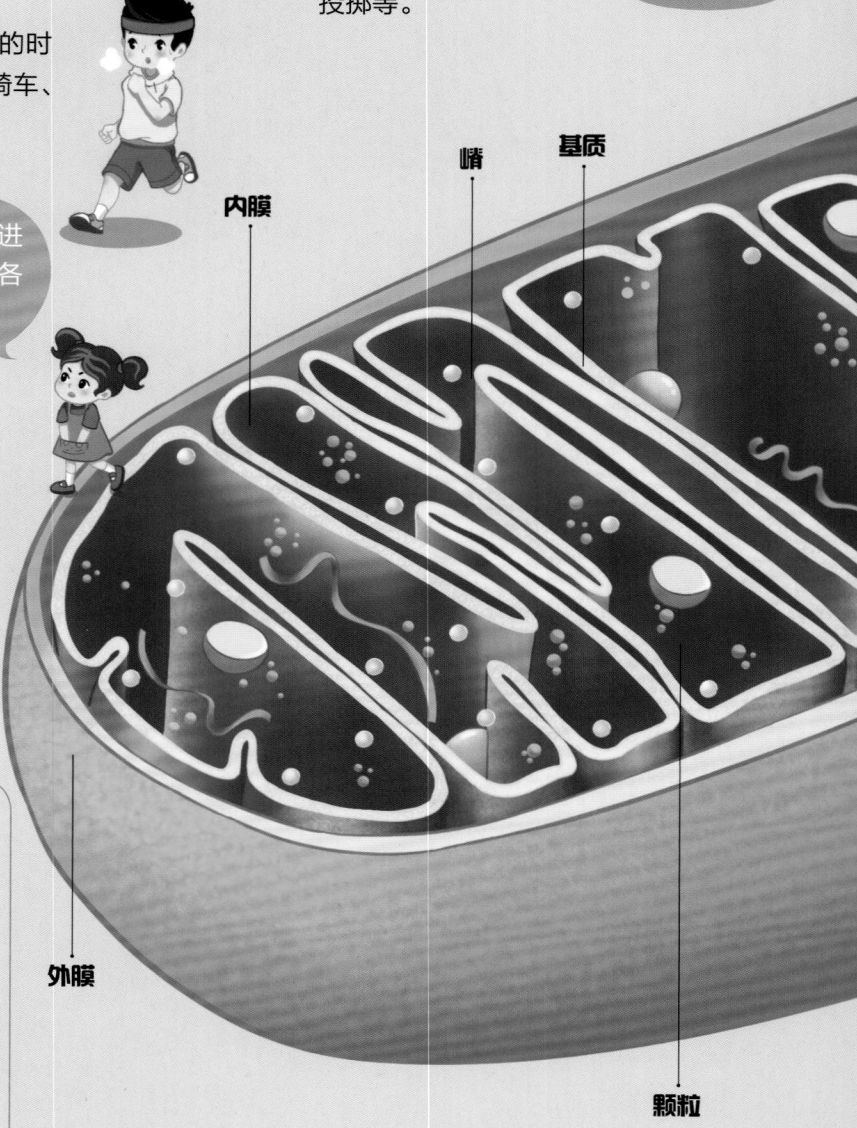

内膜　嵴　基质　外膜　颗粒

什么是"氧债"

　　"氧债"其实是运动后恢复期机体的额外耗氧。产生"氧债"的原因是肌肉在运动过程中赖以获取能量的肌糖会分解产生乳酸，在运动后恢复期机体需要更多氧气将乳酸部分(约20%)氧化而促使其余乳酸(约80%)再次转变为肌糖，所以"氧债"既是偿还运动过程中所欠的"缺O_2"债务。

当我们运动时，呼入我们身体的氧气会通过线粒体这个细胞器结构，在细胞中制造能量并供给细胞，所以说线粒体是细胞进行有氧呼吸的主要场所。

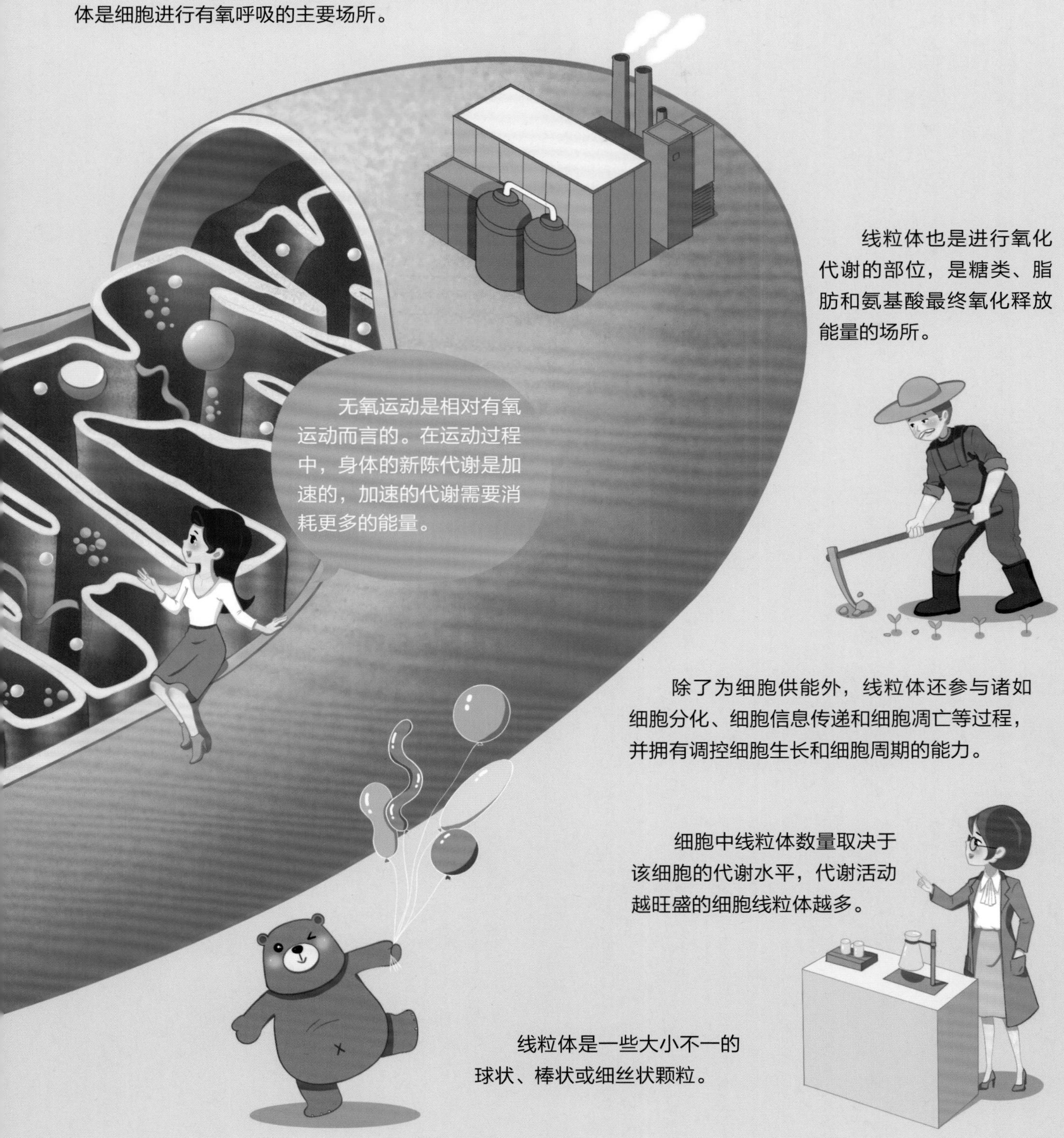

线粒体也是进行氧化代谢的部位，是糖类、脂肪和氨基酸最终氧化释放能量的场所。

无氧运动是相对有氧运动而言的。在运动过程中，身体的新陈代谢是加速的，加速的代谢需要消耗更多的能量。

除了为细胞供能外，线粒体还参与诸如细胞分化、细胞信息传递和细胞凋亡等过程，并拥有调控细胞生长和细胞周期的能力。

细胞中线粒体数量取决于该细胞的代谢水平，代谢活动越旺盛的细胞线粒体越多。

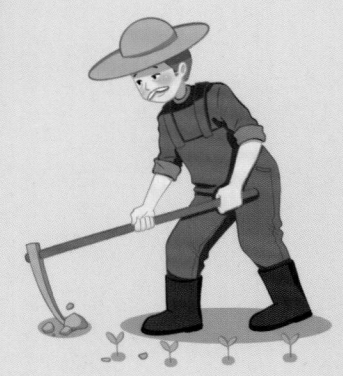

线粒体是一些大小不一的球状、棒状或细丝状颗粒。

血型

哥哥拿着体检报告回家，惊讶地发现自己的血型和爸爸不一样。爸爸是AB型血，哥哥却是B型血。爸爸发现哥哥的疑惑，笑着说血型是由遗传决定的。根据血型遗传规律来看，妈妈和爸爸的都是AB型血，可以生出A型血、B型血和AB型血的孩子……

爸爸，你知道妹妹是什么血型吗？

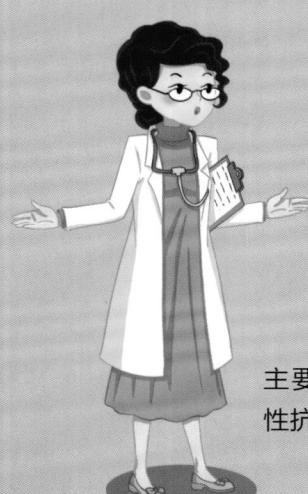

血型是指血液成分（包括红细胞、白细胞、血小板）表面的抗原类型。

人们熟知的血型系统，主要根据红细胞膜上特异性抗原进行区分。

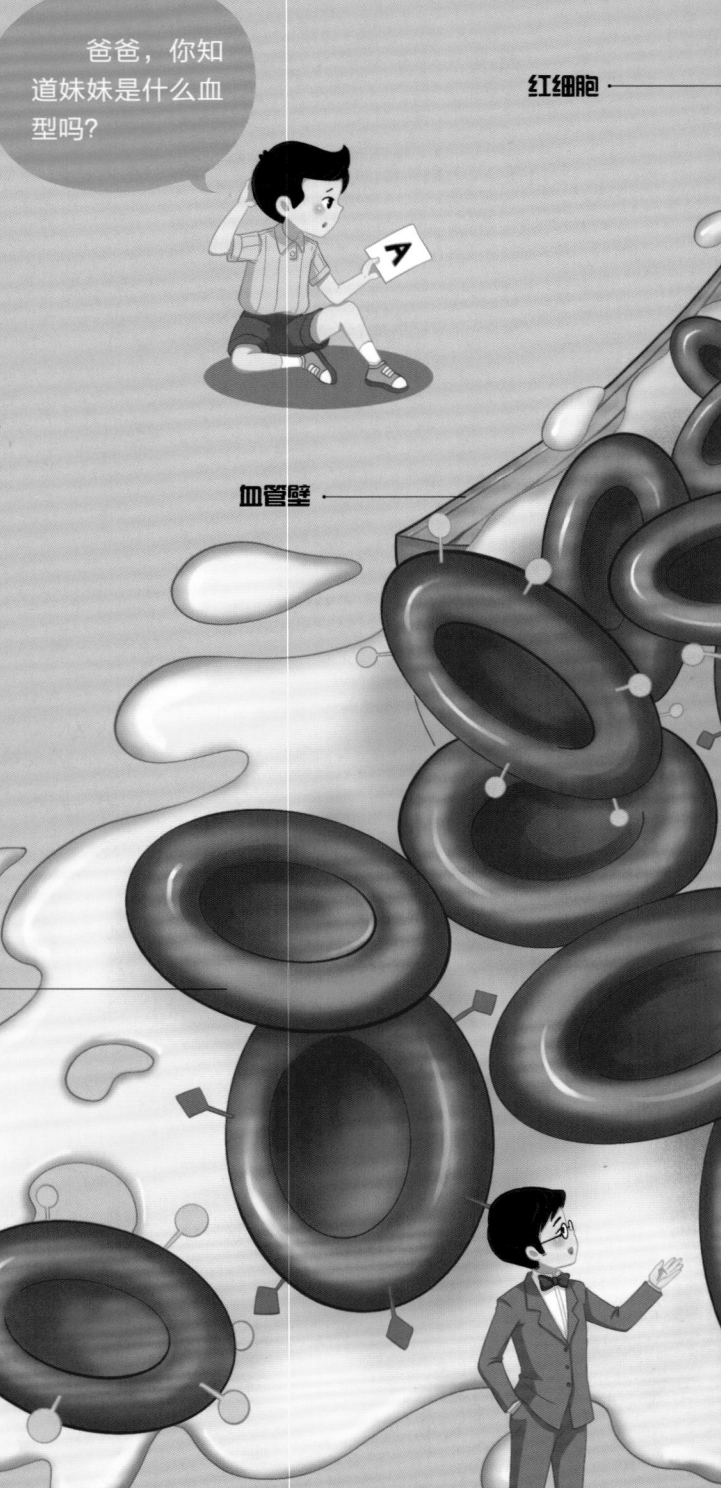

红细胞

血管壁

O型血

血清

A型血

人类红细胞血型由多达二十多种的血型系统组成，ABO和Rh血型是与人类输血关系最为密切的两个血型系统。

滴血认亲靠谱吗

滴血认亲是古代人"亲子鉴定"的方法，它有两种，一种叫滴骨法，另一种叫合血法，这两种方法都缺乏科学依据。如滴骨法，任何血液滴在白骨化的骨骼中，都会浸入。而合血法，如果将几个人的血液共同滴注入同一器皿，不久都会凝合为一。

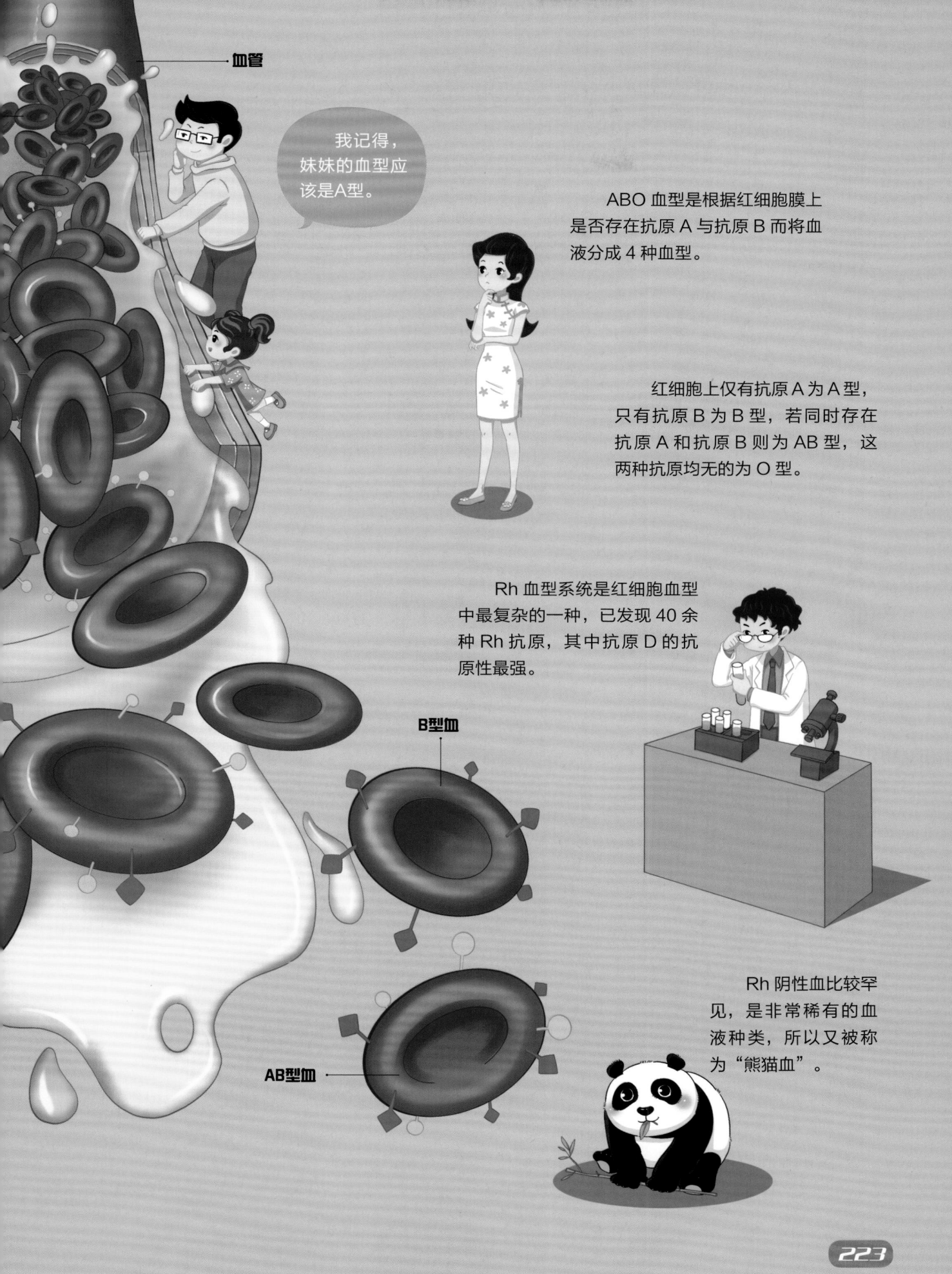

血管

我记得，妹妹的血型应该是A型。

ABO 血型是根据红细胞膜上是否存在抗原 A 与抗原 B 而将血液分成 4 种血型。

红细胞上仅有抗原 A 为 A 型，只有抗原 B 为 B 型，若同时存在抗原 A 和抗原 B 则为 AB 型，这两种抗原均无的为 O 型。

Rh 血型系统是红细胞血型中最复杂的一种，已发现 40 余种 Rh 抗原，其中抗原 D 的抗原性最强。

Rh 阴性血比较罕见，是非常稀有的血液种类，所以又被称为"熊猫血"。

B型血

AB型血

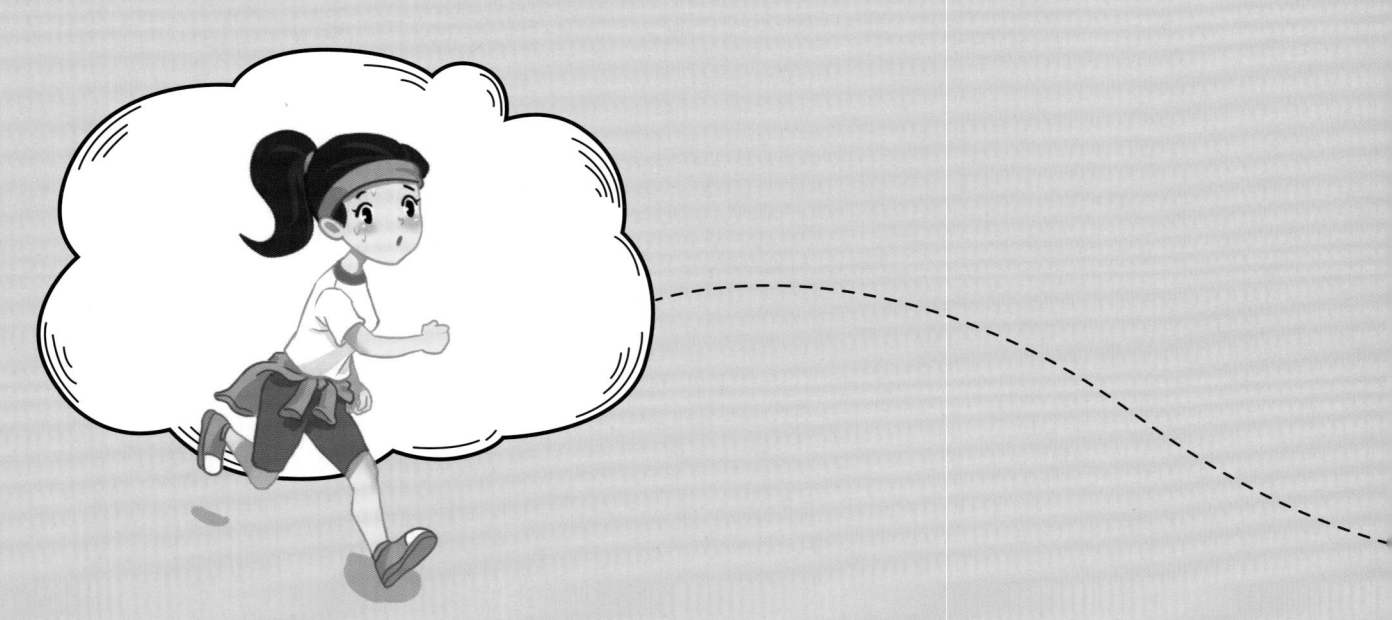

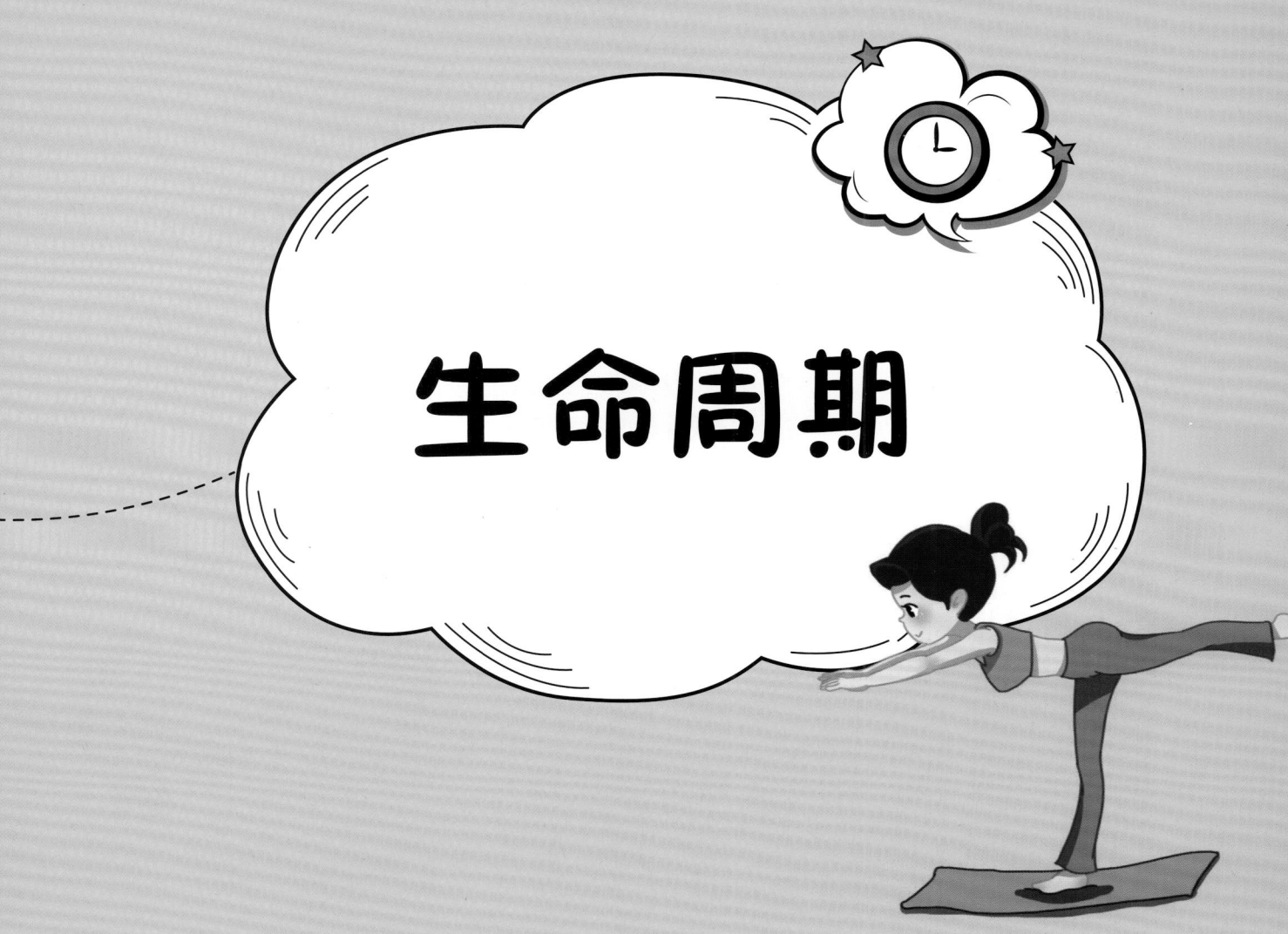

生命周期

染色体之谜

妹妹看着爸爸和妈妈，突然心生好奇地问："为什么哥哥是男生，而我是女生呢？"爸爸和妈妈对视一眼，不知道该从哪里回答妹妹。最后他们决定从人类基因的载体——染色体开始说起。男女性别由性染色体的不同组合而决定。

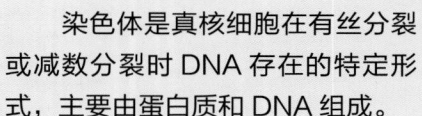

人类染色体可分为常染色体和性染色体两种类型。其中 46 条染色体中有两条很特殊的性染色体，一条叫 X 染色体，一条叫 Y 染色体。

染色体是真核细胞在有丝分裂或减数分裂时 DNA 存在的特定形式，主要由蛋白质和 DNA 组成。

Y染色体

DNA

染色体携带遗传信息，孩子们常常会遗传许多跟父母相似的特征样貌和性格。

性染色体决定性别

女性的性染色体为XX，男性的性染色体为XY。女性只有X性染色体的卵子；男性有两类精子：一类含有X性染色体的精子，另一类则含有Y性染色体的精子。受精时，如果含X性染色体的精子与卵子结合，则成为XX核型的受精卵，它将来会发育成女性；如果含Y性染色体的精子与含X性染色体的卵子结合，则成为XY核型的受精卵，它将来会发育成男性。人类的性别是在受精时，由性染色体的不同组合而决定的。

X 染色体和 Y 染色体在人体的性发育中起着决定性作用，它们决定着这个胚胎是发育成男孩还是女孩。

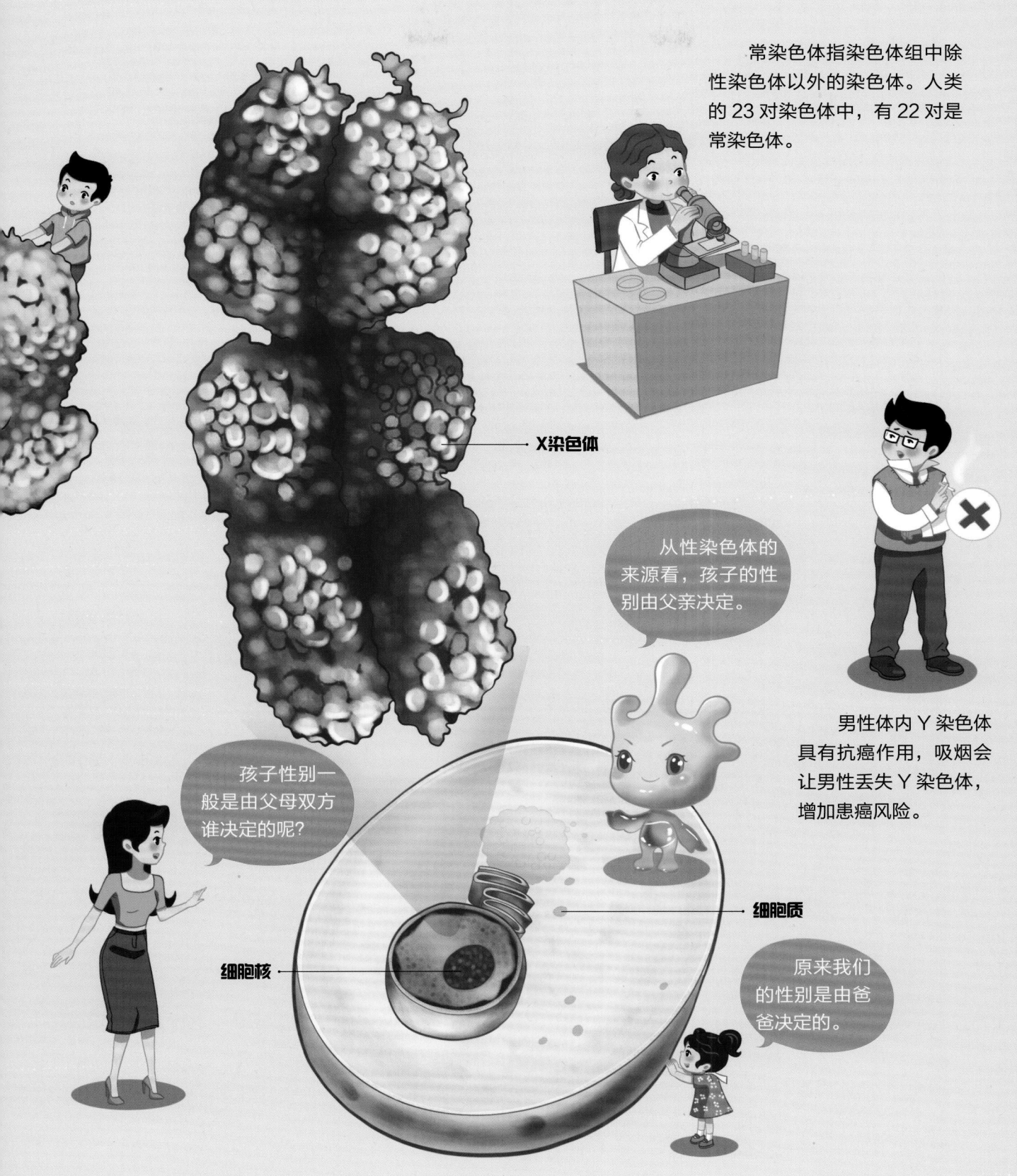

常染色体指染色体组中除性染色体以外的染色体。人类的23对染色体中，有22对是常染色体。

X染色体

从性染色体的来源看，孩子的性别由父亲决定。

男性体内Y染色体具有抗癌作用，吸烟会让男性丢失Y染色体，增加患癌风险。

孩子性别一般是由父母双方谁决定的呢？

原来我们的性别是由爸爸决定的。

细胞质

细胞核

我从哪里来

妹妹正在坐着吃早餐，她一边吃一边好奇自己是从哪里来的？哥哥调皮地说："妹妹是从垃圾桶捡来的。"爸爸也开玩笑说："妹妹是充话费送的。"只有妈妈认真地解释："你是爸爸妈妈爱的结晶。爸爸的精子和妈妈的卵子相结合形成受精卵后，这颗受精卵着床在子宫壁里并不断发育，经过10个月成长变为胎儿，然后经过分娩，你就从妈妈的肚子里生出来了。"

爸爸的精子进入妈妈体内后，上亿颗小精子会一拥而上地钻入输卵管内寻找妈妈唯一的一颗卵子。

当上亿颗小精子遇到那颗卵子时，只有最快、最强壮的一颗小精子才能与卵子合二为一，形成受精卵，即我们所说的胚胎。

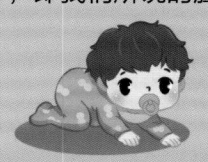

这根长长的带子是什么呢？

形成初期，受精卵会经过几天的游荡，然后来到妈妈的子宫里，并在柔软的子宫壁上着床，开始了小生命漫长的发育。

子宫壁 ————

小小的胚胎就开始发育，一点点初具人形，等发育到36~40周后，胎儿会被妈妈分娩出体外。

"十月怀胎"正确吗

每当提到怀孕，我们都会想到"十月怀胎"这个成语，事实上孕期并不都是10个月。医生给孕妈做产检时，会告知胎儿预产期。预产期的计算与孕妈怀孕前最后一次月经有关，一般的孕期是40周。预产期与实际生产期存在偏差，有的提前，有的延后。正常的分娩时间，其实在孕38~42周。

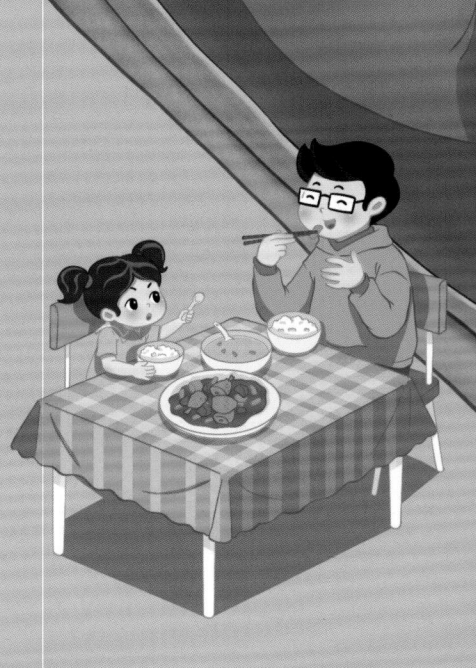

胎盘是胎儿在母亲子宫里生长发育的生命支持系统。

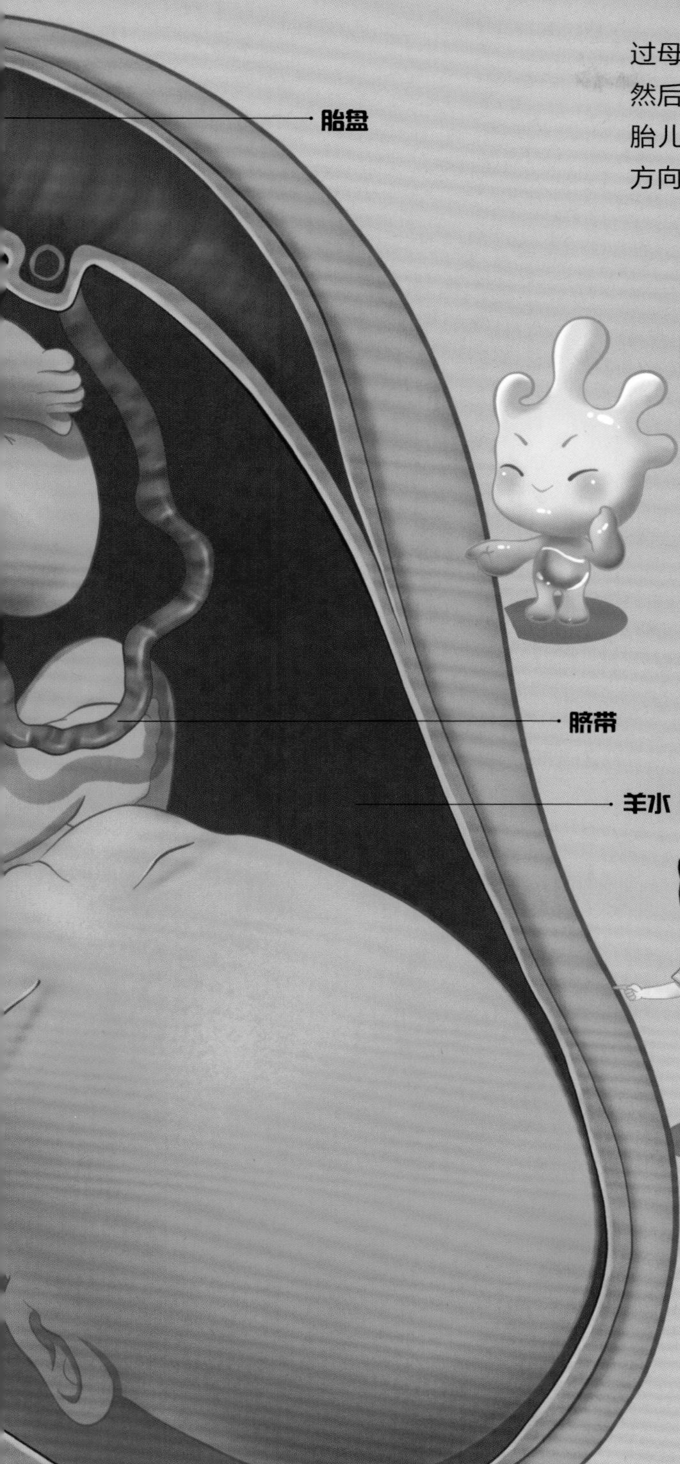

胎盘

营养物质和氧气会通过母亲的血液从胎盘进入，然后从脐带送到胎儿体内。胎儿产生的废物会以相反方向传回母体。

胎儿在子宫中发育，依靠胎盘从母体取得营养，胎儿与母体间保持着相对的独立性。

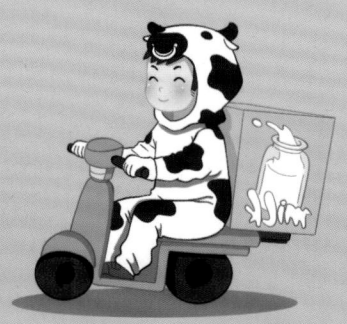

这是脐带，它把胎儿和母亲连接在一起。母体通过脐带给胎儿供给营养。

胎盘可划分为三层，即羊膜、叶状绒毛膜、底蜕膜。

充满于羊膜腔内的液体称为羊水，胎儿就漂浮在羊水中。

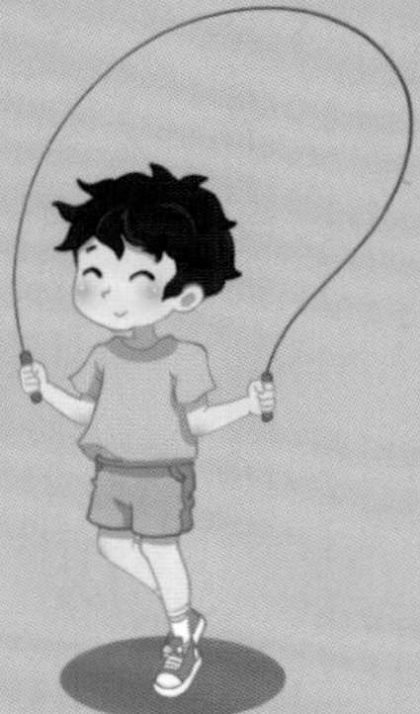

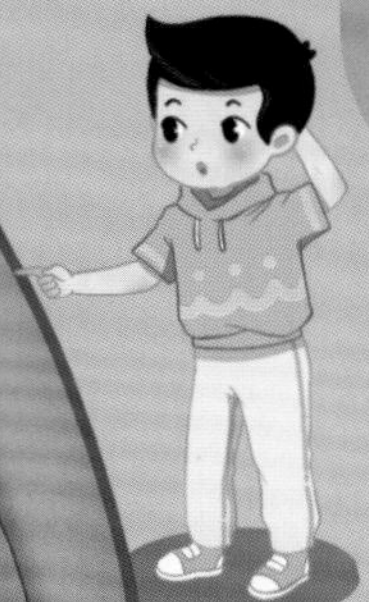

脐带

羊水

羊水有保护胎儿、保持宫内温度恒定、利于胎儿体液平衡、缓冲外界压力的作用。

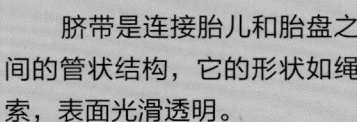

脐带是连接胎儿和胎盘之间的管状结构，它的形状如绳索，表面光滑透明。

脐带内含结缔组织和一支脐静脉、一对脐动脉。

脐静脉将 O_2 和营养物质从胎盘运送给胎儿，脐动脉将胎儿产生的废物运送至胎盘。

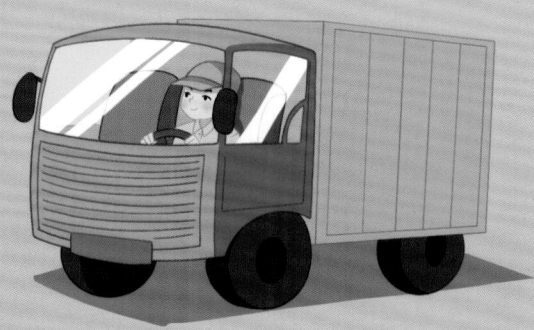

宫颈

第一次换牙

　　早饭期间，妹妹用力咬着馒头。"嘎嘣"一声，妹妹感觉自己嘴里一阵细微的疼痛，她把馒头放下，发现馒头上镶嵌着一颗牙齿。妹妹十分惊恐，连忙冲进厕所照镜子，她发现自己的门牙掉了。妹妹大哭，她担心自己的牙齿再也无法长出来。妈妈一直安慰她以后还会长出新的牙齿，妹妹才放下心来。现在我们一起去看看妹妹的牙齿吧。

人体的第一副牙列称为乳牙列，它由 20 颗乳牙构成，上、下颌各 10 颗。

换牙指的是什么呢？

换牙是指乳牙脱落，恒牙长出的过程。

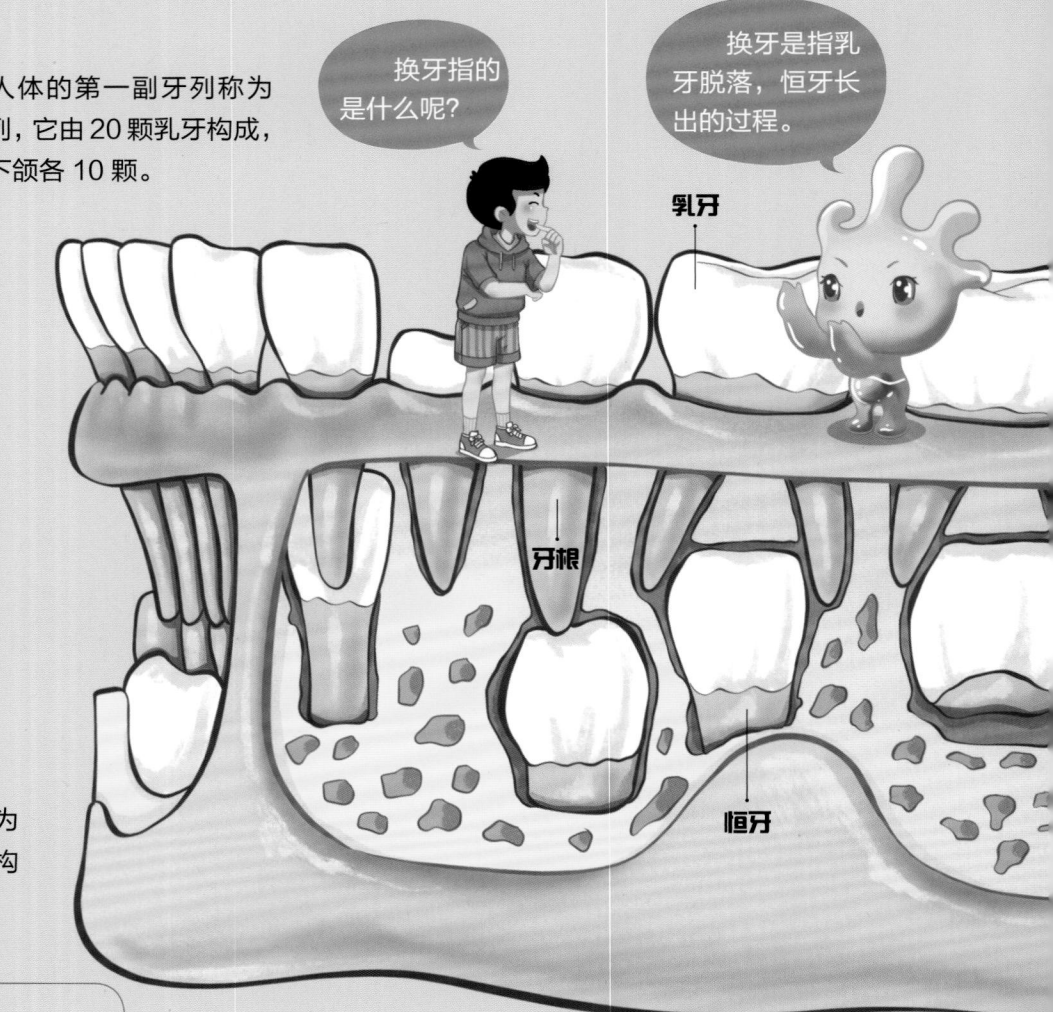

乳牙

牙根

恒牙

人体的第二副牙列称为恒牙列，它由 32 颗恒牙构成，上、下颌各 16 颗。

脱落的乳牙

　　乳牙是人萌生的第一组牙，儿童从出生6个月左右开始萌出第一颗乳牙，2岁半左右20颗乳牙萌出完毕。儿童6岁至14岁期间，乳牙会逐渐脱落被恒牙所替代。恒牙是人萌生的第二副牙列，恒牙脱落后将无牙替代。

　　每颗乳牙下方，都有一颗正在发育的恒牙。恒牙在萌生过程中，直接压迫乳牙根。

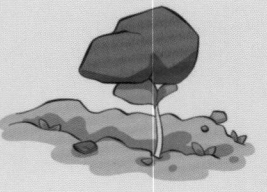

乳牙根消失后，乳牙脱落，恒牙逐渐长出。

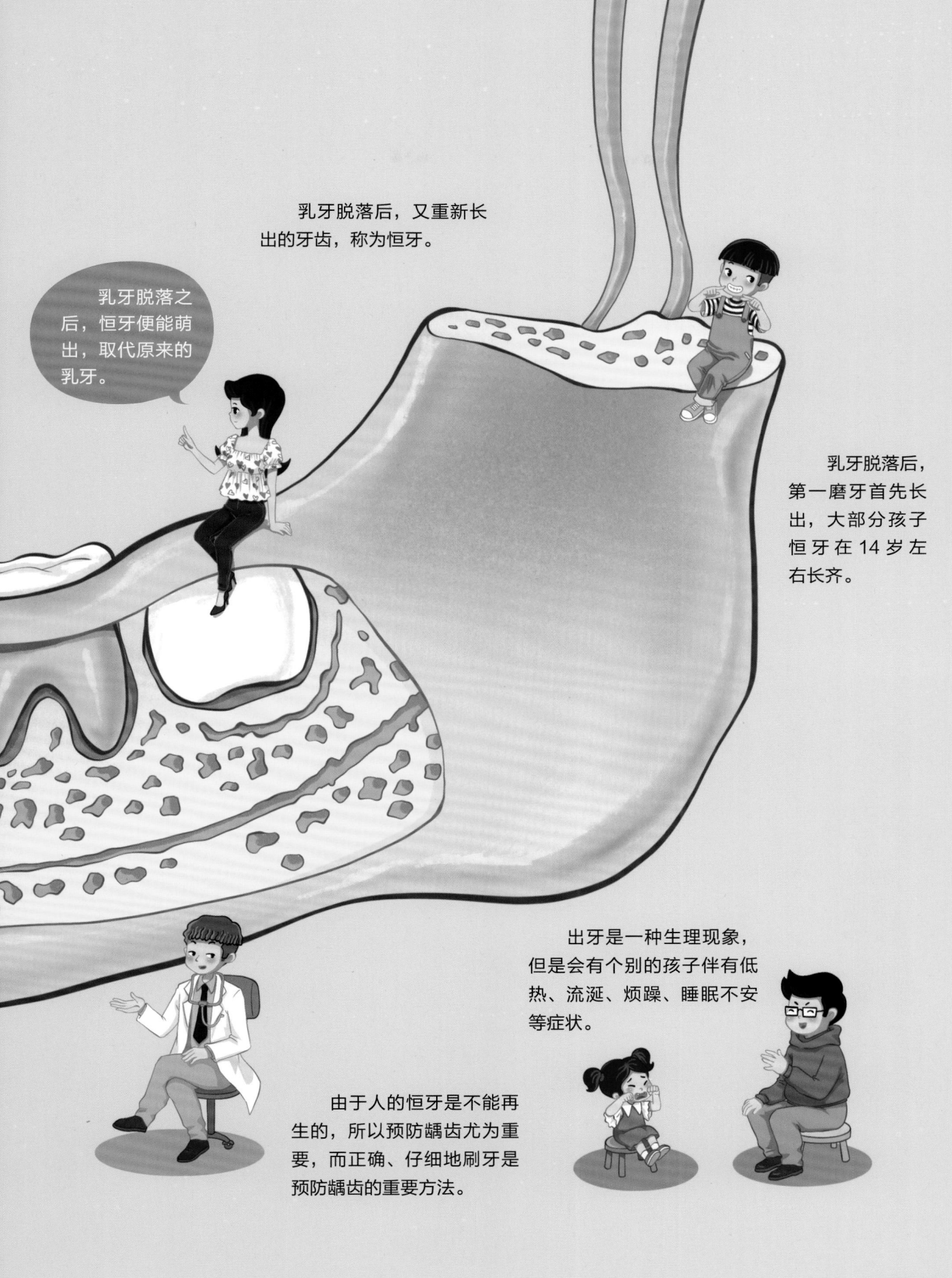

乳牙脱落后，又重新长
出的牙齿，称为恒牙。

乳牙脱落之
后，恒牙便能萌
出，取代原来的
乳牙。

乳牙脱落后，
第一磨牙首先长
出，大部分孩子
恒牙在14岁左
右长齐。

出牙是一种生理现象，
但是会有个别的孩子伴有低
热、流涎、烦躁、睡眠不安
等症状。

由于人的恒牙是不能再
生的，所以预防龋齿尤为重
要，而正确、仔细地刷牙是
预防龋齿的重要方法。

喉结

　　爸爸说话时，喉咙上有个小小的"突起"，这个"突起"随着爸爸的声调上上下下。对此，哥哥感到很好奇，妈妈说这叫作喉结，是男性的第二性征之一。哥哥更加不解，为什么自己没有呢？妈妈说，这与雄激素有关。男生进入青春期后，在雄激素的作用下，一般都会发生喉结不同程度地向前突出的现象。

在我们小的时候，男孩和女孩的喉部发育并没有什么区别。

喉结是人咽喉部凸起的软骨。

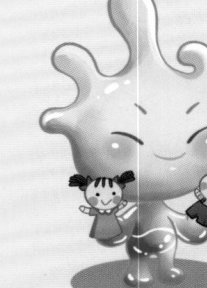

舌骨

喉结突出

喉结突出是男性的第二性征之一，其受到雄激素的影响。

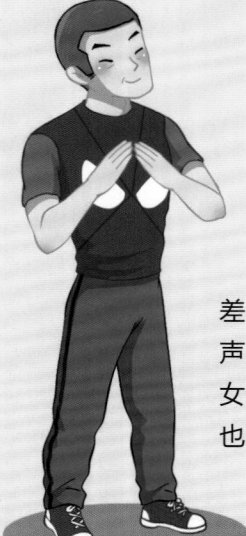

小的时候，男女的声线都差不多，当男性喉结发育后，声线也会变得浑厚而低沉，而女性由于喉结变化不大，声线也就没有什么变化。

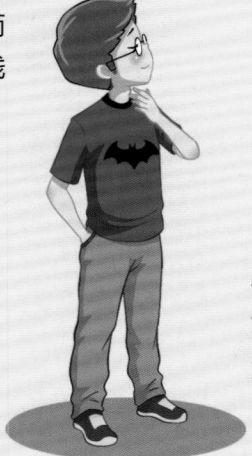

气管

在青春期，在雄激素的作用下，男性比女性更早发育喉结，也比女性的喉结更为突起。

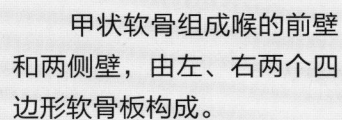
甲状软骨组成喉的前壁
和两侧壁，由左、右两个四
边形软骨板构成。

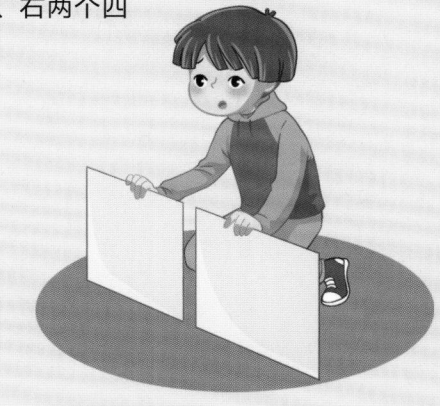

到青春期后，
人们的咽喉部喉结
才会发育并凸起。

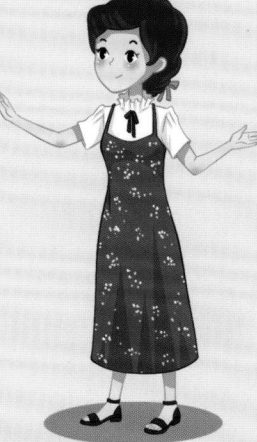

人的喉咙由 11 块软骨作支
架组成，其中最主要、体积最
大的一块叫甲状软骨。

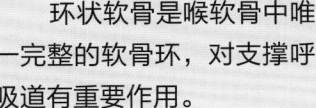

甲状软骨
男女都有的喉部软骨。

环状软骨是喉软骨中唯
一完整的软骨环，对支撑呼
吸道有重要作用。

环状软骨

女生没有喉结吗

　　人的喉咙由11块软骨作支架组成，
其中最主要、体积最大的一块叫甲状
软骨。胎儿在2个月时，喉软骨开始发
育，直到5～6岁后基本停止生长。进入
青春发育期以后，由于雄激素的分泌增
多，男性的喉软骨继续发育，这才使男
子出现喉结。男女都有喉结，只是男生
的喉结更大、更明显。

233

胡须

　　进入青春期后，哥哥发现自己脸上逐渐长出胡须。妈妈说，这是男性第二性征发育的表现。青春期后的男性一般都会长胡须。胡须生长的速度非常快，甚至远远超过头发的生长速度。据说，这与雄激素的作用有关……

胡须也叫作胡子，指生长于男性上唇、下巴、面颊、两腮或脖子的毛发。

到了青春期，在雄性激素的作用下，男性一般都会长胡子。

哥哥越来越像大人了。

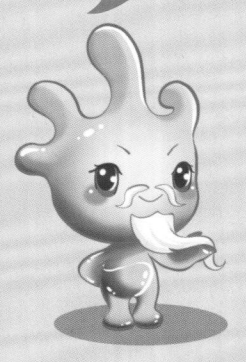

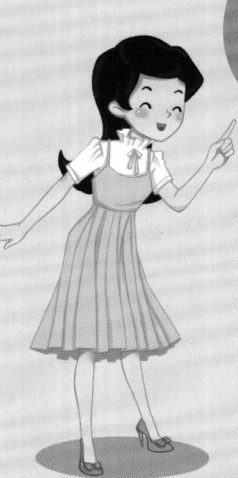

雄激素会刺激毛发增长，也会刺激脱发。

长胡子部位的血管分布要比头发根部多，养分也容易得到，所以，刚刮去胡子，不几天就又长出来了。

胡须：生长于下半脸部的浓密毛发。

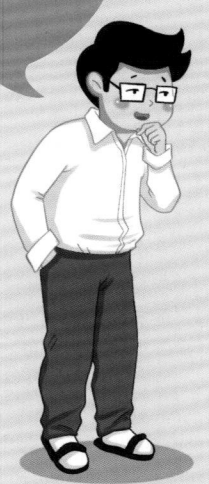

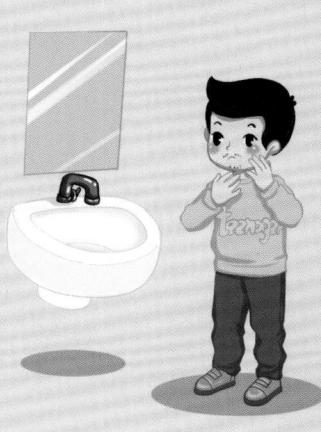

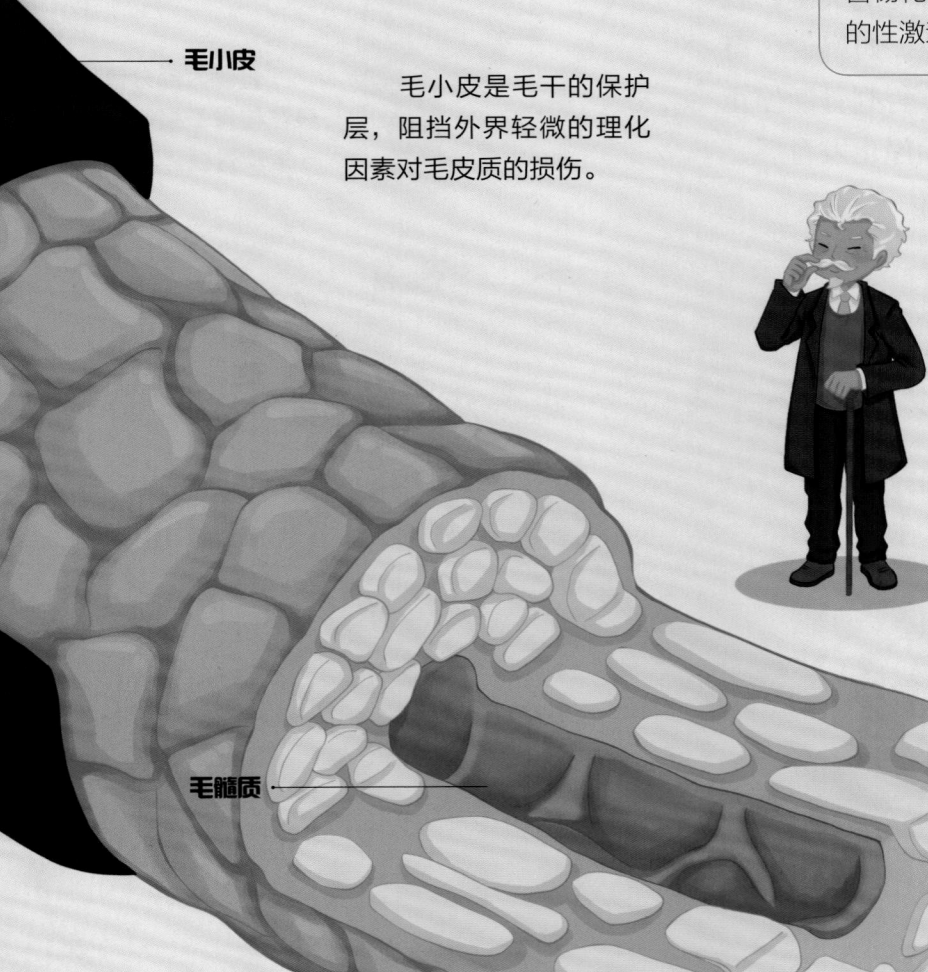

—— **胡须毛发**

—— **毛小皮**

毛小皮是毛干的保护层，阻挡外界轻微的理化因素对毛皮质的损伤。

毛髓质 ·····

毛皮质 ·····

毛髓质位于毛发的中心，胎毛和毳毛没有毛髓质。

女生长胡子除了遗传因素外，有3种常见的可能。第一种是多囊卵巢综合征，这种疾病会分泌大量雄激素。第二种是肾上腺的某些疾病，如肾上腺的某些糖皮质激素会导致多毛。第三种是要警惕化妆品、日用品和食品中可能包含的性激素，它们也会导致多毛。

男性从十几岁开始长胡子，30 岁左右最茂盛，30 岁以后会慢慢减少。

胡须的颜色由色素细胞决定，而色素又与所含的金属元素明显有关。

黑色胡须中含有铜、钴、铁，棕色胡须是钛元素造成的，红色胡须是钼在起作用，而白色胡须则是这些金属元素完全缺乏所致。

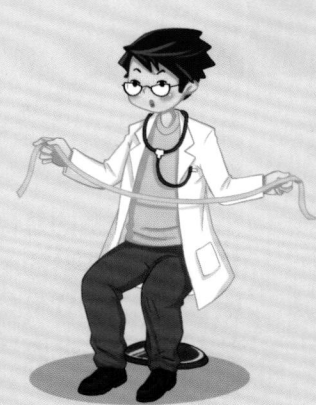

骨的增长与骺软骨关系密切。

年发育程度具有良好的客观性和实用性。

尴尬的身高

变声期的麻烦事

哥哥最近变得很沉默，因为他每次开口讲话时，声音都显得很奇怪。因此，学校有男生嘲笑他是"公鸭嗓"，哥哥为此很不开心。妈妈开导他，这是正常的生理现象，每个男生都会经历变声期，变声期后男生的声音会变得低沉、浑厚。

声带的固有膜是致密结缔组织，在皱襞的边缘有强韧的弹性纤维和横纹肌，弹性大。

女生也有变声期吗？

男生、女生都会出现变声期。

声带肌————

声带是发声器官的主要组成部分，位于喉腔中部。

青少年从 14 岁开始变音，一般要持续半年左右。

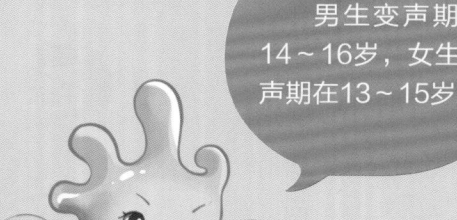

男生变声期在14~16岁，女生变声期在13~15岁。

14-16 13~15

声带张开时，出现一个等腰三角形的裂隙，称为声门裂，空气由此进出。

—— **声韧带**

什么是"公鸭嗓"

　　"公鸭嗓"是一个具有贬低意味的形容词，它多用于形容变声期"尖低沙哑的嗓音"，就像鸭子嘎嘎叫一样。变声期时，我们不能大量使用声带，因为声带正在快速发育。我们要保护好声带，否则可能导致声带充血、水肿、炎症……从而使声带变得粗糙、松弛。

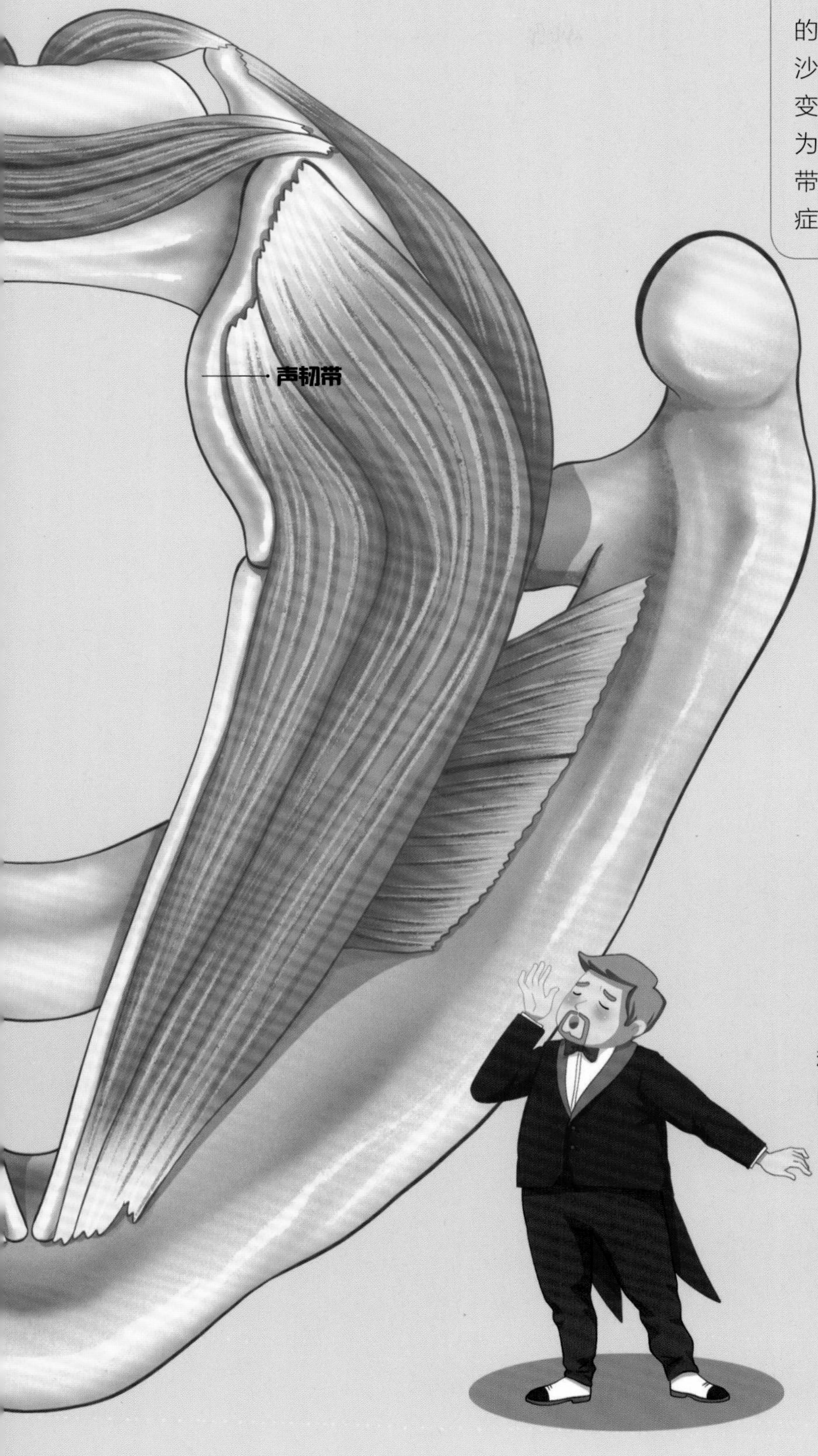

　　成年男性的声带一般在 18 ~ 24mm，平均长度为 20mm。

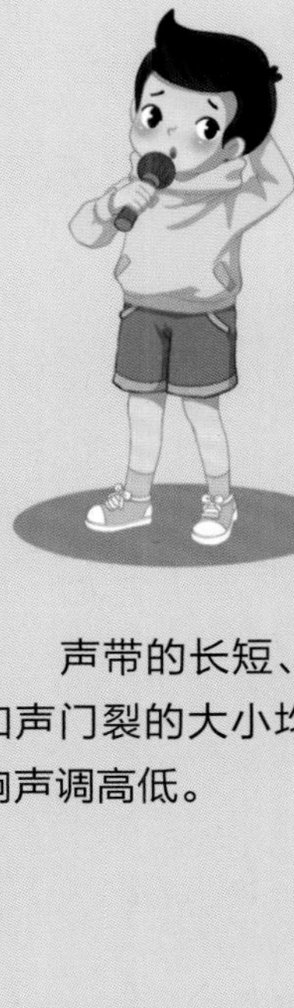

声带：重要的发声器官。

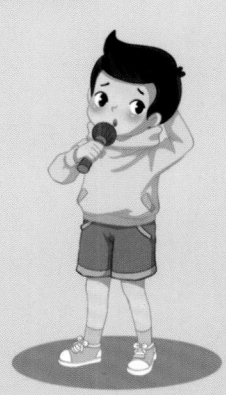
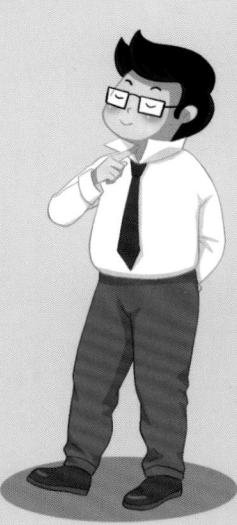

　　声带的长短、松紧和声门裂的大小均能影响声调高低。

男性声带：长而宽，比女性声调低。

　　成年男子声带长而宽，女子声带短而狭窄，所以女子比男子声调高。

月经来了

　　妈妈今天很奇怪，有时闷闷不乐，有时非常暴躁。爸爸看了看日历，发现原来妈妈情绪波动的原因与月经有关。月经到来会影响性激素的分泌，很多研究表明女性的情绪与性激素水平有一定关系，因此女性在月经期间容易出现情绪失控的现象。

　　女性进入青春期后，子宫内膜受卵巢雌性激素和孕激素的影响会出现周期性变化而脱落，造成子宫出血，形成月经。

月经的成分主要是血液，除此之外还有子宫内膜组织碎片和宫颈黏液及脱落的阴道上皮细胞。

妈妈好辛苦，我们要爱护妈妈！

输卵管

卵巢

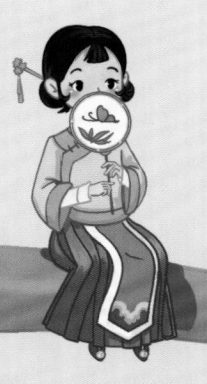

　　女人的初次月经被称为初潮，月经初潮标志着女性已经步入了青春期。

月经呈暗红色，颜色比静脉血稍深。

卵巢对女性的重要性

　　女性的卵巢功能就是帮助分泌雌激素、孕激素和一部分雄激素。如果卵巢功能可以正常分泌激素，说明女性身体比较年轻健康，而且看起来更加青春洋溢，并且体态玲珑、皮肤娇嫩，如果卵巢不能分泌这些激素，就会早衰。

月经的停止标志着女人进入绝经期，绝经期的平均年龄为 51 岁。

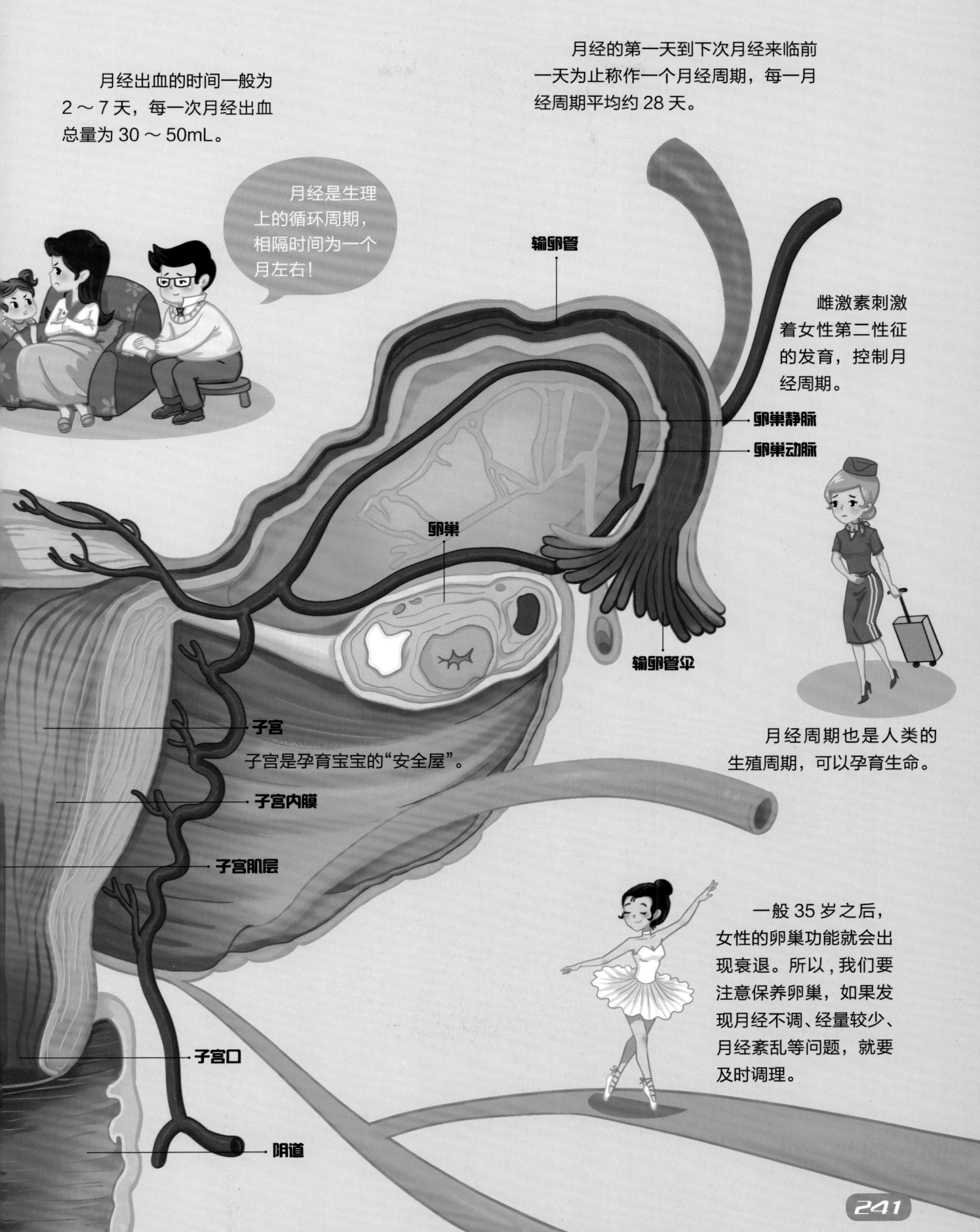

月经出血的时间一般为
2～7天，每一次月经出血
总量为30～50mL。

月经的第一天到下次月经来临前
一天为止称作一个月经周期，每一月
经周期平均约28天。

月经是生理
上的循环周期，
相隔时间为一个
月左右！

雌激素刺激
着女性第二性征
的发育，控制月
经周期。

输卵管

卵巢静脉
卵巢动脉

卵巢

输卵管伞

月经周期也是人类的
生殖周期，可以孕育生命。

子宫
子宫是孕育宝宝的"安全屋"。

子宫内膜

子宫肌层

一般35岁之后，
女性的卵巢功能就会出
现衰退。所以，我们要
注意保养卵巢，如果发
现月经不调、经量较少、
月经紊乱等问题，就要
及时调理。

子宫口

阴道

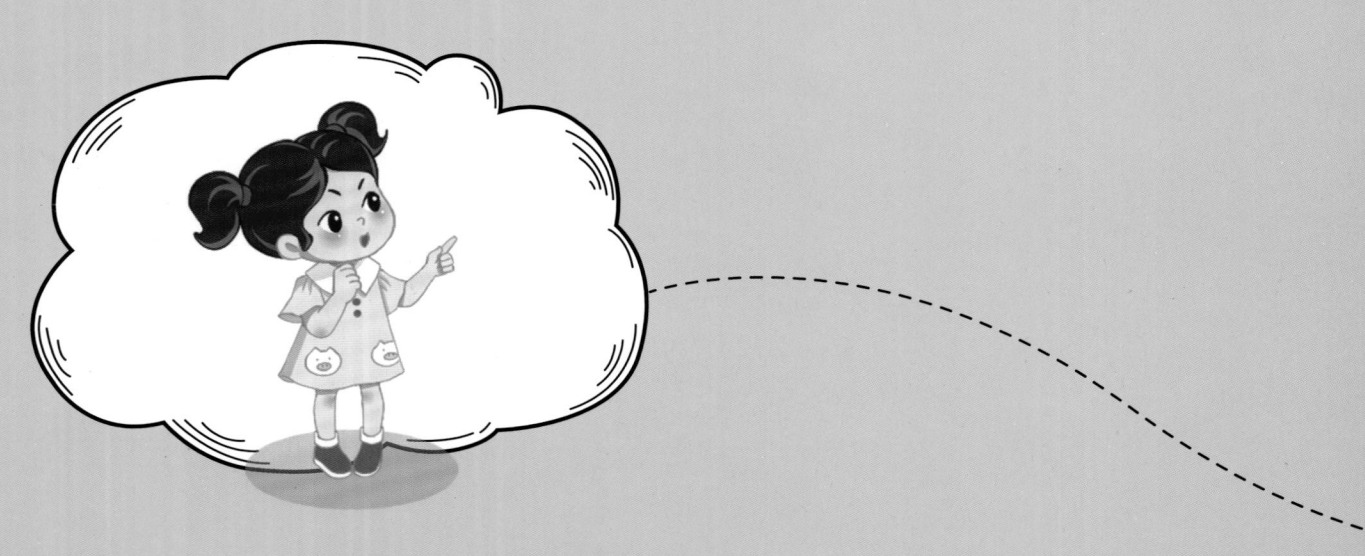

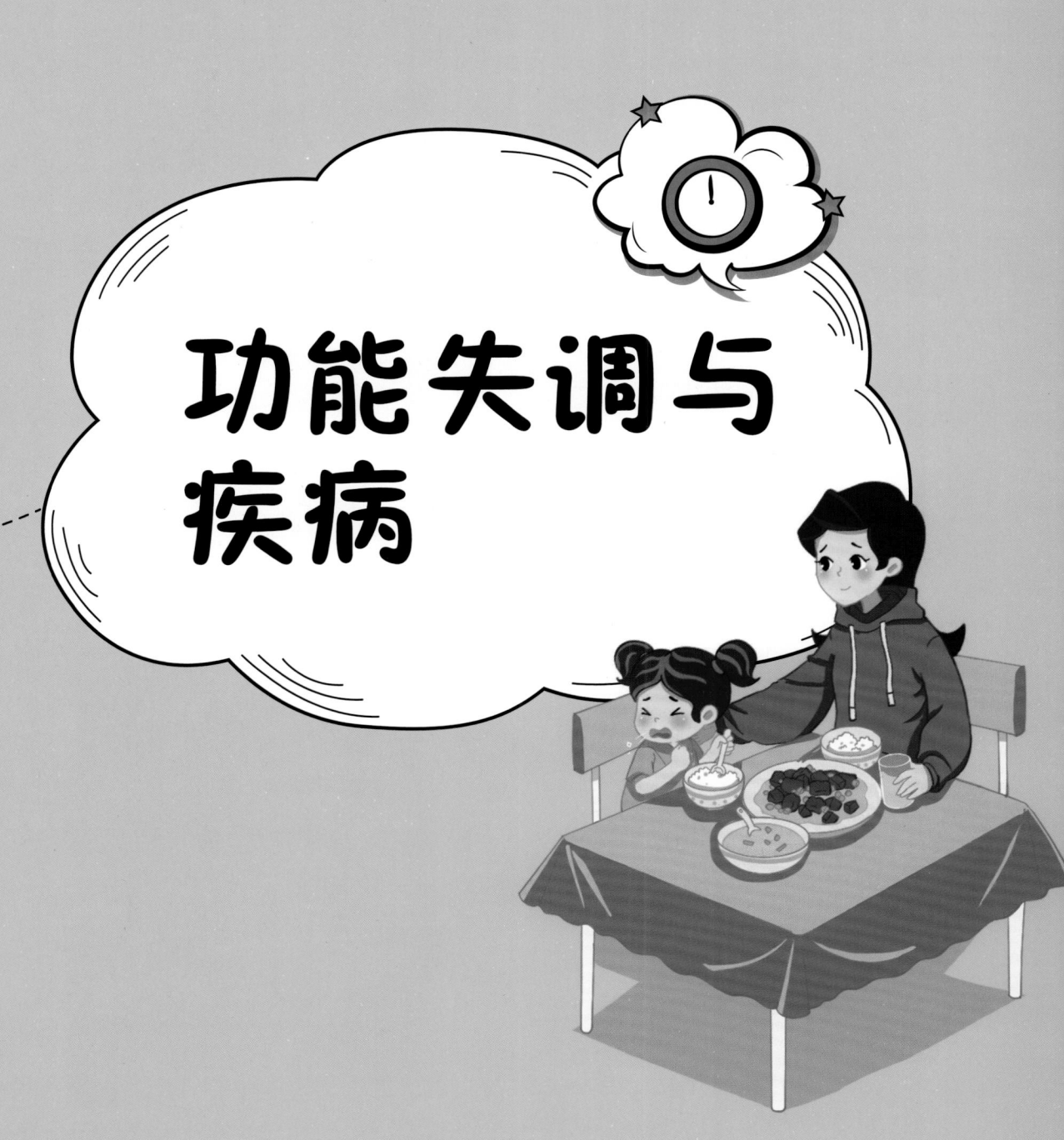

功能失调与
疾病

骨传导

钢琴课上，音乐老师讲述了贝多芬失聪后的故事。据说，贝多芬失聪后，用牙咬住一根木棒，木棒的另一端抵在钢琴上。钢琴琴弦的振动会引起木棒的振动，然后通过颅骨传给听神经，贝多芬因此"听"到自己的演奏。哥哥很好奇这种声波的传导方式，于是自己也开始尝试……

贝多芬可以通过骨传导来"听"声音，说明他可能是传导性耳聋。

声波可以通过空气传导和骨传导两条路径传入内耳。

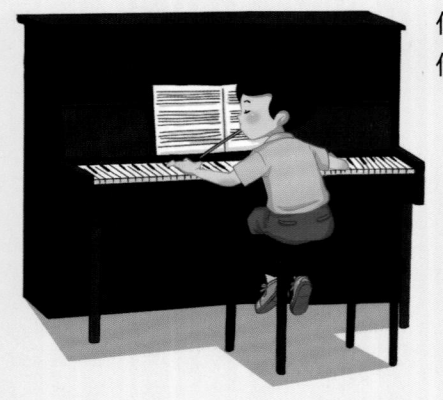

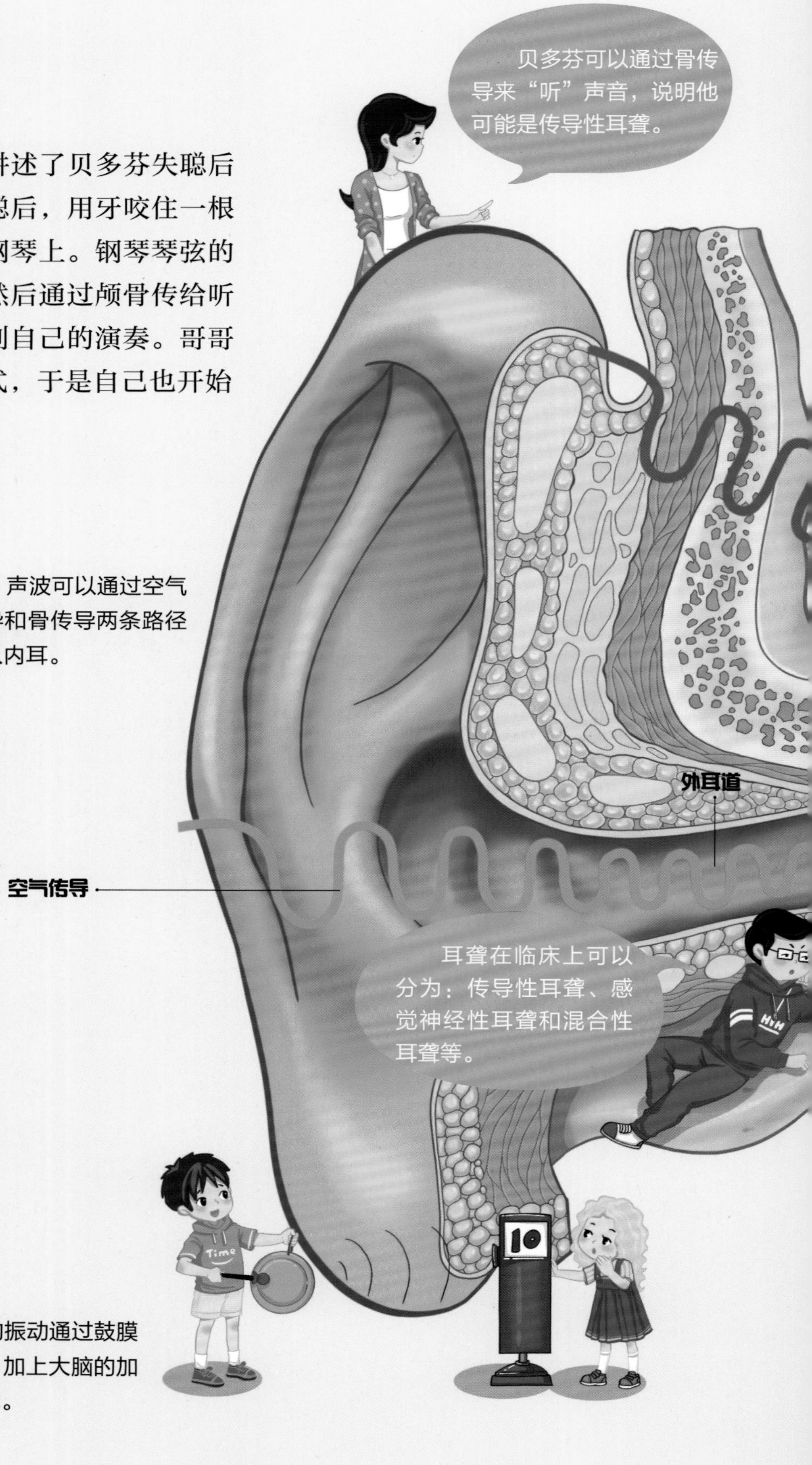

空气传导

外耳道

耳聋在临床上可以分为：传导性耳聋、感觉神经性耳聋和混合性耳聋等。

空气传导是外界空气的振动通过鼓膜将声音的信息传给听神经，加上大脑的加工处理，而形成我们的听觉。

骨传导是通过骨头传给听神经的传导方式，声波可直接经颅骨途径使外淋巴发生相应波动，并激动耳蜗的螺旋器产生听觉。

鼓膜

分隔外耳道与鼓室的半透明薄膜，直径约1cm，与外耳道底形成45°~50°的倾斜角。

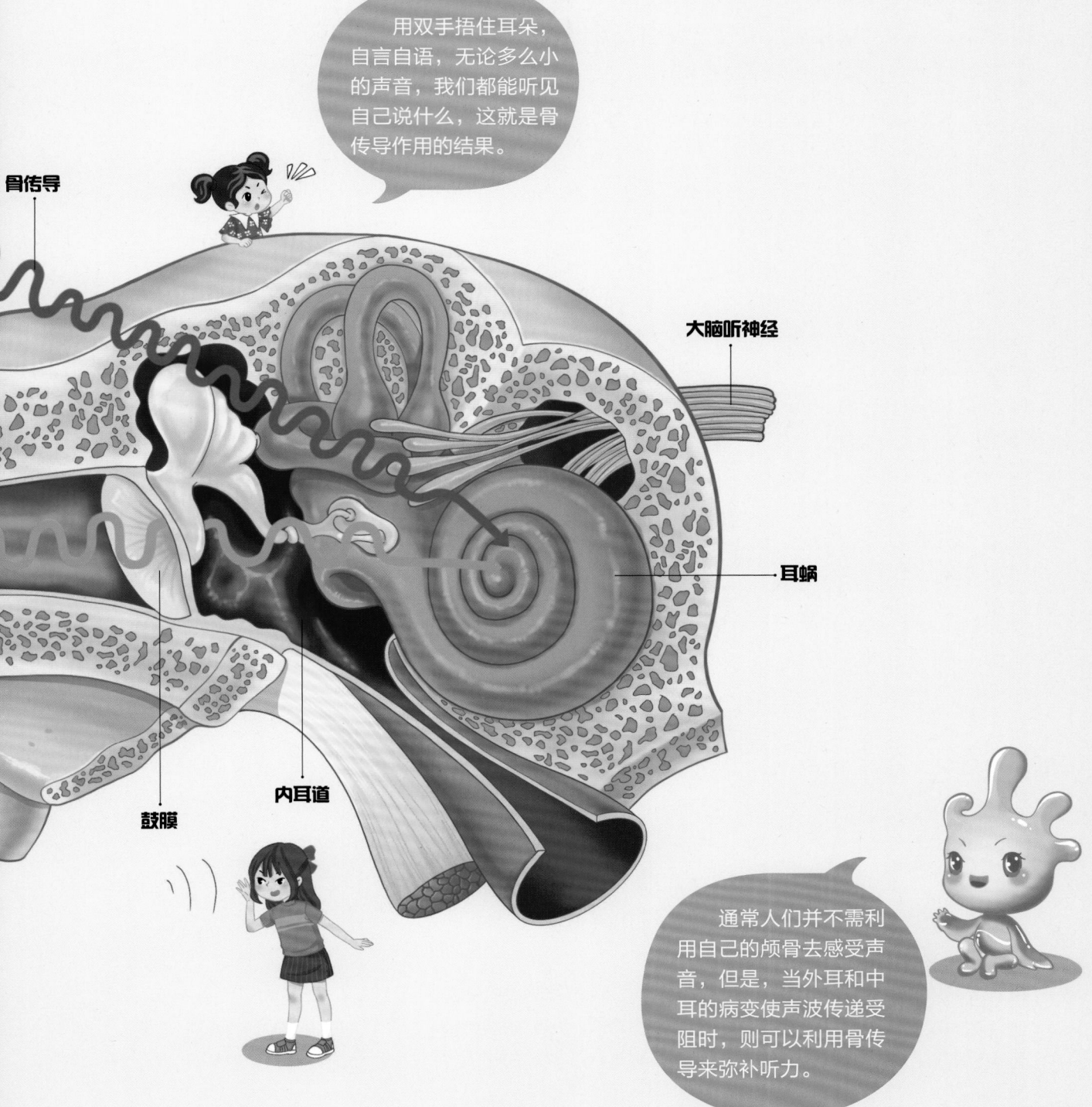

用双手捂住耳朵，自言自语，无论多么小的声音，我们都能听见自己说什么，这就是骨传导作用的结果。

骨传导

大脑听神经

耳蜗

内耳道

鼓膜

通常人们并不需利用自己的颅骨去感受声音，但是，当外耳和中耳的病变使声波传递受阻时，则可以利用骨传导来弥补听力。

缺氧反应

人类每分每秒都在进行呼吸。通过呼吸，人们获得氧气，氧气将参与人体各项重要的生命活动，是人类赖以生存的物质之一。如果缺乏氧气，人体会发生哪些反应？我们今天进入妈妈的大脑，了解大脑的缺氧反应。

大脑虽只占人体体重的 2%，但耗氧量达全身耗氧量的 20%。

大脑是神经系统最高级部分。

大脑

深呼吸可以排出身体废气，吸入更多氧气。

大脑缺氧是指脑细胞缺少内源氧。内源氧是指与细胞结合的氧气。

大脑一般缺氧 5 分钟即可对脑组织造成不可逆转的损害，甚至出现脑死亡。

血管

窒息是什么

人体的呼吸过程由于某种原因受阻或异常，所造成的全身各器官组织缺氧，二氧化碳滞留而引起的组织细胞代谢障碍、功能紊乱和形态结构损伤的病理状态称为窒息。当人体内严重缺氧时，器官和组织会因为缺氧而广泛损伤、坏死，尤其是大脑。

无论什么原因造成的缺氧，都会影响机体的功能和代谢状态。

脑组织几乎没有储备供能物质，它依赖脑循环的氧气来维持生存和执行正常的生理功能。

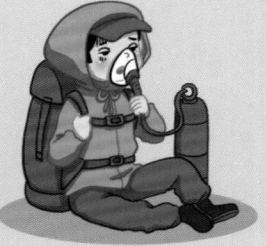
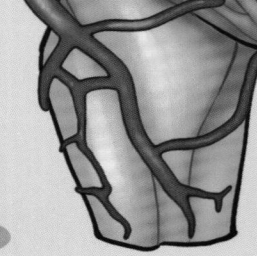

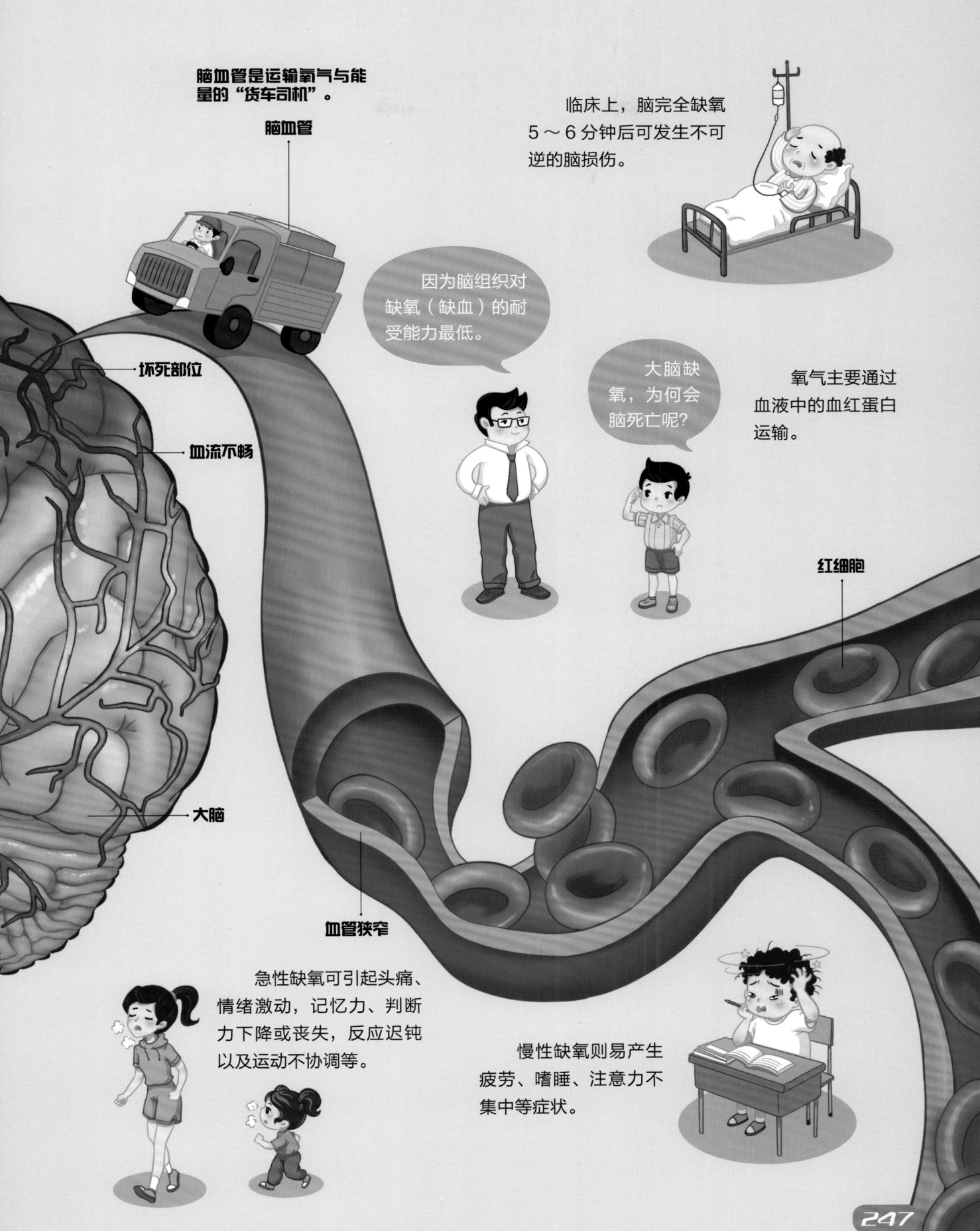

脑血管是运输氧气与能量的"货车司机"。

脑血管

坏死部位

血流不畅

大脑

血管狭窄

临床上，脑完全缺氧5～6分钟后可发生不可逆的脑损伤。

因为脑组织对缺氧（缺血）的耐受能力最低。

大脑缺氧，为何会脑死亡呢？

氧气主要通过血液中的血红蛋白运输。

红细胞

急性缺氧可引起头痛、情绪激动，记忆力、判断力下降或丧失，反应迟钝以及运动不协调等。

慢性缺氧则易产生疲劳、嗜睡、注意力不集中等症状。

湿出来的头皮病

为了清洁自己，哥哥去冲凉并将头发清洗干净。哥哥觉得自己是短发，会很快干燥，因此没有吹干头发，就去空调房享受凉风。这种行为导致第二天哥哥受凉了，妈妈嘱咐哥哥以后每次洗头都要吹干头发，否则可能会患上头皮下静脉丛炎，这是一种什么样的疾病呢？

头皮：颅骨的"保护伞"。

头皮才是决定头发健康与否的关键所在，头皮是头发生长的根基。

不可湿着头发入睡

用热水洗头后，由于温热作用头皮毛细血管扩张，机体向周围辐射的热量增多，同时由于洗头后头发是湿的，有大量水分蒸发出去，也要带走很多热量。由于散热增加，使机体受冻，很容易造成感冒。湿着头发睡觉，会导致头皮及附近肌肉受冻，造成头皮下静脉丛炎。

水的蒸发会带走热量。

平时要进行头皮按摩，促进头皮血液循环，清洗后要用干毛巾擦干，配合梳子梳理按摩头皮，刺激头皮的毛细血管。

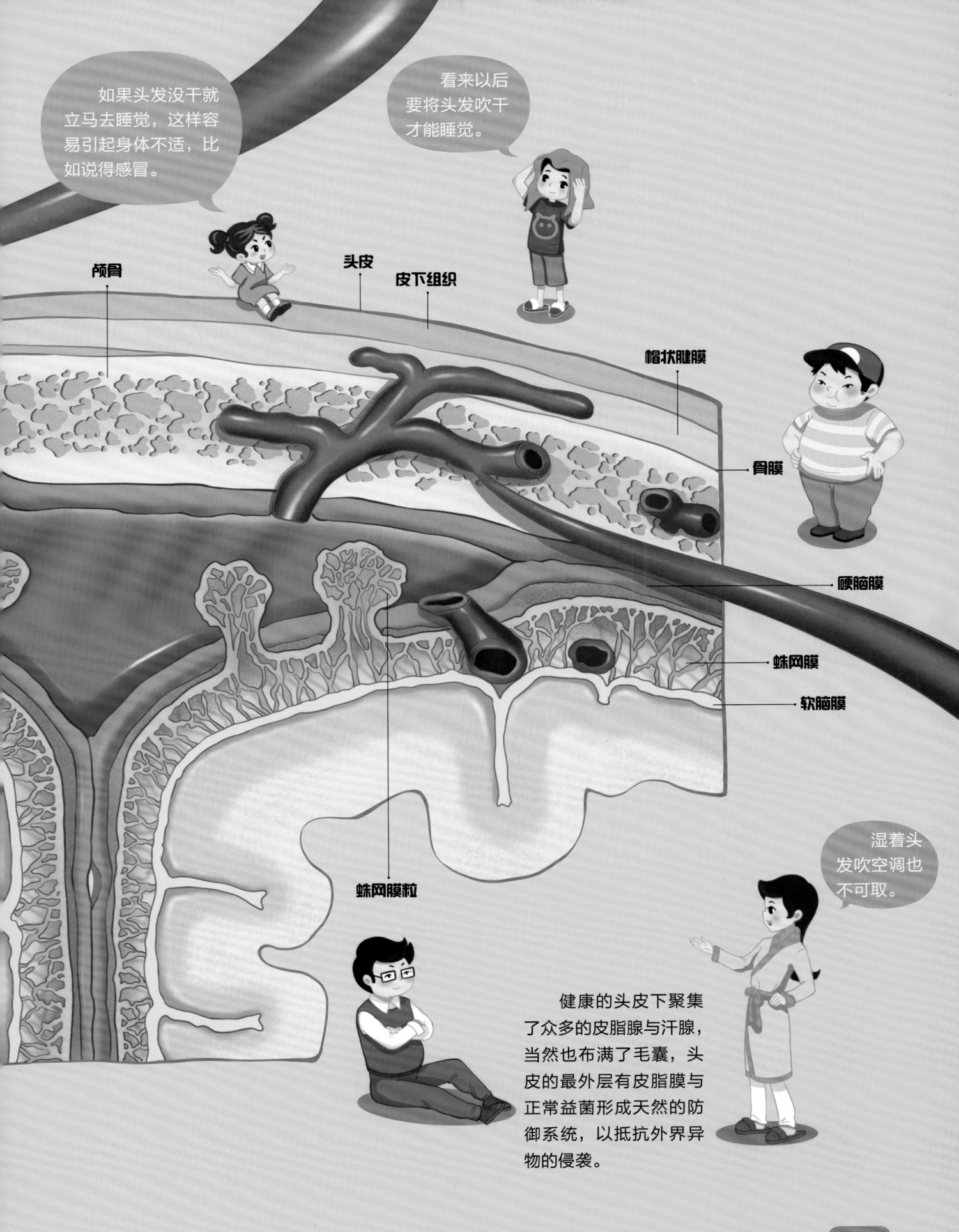

头皮屑

最近，哥哥头皮屑变得很多，对此哥哥非常郁闷。为了帮助哥哥，我们来到哥哥的头皮处，探究头皮屑变多的原因。生理性头皮屑是我们的头皮细胞不停地新陈代谢产生的，头皮光滑，一般看不到明显的头皮屑。但是头皮细胞过度增生时，头皮屑就会不断产生。

头皮屑 ——
毛孔 ——
角质层

头皮屑增多应该是头皮生态平衡遭到破坏引起的。

健康的头皮生态环境由油脂、菌群、代谢三大平衡维持。

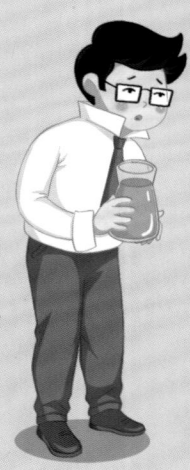

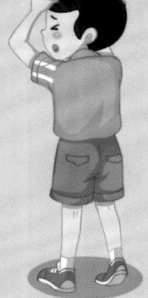

头皮屑是人体头部表皮细胞新陈代谢的产物，头部表皮的生理过程称为角质化过程。

头皮屑增多的根源

头皮屑增多是头皮生态平衡被破坏导致的。健康的头皮生态环境由三大平衡维持，即油脂平衡、菌群平衡、代谢平衡。当头皮油脂分泌失衡时，头皮就会出油变得油腻；当头皮菌群环境失衡时，有害菌大量滋生，就会出现头痒的现象；而头皮角质层代谢过快，脱落就形成头皮屑。

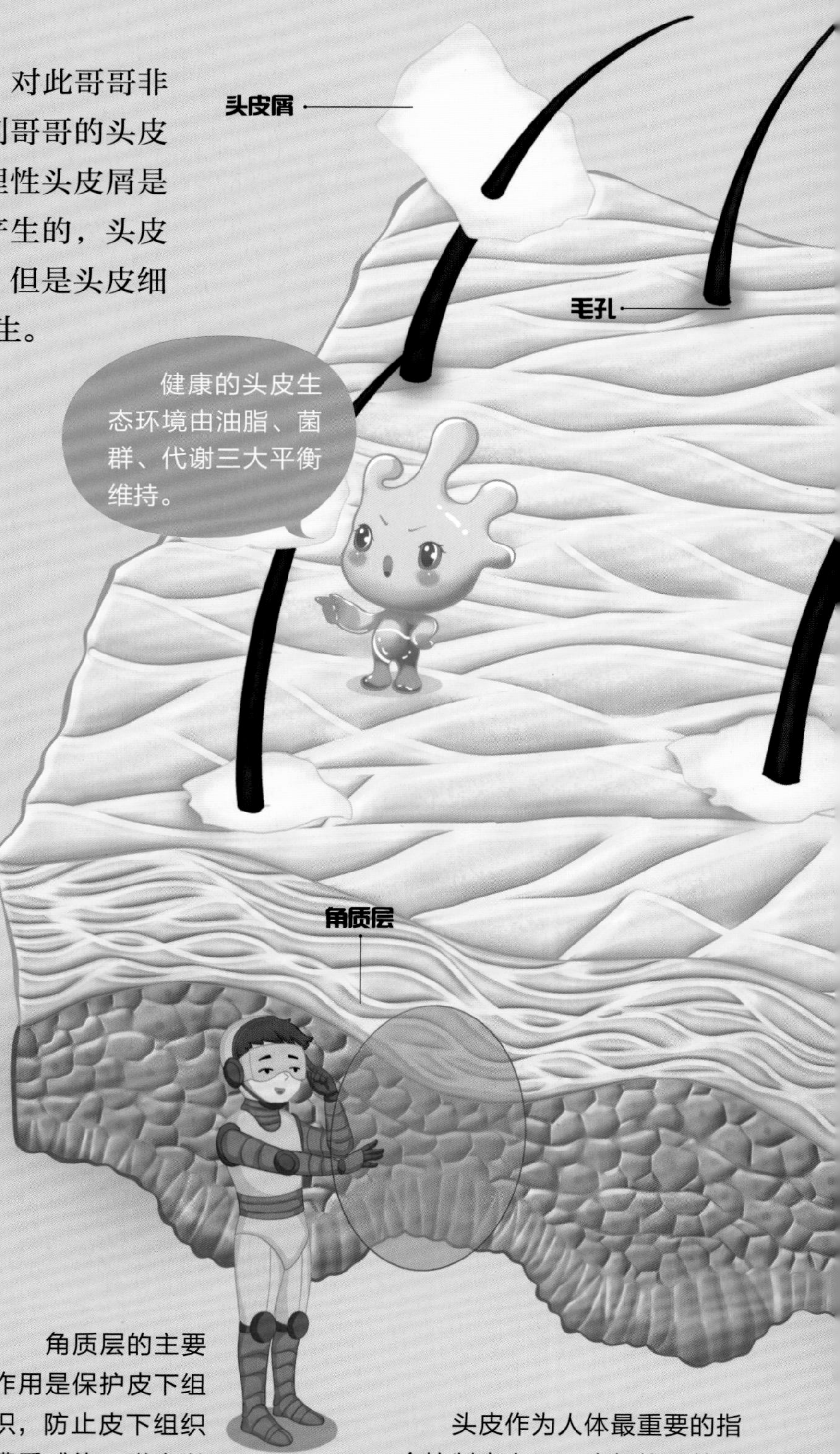

角质层的主要作用是保护皮下组织，防止皮下组织遭受感染、脱水以及抵抗化学和外力所带来的压力。

头皮作为人体最重要的指令控制中心——头部的天然屏障，其敏感性仅次于眼皮。

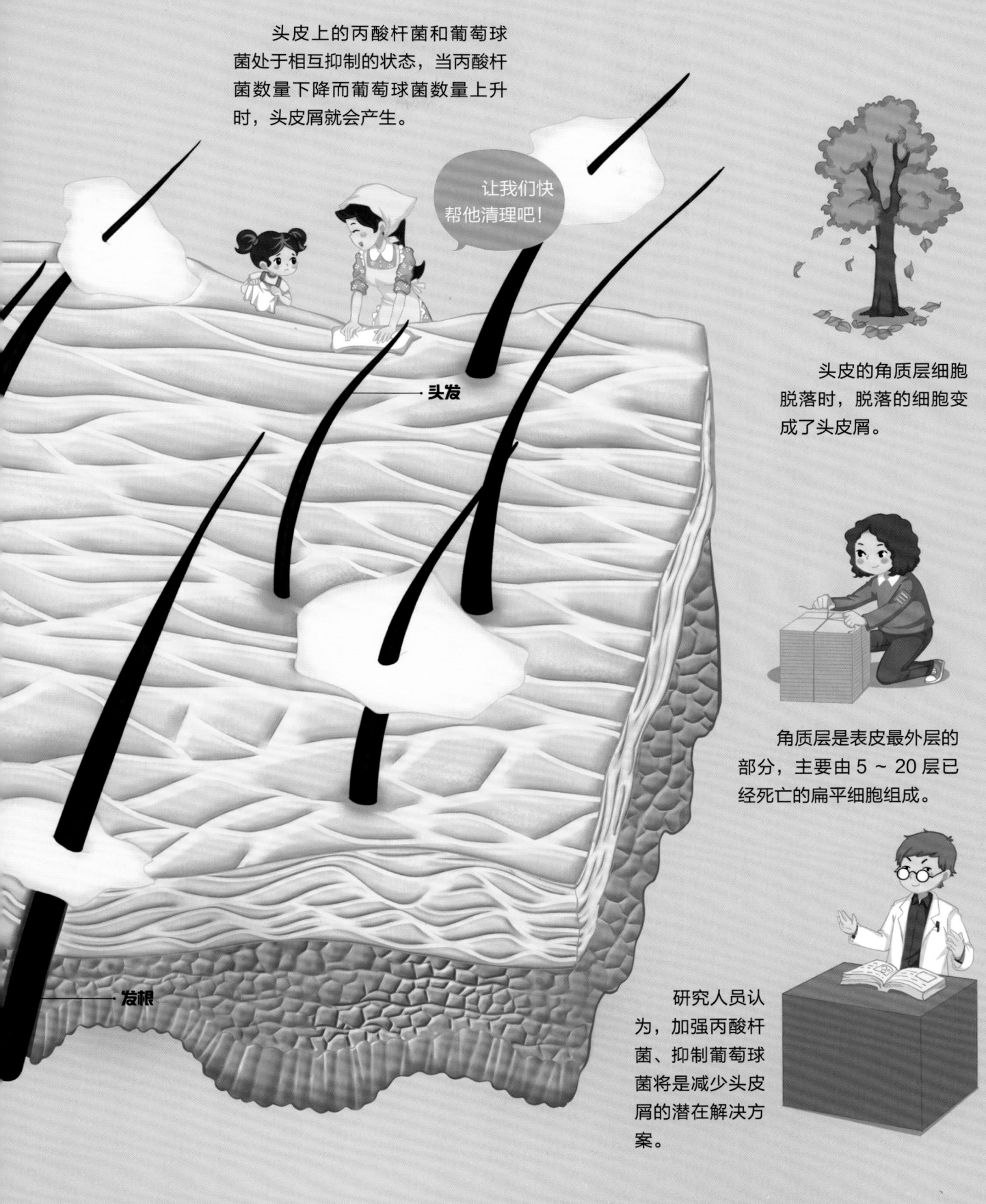

头皮上的丙酸杆菌和葡萄球菌处于相互抑制的状态，当丙酸杆菌数量下降而葡萄球菌数量上升时，头皮屑就会产生。

让我们快帮他清理吧！

头发

发根

头皮的角质层细胞脱落时，脱落的细胞变成了头皮屑。

角质层是表皮最外层的部分，主要由 5 ~ 20 层已经死亡的扁平细胞组成。

研究人员认为，加强丙酸杆菌、抑制葡萄球菌将是减少头皮屑的潜在解决方案。

冰激凌头痛

炎热的夏天，正是吃冰激凌的最佳季节。妹妹从冰箱里拿出冰激凌，一口一口吃个不停，直到妹妹感到头痛欲裂。妹妹的头痛是典型的"冰激凌头痛"，这也被称为"大脑冻结"，学名为"翼腭神经节痛"。为什么冰激凌会造成头痛呢？我们来到妹妹的翼腭神经节一探究竟。

食用冰冷食物的频率越高，冰激凌头痛发生的概率越高。

冰激凌头痛是一种因食用冰冷食物而造成的急促头痛。

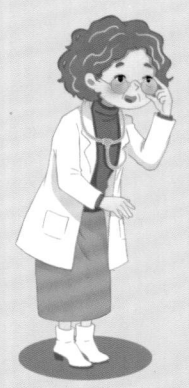

当冷的食物触碰到上腭时，神经反射会使血管急速收缩和扩张，导致上颚的疼痛感受器感知疼痛，并通过翼腭神经传回至大脑。

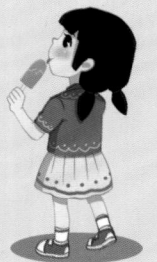

翼腭神经也是三叉神经上颌支的分支，所以这也是三叉神经痛。

冰激凌头痛

食用大量冰冷食物时，我们会感到一阵急促的头痛，这种头痛被称为"冰激凌头痛"。冷的食物触及人的上腭时，人的神经反射会使血管急速收缩扩张，导致疼痛牵涉到上腭，并传导到大脑。研究称，食用冰冷食物的频率越高，冰激凌头痛发生的概率越高。

翼腭神经节为副交感神经节，位于翼腭窝内，上颌神经下方，为一不规则的扁平小结。

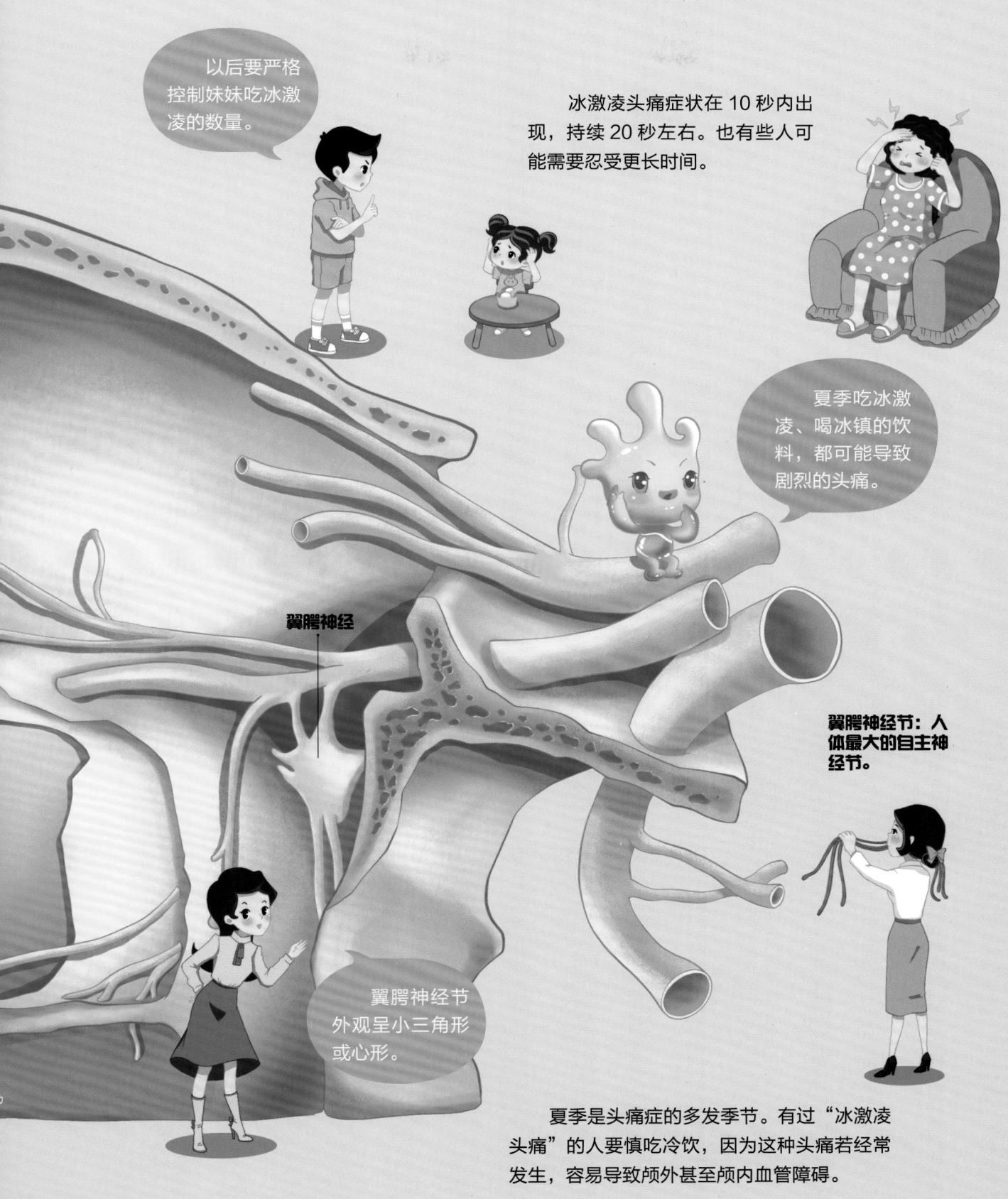

以后要严格控制妹妹吃冰激凌的数量。

冰激凌头痛症状在 10 秒内出现，持续 20 秒左右。也有些人可能需要忍受更长时间。

夏季吃冰激凌、喝冰镇的饮料，都可能导致剧烈的头痛。

翼腭神经

翼腭神经节：人体最大的自主神经节。

翼腭神经节外观呈小三角形或心形。

夏季是头痛症的多发季节。有过"冰激凌头痛"的人要慎吃冷饮，因为这种头痛若经常发生，容易导致颅外甚至颅内血管障碍。

影响听力的耳垢

暖洋洋的午后，妹妹坐在小板凳上，她枕着妈妈的膝盖露出左边耳朵。妈妈用挖耳勺温柔地帮她掏耳朵。在这种惬意的氛围中，妹妹几乎要睡着了。耳垢也叫耵聍，它是外耳道耵聍腺的分泌物，呈淡黄色黏稠状。耳垢具有保护外耳道皮肤和黏附外物的作用，但是耳垢累积过多则会影响听力。

耳垢医学学名称耵聍，是我们耳朵的外耳道皮肤分泌物。

有的耳垢如黏稠的油脂，俗称"油耳"。

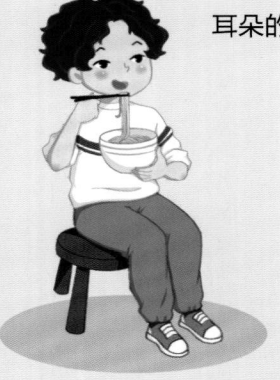

很多人觉得耳垢是耳朵分泌出来的多余垃圾，应该要时时清理干净，但事实上，耳垢不但不脏，而且会维持一定的量，具有抗菌、保护耳道的作用，经常清理反而不利于耳朵的保护。

如果耳垢压迫鼓膜，可引起眩晕、耳鸣及听力减退。

外耳道

耳垢具有保护外耳道皮肤和黏附外物的作用。

耳垢

分泌物有两种形态：一种呈油状，有朱古力般的颜色；另一种呈糠状，是淡黄色的细屑。

耳朵的自洁功能

很多人都喜欢清理耳垢，其实这是多余的。耳朵本身具有自洁功能，频繁清理耳垢反而对耳朵不好。耳垢会慢慢被清理到外耳，然后随着谈话、进食、打哈欠等动作，自行排出。耳垢堆积过多，对听力造成影响时，可前往医院的耳鼻喉科清理，不能盲目自行操作。

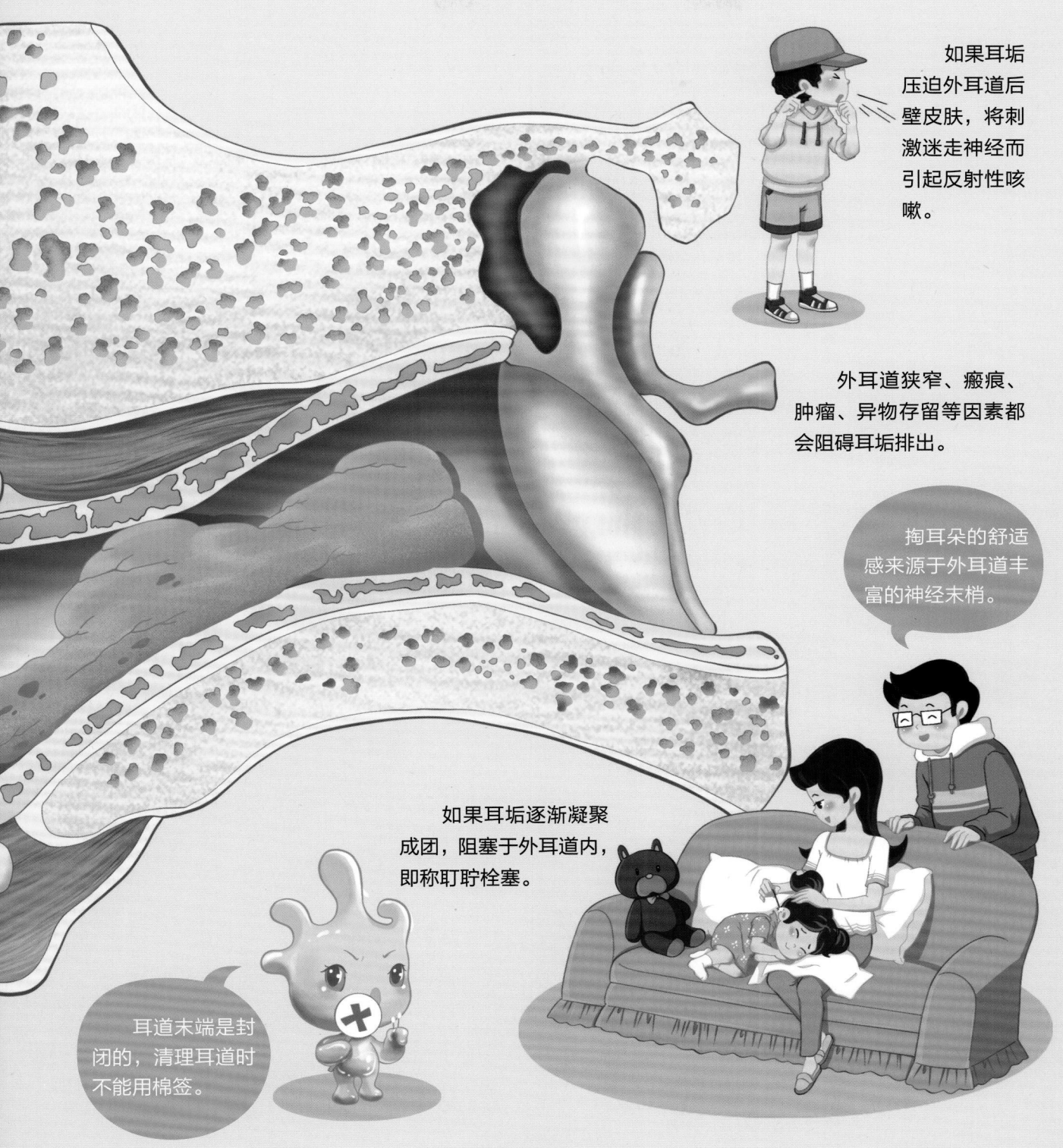

如果耳垢压迫外耳道后壁皮肤，将刺激迷走神经而引起反射性咳嗽。

外耳道狭窄、瘢痕、肿瘤、异物存留等因素都会阻碍耳垢排出。

掏耳朵的舒适感来源于外耳道丰富的神经末梢。

如果耳垢逐渐凝聚成团，阻塞于外耳道内，即称耵聍栓塞。

耳道末端是封闭的，清理耳道时不能用棉签。

酸痛的脖子

爸爸今天一直摸着脖子仰着头，看上去很不舒服的样子。于是，我们来到了爸爸的颈椎，想找到爸爸脖子不适的原因。听说颈椎要支撑头部的全部重量，所以它的工作还是很辛苦的。如果日常生活中我们睡姿不正确，工作中久坐、低头，都会让颈椎过度劳损，继而造成颈椎病。

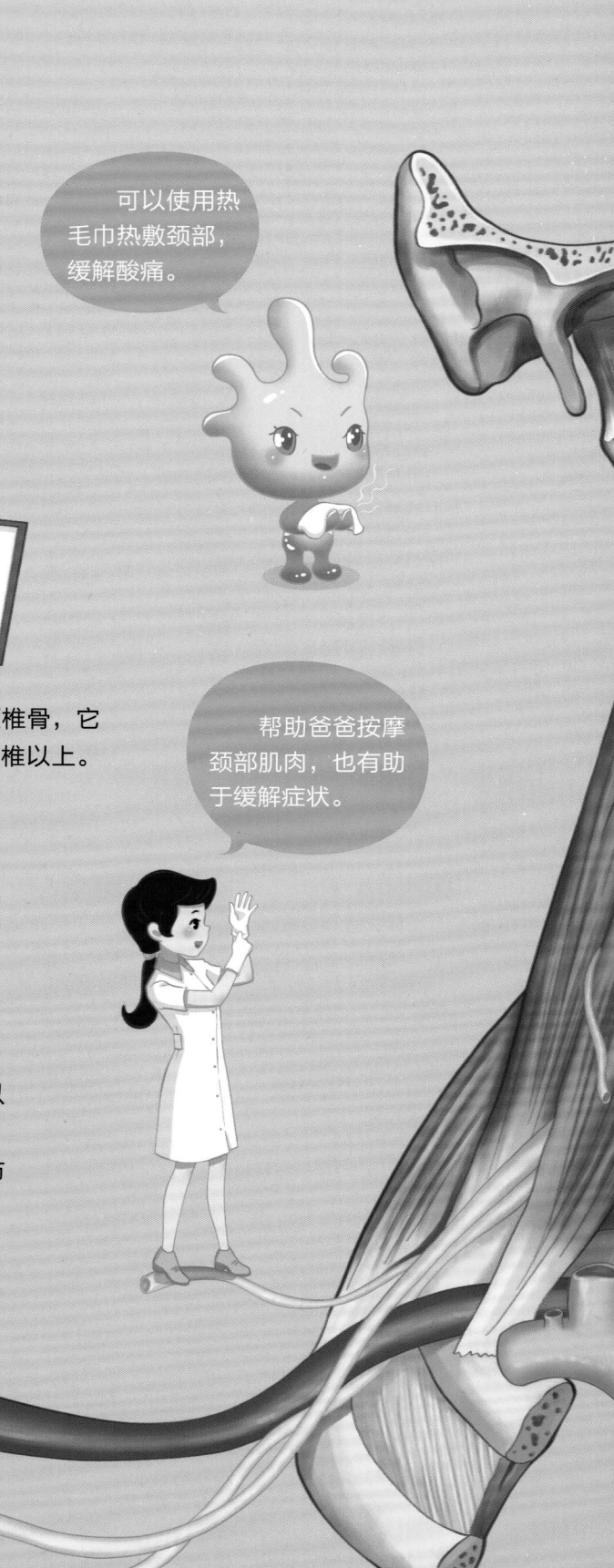

可以使用热毛巾热敷颈部，缓解酸痛。

头和躯干相连的部分叫脖子，脖子痛也叫颈痛。

颈椎又叫颈椎骨，它位于头以下、胸椎以上。颈椎共有 7 块。

帮助爸爸按摩颈部肌肉，也有助于缓解症状。

平时多锻炼，做做体操可以有效锻炼上肢肩带、后群肌肉等，有助于加强颈背部的肌肉，预防颈部疾病。

颈椎周围肌肉可分为两大部分，即颈前部肌群和颈后部肌群，这些肌肉构成颈椎动力平衡系统。

不适的落枕

落枕也称为"失枕"，是一种常见病，大多是因为睡眠姿势不恰当导致的肌肉扭伤。落枕的常见发病经过是入睡前并无任何症状，晨起后却感到项背部明显酸痛，颈部活动受限。这说明病起于睡眠之后，与睡枕及睡眠姿势有密切关系。落枕让人不适，因此要注意调整睡眠姿势和枕头高度，避免落枕。

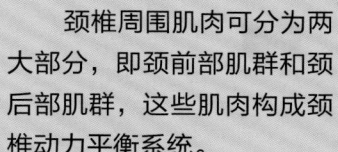

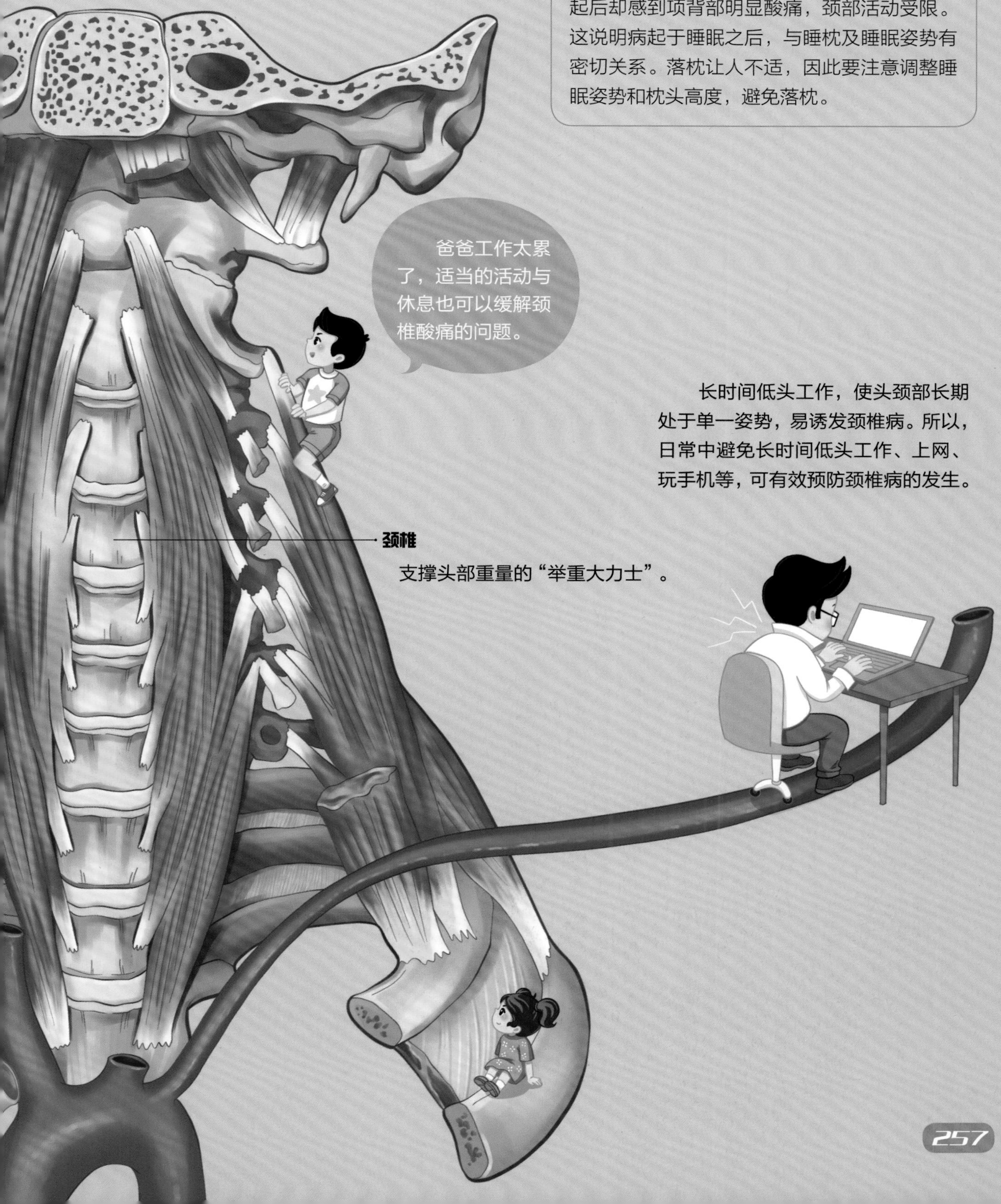

爸爸工作太累了，适当的活动与休息也可以缓解颈椎酸痛的问题。

长时间低头工作，使头颈部长期处于单一姿势，易诱发颈椎病。所以，日常中避免长时间低头工作、上网、玩手机等，可有效预防颈椎病的发生。

颈椎
支撑头部重量的"举重大力士"。

酸痛的肩部

对于久坐一族而言，每天工作后都会感觉上半身各处的骨头都痛。不是颈椎痛，就是肩膀酸，偶尔背部还会有抽筋感，因此调整坐姿对于久坐一族非常重要。今天我们来到了爸爸的肩胛骨，帮助爸爸找出病因。

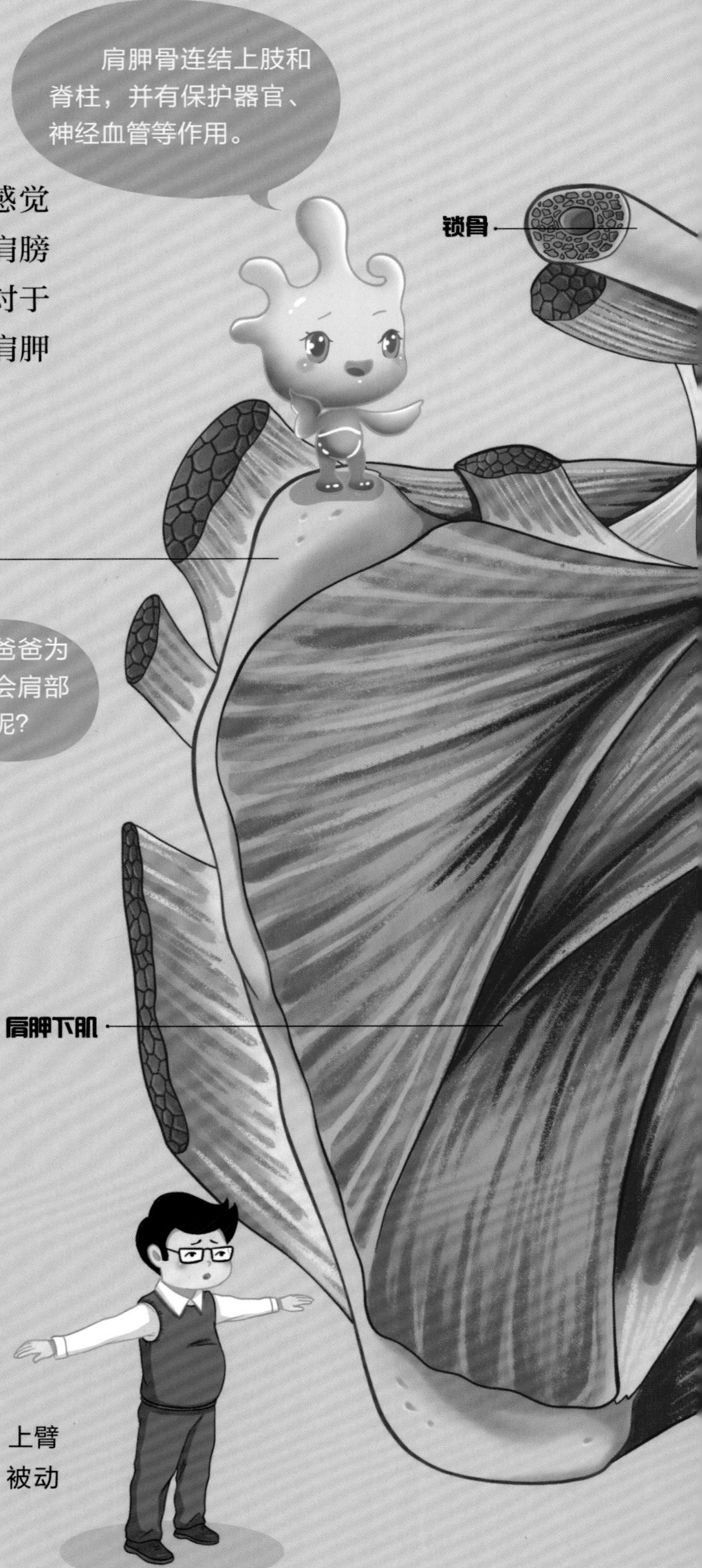

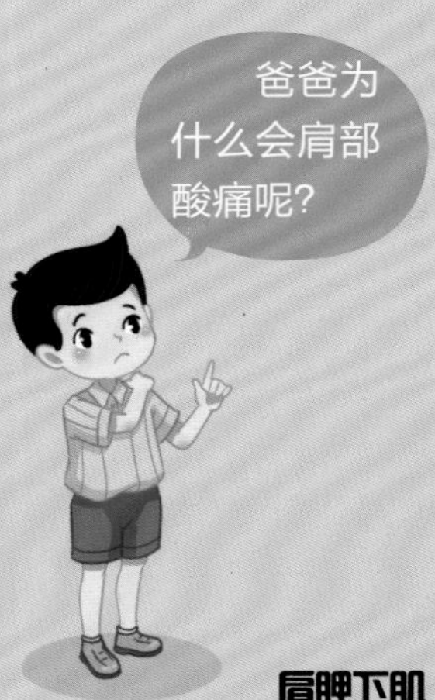

肩胛骨连结上肢和脊柱，并有保护器官、神经血管等作用。

锁骨

肩胛骨

肩胛骨也叫作胛骨、琵琶骨。

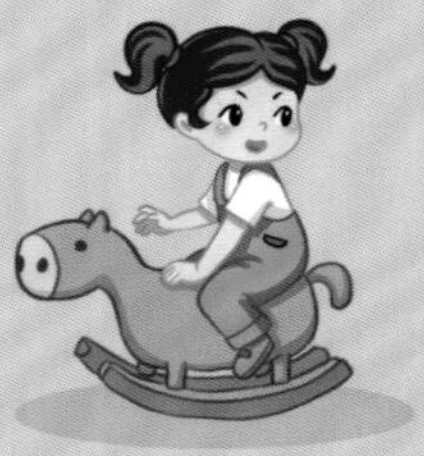

爸爸为什么会肩部酸痛呢？

肩胛下肌

肩胛骨如固定不动，上臂只能主动抬起至 90°，被动抬起至 120°。

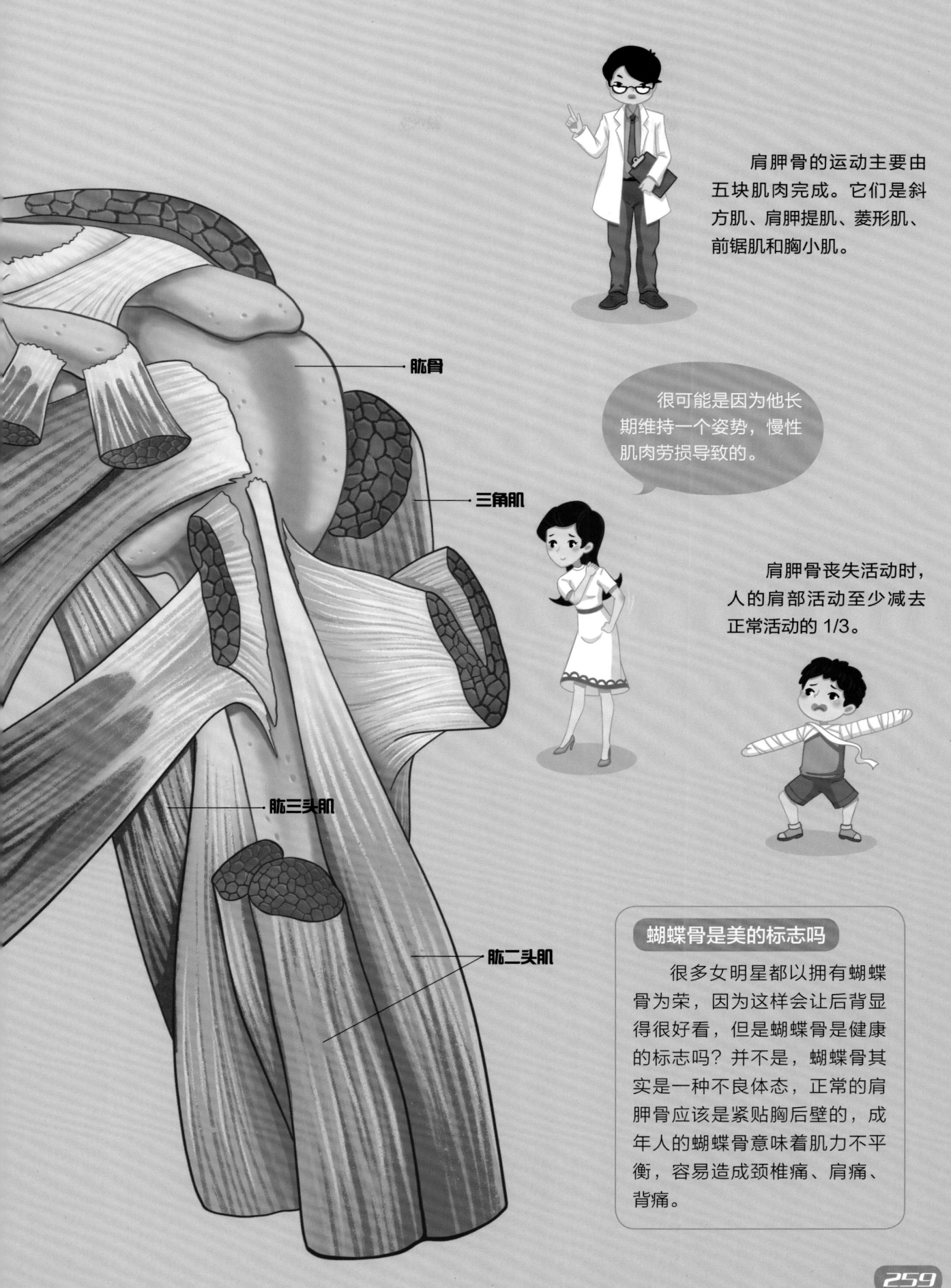

肱骨

三角肌

肱三头肌

肱二头肌

肩胛骨的运动主要由五块肌肉完成。它们是斜方肌、肩胛提肌、菱形肌、前锯肌和胸小肌。

很可能是因为他长期维持一个姿势，慢性肌肉劳损导致的。

肩胛骨丧失活动时，人的肩部活动至少减去正常活动的 1/3。

蝴蝶骨是美的标志吗

很多女明星都以拥有蝴蝶骨为荣，因为这样会让后背显得很好看，但是蝴蝶骨是健康的标志吗？并不是，蝴蝶骨其实是一种不良体态，正常的肩胛骨应该是紧贴胸后壁的，成年人的蝴蝶骨意味着肌力不平衡，容易造成颈椎痛、肩痛、背痛。

发麻的手臂

爸爸很喜欢将手臂枕在头下睡，一夜过后，总感觉手臂麻麻的。爸爸不断地甩着胳膊，试图通过运动来缓解手臂发麻。我们对手臂发麻的原理很好奇，听说末梢血液循环不良是手臂发麻、手脚冰冷的原因，于是我们和水萌萌一起，来到爸爸的手臂。

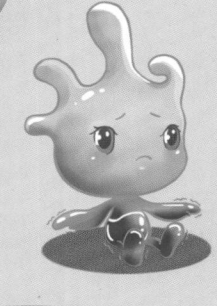

末梢血液循环不良会造成手臂发麻，也会让手脚冰凉。

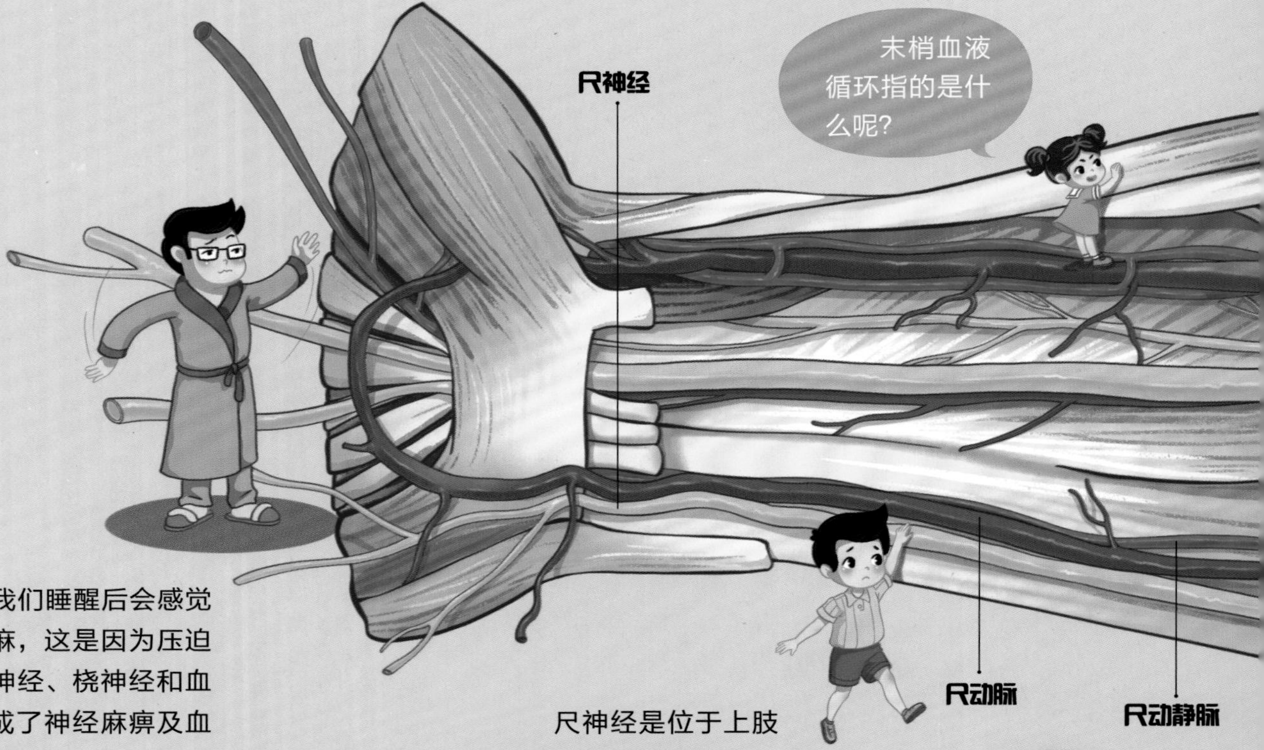

末梢血液循环指的是什么呢？

R神经

R动脉

R动静脉

当我们睡醒后会感觉手臂发麻，这是因为压迫到了尺神经、桡神经和血管，造成了神经麻痹及血液流通不畅。

尺神经是位于上肢内侧的一条重要神经，它可以被触摸到，有时候我们不小心碰到这个位置就会感觉手臂麻木，休息一会儿，麻木感就会逐渐消失。

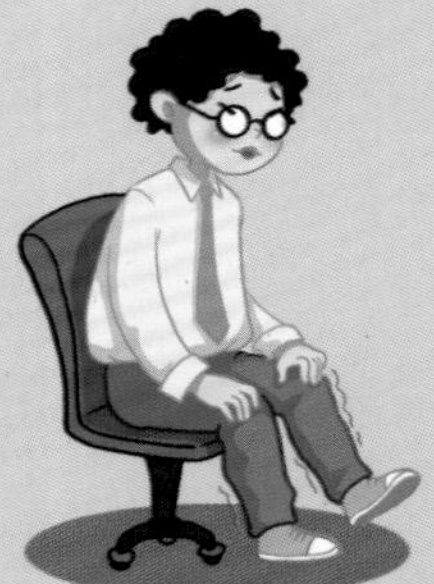

腿脚短暂发麻的最常见原因是习惯性姿势压迫神经或抑制下肢血液流通。

桡神经是前臂的神经。损伤桡神经最常见的是以臂代枕，即把自己的胳膊当作枕头，将头部枕到胳膊上，压迫桡神经沟的神经。

末梢血液循环是指人体离心脏最远部位的血液循环，常用来形容手臂、足部等部位。

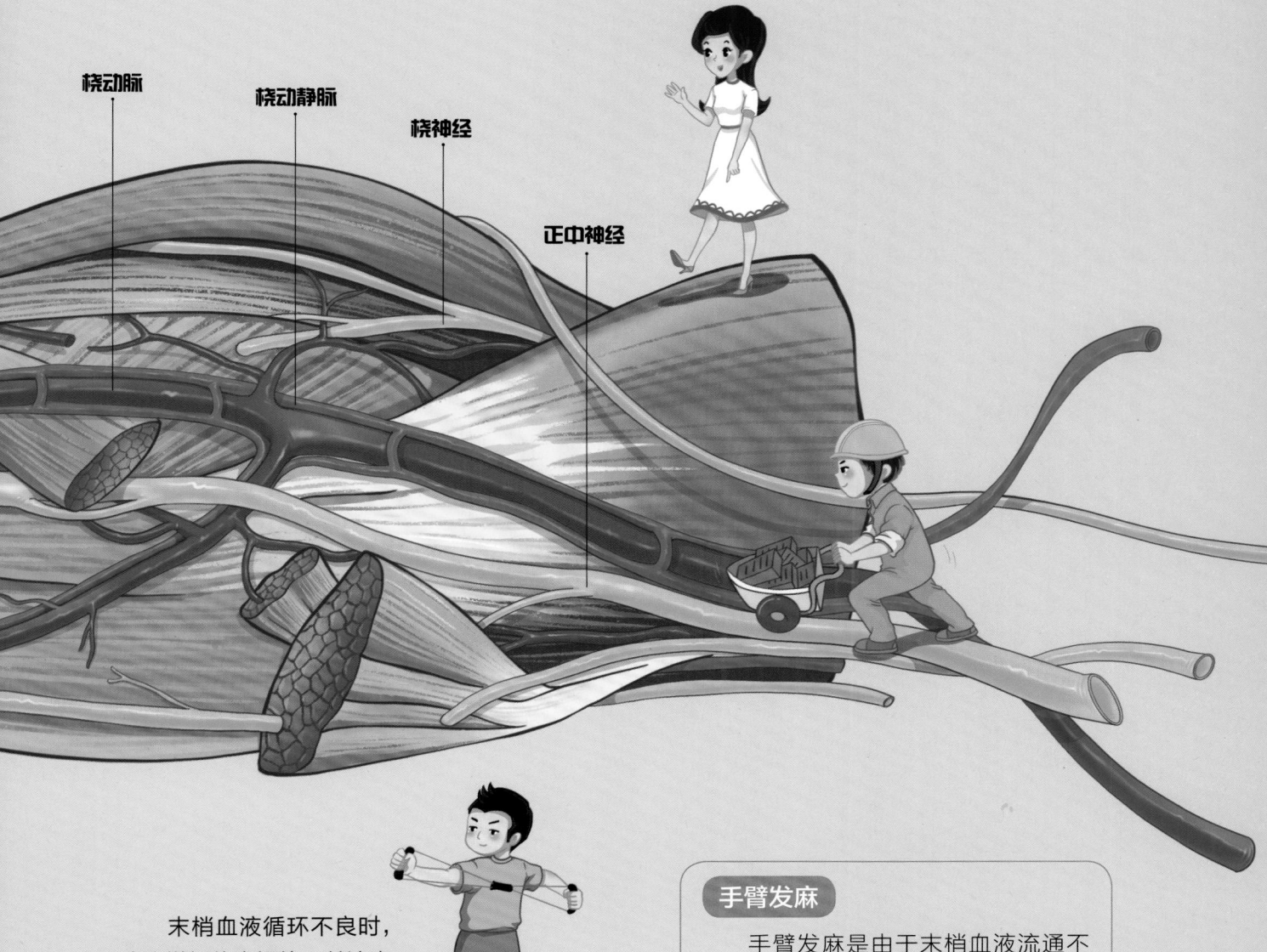

桡动脉

桡动静脉

桡神经

正中神经

末梢血液循环不良时，建议增加体育锻炼，并注意局部按摩与保暖。

手臂发麻

手臂发麻是由于末梢血液流通不畅而导致的，手臂局部供血不足而出现发麻的现象。手臂发麻是人们日常生活中常常会出现的症状，怀孕、不正确睡姿、如厕蹲久了等均可引发。手臂发麻一般会在短时间内消除，不会有什么大问题。但是，长时间的手臂发麻无法缓解，可能是身体出现了疾病的信号。

酸痛的腰部

爸爸每天的工作都很辛苦，妈妈常让我们给爸爸按摩。久坐会让爸爸的腰腹部肌肉酸痛，继而造成麻木的状况。今天我们来到了爸爸的腰腹部肌肉群，想要了解爸爸的腰腹部肌肉状况。

你们知道怎么帮助爸爸缓解腰痛吗？

仰卧起坐锻炼能够增强腰部肌肉的力量，同时也能刺激胃肠的蠕动，促进消化。

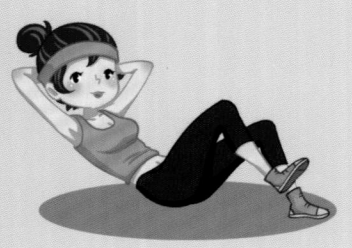

腰部肌肉主要由腰大肌、腰小肌、髂肌三部分组成，其统称为髂腰肌。

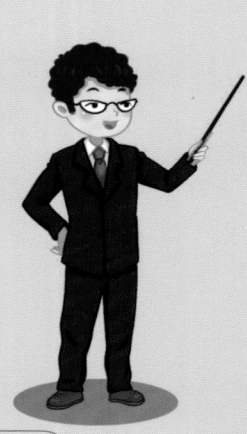

腰大肌————

坐出来的腰痛

常听人说腰痛都是坐出来的，为什么久坐会导致腰痛呢？这是因为长时间保持坐姿，会导致腰部肌肉和筋膜组织处于紧张状态，从而导致受累的肌肉和筋膜组织不堪重负，出现损伤及炎症。

悬垂举腿练习可发展腰腹肌的力量。

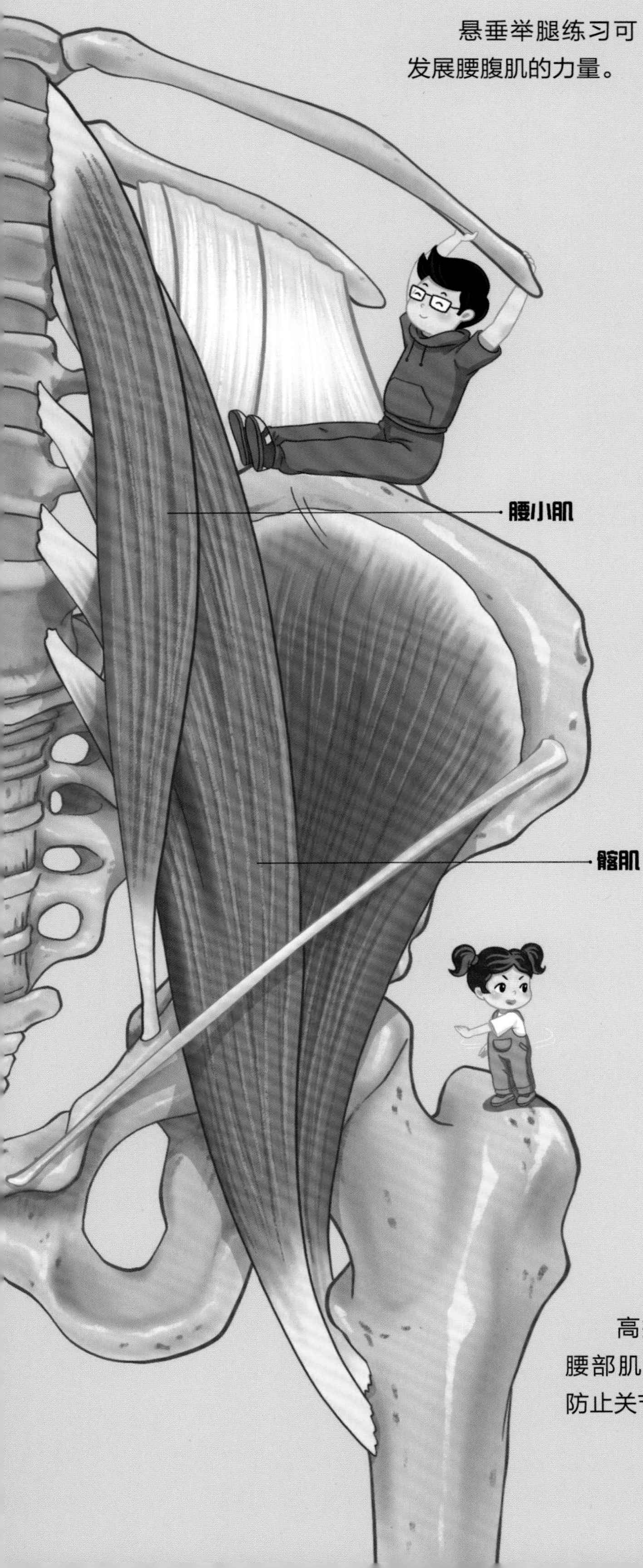

腰小肌

髂肌

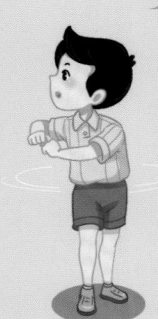

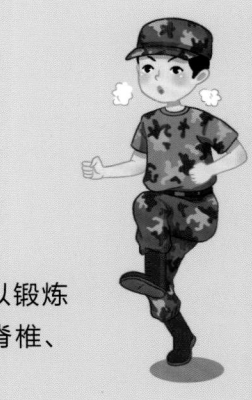

我们可以常常给爸爸按摩腰，缓解爸爸的腰痛。

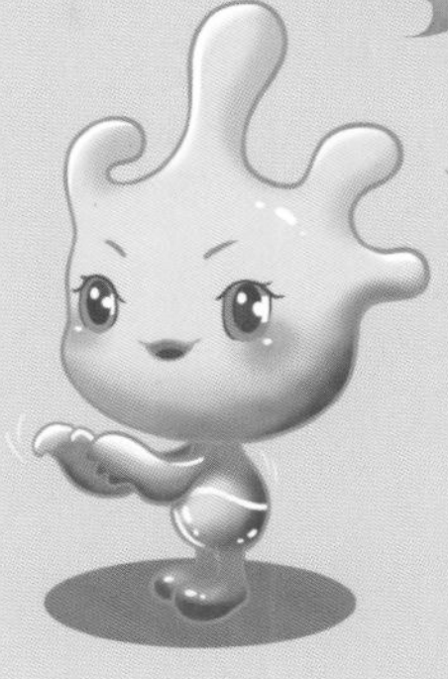

我也要提醒爸爸坐一会儿就要站起来活动身体。

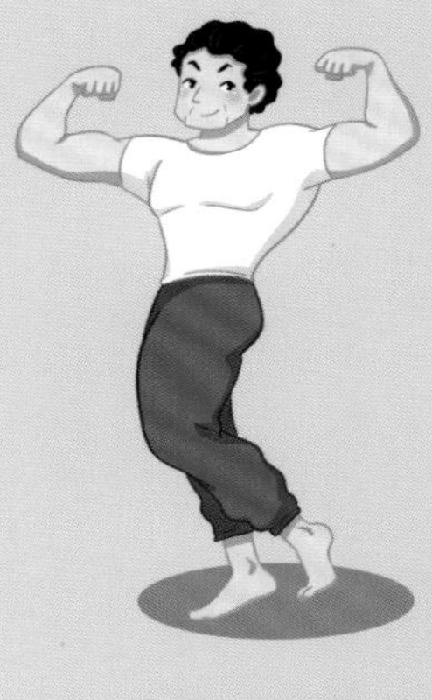

解除腰痛通过髂腰肌体操调节腰椎，便可减轻腰痛问题。

高抬腿跑可以锻炼腰部肌肉，保护脊椎、防止关节退化。

感染灰指甲，一个传染俩

　　小区附近新开了一家游泳馆，妈妈、妹妹和哥哥连续去了一个星期。这一天，妈妈发现自己和妹妹的手指甲上都出现了白点和凹陷的情况。妈妈怀疑可能感染了甲癣，俗称"灰指甲"，而病因很可能与游泳馆不干净的环境有关。妹妹很好奇指甲是怎么回事，于是我们需要了解指甲的感染情况，并进行紧急治疗。

灰指甲

　　甲癣又称为灰指甲。罹患此病后，指甲会增厚，变为黑灰色或出现黄白斑点并失去光泽。

　　灰指甲是由一大类病原微生物感染引起的，属于慢性真菌感染，需要积极治疗。

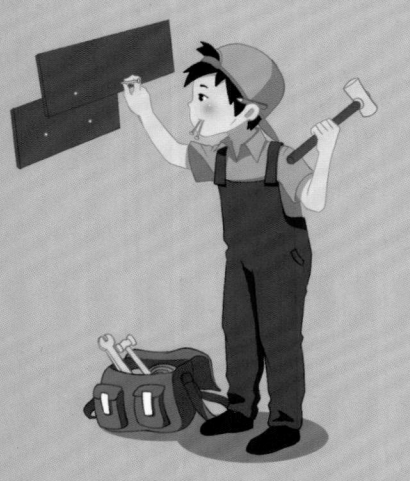

　　灰指甲是我们生活中常患的疾病，手指甲和脚指甲均可发病，但脚指甲罹患此病居多。

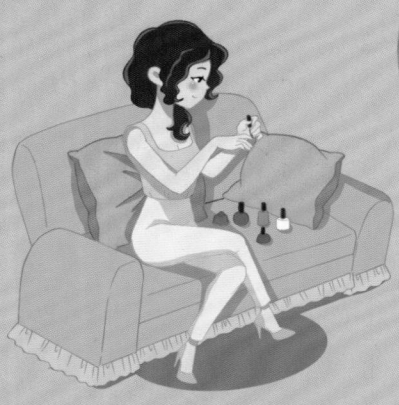

　　美甲也是导致灰指甲的病因之一，过度美甲会损害指甲，降低指甲的抵抗力。

　　经常接触卫生条件差的公共浴池、泳池的人，更容易感染灰指甲。

什么是甲癣

　　甲癣是手指甲、脚指甲最常感染的疾病，它是一种真菌感染型疾病。皮癣菌入侵甲板和甲下，指甲发生病变后颜色变为淡灰色、淡黄色，因此得名"灰指甲"。灰指甲具有较强的传染性，主要通过接触来传播。

我们是如何感染灰指甲的呢？

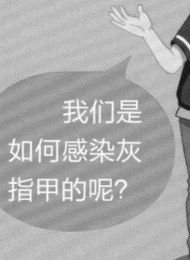

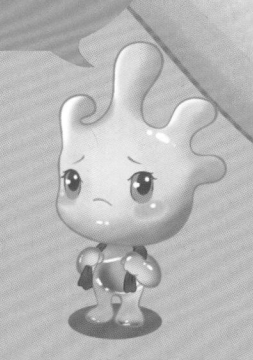

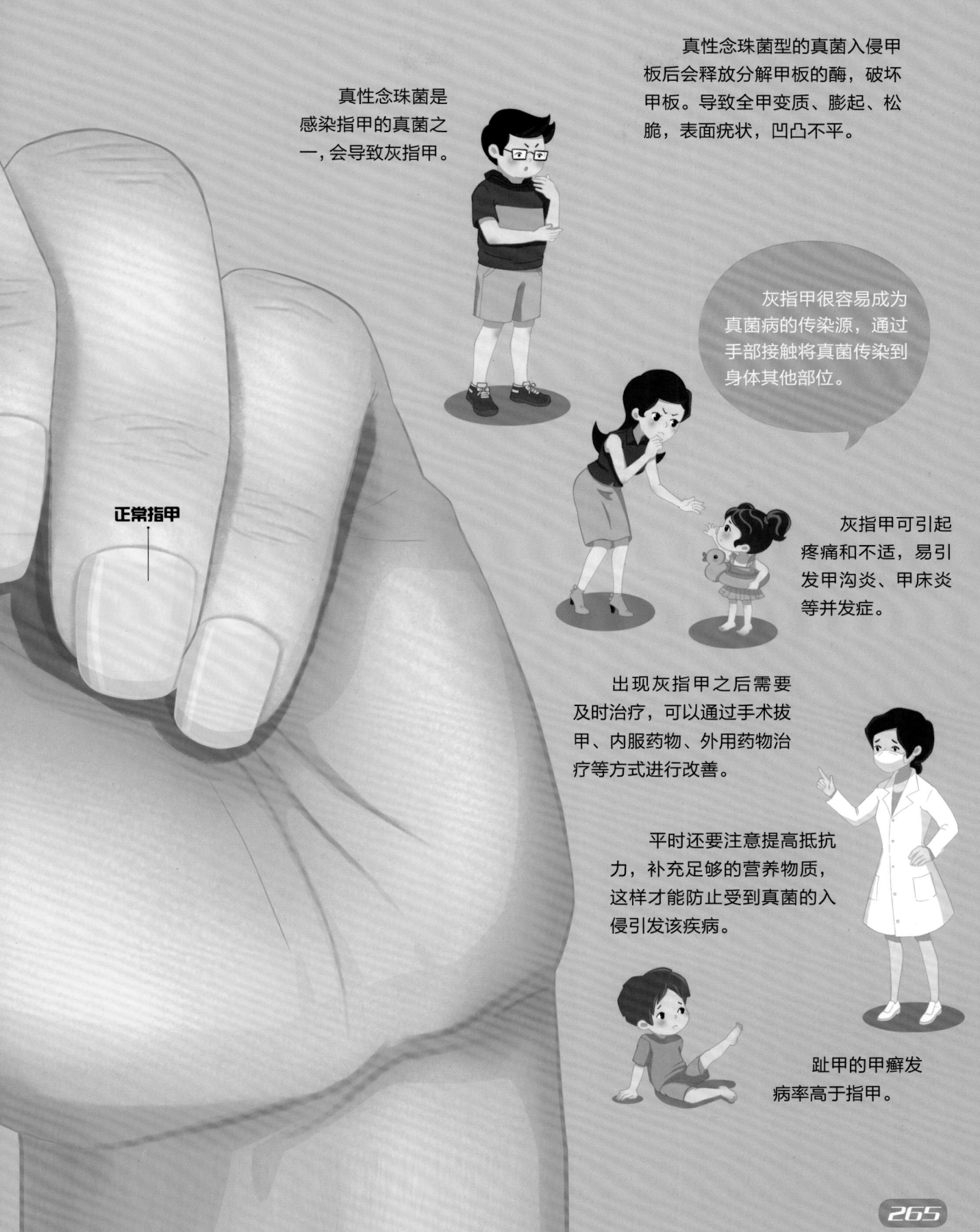

真性念珠菌是感染指甲的真菌之一，会导致灰指甲。

真性念珠菌型的真菌入侵甲板后会释放分解甲板的酶，破坏甲板。导致全甲变质、膨起、松脆，表面疣状，凹凸不平。

灰指甲很容易成为真菌病的传染源，通过手部接触将真菌传染到身体其他部位。

正常指甲

灰指甲可引起疼痛和不适，易引发甲沟炎、甲床炎等并发症。

出现灰指甲之后需要及时治疗，可以通过手术拔甲、内服药物、外用药物治疗等方式进行改善。

平时还要注意提高抵抗力，补充足够的营养物质，这样才能防止受到真菌的入侵引发该疾病。

趾甲的甲癣发病率高于指甲。

抽筋的小腿

今天，爸爸跑了个1500米，回来后小腿一直在抽筋。我们来到了爸爸的小腿，查一查究竟。我们决定和水萌萌一起，找到爸爸的"问题肌肉"，并为痉挛的肌肉好好按摩一下。

小腿三头肌

维持人直立姿势和行走、跑步时提跟运动的重要肌群。

抽筋学名为肌肉痉挛，是指肌肉突然、不自主的强直收缩的现象，会造成肌肉僵硬、疼痛难忍。

我们来帮助爸爸按摩小腿，并用热敷调理患处。

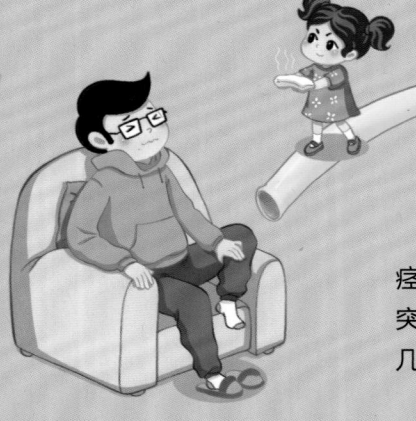

常见的腿抽筋其实是小腿肌肉痉挛，表现为小腿肌肉比如腓肠肌突然变得很硬，疼痛难忍，可持续几秒到数十秒之久。

小腿三头肌位于小腿后群，主要由腓肠肌及比目鱼肌构成。

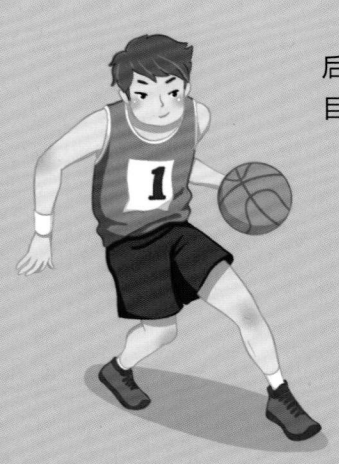

为什么缺钙会引起抽筋

缺钙是小腿抽筋的其中一个原因。缺钙是因为肌肉收缩过程中，钙离子起着重要作用。当血液中钙离子浓度太低时，肌肉容易兴奋而痉挛。青少年生长发育迅速，很容易缺钙，因此常发生腿部抽筋。

跟骨结节

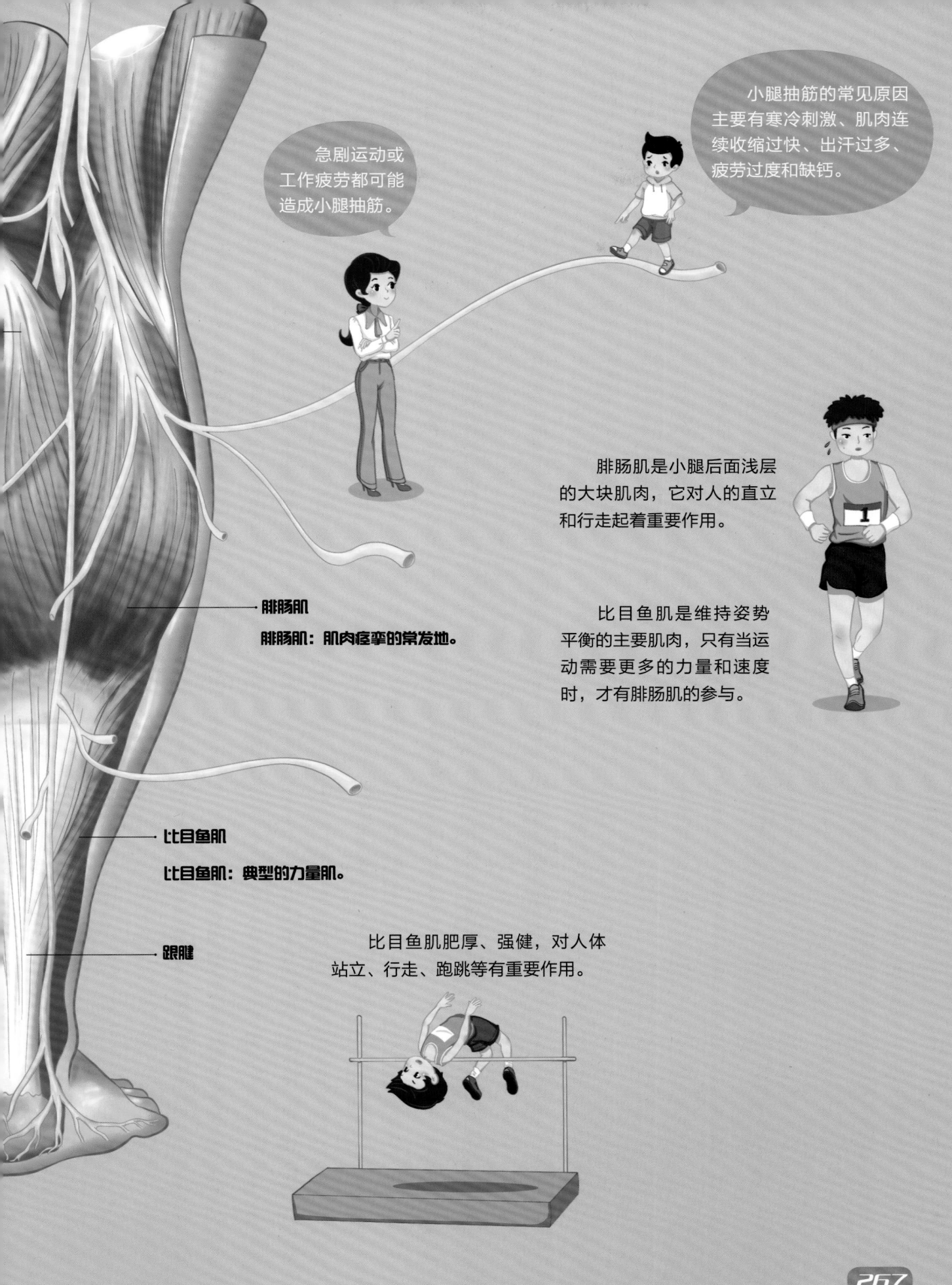

急剧运动或工作疲劳都可能造成小腿抽筋。

小腿抽筋的常见原因主要有寒冷刺激、肌肉连续收缩过快、出汗过多、疲劳过度和缺钙。

腓肠肌是小腿后面浅层的大块肌肉，它对人的直立和行走起着重要作用。

比目鱼肌是维持姿势平衡的主要肌肉，只有当运动需要更多的力量和速度时，才有腓肠肌的参与。

腓肠肌

腓肠肌：肌肉痉挛的常发地。

比目鱼肌

比目鱼肌：典型的力量肌。

跟腱

比目鱼肌肥厚、强健，对人体站立、行走、跑跳等有重要作用。

水肿的脚

　　妈妈慢慢地按摩着自己的脚，因为一天的路程让她的脚出现了水肿。脚是人类身体接触地面的部位，它是人体重要的负重部位和运动器官。久坐、久站或者长时间下蹲很可能引起脚踝水肿，这是为什么呢？怀着这样的好奇，我们进入了妈妈的脚。

脚水肿是怎么造成的呢？

脚水肿一般是血液不循环导致的。

　　如果脚踝僵硬、老化，回心血液就会淤滞在脚踝附近，影响血液循环。

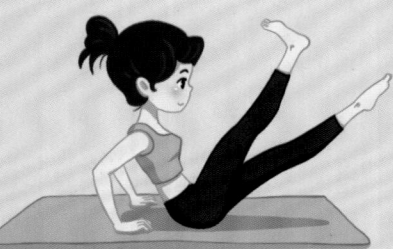

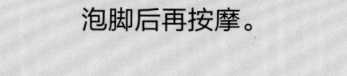

泡脚可以促进血液循环，脚踝水肿时可以泡脚后再按摩。

血液的"回流"与"倒流"

　　"回流"指的是心脏流出去的血液最终流回到心脏，这是血液循环中一个正常的过程，但"倒流"是指不正常的流向。心脏里面的瓣膜、动脉里的动脉瓣以及静脉里的静脉瓣等都有防止血液倒流的功能。如果这些瓣膜缺损，血液就可能倒流，造成血液运输能力降低。

两脚不明原因的肿胀，可能是心脏病、内分泌失调等疾病的信号。

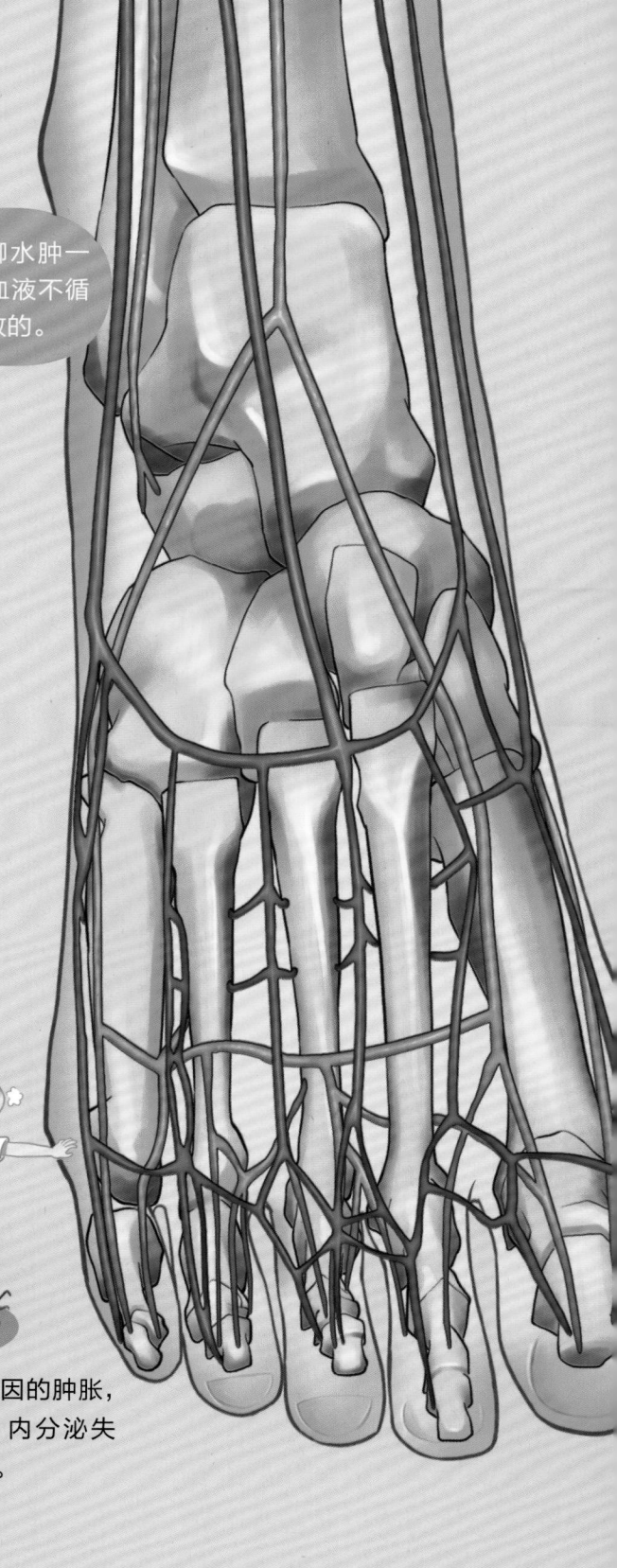

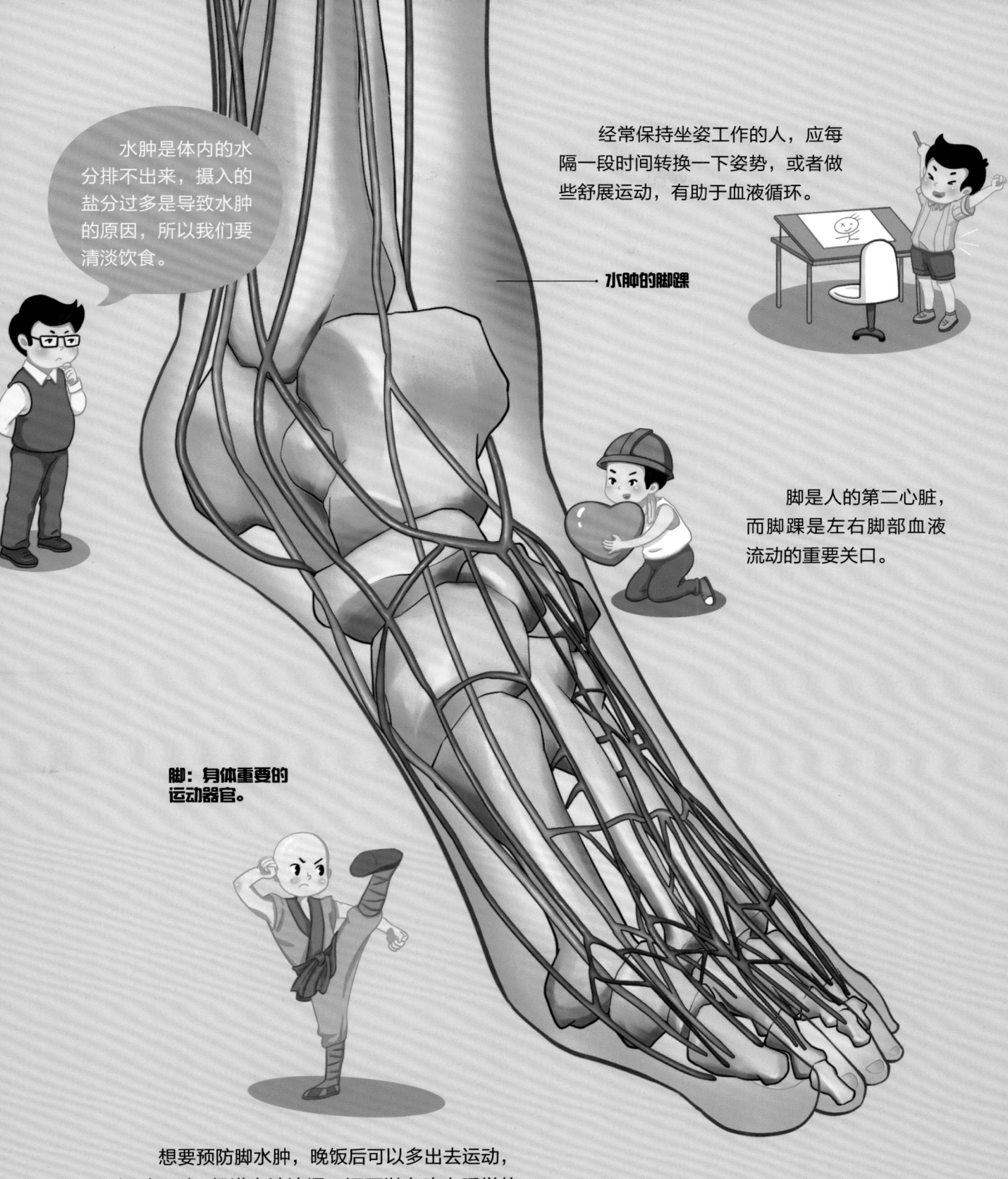

水肿是体内的水分排不出来，摄入的盐分过多是导致水肿的原因，所以我们要清淡饮食。

经常保持坐姿工作的人，应每隔一段时间转换一下姿势，或者做些舒展运动，有助于血液循环。

水肿的脚踝

脚是人的第二心脏，而脚踝是左右脚部血液流动的重要关口。

脚：身体重要的运动器官。

想要预防脚水肿，晚饭后可以多出去运动，活动下肢，促进血液流通。还可以在晚上睡觉的时候抬高下肢，促进血液回流。

脚底长"蘑菇"

脚气：真菌感染脚部形成的疾病。

热爱篮球的哥哥，每天放学后都会在小区的篮球场练习打篮球。这让妹妹非常嫌弃，因为打完球的哥哥，身上臭臭的。这天，哥哥脱掉运动鞋后，感觉脚底一直痒痒的，他挠挠痒，发现脚底竟然长出了"蘑菇"！

脚气一般由浅部真菌感染引起，主要元凶是皮肤丝状真菌。

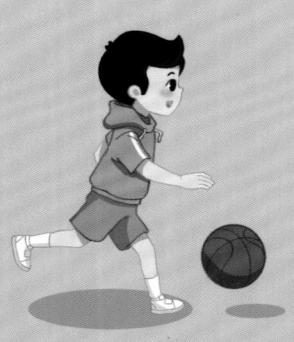

真菌是一种真核生物，包含霉菌、酵母、蕈菌以及其他人类所熟知的菌菇类。

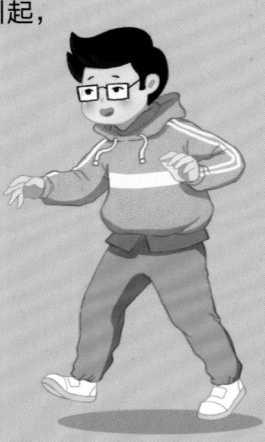

真菌不仅会入侵脚部，也会入侵身体内部。

可怕的脚气

足癣俗称"脚气"，是由真菌感染而引起的脚部疾病。脚气对皮肤有损害，也会导致瘙痒和糜烂，一般是先在一只脚上发生，数周或者数月后感染到另一只脚。脚气发病与生活习惯有一定关系，不注意足部和鞋袜卫生，会导致真菌的大量繁殖，引发脚气。

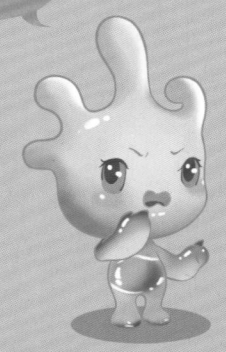

人的足底和趾间没有皮脂腺，缺乏抑制皮肤丝状真菌的脂肪酸。

足底和趾间的皮肤汗腺很丰富，出汗较多易形成潮湿温暖的环境，导致真菌大量繁殖。

一般常见的致病真菌分为浅部真菌和深部真菌两种，浅部真菌比较容易侵犯皮肤、毛发及指甲，而深部真菌就可以侵犯到人体皮肤、黏膜及深部组织。

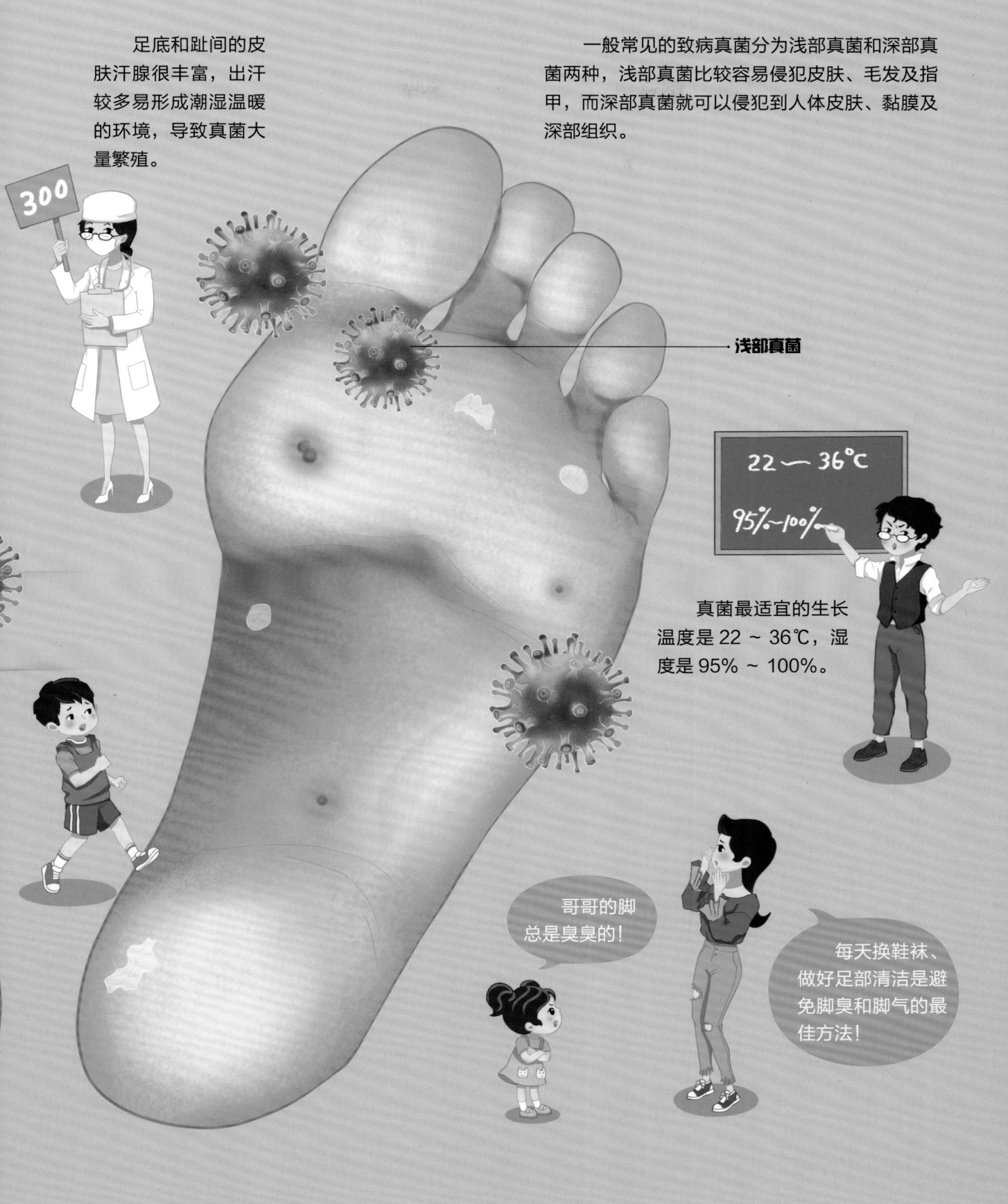

300

浅部真菌

22 — 36℃

95%～100%

真菌最适宜的生长温度是 22～36℃，湿度是 95%～100%。

哥哥的脚总是臭臭的！

每天换鞋袜、做好足部清洁是避免脚臭和脚气的最佳方法！

骨折的愈合

三个月前，哥哥在自行车竞赛时，被石头绊倒，连人带车摔在了地上，手臂也因此骨折。医生说，这是闭合性骨折，并帮助哥哥打上石膏固定伤处。三个月后我们想看看哥哥的骨折愈合得怎么样了，于是，我们和水萌萌一起来到哥哥的伤处，看看软骨组织愈合成硬骨组织的程度。

新的骨组织把骨头的两个断端联结起来了。

一旦骨头受损或折断，骨头愈合的过程就开始了，骨头受损的修复过程主要分为三个阶段。

第一阶段：骨折后的几小时内，血凝块就在骨头断端之间形成，并堵住出血血管。

骨质取代了软骨，哥哥骨头的断裂处已经得到修复了。

上肢骨较为薄弱且活动频繁，最常见的骨折多发生于手指、手腕和手臂部分的骨骼。

打石膏有什么作用

在骨折发生后，医生往往会为病人打石膏，石膏能够起到固定、支撑、保持形状的作用，它能避免新生的骨头移位、长歪，造成二次伤害。石膏也能限制骨折处活动，起到保护作用，使骨折的位置早点愈合。

软骨组织

第二阶段：骨折后三周左右，软骨取代了血凝块填充到两个骨头断端之间的间隙。新的血管也开始生长并穿过软骨。

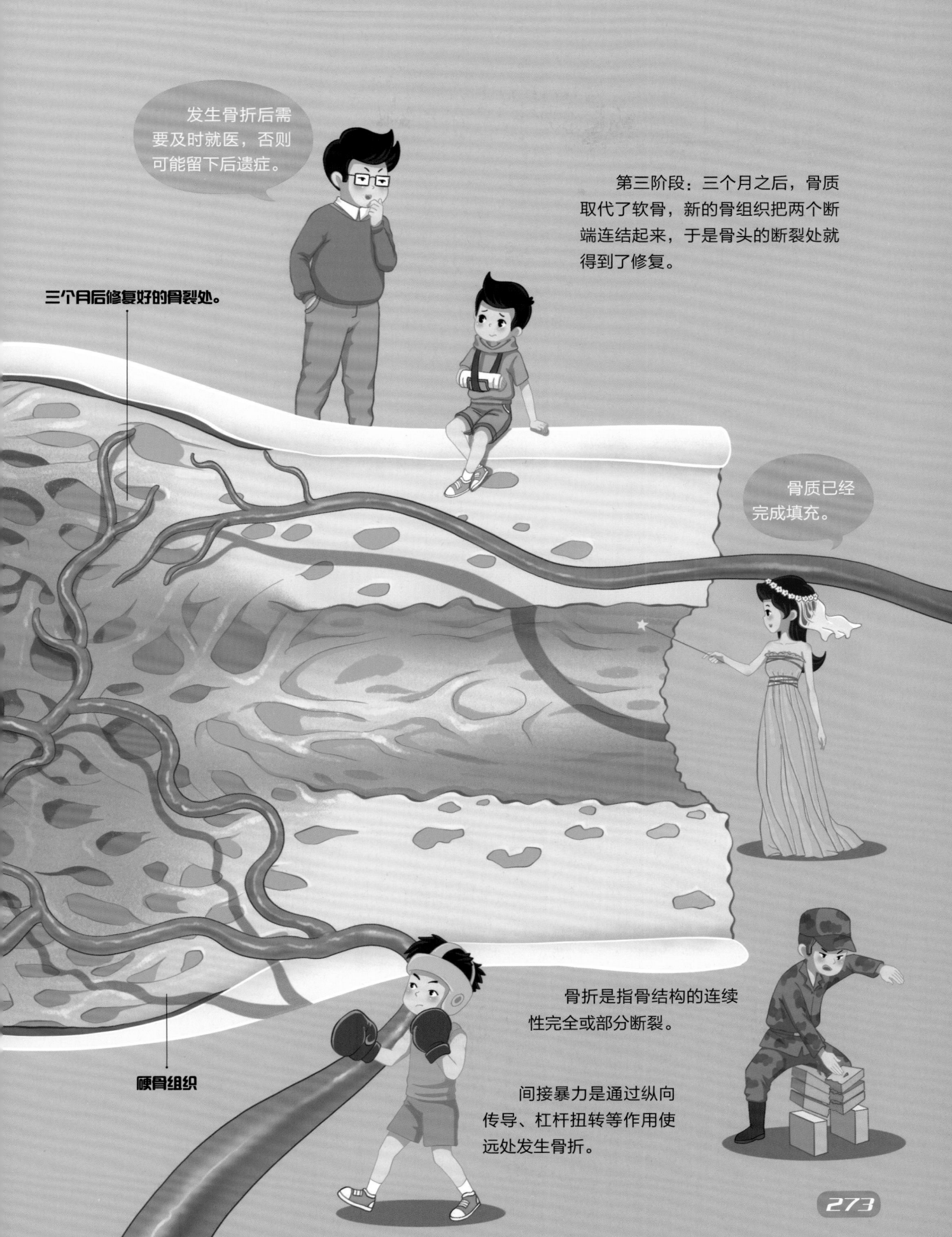

发生骨折后需要及时就医，否则可能留下后遗症。

第三阶段：三个月之后，骨质取代了软骨，新的骨组织把两个断端连结起来，于是骨头的断裂处就得到了修复。

三个月后修复好的骨裂处。

骨质已经完成填充。

硬骨组织

骨折是指骨结构的连续性完全或部分断裂。

间接暴力是通过纵向传导、杠杆扭转等作用使远处发生骨折。

273

磨损的膝关节

哥哥每天都在运动，最近哥哥经常感觉膝关节隐隐作痛，甚至用不上力，医生给了相关解释，哥哥现在年轻，处于"巅峰状态"的膝关节自我修复能力强，但如果过度使用，也会造成关节提前损耗，出现剧烈疼痛。医生建议哥哥适当休息。与此同时，全家人一起来到了哥哥神经活跃但暂时需要"休停"的膝关节。

关节软骨本身具有弹性，所以能缓冲相连骨在走、跳及其他运动时的震动和冲击。

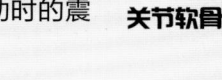

关节软骨

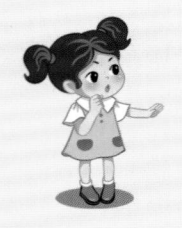

髌骨

保护膝关节的前部。

膝关节是人体最大、最复杂的关节，过度肥胖和长期体力劳动容易造成病变。

前交叉韧带

外侧半月板

半月板：能够起到缓冲保护的作用，如同自行车运动员戴的护腕、护膝。

膝关节的关节囊薄而松弛，附着于各关节面的周缘，周围有韧带加固，以增加关节的稳定性。

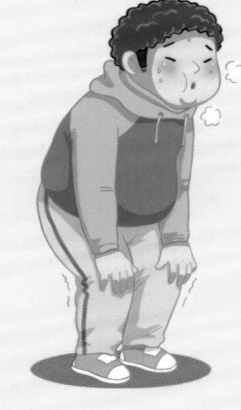

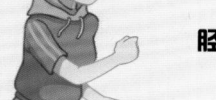

胫骨

人体的"轴承"

人体就像一台精密运转的机器，作为其中最大、最复杂的屈伸关节，膝关节是重要的"轴承"，在运动时承受着整个上半身和大腿的重量。一旦"轴承"损坏，身体就无法活动，心脏等器官因身体缺乏运动也会受到波及，引发一系列健康问题。

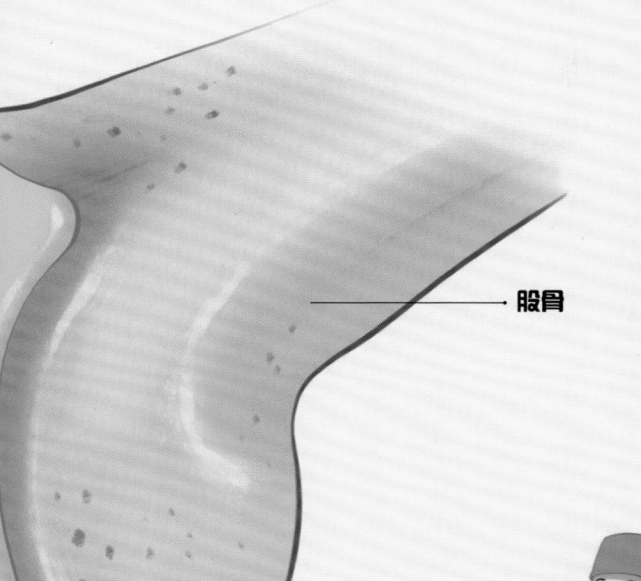

股骨

后交叉韧带

内侧半月板

胫侧副韧带

半月板由纤维软骨组成，内外各有一块，位于膝关节的关节间隙。

让我们进入哥哥的膝关节吧！

半月板边缘部分损伤可以自行修复，但是半月板破裂后不能自行修复，可以通过手术切除，切除后滑膜会再生一个纤维软骨性的半月板。

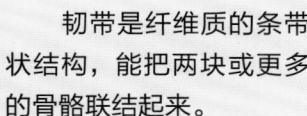

韧带是纤维质的条带状结构，能把两块或更多的骨骼联结起来。

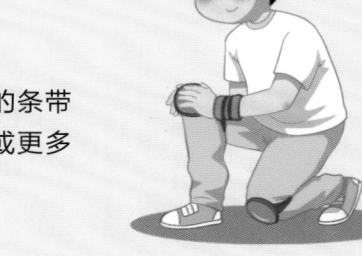

韧带既允许各关节活动，还能预防骨与骨的磨损，将其拉开。

我们应注意对膝盖的保护，在运动前做好热身工作或改做其他危险性较小的运动。

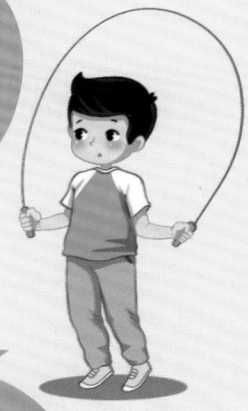

适度的运动有益于身体健康，过度的运动反而会对膝关节造成损害。

原来运动也不能过度，我也要注意保护膝关节了，那我只跳一小会儿绳吧。

水痘的入侵

妹妹被隔离在自己的房间里，她的脸上和手上出现很多红疹和小水疱。妈妈陪着妹妹，喂她吃药，并帮她敷冷毛巾降温。哥哥也想帮忙，爸爸却说，哥哥没得过水痘，很容易被传染。于是，爸爸开始给哥哥讲解关于水痘的知识。

儿童初次感染水痘病毒后引起水痘，恢复后病毒潜伏在体内，少数儿童在成年后病毒会再次发作而引起带状疱疹，所以称为水痘－带状疱疹病毒。

水痘是由水痘－带状疱疹病毒引发的疾病，它拥有较强的传染性，一旦痊愈后大多数患者可以获得终身免疫。

水痘是急性传染病。

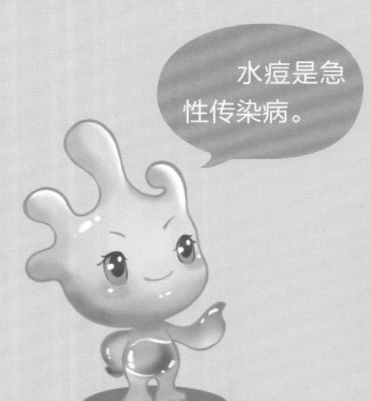

水痘

学龄前儿童的急性传染病。

水痘潜伏期一般为 12 ~ 21 日，平均为 14 日。

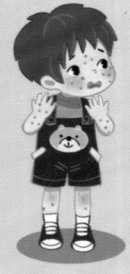

水痘是具有高度传染性的儿童常见病，好发于 2 ~ 6 岁。

水痘的发病特征是发热及皮肤和黏膜成批出现周身性红色斑丘疹、疱疹、痂疹。

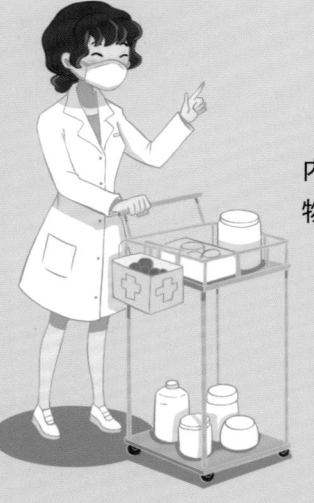

患者急性期水痘内容物及呼吸道分泌物内均含有病毒。

多发性水痘

水痘常发生在婴幼儿和学龄前儿童，成人也会患水痘，而且症状比幼儿更严重。冬春是水痘的高发季节，它的唯一传染源是水痘患者，主要通过接触或者飞沫吸入来传染。水痘是一种自限性疾病，水痘发展到一定程度后会自发消退，不用特意吃药，靠自身免疫可以痊愈。

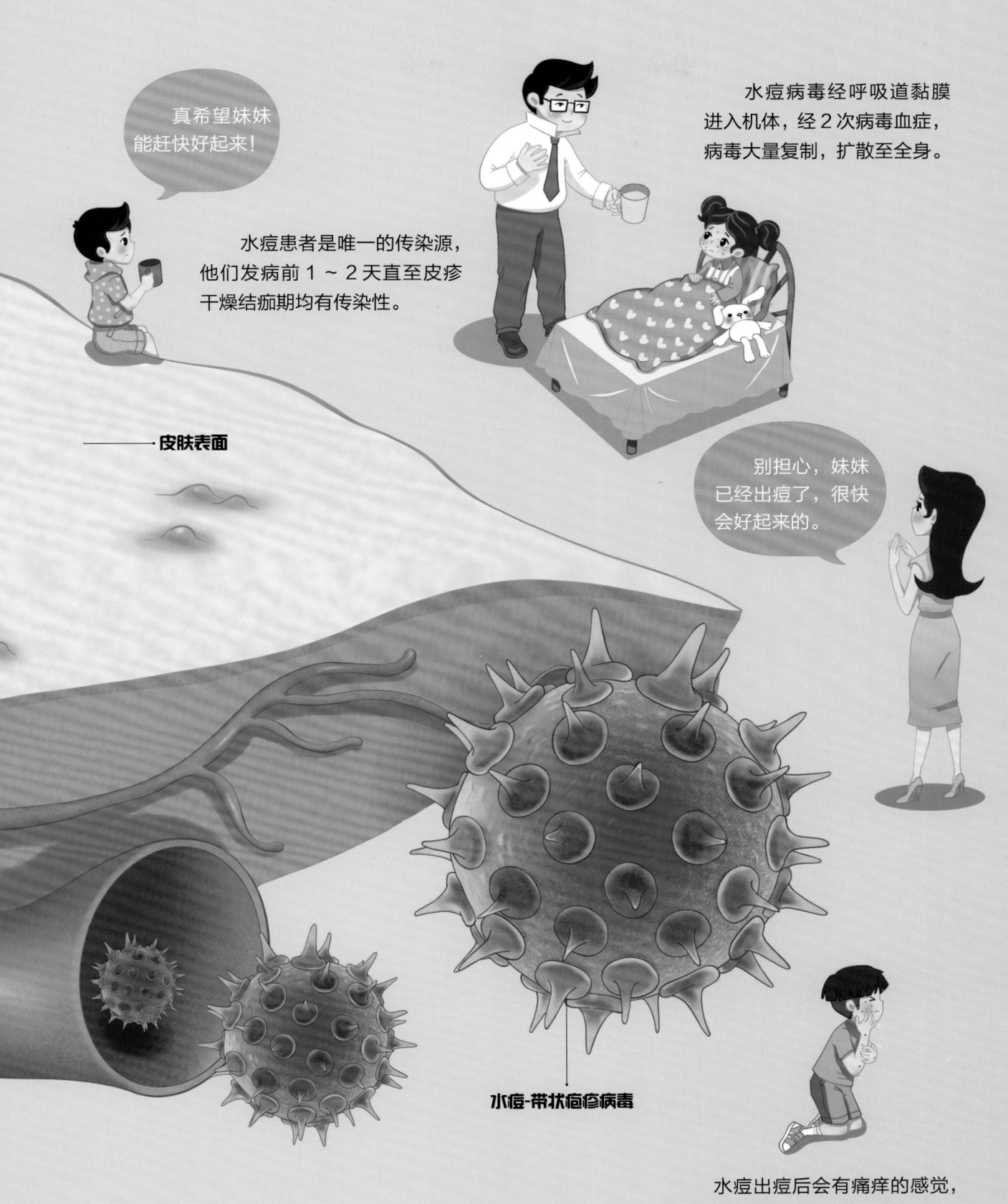

被狗咬伤后

妹妹在外出游玩时，不小心被流浪狗咬伤了。爸爸和妈妈都说应该立刻去打狂犬病疫苗，两个人讨论的同时，妹妹还不懂什么是狂犬病，我们来科普下狂犬病是什么。

人被患狂犬病的动物咬伤后，动物唾液中的狂犬病病毒会通过伤口进入人体而引发狂犬病，患病后人会出现恐水、怕风等表现。

狂犬病：是狂犬病病毒所致的病死率极高的急性传染病，也是一种人兽共患的病。

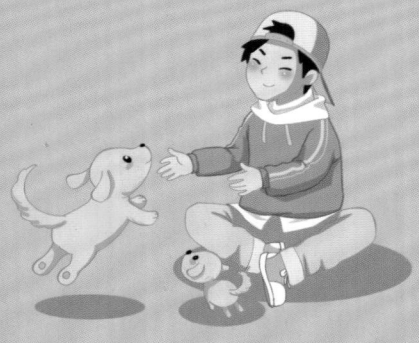

狂犬病的潜伏期长短不一，大部分在 3 个月以内发病。

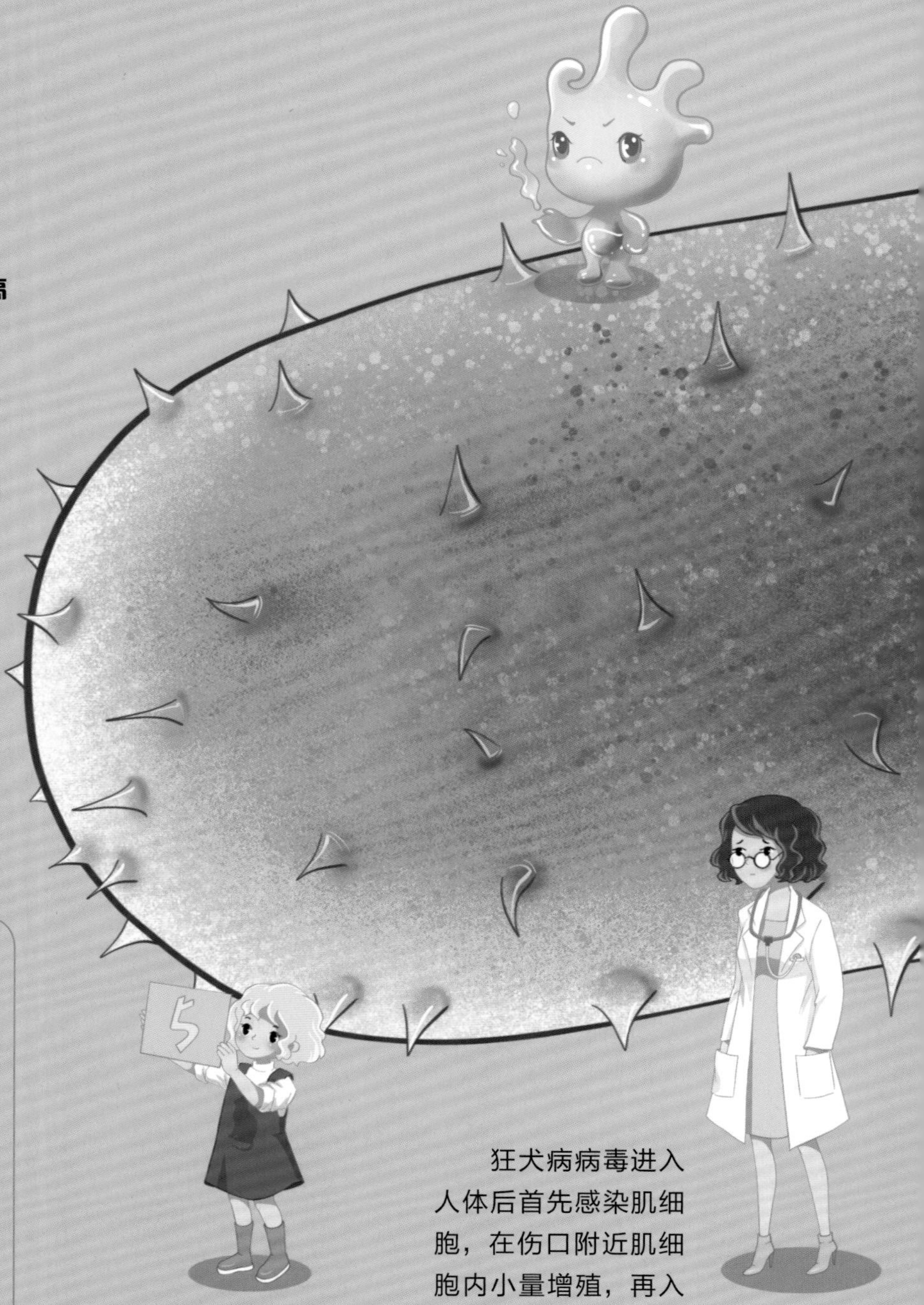

十日观察法

十日观察法是指被可疑的动物咬伤、抓伤后，尽快注射狂犬病疫苗，同时可将动物观察十天，如果动物在十天的观察期内持续健康，则可以停止注射剩下的狂犬病疫苗。但是，我国是狂犬病高风险国家，这个方法有较大的局限性。一旦被动物咬或抓伤，应该立刻去医院处理。

狂犬病毒含 5 种蛋白，即糖蛋白、核蛋白、聚合酶、磷蛋白和基质。

狂犬病病毒进入人体后首先感染肌细胞，在伤口附近肌细胞内小量增殖，再入侵近处的神经末梢。

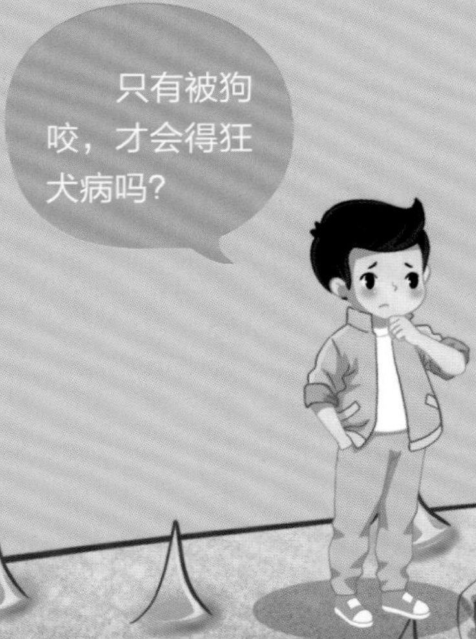

只有被狗咬，才会得狂犬病吗？

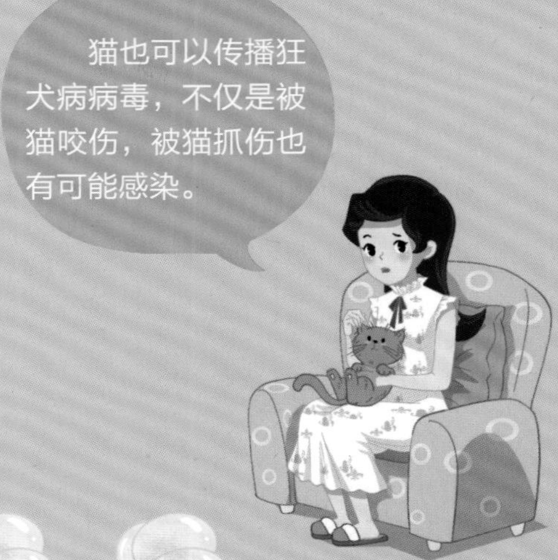

猫也可以传播狂犬病病毒，不仅是被猫咬伤，被猫抓伤也有可能感染。

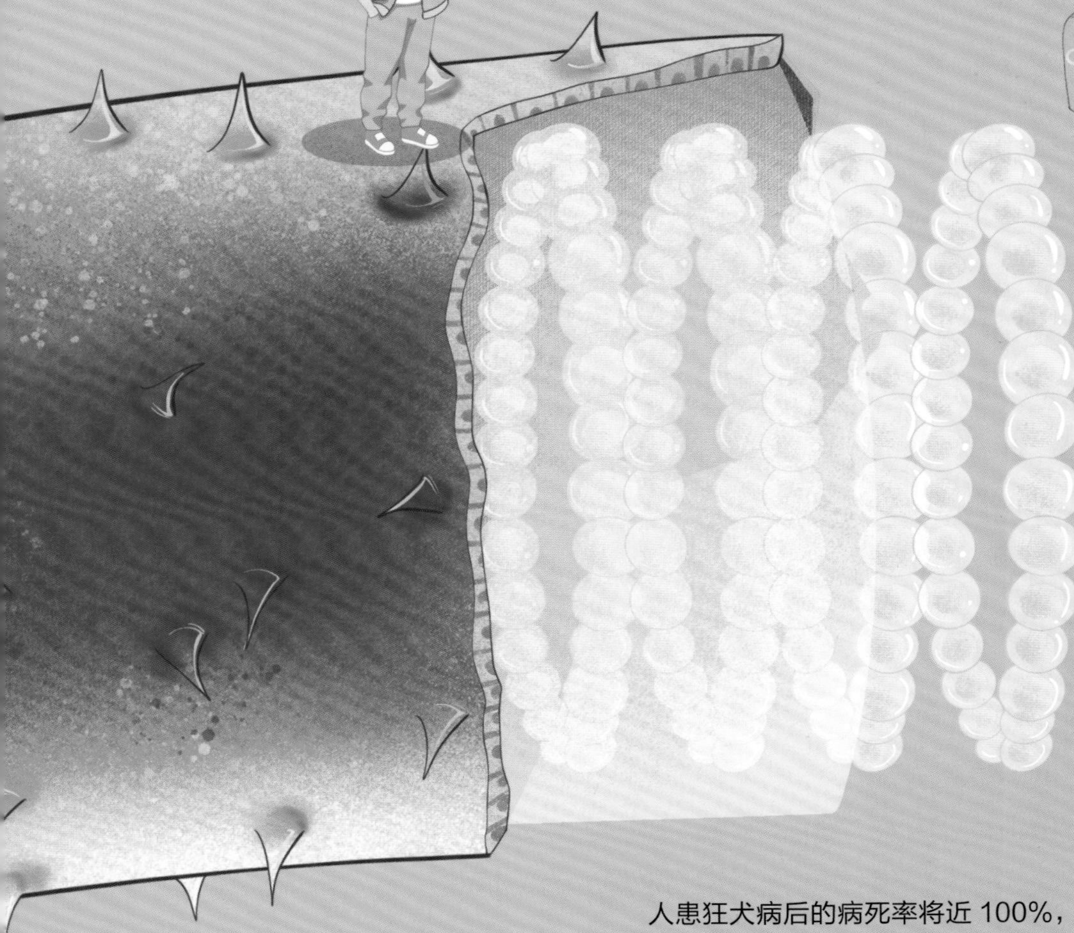

狂犬病的传染源主要为病犬，其次为病猫及病狼等。

狂犬病病毒属于弹状病毒科狂犬病病毒属，单链RNA病毒。

狂犬病病毒的糖蛋白能与神经递质结合，因此狂犬病病毒具有嗜神经性。

人患狂犬病后的病死率将近100%，因此被猫狗等动物抓咬后应第一时间去医院处理。

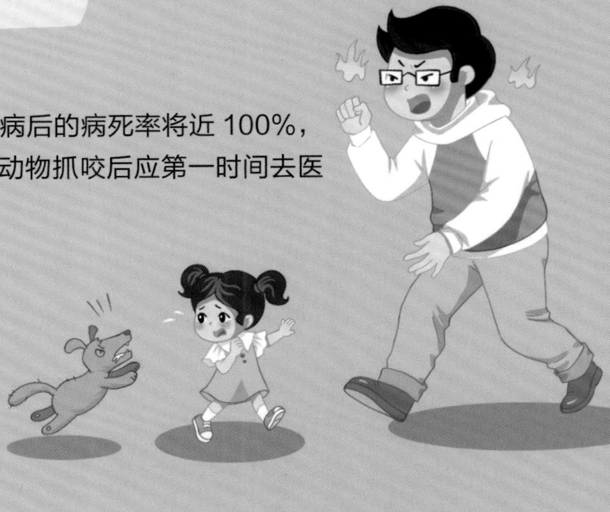

狂犬病潜伏期的长短与年龄、伤口部位、伤口深浅、入侵病毒的数量等因素有关。

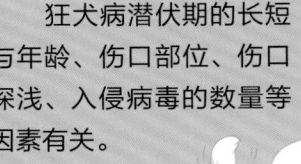

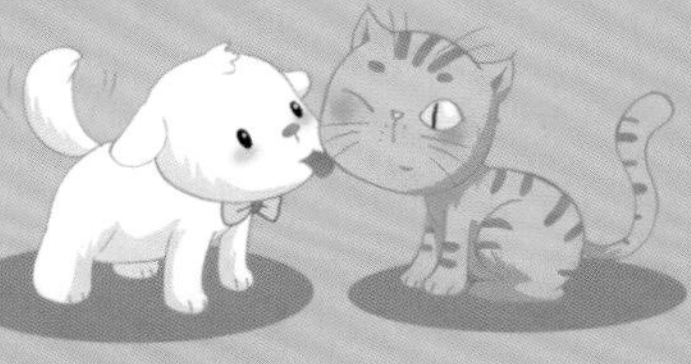

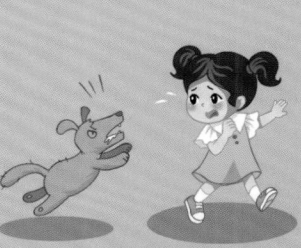

胃部溃疡的真凶

最近，妹妹所在的班级进行了体检，很多同学都被检测出幽门螺杆菌，妹妹的胃内也有少量的幽门螺杆菌。妹妹不了解幽门螺杆菌，妈妈说幽门螺杆菌是一种细菌，它不仅会导致消化系统疾病，还会让人出现尴尬的口臭。

妹妹感染幽门螺杆菌后，需要与他人分餐，并且按时吃药。

幽门螺杆菌是一种螺旋形、微厌氧、对生长条件要求十分苛刻的细菌。

幽门螺杆菌的传染性很强，一人中招，全家都可能被感染。

幽门

幽门螺杆菌：目前已知唯一能在胃部生存的病菌。

幽门螺杆菌

唯一能在胃部生存的细菌

胃酸是胃液中分泌的盐酸，它具有较强的腐蚀性，能够杀死食物中的部分病原菌。强大的胃酸让病原菌无法在胃中生存。幽门螺杆菌是目前已知唯一能在胃部生存的细菌，它可以产生尿素酶，分解周围的盐酸，继而在胃黏膜中生长繁殖，破坏胃黏膜引起慢性胃炎等疾病。

任何年龄段的人都可能感染幽门螺杆菌。

幽门螺杆菌感染的患者多会出现餐后嗳气、恶心、腹胀、腹部不适等胃溃疡症状。

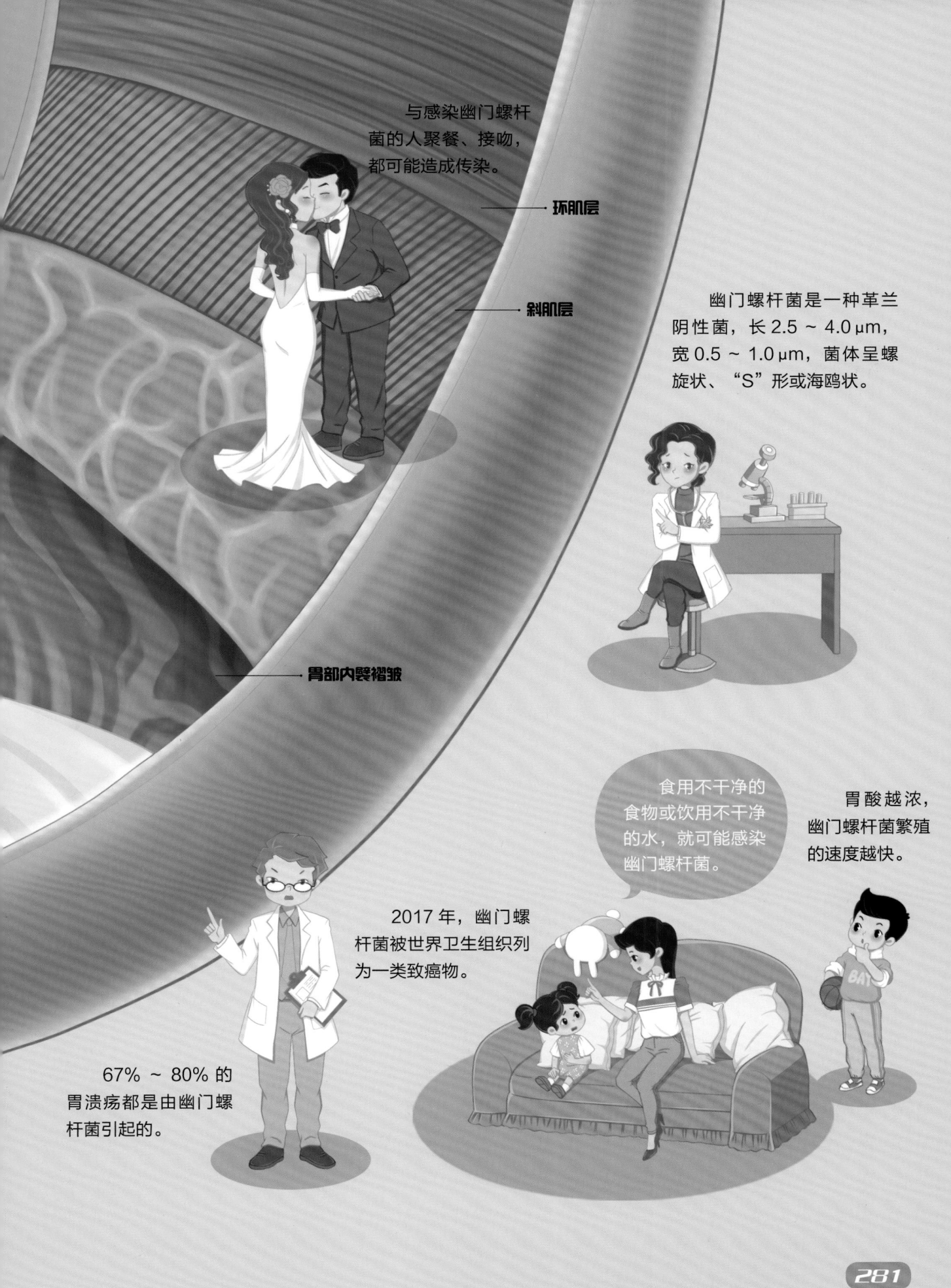

与感染幽门螺杆菌的人聚餐、接吻，都可能造成传染。

—— 环肌层

—— 斜肌层

—— 胃部内襞褶皱

幽门螺杆菌是一种革兰阴性菌，长 2.5 ~ 4.0 μm，宽 0.5 ~ 1.0 μm，菌体呈螺旋状、"S"形或海鸥状。

食用不干净的食物或饮用不干净的水，就可能感染幽门螺杆菌。

胃酸越浓，幽门螺杆菌繁殖的速度越快。

2017 年，幽门螺杆菌被世界卫生组织列为一类致癌物。

67% ~ 80% 的胃溃疡都是由幽门螺杆菌引起的。

寄生虫大干扰

　　妈妈一直告诉妹妹病从口入，所以每次吃东西前都要将自己的手清洗干净，而妹妹经常忘记妈妈的嘱托，会用脏手直接吃食物。妹妹今天脸色特别差，肚子里面"咕噜咕噜"地响，妹妹跟妈妈说肚子痛。于是妈妈带着妹妹去看医生，医生检查发现原来妹妹肚子里住着"蛔虫"。

寄生虫最常分布在人体的小肠中，它会掠夺人体的营养。

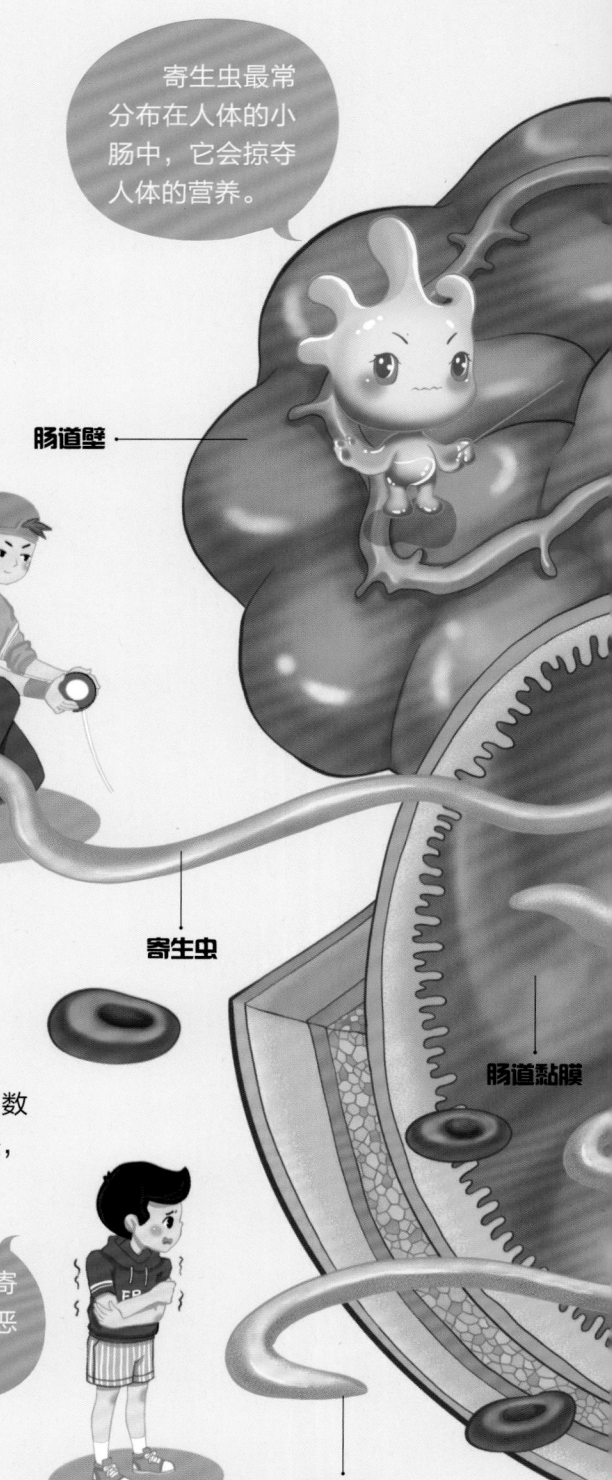

肠道壁

蛔虫是寄生于人类内脏最多的线虫，可长到 15 ~ 35cm 长。

寄生虫

蛔虫寄生于小肠，多见于空肠，以半消化食物为食。

肠道黏膜

饭前、便后洗手，不食未洗净的蔬菜及瓜果，不饮生水，防止食入蛔虫卵，减少感染机会。

宿主体内的成虫数目一般为一至数十条，个别可达上千条。

这些寄生虫也太恶心了！

寄生虫

吃进去的寄生虫

　　如果饮食不干净很可能感染寄生虫，寄生虫是一种具有致病性的真核生物，它是传播疾病的媒介。寄生虫会通过空气、水、食物进入人体，进入人体后，它可能会寄生在人体的每个角落，皮肤、消化道甚至大脑。寄生虫对人体有害无利，我们必须清楚。

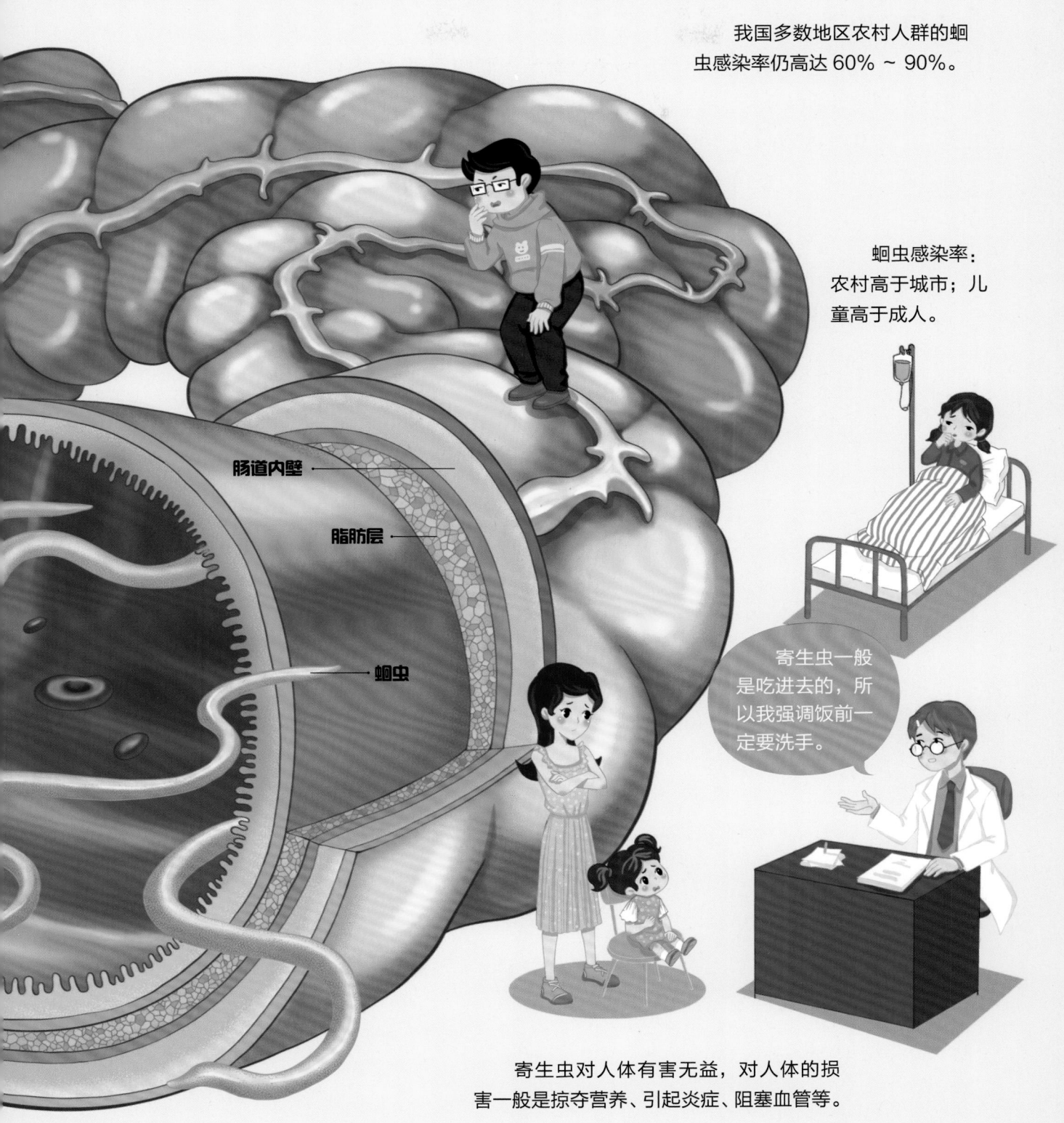

我国多数地区农村人群的蛔虫感染率仍高达 60% ~ 90%。

蛔虫感染率：农村高于城市；儿童高于成人。

寄生虫一般是吃进去的，所以我强调饭前一定要洗手。

肠道内壁

脂肪层

蛔虫

寄生虫对人体有害无益，对人体的损害一般是掠夺营养、引起炎症、阻塞血管等。

开园后的暴发感染

　　妹妹和妈妈在家看电视，新闻里报道了一起幼儿园集体感染诺如病毒引起腹泻的事件。妹妹很好奇地问妈妈诺如病毒是什么？妈妈说：诺如病毒是引起急性胃肠炎的主要病原体，具有很强的传染性和快速的传播能力，常在学校、幼儿园、医院、养老院等人员密集的场所引起传播。

> 诺如病毒是一种引起全球急性胃肠炎的病原体。

> 这种病毒传染性强，幼儿园是这种病毒的高发场所。

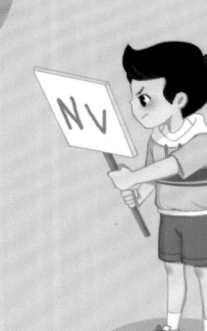

　　诺如病毒又叫作诺瓦克病毒。由于诺如病毒具有环境抵抗力强、传播途径多样、潜伏期短、变异快、感染剂量低的特点，所以很容易在人群中进行传播。

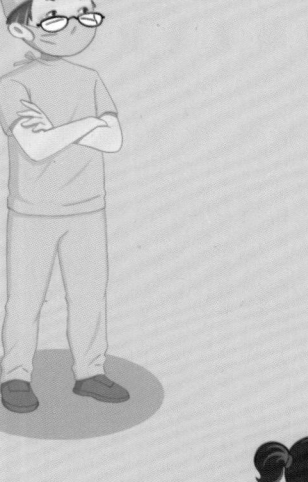

诺如病毒的传播

　　诺如病毒主要通过粪—口途径传播。具体传播方式多样：摄入污染的食物、水；接触病人排泄物或呕吐物；接触污染的手、物体或用具；接触呕吐产生的气溶胶等均可造成诺如病毒传播。

> 保持良好的手部卫生是预防诺如病毒感染和传播最有效的措施。

人体感染诺如病毒后，产生的免疫保护持续时间较短，所以同一个人可重复感染此病毒。

诺如病毒感染全年均可发生，10月到次年3月是诺如病毒流行的高发季节。

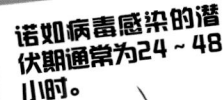

诺如病毒感染的潜伏期通常为24~48小时。

儿童感染诺如病毒后，会出现呕吐、腹泻、脱水等急性胃肠炎症状。

感染诺如病毒后不需要服用抗生素，而应及时补充水分以防止脱水。呕吐或腹泻症状严重时应及时就医。

诺如病毒：传播速度极快的"刺客"。

诺如病毒主要是通过胃肠道传播。所以想要预防被这种病毒感染，要做好食物的卫生，孩子摄入的食物要煮熟煮透，特别是海鲜类食物。

猫咪身上的不速之客

妹妹蹑手蹑脚地回家，妈妈叫她，她也不理。妈妈担心妹妹，走到她房间门口，听到一声猫叫。妹妹竟然带回来一只流浪猫！妹妹坚决不肯把猫咪丢掉，妈妈只好先出去做饭。没过多久，妹妹全身起了红疹，流浪猫身上的跳蚤跳到妹妹身上了……

跳蚤一般在动物的皮毛下进行繁殖。

跳蚤的食量很大，一只跳蚤成虫一天可吸入相当于其体重 15 倍的血液。

毛发

我们先帮妹妹洗澡，再去给猫咪做清洁。

跳蚤是小型、无翅、善跳跃的寄生性昆虫，成虫通常生活在哺乳类动物身上。

跳蚤的雌、雄成虫都有吸血的习性，当人被它们叮咬以后，往往会引起局部组织的病态反应。

脂肪组织

流浪猫的"危险"

饲养流浪猫时，首先需要得到家长的同意，然后把流浪猫清理干净、注射疫苗后才能带回家。流浪的动物身上带有很多的寄生虫和病菌，如果不清理干净，会造成大麻烦。比如被它后身上的跳蚤叮咬，甚至传染疾病。

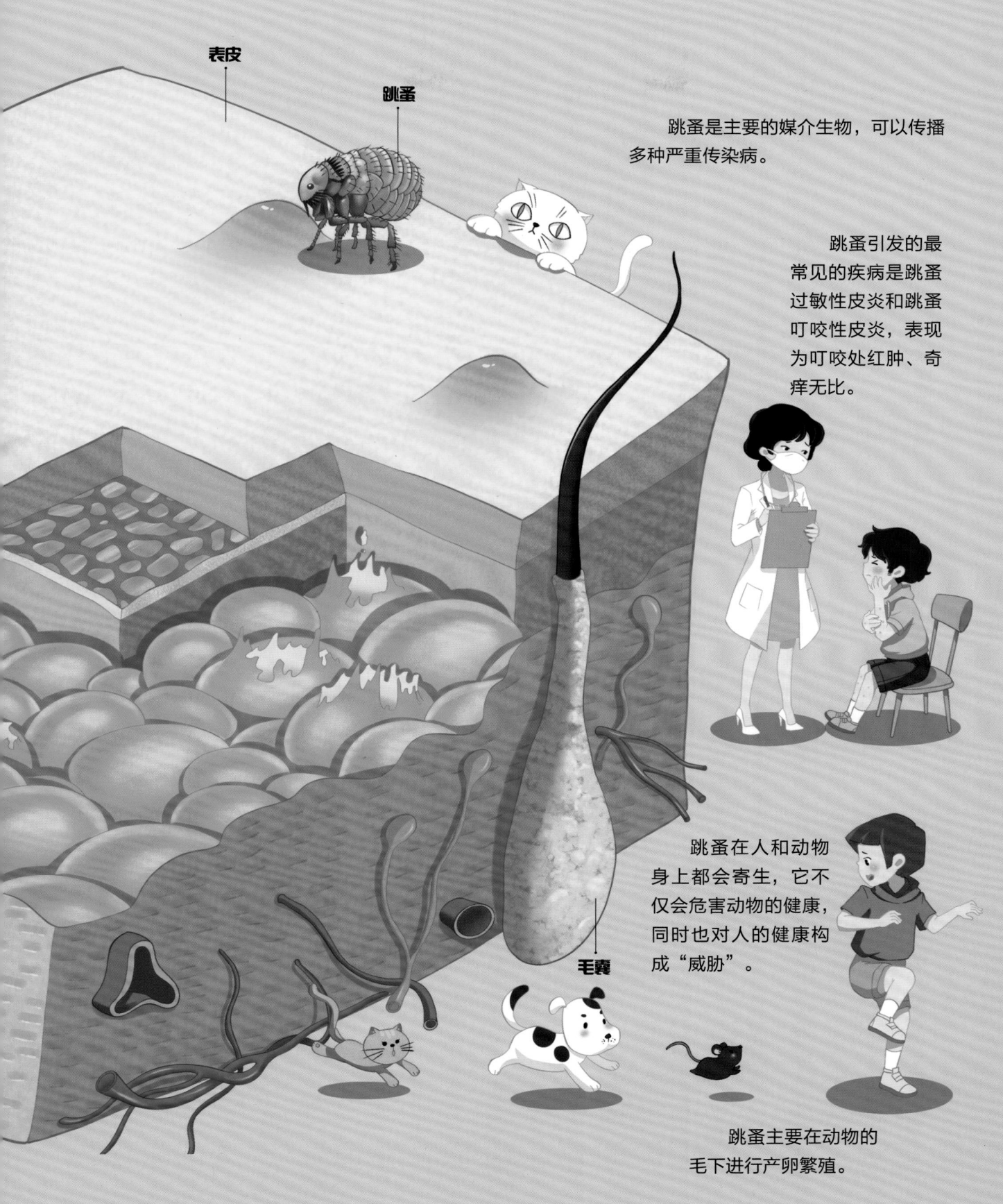

表皮

跳蚤

毛囊

跳蚤是主要的媒介生物，可以传播多种严重传染病。

跳蚤引发的最常见的疾病是跳蚤过敏性皮炎和跳蚤叮咬性皮炎，表现为叮咬处红肿、奇痒无比。

跳蚤在人和动物身上都会寄生，它不仅会危害动物的健康，同时也对人的健康构成"威胁"。

跳蚤主要在动物的毛下进行产卵繁殖。

情绪影响师

妹妹最近情绪总是波动大、易生气、易低落……于是，一早上爸爸妈妈带妹妹来到医院检查发现妹妹患了小儿甲状腺功能亢进症（简称"甲亢"）。甲状腺生病后会分泌过多的甲状腺激素，导致妹妹的情绪波动大。今天我们来到妹妹的甲状腺，深入了解甲状腺的结构与功能。

甲状腺属于人体的内分泌器官，主要位于颈部甲状软骨下方，气管两旁，可随着吞咽上下移动。

甲状腺可分泌甲状腺激素，其具有免疫功能。甲状腺激素能促进生长发育，以及促进新陈代谢。

甲状腺功能亢进可能会导致脾气暴躁，情绪不稳定。

大脖子病

在20世纪50年代，我国部分内陆地区"大脖子病"非常严重，这种病的学名为"地方性甲状腺肿"。"大脖子病"是一种典型的碘缺乏疾病，因为缺乏碘，所以甲状腺所处的颈部会出现明显的肿大，并伴有突眼等症状。

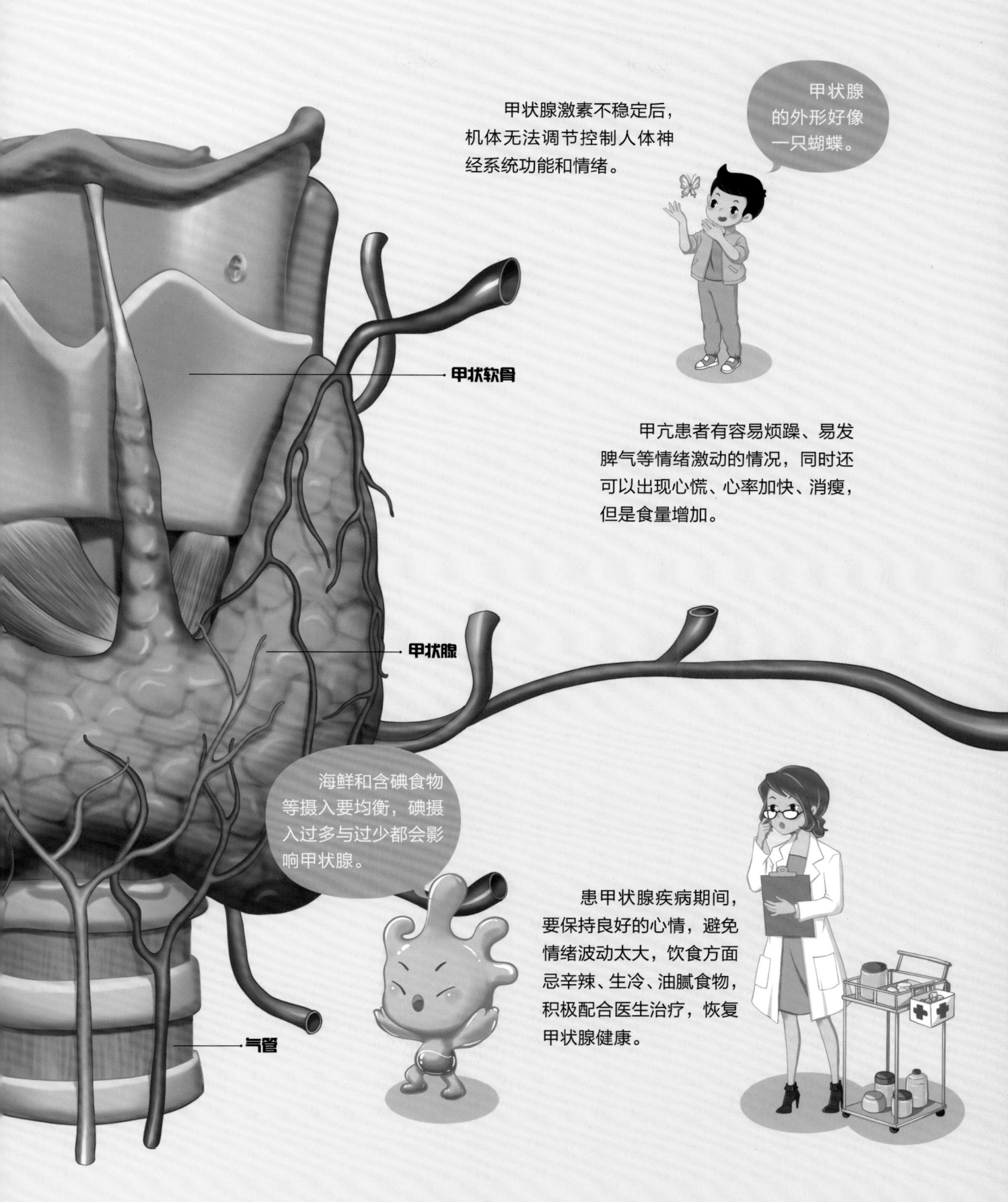

甲状腺激素不稳定后，机体无法调节控制人体神经系统功能和情绪。

甲状腺的外形好像一只蝴蝶。

甲状软骨

甲亢患者有容易烦躁、易发脾气等情绪激动的情况，同时还可以出现心慌、心率加快、消瘦，但是食量增加。

甲状腺

海鲜和含碘食物等摄入要均衡，碘摄入过多与过少都会影响甲状腺。

气管

患甲状腺疾病期间，要保持良好的心情，避免情绪波动太大，饮食方面忌辛辣、生冷、油腻食物，积极配合医生治疗，恢复甲状腺健康。

失控的细胞

妹妹最近迷上看韩剧，虽然她看不懂剧情，但是她懂得欣赏韩剧人物的长相。今天，妹妹看韩剧时，发现一个新鲜的名词"癌症"。这个词妹妹不会写，仔细问了妈妈才得到答案。妈妈说，癌症是起源于上皮细胞的恶性肿瘤。爸爸说，癌症是失控的细胞。癌症究竟是什么呢？

癌症通俗地讲就是恶性肿瘤，它可能发生在人体的任何一个部位，肿瘤细胞由于不受生理调节的控制，会迅速生长造成正常组织和器官被破坏的现象，严重者可能出现生命危险。

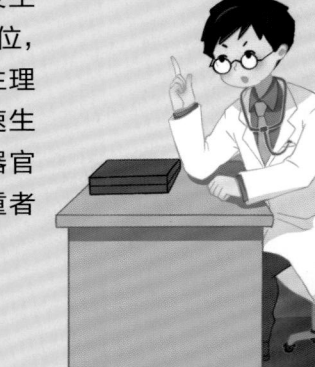

癌症是如何发生的呢？

正常的细胞由于各种致癌因子导致原癌基因和抑癌基因的突变而转变为癌细胞。

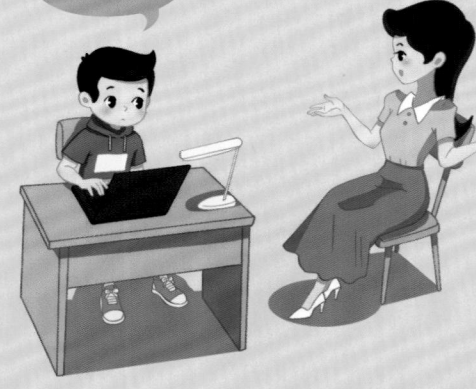

癌细胞有无限增殖、可转化和易转移三大特点。

致癌因子

致癌因子指可引起细胞恶性变化的物质。

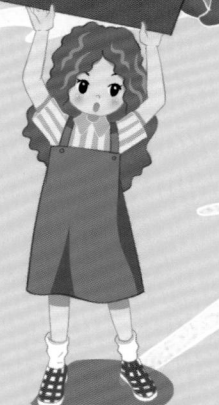

癌细胞累积到 10 亿个以上时，我们才会察觉，但此时多半为时已晚。

暴走癌细胞

身体的细胞每时每刻都在增殖，在增殖的过程中，有些正常细胞会基因突变为癌细胞，癌细胞会无限制地迅速生长，破坏人体正常的组织和功能。大部分的人都有癌细胞，但是它们的数量极少，一旦产生会很快被身体的免疫系统所消灭，只有当癌细胞大量繁殖时，才会变成癌症。

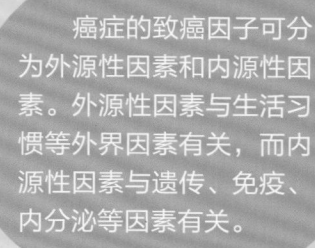

癌症的致癌因子可分为外源性因素和内源性因素。外源性因素与生活习惯等外界因素有关，而内源性因素与遗传、免疫、内分泌等因素有关。

原癌基因：主管细胞生长和增殖的基因。

抑癌基因：抑制细胞的不正常增殖。

原癌基因和抑癌基因是细胞内正常的基因，通常在人体内发挥着正常的作用。

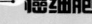
癌细胞

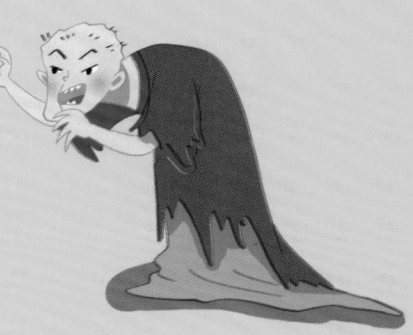

癌细胞能够无限增殖并破坏正常的细胞组织。

正常细胞

癌细胞除了分裂失控外，还会局部侵入周围正常组织，甚至经由体内循环系统或淋巴系统转移到身体其他部分。

讨厌的流感病毒

流行性感冒易发季节，哥哥不幸中招。哥哥开始浑身乏力，而且伴有高热症状。妹妹想为哥哥端一杯水过来，却被妈妈阻止了。妈妈说，哥哥的感冒会传染给别人，因此妹妹不能靠近哥哥。水萌萌决定带领爸爸妈妈前往哥哥的身体，齐心协力消灭哥哥身体里的病毒。

让我们消灭哥哥身体里的病毒。

流感是由流感病毒引起的一种急性呼吸道传染病，可以全球流行，病死率高。

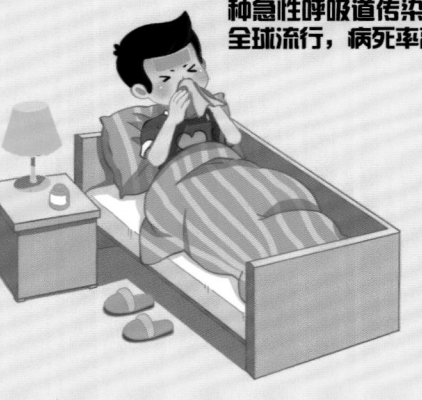

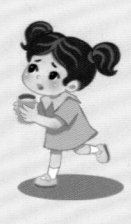

流感病毒是一个大家族，分为甲型、乙型、丙型三种。

其中甲型流感病毒最为危险，因其传染性强、传播迅速、极易发生大范围流行。

发现目标，前进！

流感VS感冒

普通人常认为，感冒和流感是同一种疾病，"流感"不过是流行性感冒。事实上，流感与感冒完全不同。流感是流感病毒感染引起的，是主要累及上呼吸道的全身性疾病，病原分甲、乙、丙型流感病毒。感冒是广义上的上呼吸道感染。

人患的流感大多是由甲型流感病毒和乙型流感病毒引起的。

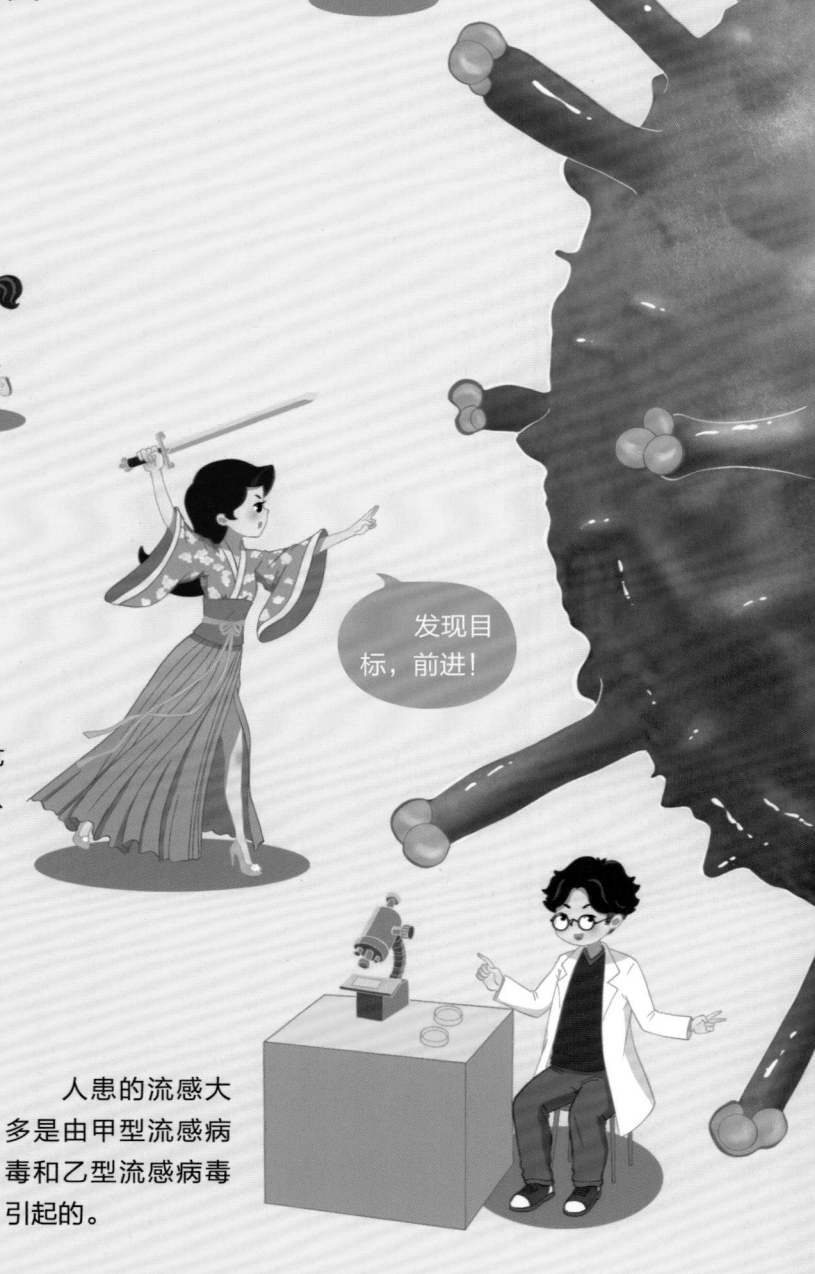

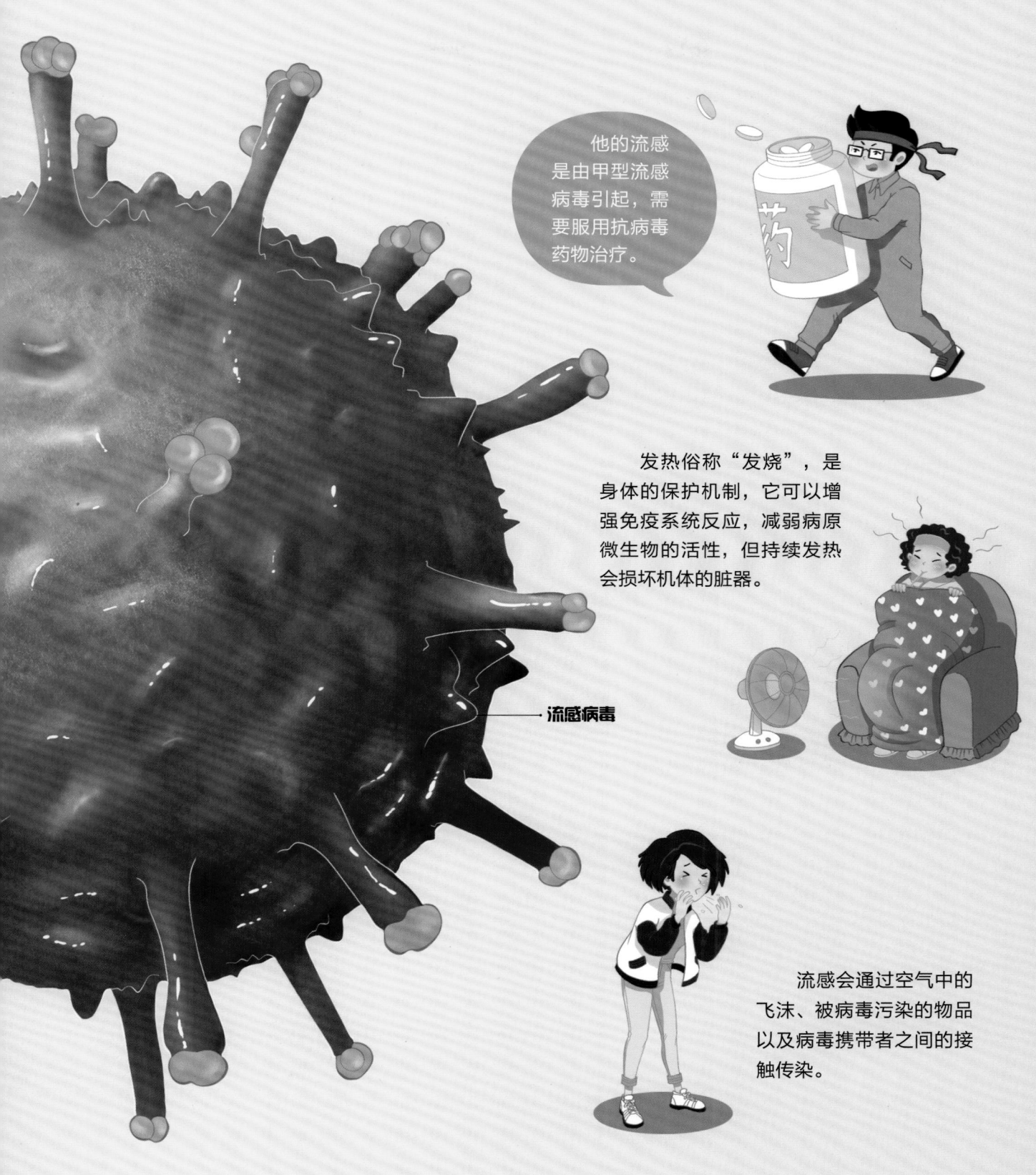

他的流感是由甲型流感病毒引起，需要服用抗病毒药物治疗。

发热俗称"发烧"，是身体的保护机制，它可以增强免疫系统反应，减弱病原微生物的活性，但持续发热会损坏机体的脏器。

流感病毒

流感会通过空气中的飞沫、被病毒污染的物品以及病毒携带者之间的接触传染。

肺炎

　　一觉醒来后，哥哥感觉浑身乏力，连呼吸也变得急促起来。妈妈给哥哥测体温，发现哥哥已经发热到了39℃。水萌萌说，哥哥可能感染了病毒性肺炎，我们必须及时带哥哥去医院检查身体，帮助哥哥赶跑病毒。

这种突起叫"刺突糖蛋白"，它是冠状病毒感染和致病的关键。

病毒性肺炎是由上呼吸道病毒感染向下蔓延所致的肺部炎症。

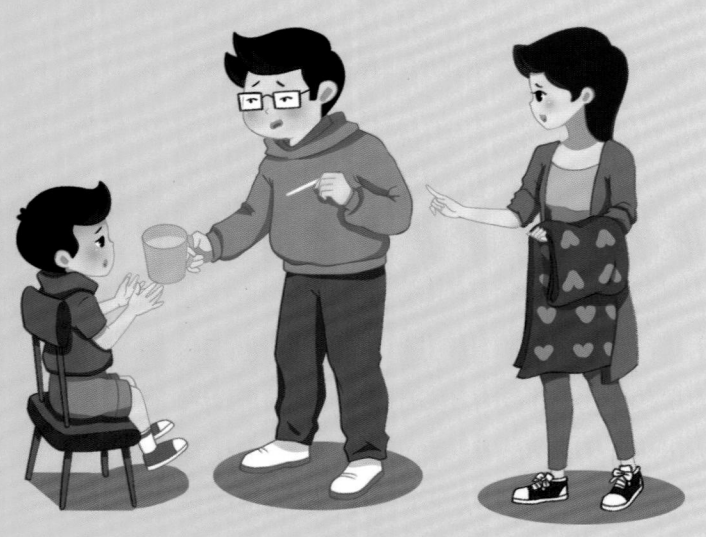

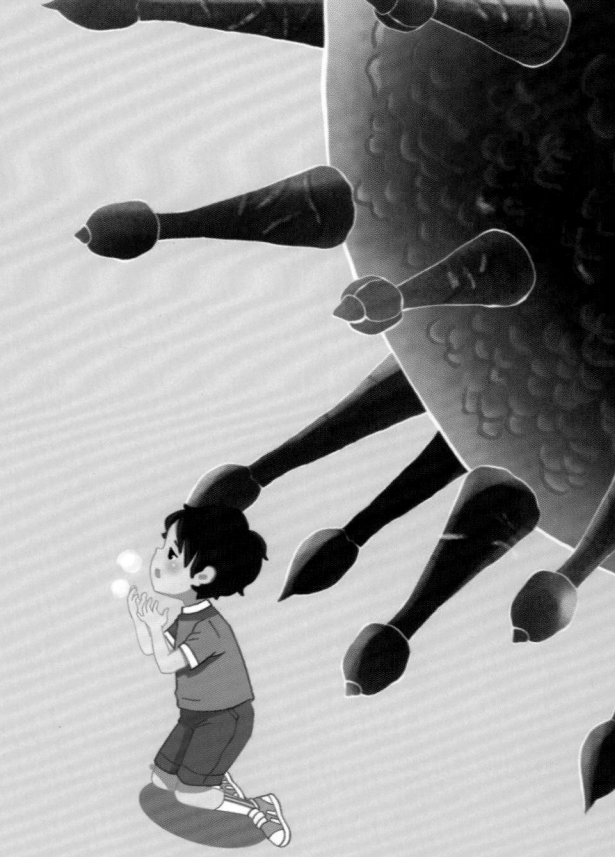

　　病毒性肺炎的发生与病毒的毒力、感染途径以及宿主的年龄、免疫功能状态等有关。一般小儿的发病率高于成人。

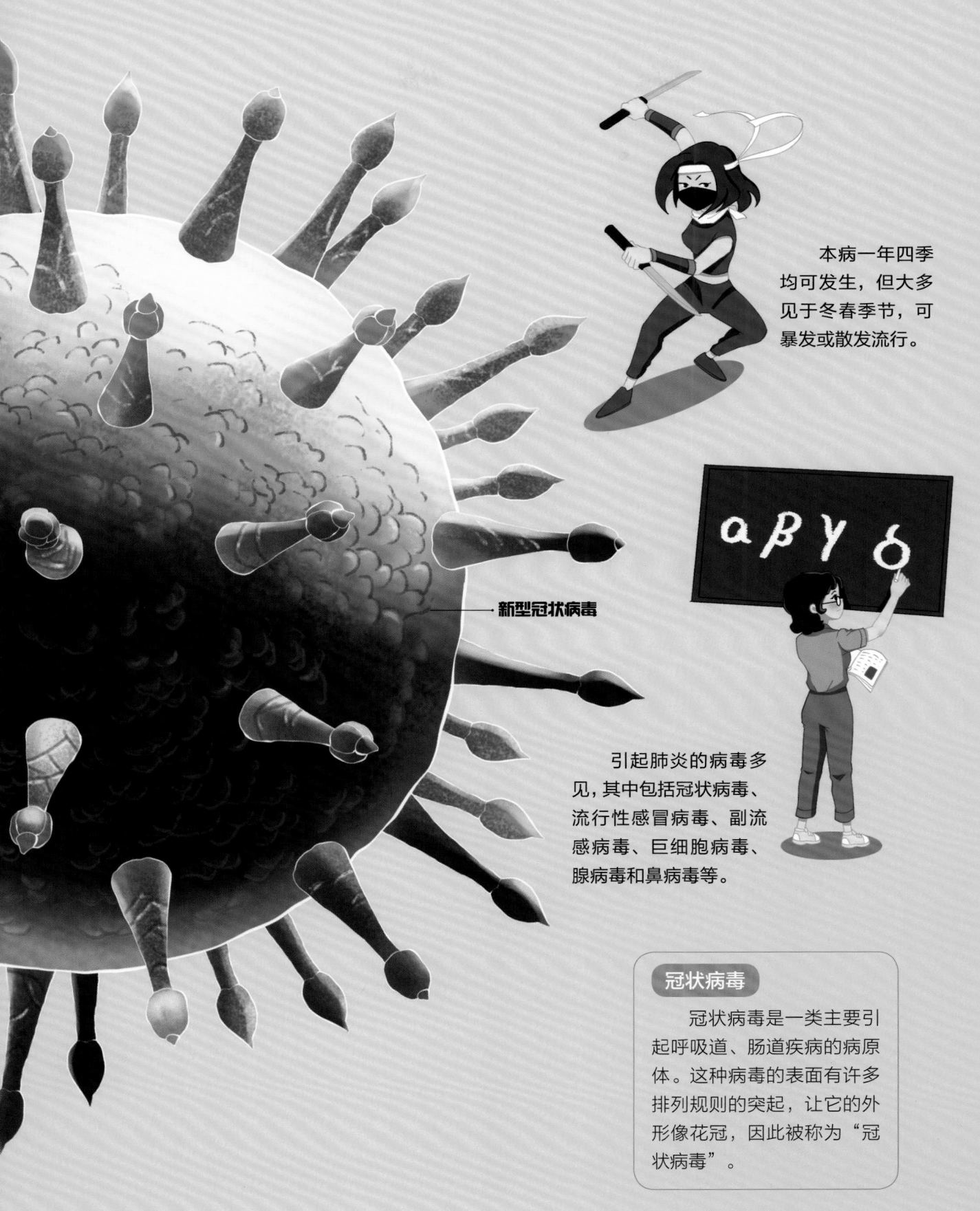

本病一年四季均可发生，但大多见于冬春季节，可暴发或散发流行。

·新型冠状病毒

引起肺炎的病毒多见，其中包括冠状病毒、流行性感冒病毒、副流感病毒、巨细胞病毒、腺病毒和鼻病毒等。

冠状病毒

　　冠状病毒是一类主要引起呼吸道、肠道疾病的病原体。这种病毒的表面有许多排列规则的突起，让它的外形像花冠，因此被称为"冠状病毒"。

动脉阻塞

昨天爸爸去医院做了全套体检，今天一早爸爸和妈妈就去医院拿体检结果了。十一点左右他们回来了，哥哥听见妈妈对爸爸说："一定要注意饮食了，不然可能就动脉硬化了。"哥哥问水萌萌："动脉硬化是什么啊？"水萌萌就带着哥哥进入了爸爸的身体，一边走一边给妹妹解释动脉硬化。

运动锻炼、控制体重也可预防动脉粥样硬化。

动脉硬化饮食方面要避免吃油腻性食物，一定要低盐饮食，多吃蔬菜和水果。

三高是什么

三高是高血脂、高血压、高血糖的总称。它是指高血糖中的胰岛素抵抗、高胰岛素血症、糖耐量异常，高血脂中的高甘油三酯血症和高血压，也是人体的蛋白质、脂肪、碳水化合物等物质发生代谢紊乱的复杂状态。它是一组复杂的代谢紊乱综合征，是导致糖尿病、心脑血管疾病的危险因素。

血管壁

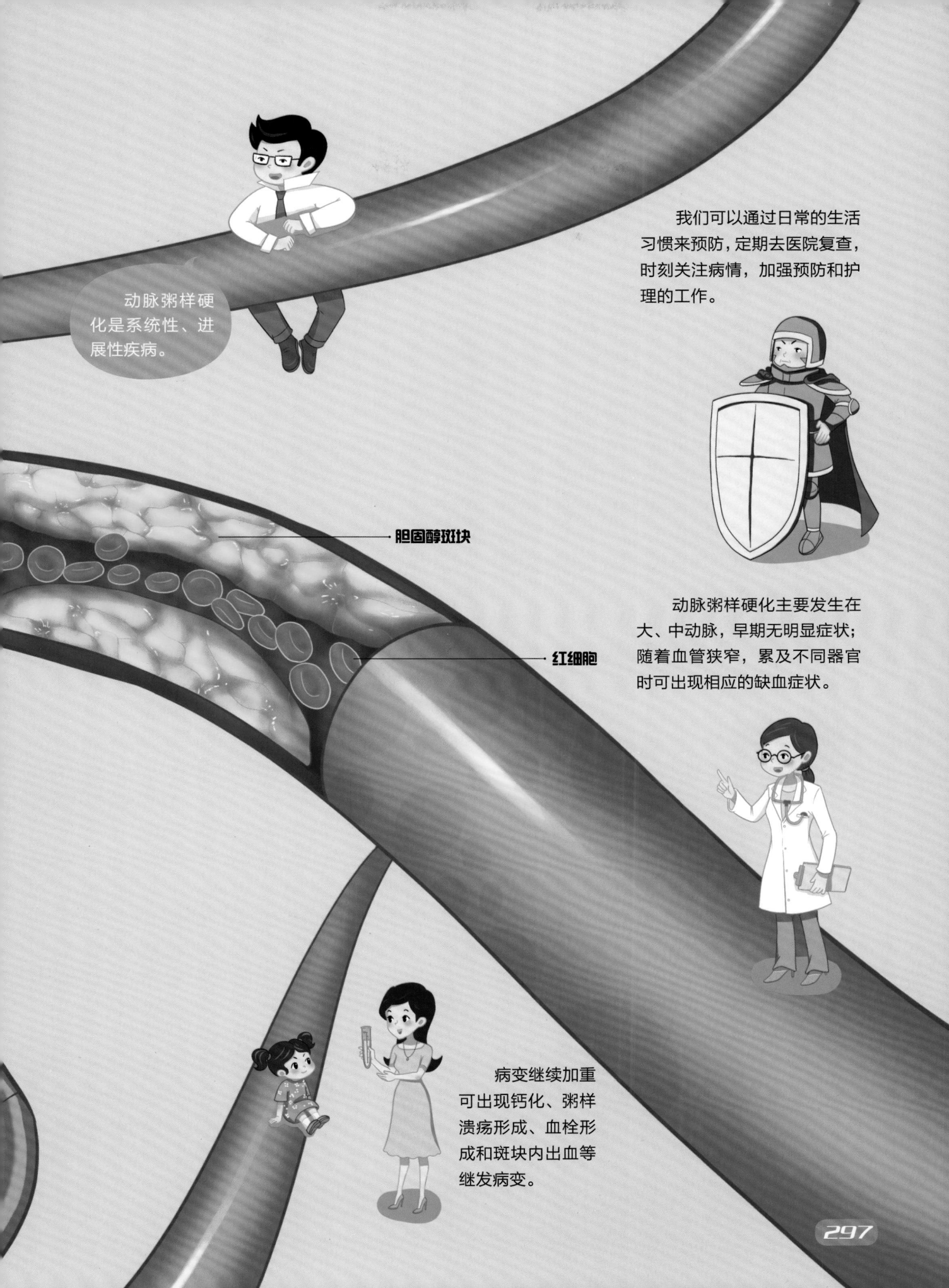

动脉粥样硬化是系统性、进展性疾病。

我们可以通过日常的生活习惯来预防，定期去医院复查，时刻关注病情，加强预防和护理的工作。

胆固醇斑块

红细胞

动脉粥样硬化主要发生在大、中动脉，早期无明显症状；随着血管狭窄，累及不同器官时可出现相应的缺血症状。

病变继续加重可出现钙化、粥样溃疡形成、血栓形成和斑块内出血等继发病变。

职业"杀手"——细菌

　　每天回家,妈妈都强调让妹妹进屋先洗手。妈妈说,手上有很多细菌,如果不洗手直接拿东西吃会坏肚子。妹妹看着自己白白净净的小手,怎么也找不到"细菌"。细菌是单细胞微生物,无法用肉眼看见,只能用显微镜观察。大部分的细菌对人体无害,甚至有益健康,但有害的细菌会带来致命威胁。

　　细菌的个头很小,最小只有2μm长,它们是生物中的主要类群之一。

　　据估计,人体内及表皮上的细菌细胞总数约是人体细胞总数的十倍。

　　回到家首先要洗手,预防有害菌。

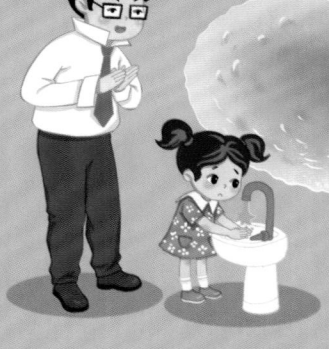

螺旋杆菌

杆菌

球菌

　　细菌的常见形态有三种,第一种是外形呈圆球形或者椭圆形的细菌,称为球菌。

有益菌与有害菌

　　细菌大部分是对人体无害的,只有小部分才会导致人类发生疾病。在无害的细菌中,又存在有益菌。有益菌是对人体健康起到正面作用的细菌或真菌,它包含乳酸菌、酵母菌等。有害菌是指使人体生病的细菌,如产气荚膜杆菌、铜绿假单胞菌等。

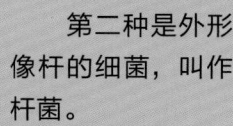

　　第二种是外形像杆的细菌,叫作杆菌。

　　第三种是螺旋状的细菌,称为螺旋杆菌,根据弯曲程度可分为弧菌、螺菌和螺旋体。

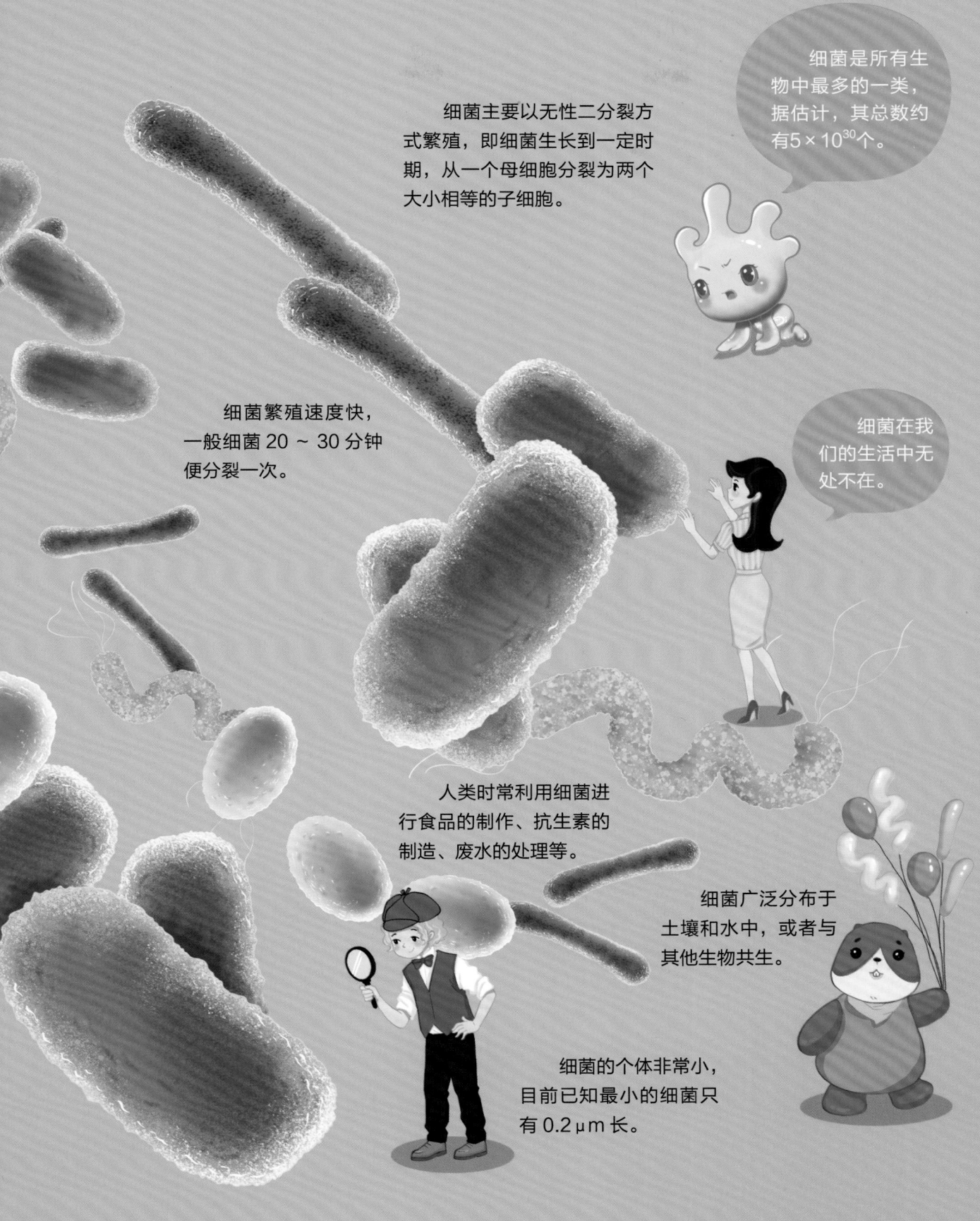

细菌主要以无性二分裂方式繁殖，即细菌生长到一定时期，从一个母细胞分裂为两个大小相等的子细胞。

细菌是所有生物中最多的一类，据估计，其总数约有$5×10^{30}$个。

细菌繁殖速度快，一般细菌 20 ~ 30 分钟便分裂一次。

细菌在我们的生活中无处不在。

人类时常利用细菌进行食品的制作、抗生素的制造、废水的处理等。

细菌广泛分布于土壤和水中，或者与其他生物共生。

细菌的个体非常小，目前已知最小的细菌只有 0.2 μm 长。

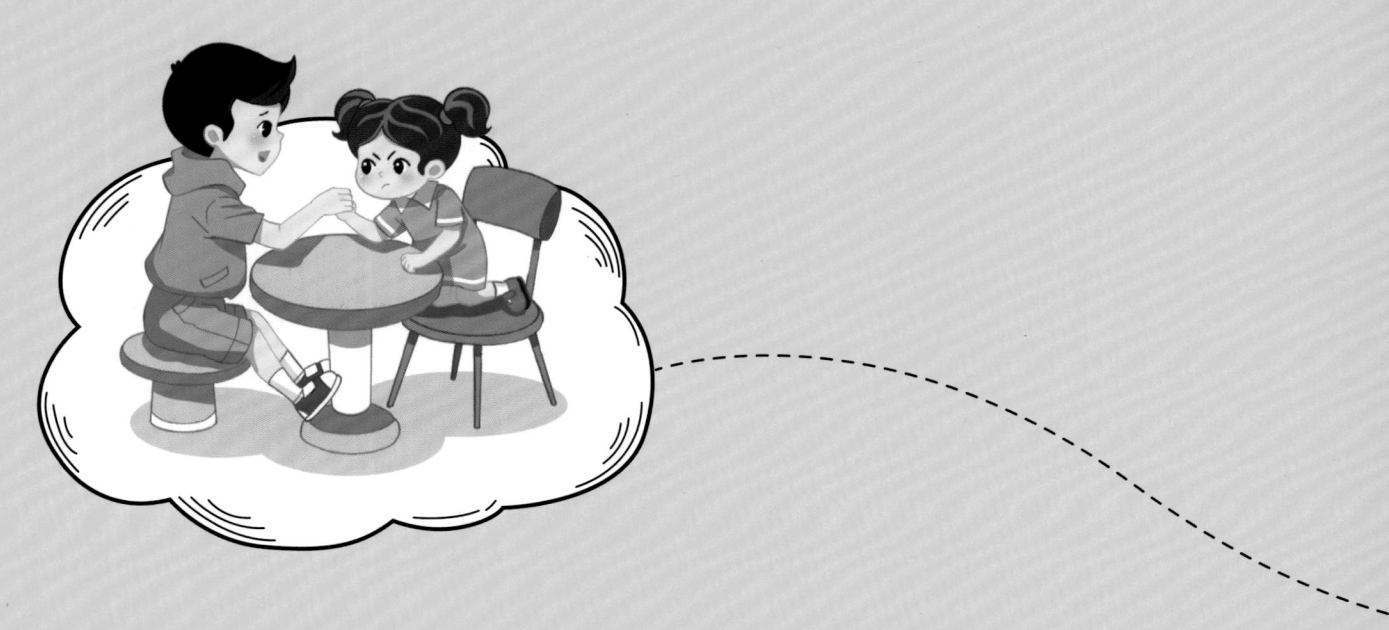

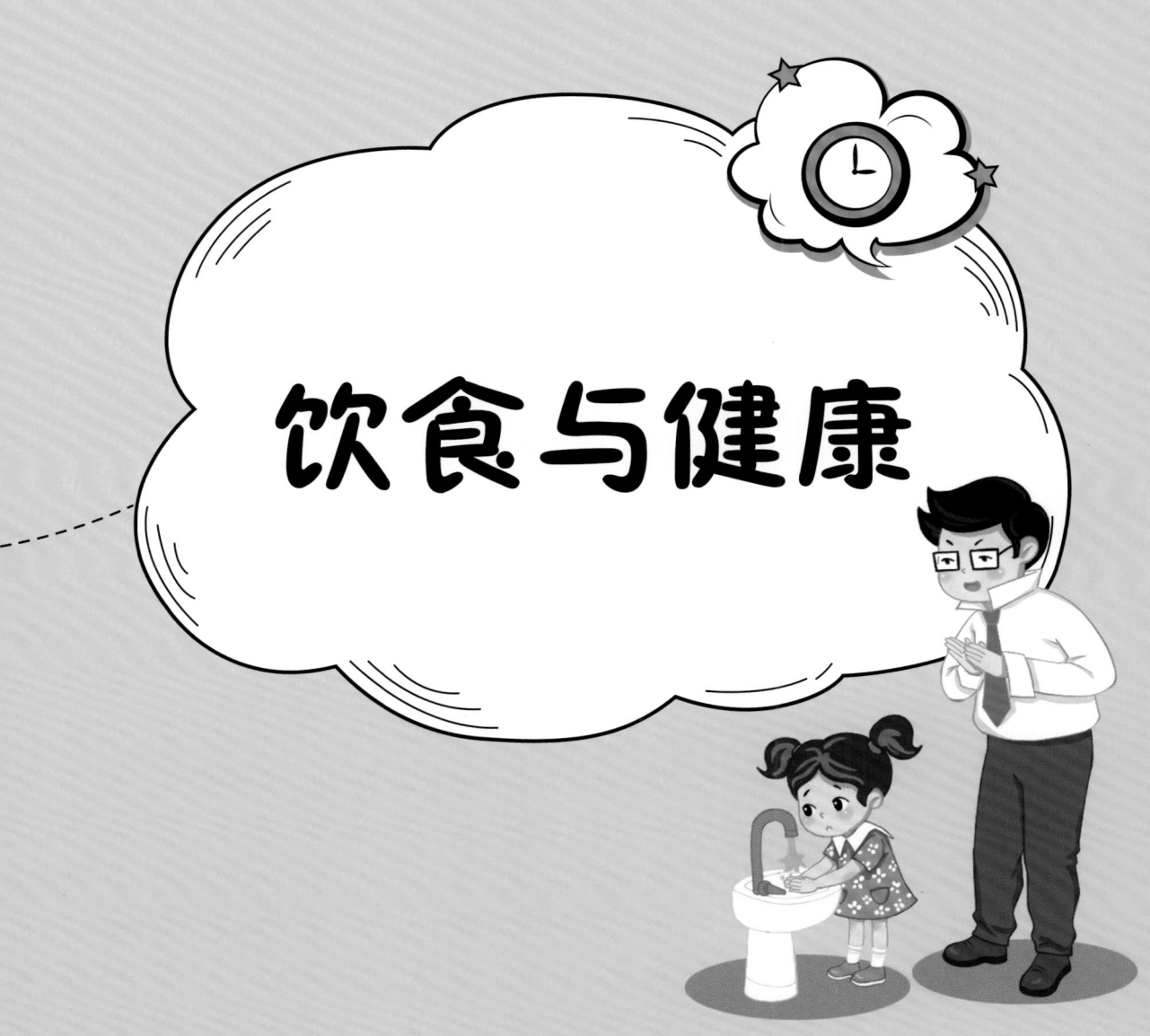

饮食与健康

为什么冰水能解辣

"呼哧"——爸爸不小心吃到了朝天椒，他辣得满脸通红，想要喝水。爸爸慌忙地拿起杯子饮水，但是不小心喝到了热水，这如同火上浇油一般，让爸爸感觉更热、更辣了。妈妈急忙给爸爸端来冰水，爸爸饮下冰水后，才摆脱了口腔中的辣痛感。哥哥旁观了全部过程，他很好奇为什么水能"解辣"……

喝水相当于降温，因此冰水比常温水更具解辣感。

辣味是大脑中形成了类似于灼烧的微量刺激感觉。

为什么喝水能解辣呢？

细胞质

细胞核

树突
位于神经元末端的细分支，接收其他神经元传来的信号。

轴突
神经细胞的突起将信号发送到其他细胞。

辣居然是一种痛觉

麻辣火锅、水煮肉片……这是不少人爱吃的辣味料理。但是你知道吗？辣味是一种痛觉，为什么人们爱吃辣，愿意忍受这种刺痛呢？有两个原因，第一个原因是吃辣后，大脑为了缓解痛楚，会释放内啡肽，这种物质会产生类似于"吗啡"的止痛效果和欣快感。第二个原因是辣味能形成刺激，增进食欲。

痛感是引发疼痛的刺激从受创部位或者病灶部位发出并传导至中枢神经，使人产生疼痛感知的过程。

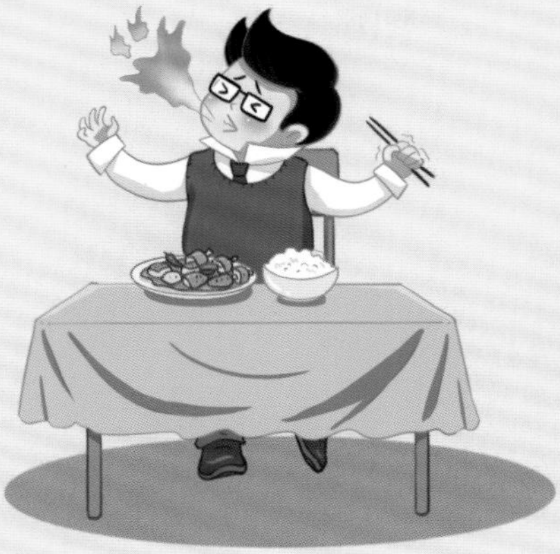

当我们吃辣椒时，辣味刺激舌头及口腔的神经末梢，大脑都会以为有痛苦袭来，因此激发多巴胺能神经元，同时释放出自身止痛物质——内啡肽，从而使人产生痛快、愉悦的感觉。

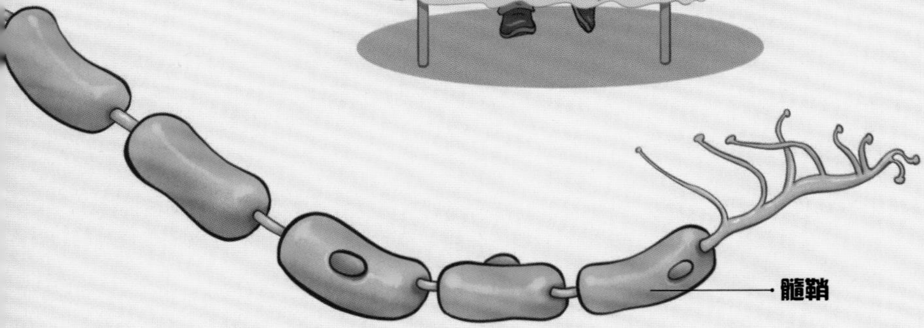

髓鞘

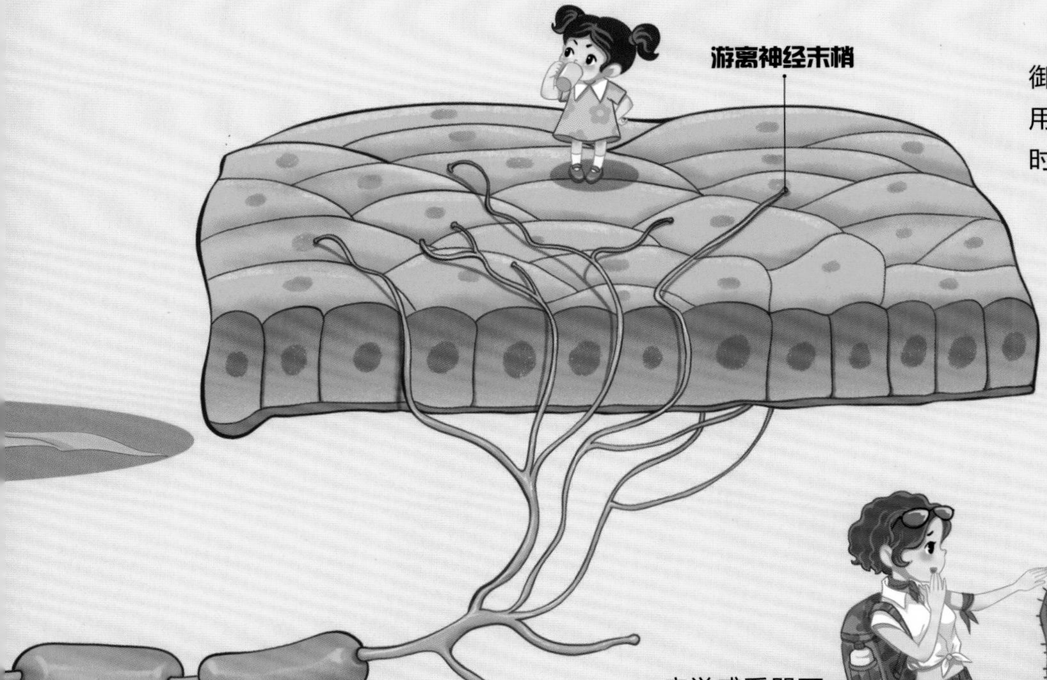

游离神经末梢

痛觉常伴有情绪变化和防御反应，对机体起到保护性作用。它是机体受到伤害性刺激时，产生的一种不愉快的感觉。

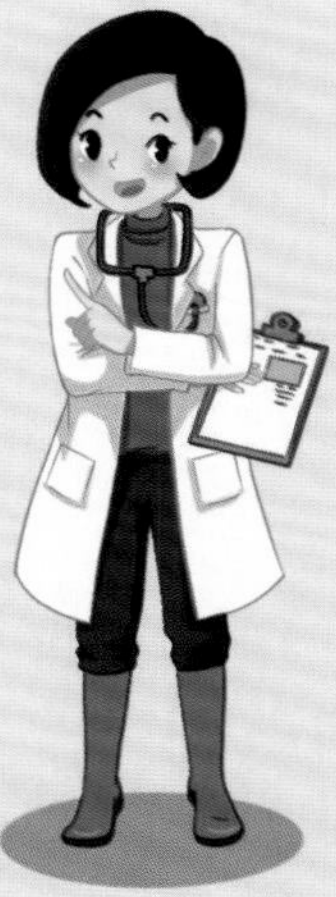

痛觉感受器不是从特定的末梢，而是从任意神经末梢中感受疼痛的，比如感受触觉或者压觉的神经末梢。

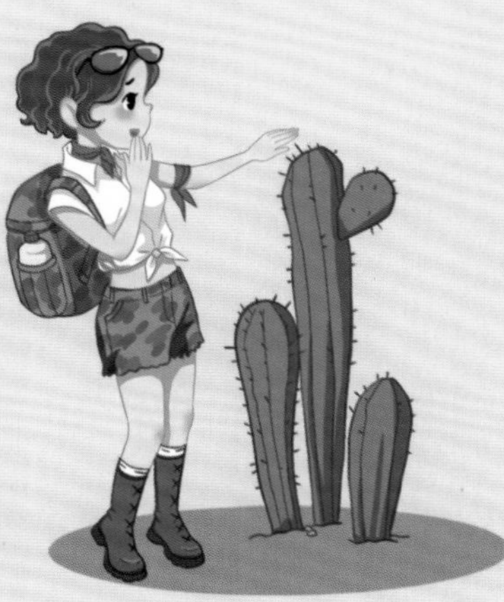

食物选择权

哥哥喜欢挑食，他只爱吃肉和零食，不爱吃蔬菜和米饭。妈妈说挑食不仅会营养不均衡，还会长不高。哥哥却不以为意，直到哥哥因为不吃蔬菜和水果而牙龈出血。妈妈说，这是因为缺乏维生素C。每种食物都会带给我们特定的营养，我们不能选择只吃一种食物……今天，我们来了解健康饮食的重要性。

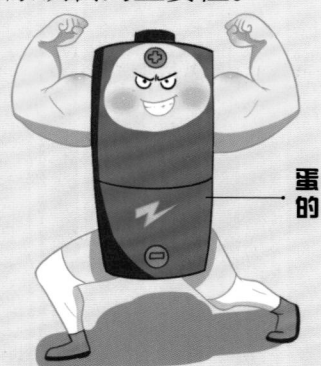

蛋白质：人体的"地基"。

糖类、脂肪、蛋白质在体内新陈代谢后产生能量，故又称产能营养素。

无机盐：人体的"建筑工"。

除了吃食物之外，每天也需要大量喝水哦！

糖类：人体的能量来源。

糖类又名碳水化合物，是人体最主要的热量来源，参与许多生命活动，是细胞膜及不少组织的组成部分。

营养平衡金字塔

日常该怎么吃？中国营养学会早已给出了答案。为指导人们合理营养，中国营养学会提出了食物指南，并形象地称其为"4+1营养金字塔"。"4+1"中的"4"包括"粮、豆类"，"蔬菜、水果"，"奶和奶制品"，"禽、肉、鱼、蛋"四类食物，以这四类食物作为基础，"1"就是适当增加"盐、油、糖"。

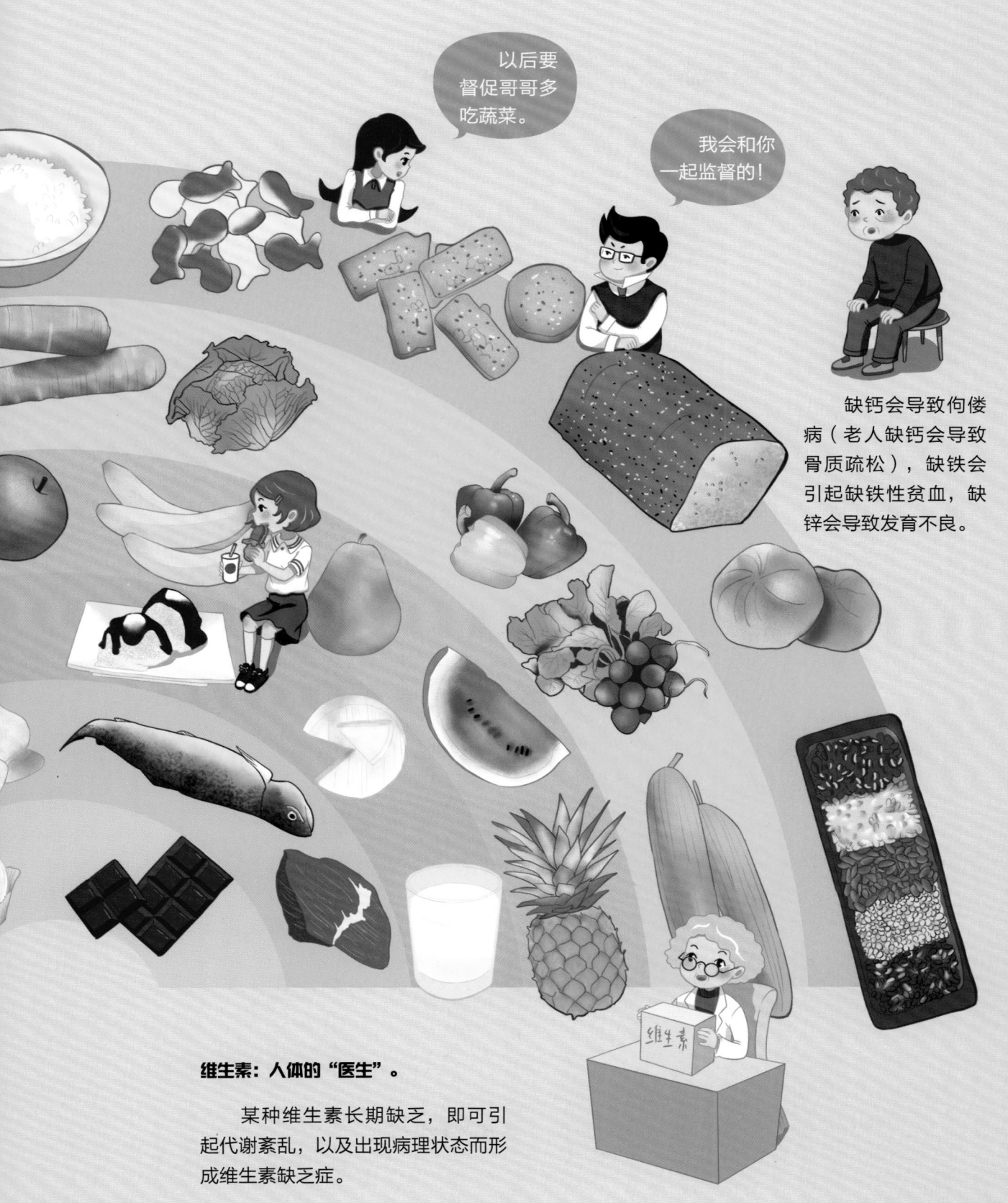

维生素：人体的"医生"。

　　某种维生素长期缺乏，即可引起代谢紊乱，以及出现病理状态而形成维生素缺乏症。

物质基础——蛋白质

爸爸正在吃鸡蛋，他说蛋白中富含丰富的蛋白质。妹妹对蛋白质非常好奇。为什么说蛋白质是生命的物质基础呢？因为蛋白质不仅是组成人体一切细胞、组织的重要成分，还与许多重要的生命现象有关。今天我们进入爸爸的身体，参观蛋白质的"工作过程"。

原来蛋白质对身体这么重要！

水萌萌说得对，要多多食用鸡蛋、牛奶补充蛋白质哦！

蛋白质

膜内压蛋白质

什么是蛋白质中毒

对于消化能力不好的人而言，短时间内摄入大量蛋白质，可能导致蛋白质中毒。蛋白质会堆积在胃肠道内异常发酵，并分解产生大量的有害物质，如氨、羟、酚、吲哚等毒素，对身体的毒害作用很大，会出现恶心、呕吐等表现。

我们人类需要吃东西，才能够获得身体生长、发育、修复和维护所需的营养。

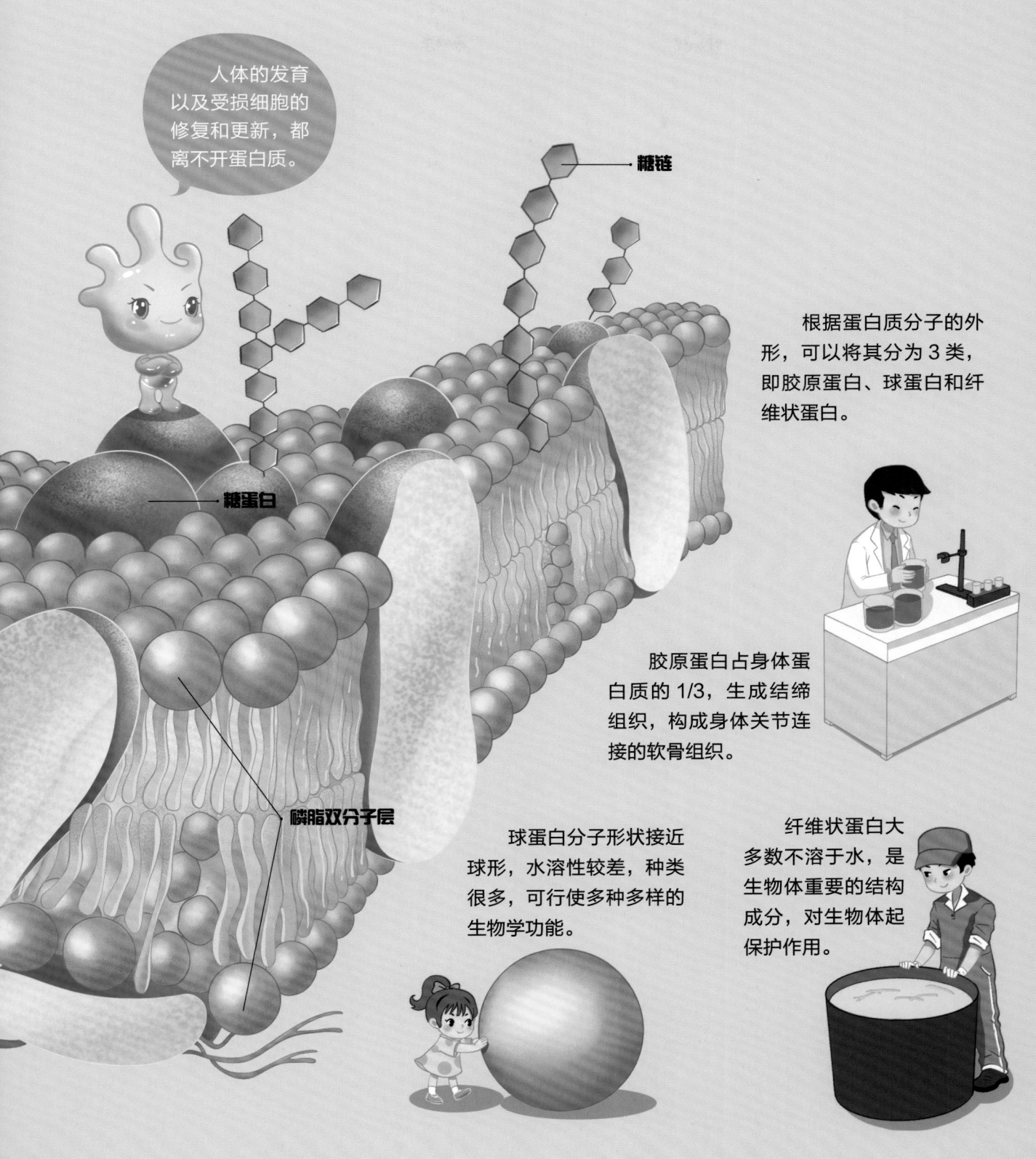

人体的发育以及受损细胞的修复和更新，都离不开蛋白质。

糖链

糖蛋白

磷脂双分子层

根据蛋白质分子的外形，可以将其分为 3 类，即胶原蛋白、球蛋白和纤维状蛋白。

胶原蛋白占身体蛋白质的 1/3，生成结缔组织，构成身体关节连接的软骨组织。

球蛋白分子形状接近球形，水溶性较差，种类很多，可行使多种多样的生物学功能。

纤维状蛋白大多数不溶于水，是生物体重要的结构成分，对生物体起保护作用。

睡前饮水是"毁容"还是美容

很多人都听过这样一个生活常识，"睡前不能喝水，喝水会让眼睛和脸肿肿的"。但是，妈妈却很习惯睡前喝水，对妈妈而言，水即睡前美容液，睡前饮水会让她第二天容光焕发。究竟睡前适不适合喝水呢？怀揣着这样的疑惑，我们来到了妈妈的身体里。

水是地球生命得以维持下去的最重要的因素，人体体重的60%~70%都是水分。

少量多次地喝水可以避免水肿哦！

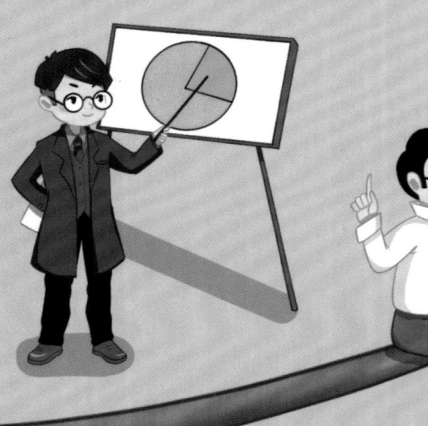

正常成年人的体液量占体重的60%~70%，其中细胞内液量约占体重的40%。

水肿是指过多的液体在血管和淋巴管外的组织间隙内或体腔中积聚。

淋巴结

淋巴管

睡前喝水一定会水肿吗

睡前喝水并不一定会导致水肿。出现水肿主要是两方面原因：一方面是因为个人体质问题，本身体质容易水肿，在睡眠中代谢不好，或者排水不利，第二天醒来就会水肿；另一方面是，喝水方式不对，一下子大量饮白开水解渴，就容易水肿。

动脉中的血浆沿动脉流入毛细血管的动脉端，其中的许多物质会透过毛细血管壁进入组织液。

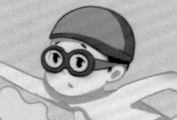

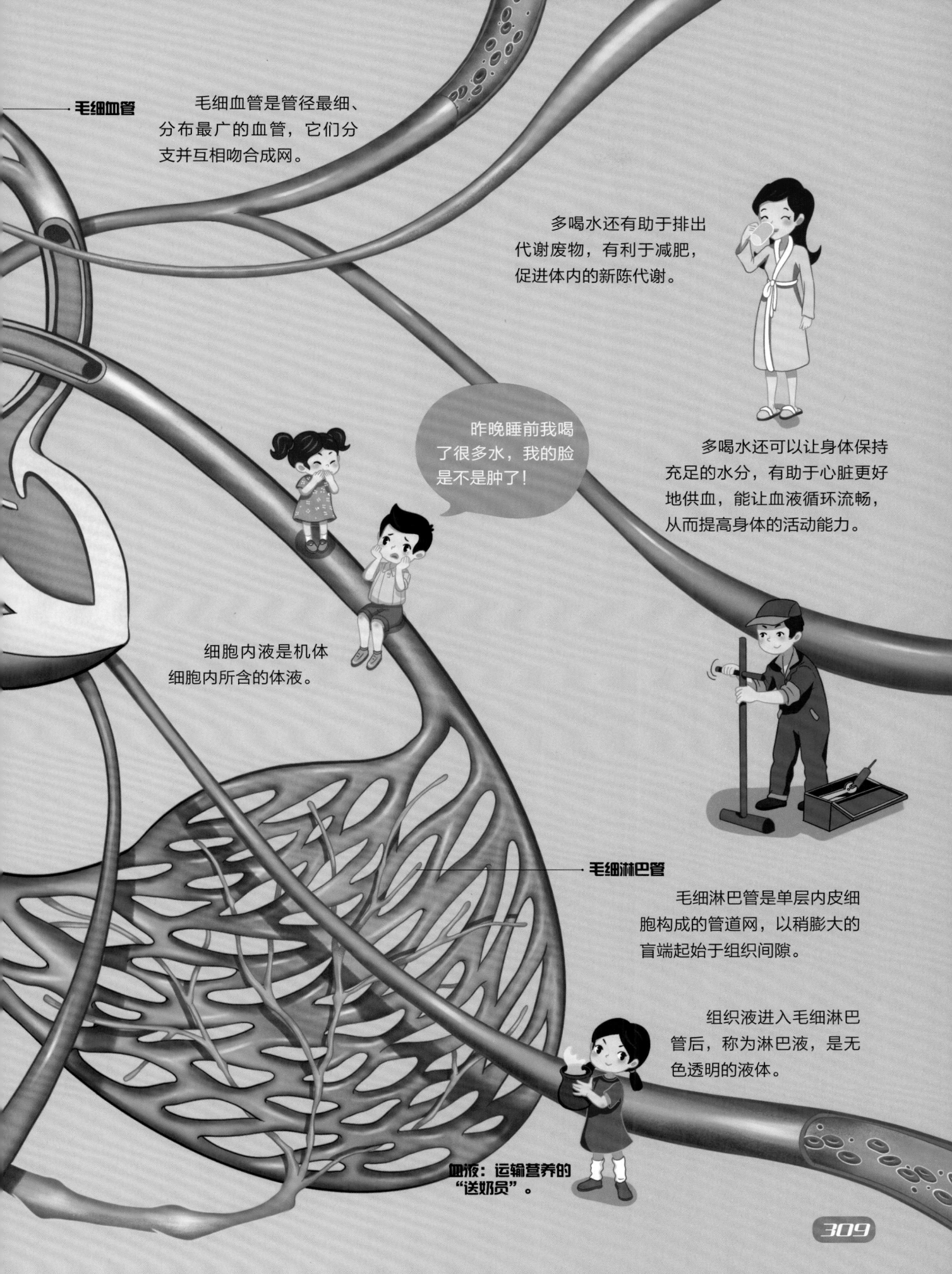

毛细血管

毛细血管是管径最细、分布最广的血管，它们分支并互相吻合成网。

多喝水还有助于排出代谢废物，有利于减肥，促进体内的新陈代谢。

昨晚睡前我喝了很多水，我的脸是不是肿了！

多喝水还可以让身体保持充足的水分，有助于心脏更好地供血，能让血液循环流畅，从而提高身体的活动能力。

细胞内液是机体细胞内所含的体液。

毛细淋巴管

毛细淋巴管是单层内皮细胞构成的管道网，以稍膨大的盲端起始于组织间隙。

组织液进入毛细淋巴管后，称为淋巴液，是无色透明的液体。

血液：运输营养的"送奶员"。

燃烧的卡路里

妈妈每天都会坚持运动，通过运动燃烧卡路里（热量），让自己的体型越发轻盈动人，妹妹很好奇"卡路里"是什么，妹妹去问哥哥，哥哥也说不清楚，水萌萌带着他们进入了妈妈的内脏脂肪，通过了解脂肪来进一步了解卡路里。

男性的脂肪易囤积在腹部，女性的脂肪易囤积在腹部、臀部、腿部。

脂肪细胞

我们的全身都有脂肪组织，这些组织是由储存能量的脂肪细胞组成。

热量来自糖类、脂肪、蛋白质。

什么是卡路里

卡路里是能量、热量的非国际单位制单位，符号cal。我们通过进食来获取能量，也通过运动来消耗能量。当我们运动消耗的能量远远超出我们进食获得的能量时，我们会燃烧身体的脂肪，从而达到健康瘦身的效果。

减肥人士可以通过运动来消耗脂肪，以达到加速消耗热量、健康瘦身的目的。

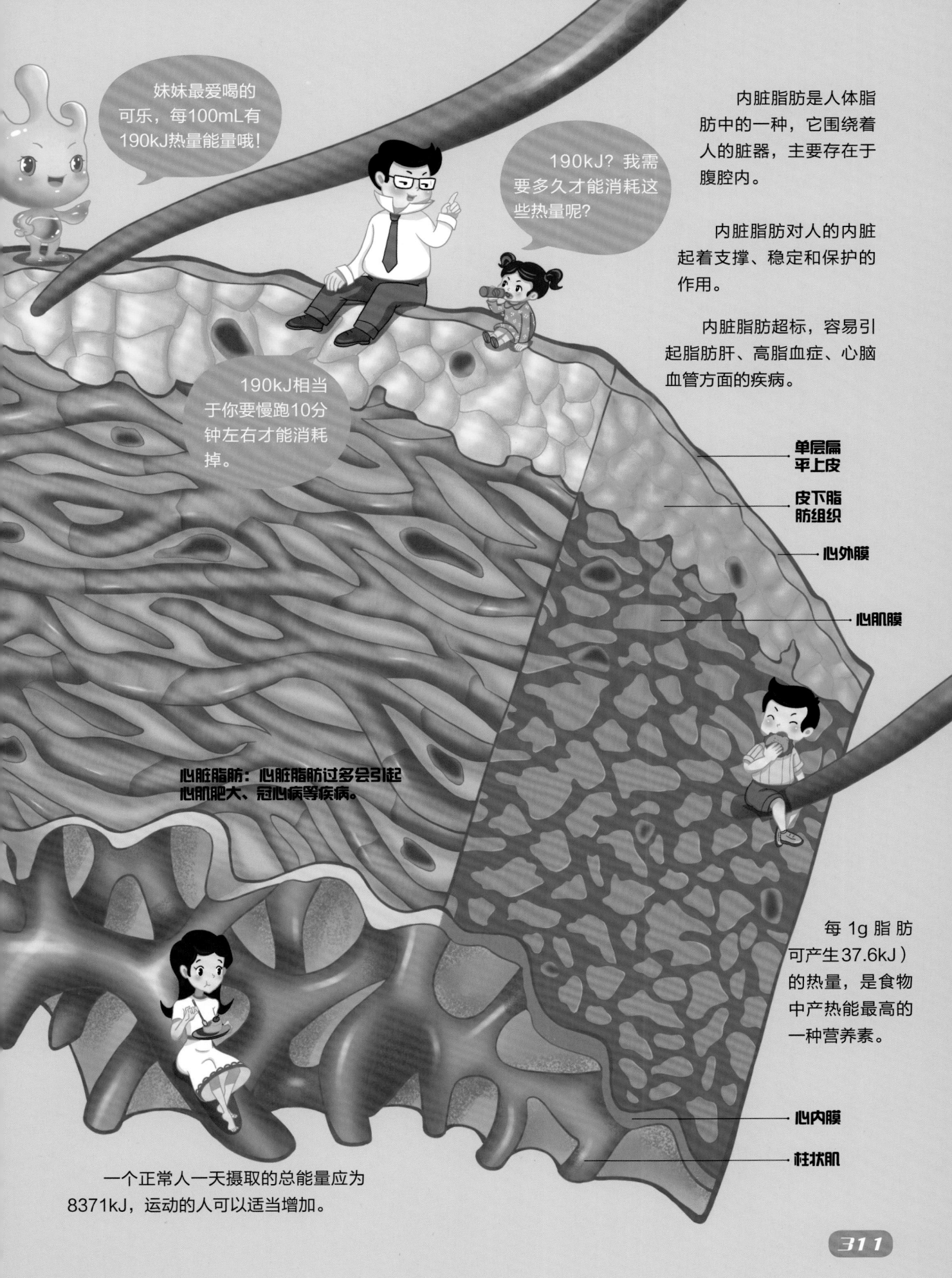

气大伤身

妹妹从幼儿园回来后，一直气鼓鼓的。妈妈看到妹妹情绪不佳，便教导妹妹要更豁达一点，不要把气憋在心里……妈妈还说生气、悲伤都是负面情绪，这些负面情绪不仅让我们心情不好，还对我们女性的身体不利，会引起一些乳腺疾病的发生。

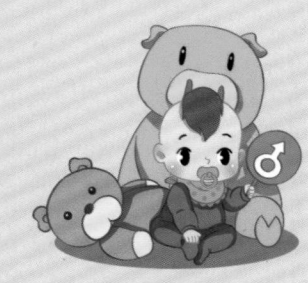

乳腺在一岁半左右逐渐开始退变。

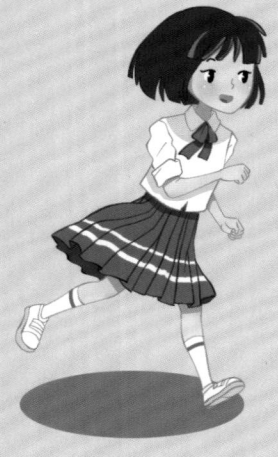

女性乳腺在青春期增生，月经开始后，乳腺发育接近成熟。

乳腺：皮肤的附属腺，属于生殖系统。

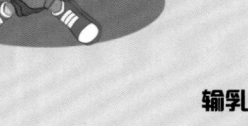

妊娠和授乳期中，乳腺的结构和功能有显著变化。

成年不妊娠时乳腺无分泌活动，称静止期乳腺。妊娠期乳腺增生，授乳期时分泌旺盛，称活动期乳腺。

乳腺疾病的发病与负面情绪有关。

脂肪组织

输乳管

乳头

结缔组织

生气危害身体健康

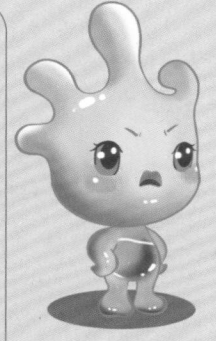

俗话说"气大伤身"，生气真的会影响到身体健康吗？科学表明，生气不仅会让我们情绪不好，还会对心脑血管、呼吸系统、肌肉、关节及皮肤产生负面影响。网络上甚至有"生气1小时=熬夜6小时"的说法。生气也会有损乳腺健康，间接造成乳腺增生等疾病。

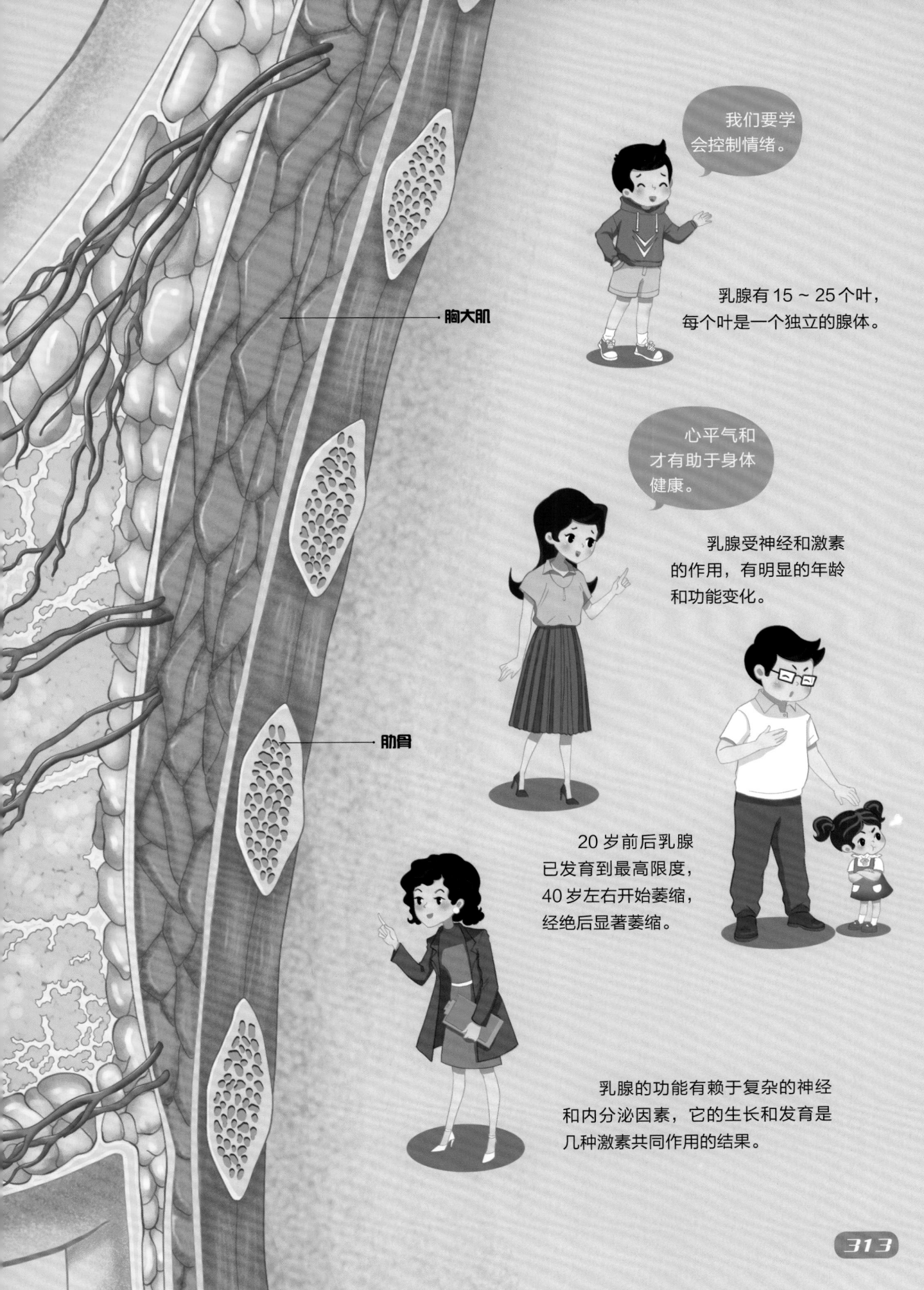

胸大肌

肋骨

我们要学会控制情绪。

乳腺有 15 ~ 25 个叶，每个叶是一个独立的腺体。

心平气和才有助于身体健康。

乳腺受神经和激素的作用，有明显的年龄和功能变化。

20 岁前后乳腺已发育到最高限度，40 岁左右开始萎缩，经绝后显著萎缩。

乳腺的功能有赖于复杂的神经和内分泌因素，它的生长和发育是几种激素共同作用的结果。

除螨

难得的周末，看着阳光明媚的天气，妈妈决定动员爸爸和哥哥展开一场除螨大作战。妈妈首先将棉被晒在阳台上，棉被、枕头等床上用品是螨虫最常出没的区域，阳光能较好地消灭螨虫；爸爸紧随其后，开始清洁空调、沙发、凉席，这些也是螨虫常出没的地方。哥哥则拉着妹妹开始洗脸，并准备叫上水萌萌，一起前往妈妈的皮肤，进一步对抗螨虫。

不断制造汗的"放水工人"。

据说，97%的成年人都会感染螨虫。

螨虫会让人打喷嚏、皮肤过敏，我不喜欢螨虫！

天啊，皮肤上竟然有这么多螨虫，快来消灭它们！

螨虫

皮脂腺

皮肤上的螨虫

一般螨虫会寄生在人脸上，是以油脂为主要的营养来源，如果人体内分泌紊乱，油脂会比较旺盛，螨虫相应也会增加，就会导致皮肤受到损害。日常生活中要注意个人卫生，营养搭配要均衡，个人衣物要经常消毒。

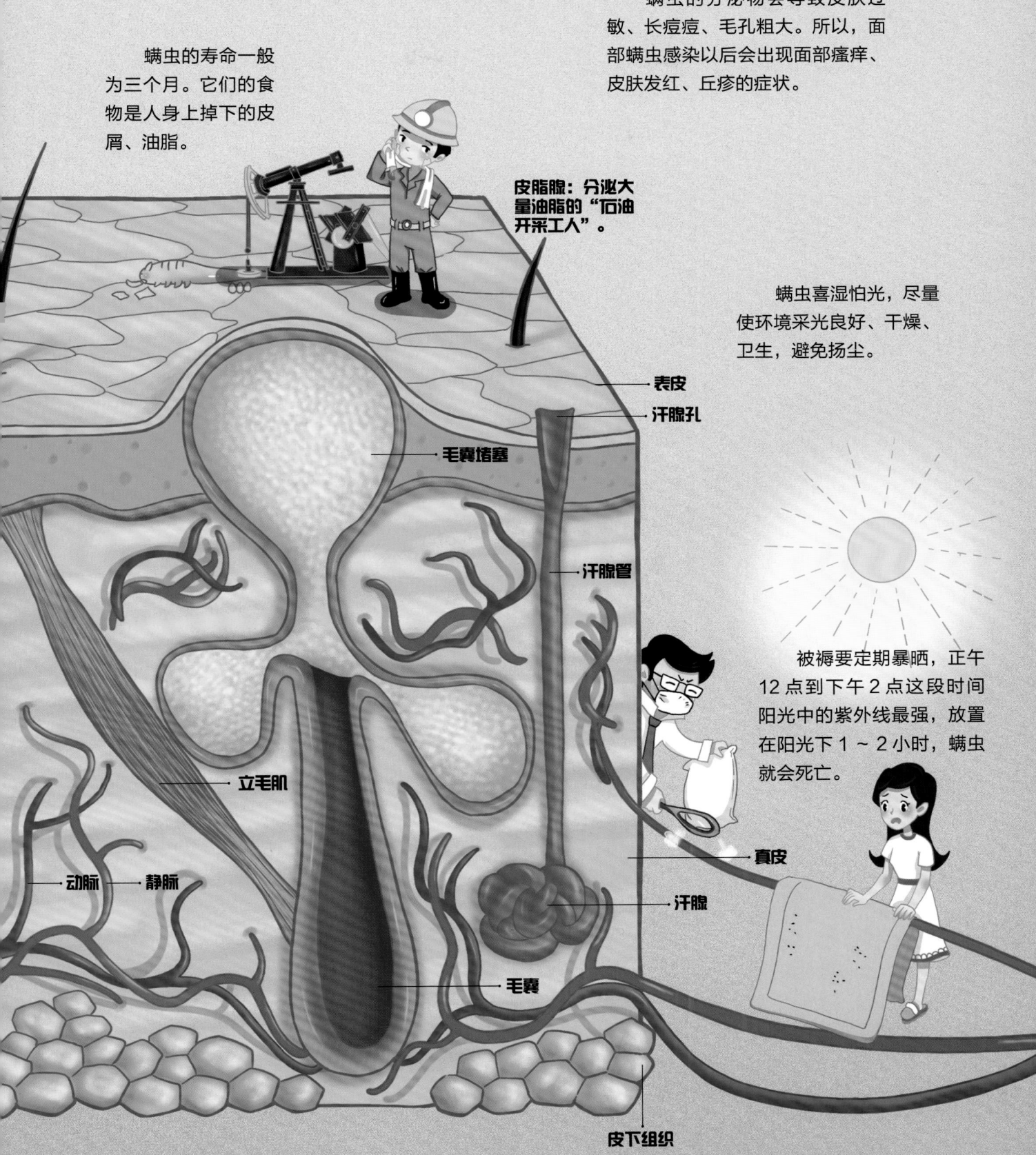

螨虫的寿命一般为三个月。它们的食物是人身上掉下的皮屑、油脂。

螨虫的分泌物会导致皮肤过敏、长痘痘、毛孔粗大。所以，面部螨虫感染以后会出现面部瘙痒、皮肤发红、丘疹的症状。

皮脂腺： 分泌大量油脂的"石油开采工人"。

螨虫喜湿怕光，尽量使环境采光良好、干燥、卫生，避免扬尘。

表皮

汗腺孔

毛囊堵塞

汗腺管

被褥要定期暴晒，正午12点到下午2点这段时间阳光中的紫外线最强，放置在阳光下1~2小时，螨虫就会死亡。

真皮

立毛肌

汗腺

动脉　静脉

毛囊

皮下组织

美味的"糖丸"

妹妹每次注射疫苗都不情愿，因为她害怕打针。妹妹问妈妈，有没有不用打针也可以接种疫苗的方法。妈妈想到小儿麻痹症的疫苗——脊髓灰质炎糖丸，妹妹在周岁前已经接种过这种疫苗。由于妈妈当时没有注意到妹妹有腹泻症状，就直接给妹妹吃了脊髓灰质炎糖丸，导致妹妹之后的腹泻症状更为严重。

腹泻时吃脊髓灰质炎糖丸会导致肠道菌群失调，加重宝宝的拉肚子情况。所以，不管注射疫苗还是服用药物都需要在宝宝身体健康的状况下进行，才可产生好的药效。

脊髓灰质炎糖丸能够预防小儿脊髓灰质炎。

脊髓灰质炎是由脊髓灰质炎病毒引起的严重危害儿童健康的急性传染病。

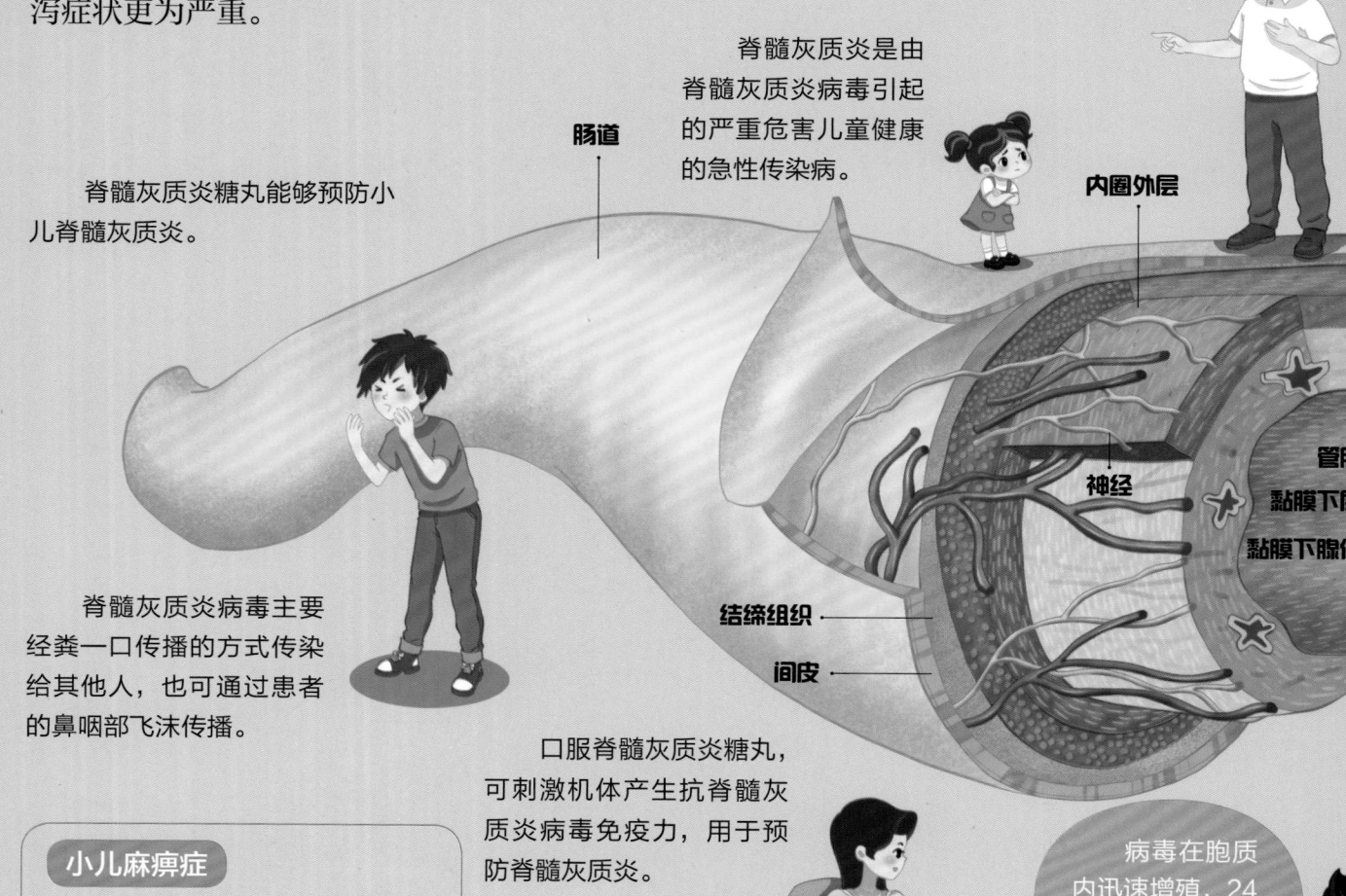

肠道

内圈外层

神经

管腔
黏膜下层
黏膜下腺体

结缔组织

间皮

脊髓灰质炎病毒主要经粪—口传播的方式传染给其他人，也可通过患者的鼻咽部飞沫传播。

口服脊髓灰质炎糖丸，可刺激机体产生抗脊髓灰质炎病毒免疫力，用于预防脊髓灰质炎。

病毒在胞质内迅速增殖，24小时即出现典型的细胞病变。

脊髓灰质炎病毒从口腔进入人体后迅速播散，在数小时内病毒即开始自我复制。

小儿麻痹症

小儿麻痹症的学名是脊髓灰质炎，它是由脊髓灰质炎病毒引起的急性传染病，一般发生在儿童时期。这种病毒常侵犯中枢神经系统，损害脊髓前角运动神经细胞，导致肢体松弛性麻痹。我国科学家顾方舟研制出脊髓灰质炎糖丸，口服后可以使机体产生免疫性，用于预防小儿麻痹症。

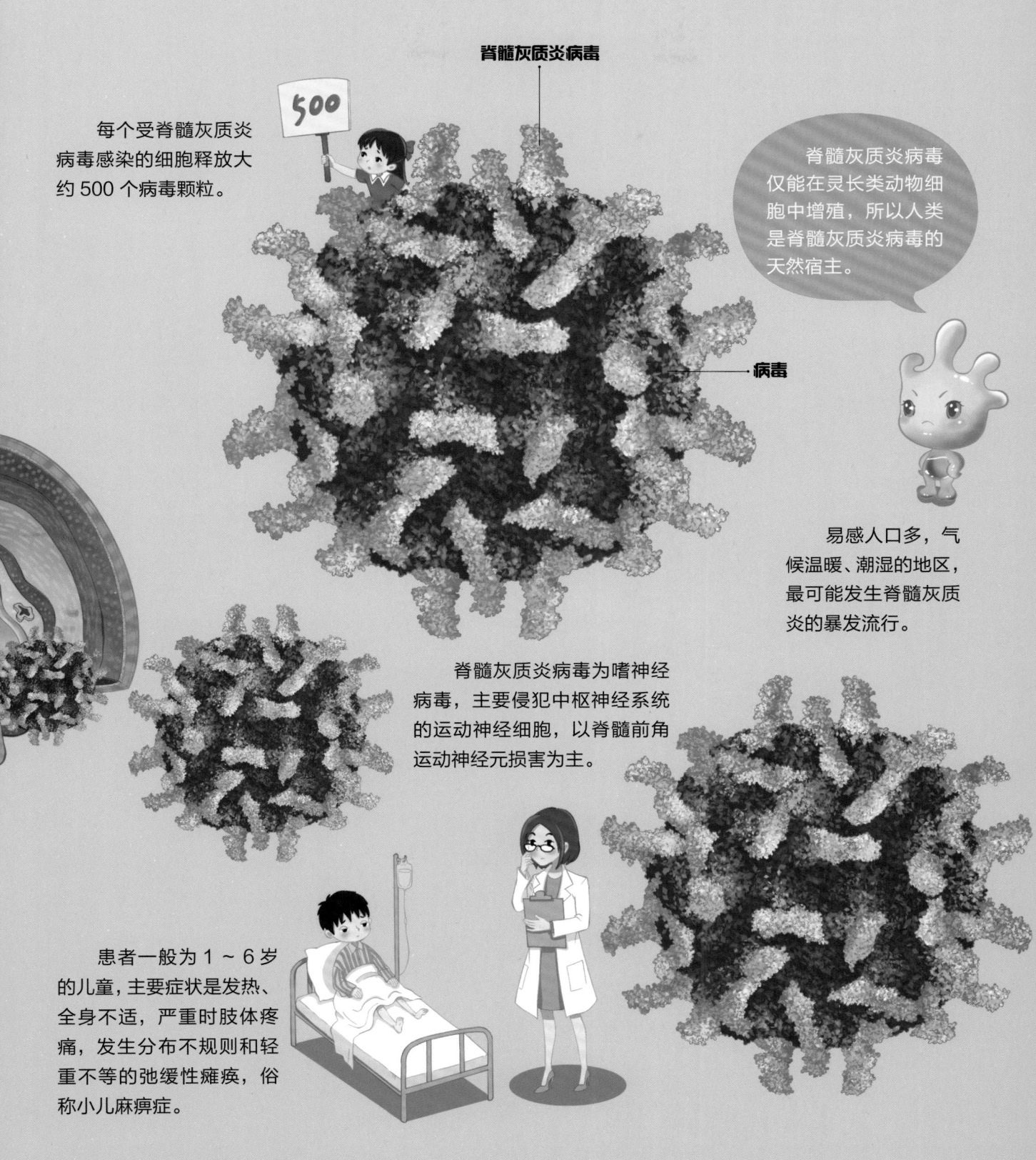

脊髓灰质炎病毒

每个受脊髓灰质炎病毒感染的细胞释放大约 500 个病毒颗粒。

脊髓灰质炎病毒仅能在灵长类动物细胞中增殖，所以人类是脊髓灰质炎病毒的天然宿主。

病毒

易感人口多，气候温暖、潮湿的地区，最可能发生脊髓灰质炎的暴发流行。

脊髓灰质炎病毒为嗜神经病毒，主要侵犯中枢神经系统的运动神经细胞，以脊髓前角运动神经元损害为主。

患者一般为 1 ~ 6 岁的儿童，主要症状是发热、全身不适，严重时肢体疼痛，发生分布不规则和轻重不等的弛缓性瘫痪，俗称小儿麻痹症。

肠道菌群的秘密军团

妈妈常说，不吃蔬菜会营养不均衡，还会导致便秘。妹妹不懂"便秘"的意思，妈妈说"便秘"是指排便困难、排便次数减少。植物中的膳食纤维能加快肠道蠕动，帮助排便。如果便秘情况非常严重，可能是由于肠道菌群失衡，这时我们就需要补充含乳酸杆菌的食品，帮助我们的肠道进行消化。

肠道菌群是人体肠道的正常微生物，如乳酸杆菌可以合成人体生长发育所需的维生素。

人体肠道内大约寄生了10万亿个细菌。

大肠

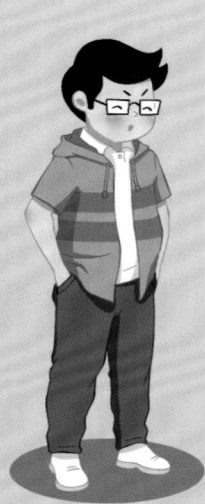

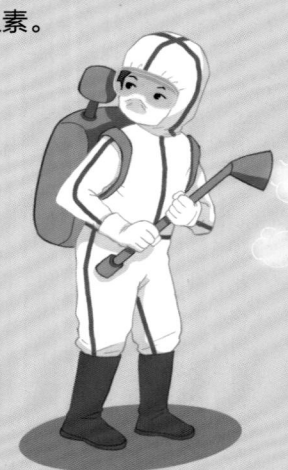

肠道菌群：肠道内的"秘密军团"。

有益菌也叫作益生菌，是人体肠道健康不可缺少的要素。

肠道中的秘密

细菌总给人负面的印象，大多数人都认为细菌都会致病、对人体有害，实际上也有大量细菌是对人体有益的。比如，人体肠道内寄生的双歧杆菌、乳酸杆菌等，这些细菌能影响体重和消化能力、抵御感染和自体免疫疾病的患病风险，还能控制人体对癌症治疗药物的反应。

人体肠道中的微生物可分为有益菌、有害菌和中性菌三大类。

小肠

有害菌如果在体内大量生长就会引发多种疾病，影响免疫系统的功能。

中性菌是具有双重作用的细菌，在正常情况下对健康有益，一旦增殖失控就会引发问题。

一旦肠道出现问题，有益菌可以合成各种维生素，参与食物的消化，促进肠道蠕动，抑制致病菌群的生长。

有益菌主要是各种双歧杆菌、乳酸杆菌等，它是人体健康不可缺少的要素。

乳酸杆菌是肠道有益菌中最重要的一种，它能降低血清胆固醇、控制内毒素、提高机体免疫力。

有益菌：维护人体健康的"守卫军"。

乳酸杆菌也能抑制肠道内腐败菌生长，调节胃肠道正常菌群、维持微生态平衡。

→ **乳酸杆菌**

乳酸杆菌可以维护人体健康，它很重要。

→ **乙状结肠**

乳酸杆菌能提高食物消化率，从而促进身体生长。

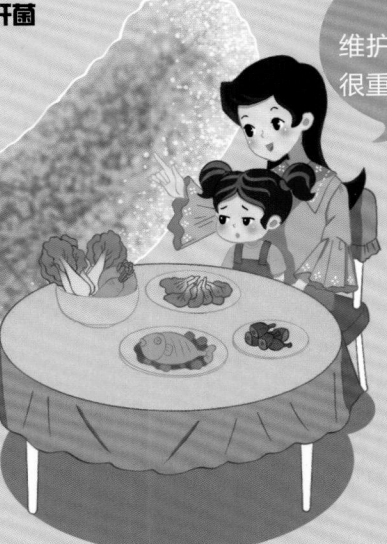

319

图书在版编目（CIP）数据

人体运转的奥秘 / 郭全义，韩雨江主编. -- 长春 ：
吉林科学技术出版社，2023.11
ISBN 978-7-5744-0835-7

Ⅰ. ①人… Ⅱ. ①郭… ②韩… Ⅲ. ①人体—青少年
读物 Ⅳ. ①R32-49

中国版本图书馆CIP数据核字(2023)第177166号

人体运转的奥秘
RENTI YUNZHUAN DE AOMI

主　　编　郭全义　韩雨江
策 划 人　于　强
出 版 人　宛　霞
策划编辑　朱　萌　丁　硕
责任编辑　赵　兵
封面设计　王　婧
制　　版　长春美印图文设计有限公司
幅面尺寸　210 mm×280 mm
开　　本　16
印　　张　20
字　　数　320千字
印　　数　1-20 000册
版　　次　2023年11月第1版
印　　次　2023年11月第1次印刷

出　　版　吉林科学技术出版社
发　　行　吉林科学技术出版社
地　　址　长春市福祉大路5788号出版大厦A座
邮　　编　130118
发行部电话/传真　0431-81629529　81629530　81629531
　　　　　　　　　　81629532　81629533　81629534
储运部电话　0431-86059116
编辑部电话　0431-81629518
印　　刷　吉林省吉广国际广告股份有限公司

书　　号　ISBN 978-7-5744-0835-7
定　　价　158.00元

如有印装质量问题　可寄出版社调换
版权所有　翻印必究　举报电话：0431-81629508

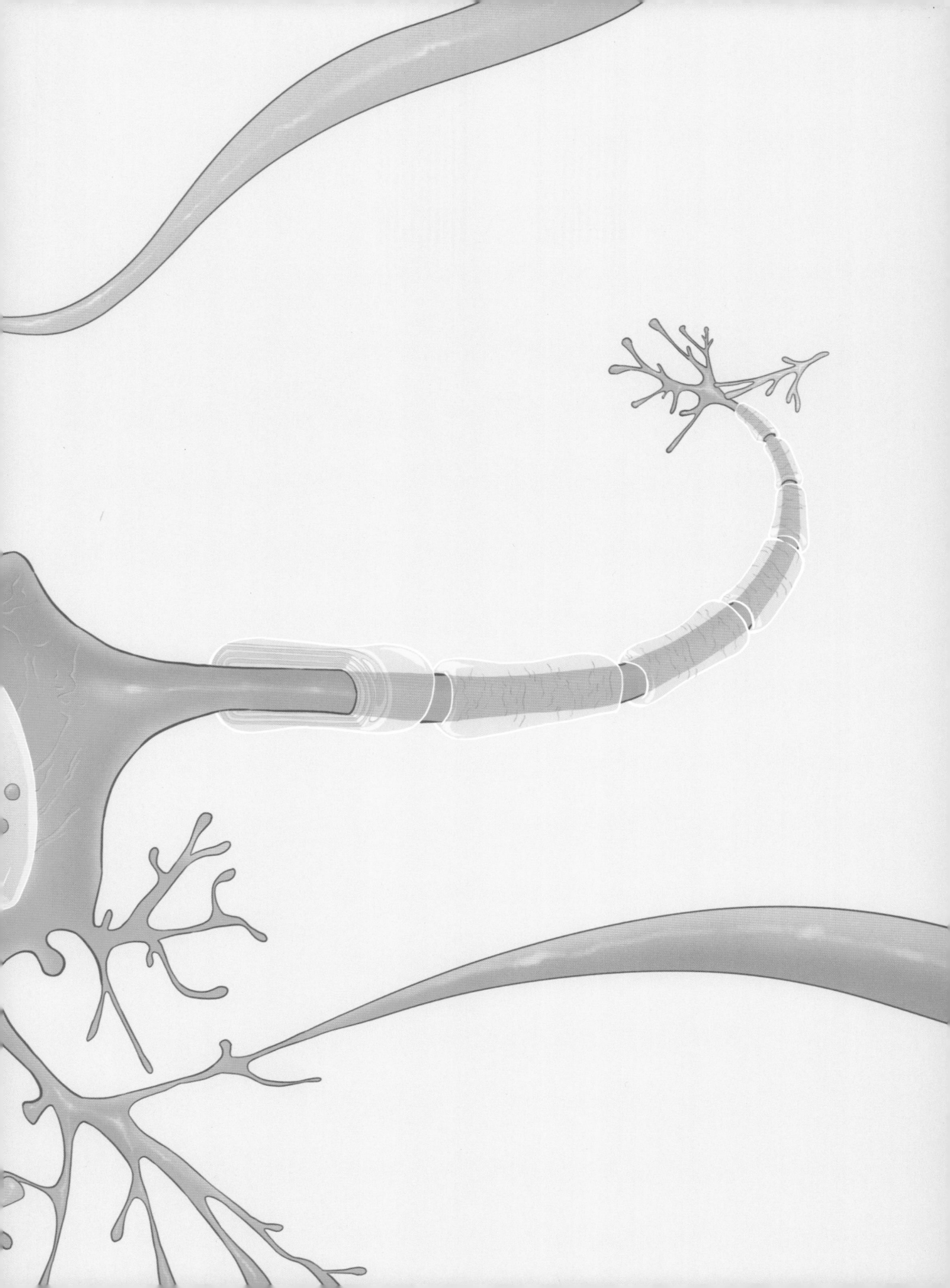

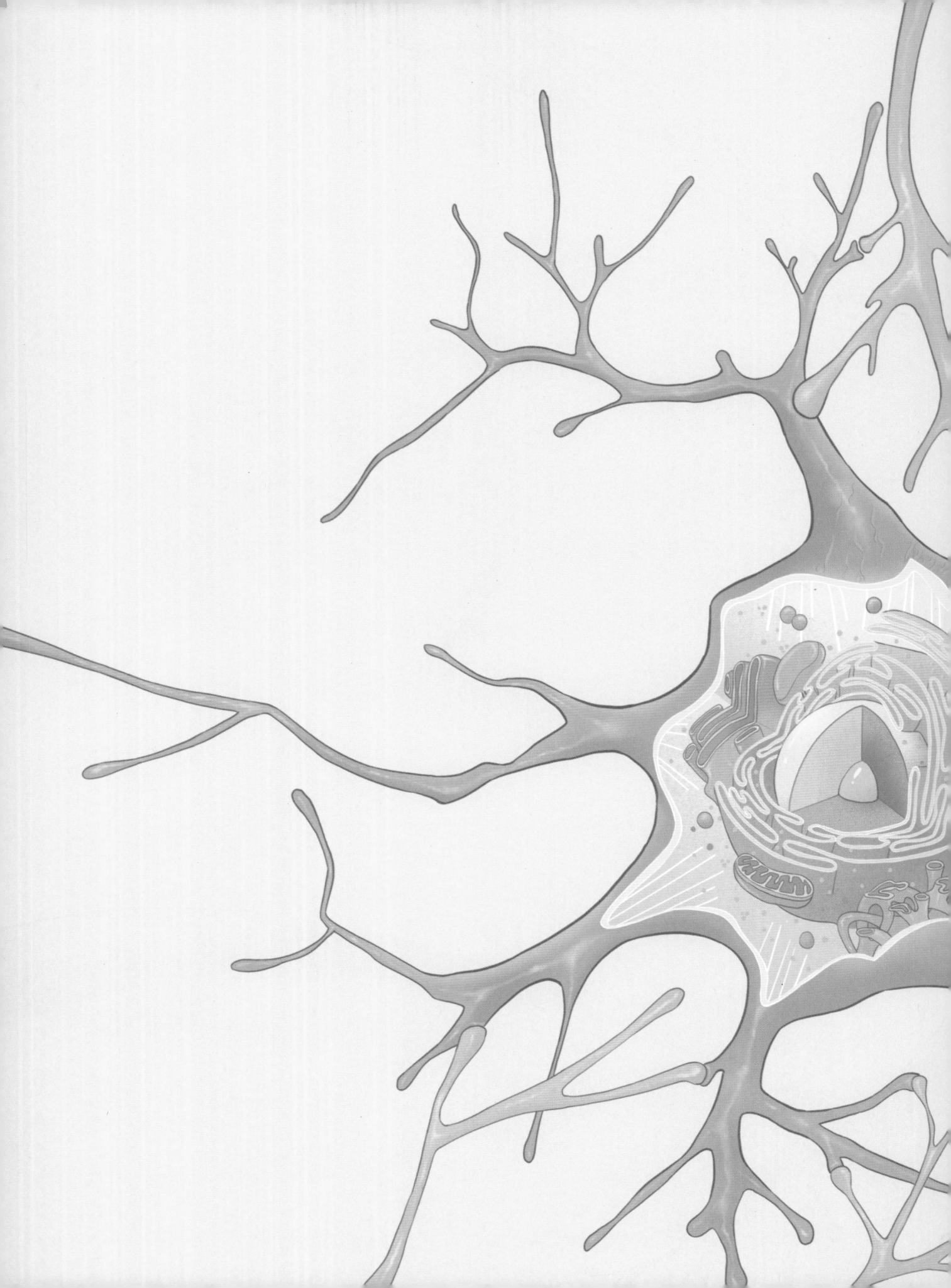